中國近代中醫藥期刊彙編
第一輯

41

中西醫學報

上海辭書出版社

目録

中西醫學報　第十卷第五號……1
中西醫學報　第十卷第六號……79
中西醫學報　第十卷第七號……151
中西醫學報　第十卷第八號……227
中西醫學報　第十卷第九號……289
中西醫學報　第十卷第十號……385
中西醫學報　第十卷第十一號……457
中西醫學報　第十卷第十二號……521

International Medical Journal

Vol. 10　　November, 1929　　No. 5

中西醫學報

第十卷第四號目錄

△論壇

生命統計……胡鴻基講（一—六）

△譯著

灌腸及腸洗滌法……沈乾一（七—二〇）

肺疫的問題……林家瑞（二一—三六）

產褥之病理及療法……開原劉雲青譯述（三七—四五）

葡萄糖之醫療的應用……夏蒼霖（四七—六二）

維他命B（vitaminB）與脚氣病Beriberi的關係……馮湘山述（六三—六七）

△附錄

伍連德自傳……（六九—七五）

論壇

生命統計

胡鴻基講

生命統計。是統計中一種專門的統計。我們在講專門的生命統計之前。應該先把統計的一般效用。略爲說明。等到統計的一般效用都知道了。再進而講生命統計。那才看得到其中的價值。引起促成的興趣。這是兄弟須先聲明的一點。我們就此把統計效用說一說。

統計是用極簡明的字句做綱領極便易的數目字做紀錄。無論宇宙間怎樣繁複的事物。都可以分門別類。一步一步的歸束起來。以簡馭繁。以少攝多。可以使吾人對於某事某物。得到有系統的比較。可以使吾人對於某事某物發視共同的原則。察知畸形的現象。好比進出的款子統統混合記在一本賬簿上。我們要查某筆賬。一定是很麻繁的。如果按其性質。逐項分年分月。編成統計。這是大家相信在檢查方面。一定是很便利的。還有一層。也是大家可以公認的。因爲有了統計。就便於比較。因爲有了比較。就容易發見得失。因爲發見得失。就可以打算改良的辦法。諸如此類。都是統計的功效。所以統計這件事。是科學上應用歸納法的結晶品。而一方面也就是運用演繹法的極好材料。這是我人對於統計這件事。根本上應有的認識。

至於生命統計。究竟是什麼意思呢。生命統計。包括戶口統計。出生統計。死亡統計。疾病統計。婚嫁統計等而言戶口統計。我國在井田制度未廢以前。按口授田。其時之戶口調查。必甚精確。但是統計的方式。已沒有詳明的考據。外國如埃及希臘波斯等。亦已於二千多年以前。創辦過的。但是戶口統計。不過是生命統計中應用的一部份。且當時紀錄事項。未必精密。實與現代所稱之生命統計。不能相提並論。因爲現代所稱之生命統計。成立的時期。不過二百多年。歐洲各國中。瑞典實行最早。一七四一年。嗣後其他各國。逐漸用法律規定。責成人民負報告的義務。違則受嚴厲的處罰。年深月久。大家都習以爲常。認爲應盡的義務。並不感覺什麼麻煩或不便的地方。

若問生命統計究竟有什麼用處。可以着着實實的回答說。是一件很重要的東西。從廣義方面而言。可說生命統計。是國家各種政務設施的指南針。因爲政治是管理衆人的事。要把衆人的事能夠管好。不可不明白當地衆人本身上的種種情形。譬如教育交通軍政財政衛生等事。都應該參考生命統計。才有合宜的計劃。有合宜的計劃。才有實現的可能。但是我們今天是在衛生講習會的立場。應該把生命統計在衛生方面的價值。拿來多講一些。

生命統計。是衛生行政設計上很重要的資料。他的效用。好像航海要用指南針。免得走錯或走了冤枉路一樣。因爲衛生各政。一方面固然應該使其平均進展。而一方面亦應參照各地特殊狀況。採用特殊應付的辦法。才能切合需要。避免時間及金錢的不經濟。要達到這個目的。非有準確的生命統計不可。因爲他可以歸納一區域內的生命實況。使我們曉得某期某地某項職業者生了多少男孩或女孩。可以使我們曉得在某年齡之婚者嫁者若干人。可以使我們曉得該地常有什麼病。可以使我們曉得某期某地某項職業之男。或女因患何病而死者若干人。可以使我們曉得該地人口密度是怎樣情形。如果能把上述的種種情形。都能明瞭。然後我們對於衛生進行。自必更有把握。切合實地的需要。故生命統計。在衛生設施上。有極大的貢獻。也就是人類維持生存。應該注意到的一件要事。

研究生命統計學。對於家譜優生學。人類學。病理統計學。登計及統計方法。都不可不研究的。至於編製生命統計的方法。不外應用數學代數幾何微分積分等學理。但普通常用的不過數學一門。不論怎樣事物。都用幾個數目字來代表。都用幾個數目字來歸納。往往有人以爲此種學問。乾燥無味。但是細細研究起來。正是含蓄無窮。意味濃厚。因爲我們從統計中。可以發見事物的定律。故所以用統計的理解。推測未來的事實。是科學上的一種最良方法。

完善的生命統計有兩個重要條件。一個是材料須確實。若不合事實。即無意義。一個是編製方法。須合於需用目標。否則即少效用。但是要符合這兩個條件。須用種種方法。逐漸促進。才能成功。第一要人民都曉得生命統計的重要。大家遵守規則。熱心報告。第二要培養適宜人員。承辦編製及調查等事。第三須增進醫生程度。對於病症有準確之鑒別。使疾病統計之準確。

又生命統計是考察衛生行政成績的依據。好像用寒暑表才能測量氣候溫度一樣。因爲衛生政策。以事前預防爲上着。以事後補救爲末計。俗語有云。與其焦頭爛額。不若曲突徙薪。這兩句話。正合我們辦衛生的最大原則。因爲衛生成績。除撲滅已發疫病的工作。容易使人覺察外。其餘衛生上的一切設施。都是向消禍於未萌的方向進行。因爲他處處都主張消禍於未萌。所以他的成績。也就不容易使人看見。我們若根據生死統計。就可以從人民壽命平均數。出生率。死亡率。病因或死因的增減。種種方面斷定衞生各政的成績。若離開生命統計面批評衞生成績。就是沒有根據。容易陷於錯誤與舞斷。並非合理的批評。我國近年以來。雖曾調查戶口。編製統計。但生命統計。還沒有辦理。自從中央設立衞生部之後。才頒布生死統計規則。責成公安機關與衞生機關會同辦理。凡出生時嬰孩的父母或撫養人須於五日以內向本管警區報告。死亡時其同居的親屬須於三日內帶了醫生的診斷書報告本管警區。如死者是孤獨或變死。應由居鄰及村里長負責報告。並規定醫生助產等負協助查報之義務。如其隱匿不報。照章可處十天以下的拘留。或十元以下的罰金。現在各處的公安或衞生機關。都在那裏照章進行。但是現在社會中明白生命統計之作用及了解生命統計之重要的人很少。所以成績尙在極幼稚的時代。還望諸君向社會中指陳利益。解除疑念。（如迷信八字不肯告人或恐抽人頭稅等誤會）這就是兄弟今天要講生命統計的一點用意。諒必也是諸君樂於促成的一件新事業。

有礙於腦筋發育的鮮人頂物工作

馮湘汕

支配全身的動作合知覺。及發生一切的記憶合思想。不全都是主宰於神經中樞的機關『腦』麼。腦位於全體最上部。內面的構造不用說了。一定是非常的複雜。大概分別爲『大腦』『小腦』合穿過後頭孔的脊髓相連絡。謂之神經中樞。相電話總局。是一點不錯的。若神經中樞稍有一點的毀損。則人就立刻不能生活了。若一部分發生了障害的時候。則身體的一部分工作亦必定要立刻停止。那麼一說腦不是人體『神聖不可侵犯』的一種重要器官麼。

現在知識高上已經知道腦是最貴重器官的民族。對於腦的愛護。非常注意。無論神經的或物質的刺戟。絕對不讓有害於腦的發育。惟獨已經亡國的朝鮮婦女。却合以上的人成了反比例。他的應行攜帶物件。不論大小輕重。全都用着頭來頂載。替代兩手的工作。

十三年秋。赴日本路過鮮京。中途降車。遊覽一日。風景雅麗。氣候溫暖。人情敦厚。生活的程度極低。居室窄小。衣服質粗且無色。往來於街市之鮮婦。多半頭項重物。擅長斯技者。有頂重量數十斤流動性物質。不憫手扶行走。若無物然。余觀之不禁爲彼捏一把冷汗。稍有不愼。那不就太容易墮落的麼。那知道我的理想竟與彼的工作。恰成反比例了。到現在的時候。我的腦筋中仍有彼的印象。時時刻刻的贊美此種工作之巧。又時時刻刻的笑彼用腦去幹此種工作。太不適當。

鮮民呵。你們不知道『腦』是全身的一個重要器官麼。人一生的命運及前途的發展。不全都是以腦爲依賴麽。你們更不知道天賦與你們的兩肢手。是主持一切的工作麽。爲什麽應當去工作的兩肢手不去用他。偏要用腦來替代擔負那樣的重力壓迫。照我的愚鈢思想你們鮮人知識低下。也就是你們不適當的工作。腦受壓迫發育不全的原故。

你們鮮人受日本帝國主義權威壓迫下。也好幾十年了。各種痛苦。也不能不嘗受着的。你們爲什麽不團結起來。打倒帝國的主義。結除了你們的束縛。如果你們要有此種思想合希望。可得先曉得現在的世界。不是槍炮戰勝的。是腦筋戰勝的世界。腦筋能戰勝。然後才可以在世界上永久存在。算一個獨立國家。你們要有此種希望。可就得打倒你們全國『有礙腦筋發育的項物工作』而後可。

十八年九月十八日稿

譯著

灌腸及腸洗滌法

沈乾一

緒論

灌腸法者。古時卽用於治療上。西洋在埃及之古代已有此術。自歇撲克拉斯氏出。定其方法及適用於各種之病症稍稍精細。自是而後。本法遂爲臨床上重要之一療法。頗尊重之。至有名之路度十四世時代。灌腸療法尤爲全盛之時。路度十四世者。係有名之暴食家。恆不能待腸管自然的排泄。須人工的援助者。見諸其侍醫之記錄。故灌腸療法當時幾有普及之勢。其後灌腸之法。當次第傾於衰勢之十八世紀。有霍甫盟及特哈蔭氏等盛推獎之。爾後行用之者甚少。德國及奧太利等之治療界中。幾不知有此術。惟產婆或行用之。而其技術亦拙劣。器具不精良。守古來之傳習。用不適當之骨製嘴管。施術之際。往往發疼痛。生患者之嫌惡。而其應用遂益減。然去今三十年前。較諸奇萌及海迦兒兩氏稍遲。而据肯達尼氏之功績。則此法由學術的考察。來器具之改良。術式之進步。因之重起醫家之注意。而廣用之。今則於實地醫家。爲不可缺之技術。

中國古時有所謂溉導法。而其行灌腸療法者。散見於當時之醫書。灌腸液用猪胆之混和醋(少許)者。

或用猪羊胆。椒湯。鹽酒。蜜水等。或用香油。
在日本行方式的灌腸法者。自西洋醫學之輸入以後。固勿論其當時已不僅對便祕而行之。且爲滋養灌腸。誘導灌腸等而行用此法者。据內服同功（安政六年刊行）之記載而自明。如是而在現今實地醫家之不用灌腸療法者雖已無。而往往尙多視此法爲一瑣事。而付之於等閑。第此法於治療上斷不可以輕視。苟遇適應之機會。正當行用。而復出之以巧妙。必有可驚之效驗。蓋以現時之吾人之智識及技術。於根本之疾患雖不可援。而生命尙存之際。輕減患者之苦惱者。不容不力。灌腸法者。任何疾患。有直接或間接之必要。因之能援患者之苦患者多。此種之灌腸及腸洗滌法。在現今之治療學上有重要之意義。故就其適應症。術式及器械之選擇等。述其大要如下。

第一章　灌腸法

灌腸法者。据嗎幾希米氏及史台倫氏等。依治療上目的。分爲左之五種。
第一　以腸管內容物之排泄爲目的之灌腸
第二　爲腸管疾病之治術之灌腸
第三　在腸管以外之腹內臟器疾患之治術之灌腸
第四　藥品灌腸
第五　滋養灌腸

茲先敍述前三種灌腸法於左。藥品灌腸及滋養灌腸。另於後章述之。

直腸之局所解剖

欲行自然的且正當之灌腸者。不可不明直腸之解剖的關係。故先略述解剖學上必要之點如下。

直腸解剖的關係因生體與死體而稍異。因之古來之記載上往往不得其正當。近來由壞兒氏及守來氏之研究而始明瞭。

直腸分會陰部 (Pors Perinealis) 及骨盤部。(Pors Peloina) 會陰部者自肛門起至上方四五仙迷而止。恰相當於肛門外括約筋及內括約筋之位置。自是以上約七仙迷間。爲骨盤部。卽直腸腹。(Ompulla) 達於第二至第三薦骨。此部擴張爲囊狀。於生體有糞便充塡之。故壞兒氏名之曰糞便囊。(Kotblase) 此部之最下部。爲壳爾拉烏矢氏皺襞。此皺襞或偏左而存在。其位置多不定。故從來習慣上因避此皺襞。而灌腸之時。令患者爲左側臥位者。絕無理由之舉也。

此直腸腹與半月狀彎曲部之界。亦有一皺襞。在生體。此處之收縮力多强盛。

第一　以腸管內容物之排泄爲目的之灌腸法

以腸管內容物之排泄爲目的之灌腸法。有微量灌腸與大量灌腸之二種。

微量灌腸法

微量灌腸法。(Mieroklysma) 爲專期祕結糞便之排泄者。古時已盛行之。爲灌腸法中最簡單之技術。通常用於此種之灌腸者。爲微溫湯。石鹼水。食鹽水。(0,5—5,0%) 糖水。倔里設林水。(以二至五食匙之偪里設林混利於一・五立突之水中）旃那浸。（15;200-50;500）或加炭酸曹達之油與石鹼水之乳劑。溶四分之一立突胡麻油及胡桃實大之純石鹼一塊於半立突之溫湯中並加大刀尖量（二・〇五）之炭酸曹達而攪拌之。及加里石鹼乳劑。加密呢列茶茴香實煎等。

行石鹼水灌腸之際。須使用其原品之純石鹼。如化裝用之加味香科者當避之。此混和粉末。自腸壁吸收於體內。因有來中毒作用之恐。而於半立突之微溫湯中。混加一食匙至三食匙之加里石鹼精者。實用上尤爲便利。通常於微溫湯半立突中混加一食匙至二食匙之蜂蜜而行之。亦有於同量之微溫湯中。混加二食匙之酢而用之者。

千八百九十年。布拉伊納爾氏用單純之油爲灌腸液以來。使用之者頗多。其應用尤繁者。如攝撒謨油。因其價廉而無混和物。故於應用上最爲合宜。布拉伊納爾氏。尤推奬自第一次壓榨而得之攝撒謨油薄亞斯氏頗賞用次之混合液。即先溶解蠶豆大之曹達塊於四分之一立突水中。復混和二食匙之肝油而攪拌之。令成乳劑。而用依爾里迦答兒（洗滌器具）注入之。据氏之經驗。本液能軟化固結之糞便。且不刺戟腸粘膜。亦不起疼痛及其他不快之副作用。

蓖麻子油雖亦用爲浣腸液。第此寗屬諸藥品灌腸。幷宜爲乳劑而用之。即以肝油一食匙。曹達一刀尖量。（二〇・五）（或卵黃一個）偪里設林二食匙。蓖麻子油及水各二食匙。混和攪拌而用之也。難症之際。則宜加一滴至二滴之巴豆油。

偪里設林之灌腸。其灌注液爲少量。故僅能排泄停滯於腸管最下部之糞。便在痔疾或肛門裂瘡之際。

爲腸疾患之治術而應用者。第一爲油灌腸。(Oelkysma) 於油灌腸之中。又區別爲夜間灌腸與晝間灌腸。用偓里設林注入器。爲便此器用能容納五十立仙迷之硝子筒及彈力性喞子而成。注入後平均以八分時而排便。

偓里設林灌腸者。近時盛行之。對於日常易患之輕度便祕。最爲便利。此即所謂微量灌腸 (Microklgsma) 施行之時。通常以二十至五十瓦爲一回量。而以用五十瓦奏效者居多數。又偓里設林宜用水稀釋爲等分而用之。或用偓里設林坐藥代之亦可。(Suppositorium) 溶解蜂蜜於牛乳內者。當歇撲克拉斯時代及埃及古代之醫學者。已賞用之。

大量灌腸法

灌注大量之液於腸內者。名高位灌注法。(Hohe Jrrig atin) 而腸洗滌法者。亦屬於此。此法另述於後章。

第二　爲腸管疾患之治術之灌腸法

對於腸。(多於直腸) 之諸疾患。行方式的秩序的之灌腸。(多高位灌腸及腸洗滌) 而收可驚之卓效者頗多。但此際以不誤適應之機會。并以熟練之技術行之爲要。苟無理由而亂用。或有致傷害之虞。對腸管疾患之某種。用大量注入液。十分洗滌其腸粘膜時。易奏卓效。惟患結腸加答兒 (多於腸壁之解剖的變化極少。而僅犯粘膜之時) 之際。腸洗滌殆爲理想的療法。

油灌腸

油劑。通常用阿列布油及亞麻仁油。其用量普通自二百立仙迷至五百立仙迷。小兒自三十立仙迷至

腸之二類。

夜間灌腸　此法適於患者之職業上嫌忌晝中便通之際。若患者神經過敏。睡眠不安之時。夜中屢起不快之便意。妨礙熟睡。腸管之蠕動與奮。生一種不快之感覺。致患者益形不安者有之。此種患者。施行晝間灌腸爲宜。

此法通常行於就褥以前。用量以百瓦至百五十瓦爲適度。斷不可過二百五十瓦。灌注之後。患者雖有輕度之便意。仍須抑制而令其臥褥。并宜注意於所用之護謨布之類。

通常患者至於翌朝因裏急後重而自覺者爲定例。然若至於一定之時刻。尙不催便通者。則宜更行小量之淡水灌腸。以促其排便。

晝間灌腸　此法爲適於前所述之神經過敏之患者。及少女與一般之婦人之灌腸法也。對於萎黃病患者。施行本法以後。令安臥至正午。效驗卽顯著。

此法。當早辰六時至七時間。用稍大量之油（三百至五百瓦）灌腸則經過四時至五時後。卽催便通。

油灌腸法之技術如左

溜液器用依爾里迦答兒或漏斗爲適當。惟比諸注入普通之液。須經較多之時刻。油類濃厚者。一回之灌腸須十五分至二十分間。若將油加溫而用之。則居以上時間之一半而已足。

易起疼痛。故以不用爲宜。又用大量之時。有刺戟粘膜來粘液之分泌或出血者。行偏里設林之灌腸者。至五十立仙迷。

先插入嘴管或直腸管。而後令患者仰臥。或爲膝肘位。依爾里迦答兒雖在普通情狀。亦應稍高而徐徐注入之。有時因不行注射的。致不得充分注入者有之。以氣壓及水壓行油之灌腸者。創始於士薄亞氏。水壓裝置者。自具有能盛三百立方仙以上之內容之硝子筒而成。其上下口皆狹細。流出管（Ausflussrohr）卽熔合於下口之內管之上端。達於硝子筒最上之處。（卽三百立方仙之處）筒之上口由護謨管而連結於瀦水器。（此器一米突半高）今納油於硝子筒自上口將水注入。則水自沈於下方。油壓迫於上方。因之油由强壓力而自流出管逆出。此際卽將其如通常之注入法注入於直腸內。然此裝置油與水不免稍混和。故欲避之。則用氣壓裝置爲宜。氣壓裝置者。爲具有能盛三百立仙之硝子筒而上下口狹細者也。下口用護謨管與嘴管相連結。上口與通常之護謨球相通。因護謨球之壓迫而將硝子筒內之油壓出。此裝置有得調節患者自身壓力之便。

注入已終。卽將嘴管抽出。洗滌護謨管。充水於其中。暫時曲爲U字狀而懸置之。則油自浮出於管之兩端。故此際若排除其水。則護謨管中之油卽全去。再以水洗滌一次。則護謨管可常保潔淨。

患者尙未熟習油灌腸時。多於灌腸後一二時間而已排便。然亦能暫時保留數時間。

此油灌腸之缺點。顯而可見者。爲(一)須比較的時間。(二)稍形不潔。及(三)油之易腐敗也。

用腐敗之油。易起腹痛及腹鳴等。故溷瀉之油。不宜使用。蒲紫退爾氏嘗誤用不純之巴拉賓油代攝撒以誤油灌腸。致起急性赤血素之中毒症。幸患者持續吸入興奮劑及酸素而治癒。故油之精選不可忽也。

施行油灌腸時。油之對於腸粘膜。恰如對於傷瘡之軟膏。有輕減刺戟之作用。且滯留腸內之際。往往由黴菌之作用。腸分泌液及胆汁之作用。而生遊離脂肪酸。油之酸度。由是而著强。（0.34—39.7%） 此酸性之油。復與同時所生之倔里設林。脂肪酸及由腸分泌液之加里而生之石鹼。營共同之作用。令腸壁之蠕動盛强。而促其通痢。其他尚有因分解之脂肪酸之反射的作用。而促胆汁及腸分泌液之分泌效力。

固結於腸管內之糞便。因有油類而自腸壁分離。其兩者之間皆甚滑澤。故其排泄甚易。此際其過剩而尚未分解之油。能輕減腸壁之刺戟。且僅起適度之蠕動。絕不生疼痛。故於油灌腸之後。發生下痢者稀也。

此種已分解之油。與糞便同排泄於外界。惟其附着腸粘膜之殘油。復起分解作用。而促與前同樣之通痢。至油已全不存留於腸內。則通痢之作用亦消失。故當復以新油注入之。

油灌腸之效驗。由各患者及各疾患而稍有不同。通常其適應症。爲一切之便祕狀態。尤適應於兼發刺戟症狀之炎症。加多兒性及膿潰性之結腸病機等。

高位灌腸法

用大量之液以灌腸。卽名高位灌腸。(hohe irrigation) 自奇蒴氏始應用之。爲注入數立突灌腸液之法也。從死體實驗之。則全結腸中。足容五立突之水。腸洗滌者。亦不外乎高位灌腸。如行胃洗滌法。反復數回。以洗出其腸內容物爲目的者也。行高位灌腸之際。往往有好用高壓者。實則非必用高壓而後始易注入也。且在某種情狀之下。因多傷害之虞。必須用低壓徐徐以注入之。若患者覺有疼痛。卽宜暫時中止。通常暫時之後。卽失其疼痛。故疼痛過後。仍可持續而注入之。終須不惜時間。徐徐行之爲要。高位灌腸之際。注入液得通過排烏亨氏瓣而達小腸之內與否。自來有多數之論議。近據庫拉烏斯氏之研究。在生理的狀態。迴盲腸瓣多閉鎖。灌腸液之不得達於小腸者甚明。惟在高度之腸鼓脹及腸管閉塞症。因結腸之擴張殊甚。致來迴盲腸瓣閉鎖不全。因之灌腸液有得達於小腸者。（在死體。迴盲腸瓣常閉鎖不全。）其他腸管有高度之逆蠕動時。結腸內之灌注液。漸次上行。自小腸及胃起嘔吐作用而吐瀉者有之。

要之行高位灌腸。其效力亦僅在於結腸。惟在某種條件之下。有得達於小腸者。

第二章　腸洗滌法

腸洗滌法之技術如左。

患者之位置。無論如何皆可。以前稱揚左側臥位。而此据已述之理由。絕無意味。通常不拘左右。但側位卽可。惟下脚宜真直。上脚宜曲。膝則對於胸壁。此位置最便於直腸管之插入。直腸管插入至一定之長以後。患者卽轉背位爲宜。若患者自行此法時。以始初卽爲背位而曲其兩脚之位置爲便。利在便所踞位之插入。患者亦往往行之。第此多難達其目的。因直腸管雖插入。注入液常不停溜故也。凡用是等之方法。不能達到充分之目的者。則用海迦兒氏之所謂膝肘位。强將患者之頭及肩部沈下。此時因前腸壁下垂。而腹腔內之壓力遂輕減。故液之注入甚易。此法在欲令注入液長久停滯之際。最爲適當。

器具

第一當注意者。爲直腸管。(Mastdarmrohr) 此管長三十至四十仙迷。係布片所製。浸漬以樹脂。狀如咽喉消息子。豫置入於溫湯內。令其柔軟而用之。是雖爲通常應用之品。但易折斷而成廢物。且其先端甚尖。常與患者以不快之感。因之不適於實用。然如老年婦人屢發現之肛門括約筋閉鎖不全。及直腸腹擴張顯著之際。却甚便利。卽於指之示導之下。得行深插入而達於直腸以上也。

現今最賞用者。爲昆氏軟直腸管。是爲一種之護謨管。屈曲自在。其先端爲圓形。如小形之胃重台。維也納之洛特兒家所用者。爲自硬護謨而成之梨子狀之大直腸管。復於此插入昆氏直腸管。或內拉頓氏之加德忒兒。(通尿管也) 此直腸管爲直腸腹閉塞之用。通過加德忒兒而注入其液類之裝置也。

此種之長直腸管。無剌戟腸管之蠕動之事。而水液得注入於深部。第如前述。直腸管欲達於半月形彎曲部以上。則頗困難。

通常多屈曲轉捲而停止於直腸腹內。惟肛門括約甚爲弛緩之時。以一指或二指插入直腸內。徐徐送入直腸管。乃可直達至半圓形彎曲部。第此際亦不過得插入十二仙迷至十五仙迷。斷不能插入至二仙迷。吾人往往理用彈力性蒲欣（金屬製之圓形小挺子）得插入半迷突或一迷突者。是皆因其全部轉捲於直腸內而誤解之也。

如是之長直腸管。非通常所必需。故可以小嘴管代之。嘴管之常用者。爲金屬製硝子製或骨製之管。此種嘴管。於施術之際。非特易起疼痛。且並易破碎。於使用上殊多不便。故硬護謨製者最受賞用

潴液器（Wasserbeh aeter）之最適當者。爲海迦兒氏漏斗。此漏斗。雖連結一・五迷突護謨之金屬製及硝子製之依爾里迦答兒。第近時多不用之。

曩時盛用腸管注射器。今則用之者少。若於使用之際。則將嘴管與注射管連結於柔軟之護謨。故須注意以免障礙其直腸。

喞筒狀浣腸器（Klysopumpe）者。便於少量液之灌腸。此器在無論何等體位皆易行之。且用强壓力而注入。故於比較的少量之灌腸液。有直達其目的之利。然行腸洗滌。則不適當。此喞筒狀灌腸器雖有種種之構造。要之皆如通常之喞筒。不過壓出其液而已。

凡由壓迫或注射之裝置而成者。於比較的少量之注入液。均有增强其腸管蠕動之利。

又有囊狀注射器（Beutelspritze）者。於護謨球上裝有骨製之嘴管。壓迫此護謨球。而浸嘴管於水中漸次去其壓迫。令吸入液於護謨囊內。其後插嘴管入直腸。壓榨護謨球而注入其液者也。此囊狀注射器。小兒最適用之。

近今使用之腸管注射器。自硝子圓筒及短護謨製之嘴管而成。其裝置頗簡單。且便於消毒。欲行緩徐

之灌腸時最爲適用。

腸洗滌之實施

先塗油於直腸管或嘴管。稍行捻轉。而徐徐插入於直腸內。有時嘴管先端。自衝突直腸皺襞而妨其插入者。其時一面注入少量之液。一面徐徐插入。即可避去障礙。已插入嘴管之後。即高舉漏斗或依爾里迦答兒。而徐徐將液注入。此際雖宜豫行驅除連結護謨管內之空氣。第稍有空氣。亦無甚害。若中途而液之注入停止者。則高舉依爾里迦答兒。或竟將直腸管拔出。洗滌而再試之。其他如捻轉直腸或嘴管。或前後移動等。均可除去其障礙。若將液注入之時。腸管之蠕動已增强。注入之液至於迸出者。則將依爾里迦篤兒低下而任其流出可也。凡强力斷不可用。

有時注入液瀦溜於腸管內長久不排出者有之。第此不足爲患。暫時之後。液體自爲腸管所吸收。

腸洗滌者。與胃洗滌全同。已注入一定量之液體以後。則將依爾里迦答兒式漏斗低下。令注入液逆流於瀦溜器內。此際之液。若混有糞便而汚濁。則用新鮮之液代之。更高舉瀦溜器。將液注入。此法須數回反覆行之。

僅注入液體之時。注入以後。即將直腸管或嘴管抽出。

注入之液量。隨適應症而不同。若欲其效驗迅速。則以半立突至一立突之液。施稍高壓而注入之。

因慢性便祕等。而推想固結之糞便停滯其間之際。急注入多量之液。殊爲危險。宜先用半立突之液。由低壓而徐徐注入之。俟腸內容物已十分排出之後。於將行藥用洗滌之時。始可注入多量之液。此時有注入至四立突之量而尙無害者。

注入液之壓力

行腸管注水之際。初學者每好高舉依爾里迦答兒。蓋欲藉高壓而速其注入也。實則高壓亦不能令注入迅速。轉以適度之低壓爲易。且能將液長時保溜於腸管以內。通常在患者之臥位。依爾里迦答兒內之液面較肛門高二十至四十仙迷而已足。惟單行腸管洗滌之時。則以用比較的高壓爲便。往時行用之奇萌氏之所謂强力大量灌腸（Forcierte Massenklysiter）者。現今已不復用。行油類灌注之時。其比重甚少。故不可不爲高位注入之。

將液注入以後。須令患者仰臥。其時因已有一立突之注入量。故通常於一時間以內卽排便。患者於第一次行灌腸。且用高壓之時。於十五分後已排便。然此亦因各種情狀而特異。不能視爲一般之規定。

備考

在生理的狀態之直腸解剖的關係。已如前述。而在病的狀態。不無與是稍異者。例如在生理的狀態。會陰部平均爲四·五仙迷之長。而在病的狀態。往往有短縮者。又直腸腹之擴張。有非常顯著者。在高年婦人。其前壁尤往往突出於膣之一方。而形成所謂直腸歇兒尼亞。

据多數之教科書。雖云直腸蒲欣。（金屬製之圓形小挺子）得通過直腸腹。而插入半月形彎曲部。或下行結腸之中。然据近今之實驗。（多守來氏之研究）凡生理的直腸。欲直接達於半月形彎曲部之下端者甚難。要之据輓近之見解。腸管蒲欣者。（金屬製之剛形小挺子）斷不能達於下行結腸。惟間或得達於半圓形彎曲部。通常則停留於直腸腹內。

直腸腹爲病的擴張之時。欲以手指探索半圓形彎曲部之入口甚難。有時腸管全壁。恰如垂腸症。下垂於骨盤部內。其時下垂之腸管先端有入口。故探之甚不易。此時有因遞傳骨盤部中停滯之糞便柱。而始知半月形彎曲部之入口者。

照解剖的關係所示。吾人通常施行之灌腸。注入液當達於骨盤部。故灌腸器之先端。不可不越過會陰部而入於直腸腹。卽在大人。至少亦須插入在五仙迷以上。

（未完）

肺疫的問題

林家瑞

一九二七年在加爾加打地方第七次熱帶病學會的演講曾在法國醫學衛生報一九二八年登刊

目次

甲　緒論
乙　歷史上關係
丙　肺疫在疫學上的研究
丁　肺疫病理學的關係
戊　傳染的研究
己　血清與菌苗液對肺疫的治防價值
庚　結論
一　肺疫流行的起原
二　肺疫流行的傳播
三　疫勢的衰退

(甲)　緒論

吾在近幾年間對於這肺疫研究問題。很爲緊要。我們所研究的結果。紛紛議論。惹動的各國研究專家們。爲增學識起見。爲謀經驗起見。迭來索求。玆將這次的研究。拿了出來。供獻我們同志。藉着這個機會共相切磋。得達到完滿結果。就是萬幸了。望各學者注意。我們研究的腺鼠疫情形。但肺型疫的研究。早已討論出來了。請看下邊的分述吧。

(乙)　歷史上的關係

研究肺疫當先注重歷史的經過和調查由同異點上的研究出來纔能明白肺疫關係爲如何重要玆將肺疫歷史上的關係分列如左

(一)在十四世紀以前。就有肺疫的流行。且常由腺疫轉變而來。在前對此項研究上。知識較淺。未能察及的。到現在我們可敢證明他。是個很透澈無疑的理論。肺疫隨腺疫來的。固屬無疑了。但有多數肺疫症狀。也非全由鼠而生。由此推想。肺型疫的來源。是從先世界大流行時來的。就是所說第六世紀時代的。扎士丁疫 (Justinian)在那一三二九年流行的疫症。決無疑義。

(二)里死病 (一九四六年至一三五二年) 關於黑死病遺跡講出來。雖是在這最新的時代。也是仍有認爲神學的。總而言之。肺型是世界流行最惡最毒的禍根禍苗。絕不是仙草仙根養的必須品。所以我們對這研究問題。從各國方面考察的相差尙遠。就是在這個時代。對於疫症紀錄。肺疫和腺疫中間的症狀。尙不能劃一。且最注重要點。就是肺疫症狀。比較別症死亡的快。且是傳染的速。這症最確切的。是存在肺炎型的疫症。最初不過是局部流行。由局部滋生。越繼越烈。隨至猖獗起來。通常隔數月後。成爲腺型。這種變型。常由溫暖之天氣使然的。

(三)在十四世紀的末年。和十九世紀初年。若論這鼠疫的各型。當世界大流行時。僅知到有黑死病的名詞。及後醫學分科。除了數學者的已經忘記黑死病的名稱外。大概自從黑死時代以後。這種慘魔的流行頻來。那同時代的研究家。隨不承認鬼神學說可靠。一般人士亦繼續明瞭。共同相應。以後研究的成績日多。也是不過就腺鼠疫方面上立論。如同時有肺症狀的。滿不加意涉想肺型症狀。在這時期內卽同時遭遇較少。或有說吾們所持的證據。全在歐洲。但是在遠東呢。計也有兩端。

(甲)據德兒撥列兒氏說。肺型疫症。當十六世紀時代。在印度流行過了。

(乙)據一七二六年。北京發刊的古今圖書內。稱在一六四四年。由山西省以南六安地方流行大疫。罹此疫的。在頸或臂。全有硬麗。像瘀積的樣。多有全家被染。很重的吐血。立刻就死亡。

(四)在十九世紀的前半。多不諳熟肺疫很稀少的。如屬黑死症。雖有疑竇的肺症狀。常見可決稱爲鼠疫。據客加華撥西夏三氏。證明世界大流行的鼠疫性狀。和肺型疫的鑑別。華波西夏兩氏。全都同時指明在印度兩次流行的肺型。卽在一八一二至二一及一八三六到三八年間。但那肺型的算有吉德維鐵科比機亞和墨連五氏的研究。證明不過是最多的。就是侵及安南流行疫。那西亞細亞和列萬田疫的來源。未有見過。

(五)第十九世紀的後半。肺疫爲常見。若按維德林格。(東南俄)一八七八年到七九年間的流行爲最著。不過當這次流行時。尙有熱心公益的學者民諸氏的創說。他說疫症性狀。叫做肺疫。又有吉狄氏(孟買)也說在大流行的以先。肺型就是疫症的特證。到現在肺症狀也常見。不算稀奇呢。

(六)我們由此學說肺型疫爲很有興趣的研究。從何說起呢。觀察自東省一九一〇至一一年的大流行。在先誠不多見。比那黑死病還利害呢。就觀這次疫症發起時。在很嚴寒時候。蔓延的更甚。當時我們研究同志。想起肺疫必和天氣而來。不常發生在炎夏。但乘冬季嚴寒時候而來的很多。此症隨時節發生也未可知。

(七)從一九一一年到現在。這數年的研究。把原先疑案全都行打破。現在對於這次疫症流行的遭遇。經東西贊成的。卽是(甲)當暑季。 (乙)在溫帶各國或熱帶亦有之。肺疫爲最常遭遇的事。防禦的方法。已無疑義。前者如助芝(黎士邦)他說如世的流行。比在早爲更加多數。所以我們對於肺疫的研究。比那過去數十年的經驗。更聚精會神。不遺餘力的加意研究了。

(一) 肺疫流行的緣起

(一)肺疫流行的發動機。究竟如何呢。若按諸同志們研究的意見。說是肺疫的傳染和流行。多尊謂(Denovo)的法。就是肺疫流行的動機。第一染疫症的。多由於齧齒動物。直接傳染的。或和那帶有傳染性的物件接觸。傳染而後發生的。初期肺疫。據我們著者研究的成績。也向此點加以特別的注意。幸有東省和蒙古及蔦蘭士拜加尼亞地方。這些地方流行的疫源。在事實上和各處的報告。互相參照。所得的結果。不過常有如上所說的方法。作傳染的媒介。所以流行已成之例。不能一概否認。又有多數學者。在肺疫區實行調查。如埃及馬打加士加南俄蔦蘭士拜加尼亞和東省各處的研究。集合起來觀察肺疫。全部是由腺鼠疫例轉變爲第二期肺型病變。更有數位學者。說是同樣的傳染。是全從皮膚或敗血鼠疫而來的。由皮膚對實際上爲很罕見。若說是敗血鼠疫似較常見。但也有礙難的地方。須知所說乃純粹的敗血疫性狀。就是不發見腺腫的疫例。也難證明爲確實呢。（就此點說由馬打加士加之哥拉氏近來發表在一九二七年病理雜誌第六三二頁載頗有興味的因從前對於敗血疫症。多說是馬打加士加肺疫流行的常因呢）

（二）肺疫究竟如何流行呢。由上邊各節觀察起來。如何能成肺炎型的問題。當也算甚明瞭了。惟這次流行到底怎麽可能發生。且有議論紛紛。茲將這次對於此點種種學理的關係分列於下

（A）腺型肺型鼠疫的傳染微生小體。全屬一種同樣的症狀。不過肺疫的流行。是緣種種的外因所成的。再無別的異點呢。

（B）變成肺炎型的流行。多屬緣內因而起的。

（C）雖由變成肺炎型的流行。究其主因已明。決有未必的盡是。暫將置之。尙待研究。故將此問題仍聽諸公開公斷的解決。

見阿拉甲學說肺疫流行的傳播。在嚴冬天氣和暖時候。也有局部流行。不過稍輕減一點。不能釀成大流行就是了。按上述可證明他們世學理的。尙有可疑的。據我看起來肺疫的流行。無論在如何天氣也能發生。和各國對外因學說。有很多證據證明全不是他。把所知道的舉出來。就是此疫常在有一定的地方流行。在那無溫和天氣和良佳秀麗的社會。是未有的。我們這次證明說是有一定的區域。肺型疫常在被傳染到最後時期漸漸輕減。似有自然的消滅一樣。纔知疫狀和天氣也不能變的。

腺型和肺鼠疫的異點。及學理上所有的關係備說起來多因史學上興趣研究是有一定注重要點。是什麼呢。就是對這腺肺兩型疫的桿菌。可是未見有特別異性。按現在研究兩個菌株的性狀。拿人類腺疫來分離的純粹培養。使易感動物行吸入接種傳染。試驗他的材料。或拿特別新鮮的疫菌株。做動物皮下接種傳染。看他結果亦能罹腺型鼠疫啊。

還有一個學理。這是羅民維氏最近在印度研究的。我們試試詳細討論。他說肺疫桿菌。不全信爲染成大流行。據理推想。或有特別生體的作製。換一句說就是鼠疫桿菌以外。更有別菌爲疫傳播的發源。我以肺疫的症狀不過是爲一個病說（Snigeneris）的。力哥尼和哥伯氏兩個爭論。說是流行性感冒的過濾性菌。也許是和鼠疫桿菌共同一樣爲力的。我們對這個研究的意見爲個基礎。正在敦尼沙地方。做疫學上研究結果呢。

吾們純信此等學說。是萬難闡明肺疫流行的。其理如下。

1 肺疫在實際上觀察。不能爲上說（Denovo）的理使流行。但要跟踪在腺疫。這主要點。就是在第二期肺傳染之意義。

2 大概在疫大流行時候。內中必有腺疫數例。這數例多少全是由肺疫直接傳染。（或由解剖死體傳染的）還有時症狀很輕的。

3 肺疫腺疫是天然傳染的證明。是確實無疑的問題。

4 流行性感冒在肺疫流行時候。未必定是常合併而來的。就是偶然同來。亦不過數例是了。萬不能全是合併來的。更有多數研究家也對鼠疫流行時。注意這症的經過和狀況。是很少找出的說是同合併同來一例的呢。

5 羅民維氏他指肺疫是局部。和一般流行症狀一樣。果如肺疫流行是屬於外因。和是內因。這個問題總是難把界線劃清瞭然標定的。

6 總起來說這鼠疫混合傳染問題甚屬複雜。因着這種問題研究就是根據疫學上和實驗室上考察的學理。亦很難斷是必然無疑的。

再從地理上和一定地方流行時關係上考察。a條下所說的肺腺兩型鼠疫的相同和異點以外因外理證實。不過表面事實而已。欲打破這疑案。應當照步分析肺疫所以流行性狀。倘流行時或對下邊所述的數條有所改變這症的。

1 在齧齒動物中能使人類傳染流行。

2 由跳蚤類就能傳播此疫到人類身上去。

3 先由初期腺型鼠疫患者的關係。

(一)我們在第一條內的考察齧齒動物。疫的流行狀況。或與後發人類流行。也是影響甚屬重要的。尤以動物疫流行。某種野齧齒類和人類肺疫。最有密切的關係。現下世界上所注意的。是研究吾們在東省近來考察齧齒類和人類傳染的成績。可做個考鏡。更有數個國。他僅有普通鼠類傳染這症。對於肺疫一層。可以比較的。就從下列數個要點。希望研究諸君不可忽略他爲要呢。

1 那普通鼠類有時也是傳染肺疫的主因。但有多例土產齧齒動物。不被感染這症。從外來人類傳染材料輸來。如同由旅行家也能潛伏此疫而傳染的。

2 這疫侵襲土產鼠類。已經早種了若干時候。也宜注意。有某鼠疫流行區的鼠類流時。所見肺疫常在那初發疫時候見的很多。以後較罕。且有流行傳染在普通鼠期間越長人類轉成肺疫的機會愈減。

3 動物流行中常有受新勢力的使傳染的。譬如由新來的動物又傳染他動物上。由人類上的鼠疫狀也隨爲變更了。

從此觀看時常有連帶關係。這種原因得最後的評判。應按着各不同疫區上的情狀。加以如何研究卽可。

(二)第二條的可能性。說對流行時候。有一定的跳蚤。也負傳染的疑竇。在那肺疫傳染常見的國有X cheodis 純爲 Clprit. 類跳蚤。從此知各蚤和他的宿主的關係。亦更有問題了。

(三)吾們經過多數的經驗考察。不是直接從齧齒動物上傳染給人類的。是係第二期病變上所成。由此推想所說第二期肺炎症狀。很爲清楚。絕不是含胡從事的。且從此不知喚起多的注意要點來。第一感想想應注意第二期的症狀。對於初期肺疫流行當爲最要主題。我們試將研究成績分析起來。決定他主因不算多。有那肺症變的發現在此例。或有發見在小數例。又有常從咳嗽痰裏混雜有許多的疫桿菌。最好把疫區所見和有無初期肺疫症狀。詳細做互相比較研究能有實際結果。自然就明白了。

諸君要問肺疫病變以何原由屬最多爲重要呢。當請諸君注意下邊的兩條。

(一)那呼吸器病是有異常的易感性的。

(二)對鼠疫傳染抵擴力缺乏的。

以上這兩個原由可從疫學研究所證明的。譬如旅行的客人有急劇的第二期肺炎時候。常常由此輩挾有肺型疫傳播流行起來。

再拿上邊的理由詳細討論括述下邊。

(一)似不屬一個原因是有多數不同的因果所成。譬如動物流行的特別性狀。肺病對鼠疫傳染或是普通的疾病全有易感性質。都是發起肺疫流行的大主宰。每有獨立原因不是各處肺疫區也如是的。反之各不同疫區影響於天然流行。是因有不同的狀勢。

(二)肺疫的起原雖然內因亦爲一因。但由外因問接能使發生肺疫一節已成爲事實。譬如天氣關係。也能使易感肺症在不良的社會也能使個人抵抗力減少。

(三)據上邊所說把他解釋肺疫流行怎麼能夠發生的難題可就迎刃而解了。吾們再指出一定的主因像屬初期主要的。

(二)肺疫流行的傳播

就外因一端不能解決肺疫流行的起因不過可拿他做爲傳播的利器罷了。試以三端分述於下。便能明釋。

a天氣關係。b社會關係。c防疫辦法如何的關係。

這三條要能清楚界線的分劃。仍屬困難問題。譬如天氣和貧窮吧。也能使所住的屋子稠密通氣不良。嚴寒和無知識在衞生上很有關係。況說各疫區關係所在各有不同。人生快樂習慣也各有不同。因此不怪乎使肺疫傳播也有相差。從此理想所知到主因中有可靠的。能助此症的蔓延如沒有同樣的狀況發現。就能使縮短流行的。

A 茲把數個要點述列下邊。

a 有數位學者。不但向天氣情狀能使不衞生。譬如緊閉門戶住的人煙稠密等也能來的。且指出來尤爲複雜的理論。如鐵古和巴別兩氏說在嚴寒天時空氣關係上。能使唾涎小滴浮游在空氣中時間長。由此亦能助疫的傳染能力呢。

這個學理。管見所及又有難成事實的有兩個問題。

1 肺疫不僅限在嚴寒天氣流行和暖地方亦是能流行的。所以在和暖國分的空氣。自然與鐵巴兩氏學理有所抵觸的。

2 又有要緊的。肺疫媒介傳染。前者學理當爲如此傳染的實在罕見。肺疫傳染通常由罹疫的與健康人接觸所傳染。以後當將和此病接觸傳染關係說。說以證明他的學理上關係便明白了。

b 這是多數肺疫流行的特性。例如在東省毫未見過有鼠類罹第二期傳染的。多由小數非由動物流行帶來的。在冬季流行跳蚤甚少。在跳蚤生物學上似無緊要關係。這層可是頗有價値。又在各度寒暑天氣地方像埃及的。第二期鼠類傳染很少。如或有的在印度（潘扎）所說的第二期蔓延傳染於鼠類。能使發生動物流行。同時也有人類腺型例的。這種鼠類對於傳傳染亦屬主要。且不可不加注意。

(三)疫勢的衰退

若論到疫症的進退。全憑防法如何爲轉移。所以防疫的不僅就減少疫例爲說。且還能在最短的期限裏撲滅疫的根株。爲第一要件。所以爲醫的當負重責。一般人民還要幫助合力進行。也是重要的題案。若不按此辦理。就是神聖的專家也屬無用。其次的就是天氣流行的時期。最不利的是在天氣嚴寒和雨水連綿時候。若天氣良佳。疫氛自然減少。大概是直接利於防範。做事間接可以減輕人烟稠密和方便通氣。若是嚴寒在發現疫例以後。來的那就必增劇疫勢。

由上觀察。肺疫的蔓延或廣或狹。必有多少的原因。利害也不同。疫區也有分別的。

更有疑題。卽是流行的撲滅。也有發於天然的。有說因疫菌的毒力減輕。但無確實的證明。蓋疫菌直接由一人又過給他人。輾轉不已。可應當減輕毒性。不但不減輕。反到越轉越烈。害我們可證明這肺疫流行的毒菌的毒。其惡無比。由此理或者是疫流行能天然的撲滅嗎。若據哈爾濱和海參威在一九二〇年到二一年間。經防疫的經驗。能解釋這個理。由當時解剖疫屍體時節。未見有若何肺炎病竈。卽是有之也。不過是傳染上由呼吸器。使肺臟微呈充血和水腫的病變罷了。且有著明的敗血症狀就完了。所以吾們各叫他說肺型鼠疫。因從解剖上觀察。和腺型鼠疫變型敗血症彷彿類似這個原因像和肺疫有異。他的傳染是由呼吸系侵入。這種罹肺型鼠疫症的。和真正患肺疫的傳染。形情比較輕些。决無疑義。故稱這種肺型鼠疫的疫桿菌毒力較弱些。若說此說不確。可是所有各例。多死在道傍。他的臨床症狀也不明白這病的經驗必短促。總在調查隊所查以前棄於道傍的很多。只見過一人是留院的。次日死亡。也不咳嗽也不吐疫的症狀。就此理推想可說是因疫菌毒力增的很猛。從肺蔓延到肺從肺發育起來。所以吾們敢說因此輾轉越烈了。因這疫菌最後變成猛毒。由猛毒遂變成肺型疫。這種疫例雖是屬於無望生存之症。但傳染力比較不烈。大概這疫來勢甚急。傳染的利器就從咳嗽。但是這症咳嗽很少。換一句說吾們在一九二〇到二一年流行的屍體解剖所見。知到肺疫流行天然撲滅。亦是科學的原理。

丁　肺疫病理學的關係

肺疫初期傳染症是從呼吸系下部傳染而來的一說。乃是各研究家所公認的。還有少數的反對這說。他說是從扁桃腺進入的。又轉到肺臟上。更以第二期傳染。經血液和淋巴循環而行。若拿我著者的意見在肺疫例兩者全有。但由扁桃腺入的不能成事實。把我們防疫處葉墨氏所研究的一例做個參考。說這例是男子。當肺發炎傳染時候。初期犯自殺的是俄道人年三十一歲。在一九二一年二月十八日的晚上。忽然覺戰慄和頭痛胸痛。快黎明時節。他離開住所往花園裏欄干上把繩套上縊死了。當時因爲頭痛又凍結着。也未得施全體解剖的查驗。僅可將肺和脾帶回施以組織學的檢查。鏡檢時所見右肺中葉呈肝臟變性。上肺葉呈注流性肺炎竈。下葉呈初期充血。左肺實質變性沒有。又在組織學上考察的肺胞。肺胞內含有血清和滲出細胞病變。爲初期肺胞內見有疫桿菌且著明病竈疫菌在肺壁附近和小血管的鄰近爲最富。毛細管不見疫菌。但有多少充血。沒有血栓。別的血管未有含着疫菌在脈管內外兩膜的淋巴間隙地方。見有疫菌的團塊。且見跑到內膜層的外壁去的。此處更有繁殖和內皮細肥增長和壞死的。脾臟內有充血及腫大。但各處均不見疫菌。此爲異點呢。

從這例的事實看來。別位研究專家們說疫菌通常全在血液裏。總算是在肺症狀發現後。誠然的。有數例無記錄。確係死在敗血症發呈的。以前高力加氏他最讚成扁桃腺說的。對這個問題的解決。祗可以試驗證明。在組織學上變化不易現。下這個事實似可作個證明。士萬郎和的古兩氏。施行多數猴類試驗。用噴霧法。使他傳染。這結果和人類的肺疫全都相同。他咽喉和頸部組織的變化多屬輕度。及第二期症狀。但在猴類的傳染咽喉。所有都死在敗血症。或無頸腺腫的傳染。有傳染甚猛烈及易感的較著明。此等例全呈敗血症時。在頸腺腫發呈以前來之。但此等例無一發見肺炎症的。在一九一五年伍連德和葉墨兩氏曾利用旱獺和斯士兒鼠作同樣的試驗法。所見動物中有罹鼠疫。是由天然吸入傳染來的。又有在早期傳染後殺驗的。總未發見一例的咽喉(扁桃腺)氣管枝和氣管呈初期病竈的。不過有時在小氣管。在普通的。是由呼吸系的最深部氣管呼吸部和肺胞。彼等的試驗。係根據哥兒加氏法行的。所得的結果完全和諸研究家相反。換一句說。就是肺疫的侵襲於人體。是從呼吸系的下部。可爲無疑的問題了罷。

戊 傳染的研究

關於這條的研究。不但在學理上甚有興趣。且在實用上得着有最主要研究的方法。只由和疫者單純接觸。雖已證明決非容易。且可說疫者如不咳嗽。或不至把疫毒噴霧給動物時。比較也無害呢。這種學理。是根據種種實驗上證明的。就算能有分辨者。也不過僅有的數例。就罷了。年老的和小孩常免傳染。這層決不是有天然的免疫性。不過比中年人和疫症的接觸機會較少罷了。在閒單防疫法子。在學理上決難有功效的。居住的房屋。因有咳嗽的疑似。自然是接觸的危險。就各腺疫的跳蚤爲媒介傳染的惡物。也就是和肺疫的人傳給人利用咳嗽的相同的。以前已經把肺疫的媒介傳染物說明白了。那羅疫的咳嗽是怎樣緣故呢。

(甲) 是否在很短的時候接觸就可傳染嗎

(乙) 是否疫症的傳染和他人是同一樣的媒法嗎

答第一問題曰。自然可以。但據有長久時接觸又有健者與疫者作短時最近接觸。結果無恙的也有。

答第二問題曰。最有價值的考據。說在疫病初期咯血咳嗽都沒有的時節。就無傳染的能力。所以我們著者對於這傳染廿四小時以裏的疫者探搜和隔離法有所擇善而從了。初期經過後。那患者漸形傳染危險的很大。概體中的疫菌滋生較多。咳嗽的程度也隨增强起。因此增大媒介的傳染力了。還有數位研究家。他對天氣傳染關係再三的辯論。尤以西阿非利加的法國學者。說肺疫的傳染力在冬寒時候比和暖時候更形烈害。以我們著者意見揣之難成問題。第一疑點卽是初期肺疫在法之西阿非利加地方爲常見。和這問題不同的。顯係罕見從各個疫者反是多由重篤的疫者所傳染。此爲異點。且直接傳染與不同天氣也有分別。所以對這異點解決時最善的就是士篤郎和東省諸研究家在疫區所得的成績。敢信天氣關係不過微有影響。稍有不同的就是了。

己　血清和疫菌苗液對肺疫治防的價值

一、血清和菌苗液對禦防上討論。菌苗液對肺疫禦防上的價值。多持不信用的態度。後來經過多少的學者出來研究。維持這個價值。雖未能夠拿確切的證據來解他。但因從各種考察成績上。比前還認爲更鮮明更照著。對於這種評論上實不敢接種菌苗液時有反對治療上說。不能有功反能最易招傳染。吾可敢說未免過乎理想了。其實若接種上能延長潛伏期。由此接種後。所見免疫性不是立刻的是漸進的。接種後可能延長多日方可奏禦防的功效。據此理想。如用菌苗液作禦防時加以血清同時去用。蓋因血清能在人體發生免疫期不久。但能速達。若和上菌液相混而用。似能補菌苗液的缺乏。如常暴露于久流行者。就不可加以禦防血清。恐後來須用血清作治療用時。難免發生血清過敏症之虞。所以在普通疫和接觸的。似不宜用此法以防禦。蓋因混合劑價值不賤。更增醫者的麻煩。就如上述用菌苗液作防禦。能延長潛伏期。調查接觸者的手續也當延長。自然的理。而用費利工作兩有損失。還有不可或忽略的一件事。防疫不與接種市民。尚且對醫者作種種的難處。如接種後。卽發生疫症、則難免疑疫爲醫者所種。結果如何。不言而喻。著者有鑑前之經驗。對疫肺症流行不敢採用此法防禦。故一言括之說。接種防禦。今日未稱特效。再從根本研究爲要事。

二、血相清治療概要。我們反覆應用血清治療肺疫。誠和上述的相仿。肺疫愈後險惡。爲世所知。著者歷來的經驗所見所聞。肺疫患者何止千萬呢。而所知似係而非之全愈者。不過三十例。今查羅著明第二期肺症狀之肺疫而獲愈者既多。係因用血清治療所致。所以今日對於肺疫治療上的取決。自然要採用早期血清注射之爲妙。吾敢加數語說。最善的宜取本地菌株所製的品爲佳。且加以最良的强心劑。和關心的看護法。最爲緊要的事件呢。蓋平常治病祇靠藥品。亦屬無濟於事。況在治疫症麽。

庚 結論

我們對以上這些研究問題。已經加諸深意考察。可認爲佳良成績。似更再加上最透澈確切的研究。纔算不沒其功。我深希望對於肺疫的撲滅。和有機會可乘着發明新理勿使遺憾纔好。吾且信這種流行幸不常見。也不蔓延。再舉下邊說的理由舉出來。就可明白。

一、疫這型腺的症狀如何。全視動物流行和人類的疫型腺。無論現下所取的根滅法。都算幫助撲滅肺疫的功效。更有以後新發明的法。自當尤爲可靠呢。

二、疫現在對肺療注意。比在先還明瞭。凡發見早期患者越快。可是撲滅收效之期越速。注意民間對醫者的信用心。市民如無有反對。或加以相當的扶助。這結果一定必良佳。是決無疑義的。

三、疫尤有要緊的。卽是國際對防疫的精神。就像最近國際聯盟的專門防疫會議吧。對於肺疫禦防。若不奮勉從事。就不能得解決的愉快。料將有關心的國際共同出來解決此項緊要的問題。就不但著者的禱祝。也就世界人類之大幸福了。

產褥之病理及療法

Die pathologie und Therapie des Wochenbetts.

開原　劉雲青譯述

第一章　緒論

於產褥期所見之疾病。其種類固多矣。然與生殖機能有密接之關係。且重要者。乃因發自生殖器之創傷傳染疾患。從來稱爲產褥熱者是。蓋產褥婦畢竟不外乎負傷者。其來創傷傳染之事。自易易故也。本姆Bumm氏謂產褥時死亡者之四分之一。因子癇子宮破裂乏血血栓或他之偶發疾患。殘餘四分之三。實原於產褥熱。而被重症產褥熱所侵。雖幸免於死。然因之數月間呻吟於病牀者。五倍於死亡者。觀此亦可思過半矣。

次於創傷傳染而屢來者。爲生殖器復舊機轉之障礙。其原因主存於產褥攝生之缺陷。間有因分娩機能。而發泌乳器疾患。亦屢屢使產褥婦苦惱。其他偶發性疾患。往往於產褥期襲來。因之使產褥經過。而成不良者。不止此也。發於產褥期時。此等疾患。能於自己之經過及症狀。示其特徵。故有合併敍述之要也。

第二章　產褥性創傷疾患 Die pnerperalen Wundkrankheiten.

第一　沿革及定義 Geschichte und Definition.

於產褥經過中之熱性疾患。多因在分娩時創傷之傳染。惟無論時與處。古來早已存在。但往時無由知其本態。無論矣。加之其發生於散在性。不足惹世人之注意。然於第十四紀。設於巴黎之產院。往往襲來流行性產褥熱。尤於冬期產婦輻輳且室內換氣不全之際。極爲猖獗。觀此事實。遂漸爲識者所顧。雖有時或將其慘狀開陳訴之於世者。然對於疾病其物。終不能奈何。第十八世紀之中葉。當公立產院之開設時。病勢復蔓延。而鑑於以此供醫學實習。多加檢診手術等。從而罹患者亦愈多。當時於維也納大學產科教室爲教授之真美耳外斯 Ignasz philipp. Semmelweis 氏。欲由此探產褥熱之原因爲志。遂揭統計。已將其立證明矣。卽當時維也納產院。將之分爲二部。一爲充以學生。他爲充以產婆之實習。於前者產褥熱死亡者一個月一〇—一五—二〇%。甚者達於三〇%。有五倍於後者。者氏以此爲前者多內診及其他之操作。反之後者接觸局所鮮小故也。當此時偶(西歷一八四七年)見同僚解剖學教授科列屈卡 Kolletschka 氏。於解剖實習之際。因爲一學生傷其手指。遂發敗血症而死。認其症狀經過全與產褥熱相似。氏乃豁然而悟。思及產褥熱亦必依學生之手指而輸入之屍毒及由他之分解產物。於一八四七年。氏謂產褥熱者。乃由吸收已分解之動物性有機物質而起。而此種物質。除多少之例外。皆有外方輸入於生殖器內者。故產褥熱之多數。可得避之。間有因生於產道內之分解物質而起者云。氏以自外部之傳染。當施檢診或手術時。可因消滅附着於手指或器械之分解物質。則得防遏之。使以鹽化石灰水消毒。其効果立顯。雖依然繼續學生實習。然死亡數頓減少。僅至算一%矣。

先是顚滿。懷忒。愛真滿。臥利維耳。溫爹耳。豪耳姆斯。Denman, White, Eisenmann, Oliver, wendell, Holm es.諸氏已唱道產褥熱爲傳染性疾患然未得其立證遂使真氏成名真氏之卓見尚不足聳動一世之耳目曾被基維虛斯甘瑣尼賽菲耳忒都保阿 Kiwisch, Scanzoni, Seyfert, Dubois. 等諸氏之强硬反駁然後經米亥利斯蘭該苦該耳滿 Michaelis, Lange, Kugelmann, 諸氏所承認至一八六〇年代末得黑耳虛外忒溫開耳 Hirsch, Veit, Wenckel. 諸氏之贊同更於真氏之說出世二十年由利斯鐵耳 Lister 氏唱道創傷之防腐的治療法而真氏之偉勳始現於世一八七〇年以後雖於產科亦採用防腐法爾來其効績與年俱揚不僅死亡率減少卽患者數亦已減少於防腐法實施以前在產院之產褥熱比在患家頗多然迄現今則與之相反卽前者僅算〇・一%而後者亦著明減少上下於〇・三一〇・四%而已若據西由耳賽 B. S. Schultze 氏謂於一九〇四年於普魯斯之產褥熱患者死亡數雖爲〇・二五%仍於一年五〇〇〇之婦人因之而喪命云故防腐法雖稍達完全之域如今日而產褥熱決不可稱罕有可謂更要深研鑽之者也

關於產褥熱之本態發見有波瀾曲折者如此而輓近細菌學之進步卽證眞氏之所謂動物性有機物質者爲么微生體也故產褥熱 Kindbettfieber 云者不外乎於產褥婦生殖器之損傷附著之細菌毒作用而起之創傷熱 Wundfieber 耳卽么微生體 Microorganismen 若附著於創面時不僅阻礙創傷之正常經過且此等生體速增殖竄入於因妊娠而成之鬆疎多液性之組織內於是喚起機械的或化學的變化而由么微生體之新陳代謝所生之毒素 toxin 爲對於人體有峻烈之毒性者若吸收於血中時則來重篤之全身症狀以至侵害貴要臟器遂致死亡也

第二　病因總論 Allgemeine Aetiologie.

產褥性創傷疾患者因由外方之么微生體附著蕃殖於生殖器創面而發。既如上述。而真美耳外斯氏。對此夙已承認自家傳染 Selbstin fektion 之存在。於此際動物性有機質之分解爲起於產道內者。並近來自家傳染爲可能之事。已由動物實驗而被確證。卽自外方毫無所加之褥婦膣惡露。屢屢認有傳染性者是也。然來創傷疾患比較少者因肉芽急速構成或能得防禦之故。倘由內診及其他之操作。將此損傷。或因子宮內洗滌等。將膣惡露送入子宮腔內時。於是遂惹起傳染焉。

原來自內子宮口迄上方子宮腔。通例無菌。反之於妊婦膣及外陰部。常有細菌棲息。然多毒性微弱。於是若有壓迫挫傷。裂傷等。而組織之抵抗力減退時。或有惡露瀦溜。卵成分殘遺等時。則其毒性頓亢進。易竄入於生活組織內。有煥發傳染者。雖然由自家傳染者其病症多爲溫和。重症則屬例外。

此際患婦若已於身體他部。有病原菌者則其關係全異。卽例如盲腸周圍膿瘍。於分娩時破裂。而起產褥腹膜炎者。是又近時產褥熱有由血液而來者云。卽於口峽炎之連鎖狀球菌混於血流而達於生殖器創面。遂速增殖而發重篤之敗血症者是也。(A. V. Rosthorn)

如各種之創傷傳染。產褥熱亦依病原菌之作用臨牀經過等。將其分爲二種爲便。(Bumm)

一、腐敗性中毒。或創傷中毒。 Putride Intoxikation Wundintoxiktion

如壞死組織。凝血。分泌液等死亡組織之腐敗分解。而生之化學物質因而吸收者。

二、敗血性傳染。或創傷傳染 Septische Infektion Wundinfektion,

由竄入生活組織內之病原菌。而來之機械的及化學的障礙。因之而起者。此等兩者之併存。已無可疑。又於創傷中毒之後而起創傷傳染者非尠。蓋前者能助長病原菌之附著蕃殖故也。

第三　病因各論　Specielle Aetiologie

產褥性創傷疾患發來之原因。雖如以上。然吾人不可不更進而就傳染機轉一審之。

一、傳染之部位。Einpfanzungsort der Krankheitserreger

於分娩之際。雖得避會陰破裂。或其他之大損傷。然或外陰膣或頸管之上皮剝脫淺在裂傷等。常不能免。不止此也。胎盤剝離面者。卽爲創面。故產道卽不外一大創傷。此創傷傳染之容易。不問可知。而其傳染多由子宮創傷。尤以胎盤剝離面者。蓋此際子宮及其內面。具備助長病菌繁殖蔓延之一切性質。是也。卽（一）子宮腔表面（真脫落膜及牀脫落膜外層）因失其常性而壞死之故。當細菌於此占居之時。則不得與以何等之抵抗。而於其深層。雖有子宮內膜。然爲柔軟鬆疎組織間腔。充以血液及組織液。最適於細菌蕃殖。（二）於胎盤附著面。因露出靜脈叢斷端。存於其中之血栓。突出於子宮腔內。以是故。細菌易侵入血管中。（三）加之子宮不僅血管及淋巴管之豐富。且於產褥者。以吸收力旺盛。甚能使病原菌之受容瀰蔓。（四）隣接子宮之腹膜腔。可看做一大淋巴腔。殊易關與傳染也。

二、病原菌之種類。Art der Krankheitserreger

誘發產褥性創傷疾患之病原菌。雖有種種。——。本姆氏依其作用。將之大別爲三種。

(一)么微生體。無竄入生活組織內之能。僅繁殖於壞死組織。凝血。分泌液等。依其新陳代謝機而生之毒素。由創面吸收。遂發高熱及他全身症狀。如是由毒性化學的物質之吸收而起之創傷熱者。卽所謂創傷中毒。Wundintoxikation 此種細菌爲腐敗菌。Saprophyten 釀氣性被膜桿菌。Bacillus ærogenes Capsulatus等。

(二)病原菌有侵襲性。當其附著於創面時。卽深竄入組織內。遂征服生活細胞。於組織及血液內繁殖蔓延。以來局所的變化。不止此也。且能惹起全身症狀者也。是卽所謂創傷傳染 Wundi fektion 連鎖狀球菌 Streptococcus 白色及黃色化膿性葡萄狀球菌。Staphyrococcus pyogenes albuset aureus 肺炎菌。Pneumococcus 等屬之。

(三)爲在前兩者之中間者。雖有多少侵襲力。容易固著於創傷。然止限組織之表層。不能深竄入。而因此而發之全身症狀。與在腐敗菌者同。主因毒素之中毒者也。大腸菌。Bacterium Colli 白喉菌。Diphtherie Bacillen 破傷風菌 Letanur Bacilleu 等屬之

產褥創傷。屢來混和傳染。Mischinfektion 就中以連鎖狀球菌。與腐敗菌合併爲最多。而常以此連鎖狀球菌先竄入生活組織內。使之壞死。因以助腐敗菌之蕃殖。然亦有與此相反者其他間有發見連鎖狀球菌。與白喉菌或大腸菌者。

三、病原菌之毒性。Viruleuz.

病原菌者。依其種類而毒性不同。自無論矣。然爲同一病原菌。因時與處。則其毒性爲顯然之變化。蓋細

菌之毒素云者。非爲發生特殊之毒素之意。主爲菌體之抵抗力。善排諸般之障礙。而蕃殖於動物體內之生活機能而言。以故依四圍之狀况。要約之適否。而來生活機能之盛衰。其理自明。尤於連鎖狀球菌。其變化著明。有時有全爲無毒性者。或極猛烈者。一般病原菌之毒性。於空氣中反覆行人工培養時。則顯然減退。若以之反覆接種於動物。動物體則毒性愈成强劇。臨牀上以創傷傳染患者之分泌物。若移植於他之新創面時。則毒性頓增劇。此已爲人所知者也。

病原菌毒性之强弱。於疾病之經過。有甚深之關係。毒性微弱者。若遇生活組織之抵抗。則速死滅。而被排出體外。以故超創傷領域。而深竄入於組織內者少。若毒性强劇者。則能制組織之抵抗力。而於其中增殖。遂瀰蔓於全身。從其產出毒素量亦大之故。於是遂起中毒症狀矣。

四、病原菌之播布。Verbreitung Der Krankheitserrger

創傷傳染病菌存在廣汎。凡於什器。器械。空氣。水。人體等。無不有之。尤可恐者。爲含有傳染性創傷分泌物。產褥熱患者之惡露。屍體。壞死組織。其他化膿菌之物。例如猩紅熱。痘瘡。肺炎。丹毒。口峽炎。白喉等。更最可警者。爲腐敗癌腫者是也。

五、傳染之媒介。Nbertragung der Pathogenen Keime.

將病菌輸送於生殖器創面者。通例爲檢診手指（醫師或產婆之手）。或器械。間有因布片綿花及其他者。而產褥創傷傳染。殆常由於接觸者。（接觸傳染 Kontaktinlektion）自家傳染。尤於空氣傳染等爲稀有。而送致於創傷面之病菌。縱卽微量。亦得惹起重症產褥熱。職斯之故。產褥創傷疾患之根絕。僅於手指或其他接觸於產道及外陰部之諸般物體。咸使無菌時。可得望之。

六、傳染之時期。Zeitpunkt der Infektion

大多數之傳染。爲起於分娩時。於妊娠中。若非因偶來之生殖器損傷。或粗暴之內診等。則不見之。又分娩後。若經一日。則淋巴管及血管已爲閉鎖。創傷內白血球劇增。體內殺菌防禦酵素亦增加。以故不利於病菌之侵入。較於分娩期中或其直後。防衛裝置之不完全時。起傳染者少。

七、傳染之好機。Disponiereendes Moment

於產褥性創傷疾患之發生。與以好機者。尤爲(1)遷延性分娩。若分娩持久時。從而生殖器損傷多。且由兒體之壓迫。甚減損組織之抵抗力。加之遷延性分娩者。頻回之內診。殆不能免。因而使傳染之機會益多。故臨牀上於初產婦。尤於高年初產婦多者。實爲此。又(2)於流產後。多見本症者。爲統計所示。此多因附於等閑。或治療不當。甚或於犯罪的行爲者。其他(3)困難之分娩手術。及(4)繼發於前置胎盤者多。於後者。因胎盤附著面存於下方故也。又(5)卵膜或胎盤斷面之壞死組織。使病菌之毒性亢進者是。然浸軟胎兒無此作用。

而爲病院供學生實習之用者。無論矣。縱或非是。於病院因屢收容產褥熱患者。將之致於他之機會多。從而見本病者多。又爲產室狹隘。加之換氣採光二者。不得其宜。則容易感染。夏期比冬期所以多發者。蓋因此也。

八、傳染之感受性。Empfanglichkeit fur Infektion

對於病毒之感受性。雖人人不同。然一般於榮養不良。衰憊狀態。慢性貧血。因分娩時出血而來之急性貧血等。能使之增大。

如上已敍述。所謂產褥熱即產褥性創傷熱者。可分爲(甲)創傷中毒。(乙)創傷傳染。而創傷傳染。其症狀多般。雖不易得其概念。然便宜上。可將其別爲(A)病機限劃於局所者。與(B)病菌瀰蔓於全身者之二者。後者更分爲(a)介以淋巴系者。與(b)由於血管系者。故今以表示之如次。

- 產褥熱(產褥性創傷熱)
  - (甲)產褥性創傷中毒
  - (乙)產褥性創傷傳染
    - (A)局處性(輕症)敗血性創傷傳染
    - (B)全身性(重症)敗血性創傷傳染
      - (a)由於淋巴系者
      - (b)由於血管系者

以下就各症將有所論述之。(未完)

葡萄糖之醫療的應用

夏蒼霖

（一）汎論

糖類之供醫學應用由來已舊。以其有著大之防腐作用。故外科上每用爲防腐的撒布劑。又以其榮養價大。內科醫每用以內服。或行皮下注射。惟內服多用乳糖。而注射者限葡萄糖也。

最近 Budingen 氏之高張葡萄糖溶液對心肌之榮養障礙卓効報告發表以來。始起學者方面之注目。經多數之實驗研究。而糖類之應用範圍益廣。近時已將經口的應用全行廢去。不僅由皮下注射。且可行靜脈注射。對於應用之糖類。亦不僅限於葡萄糖矣。

糖液注射後之影響。最著明者爲白血球增加。强心作用。尿量之增加。抗菌作用。及著明之榮養作用。經東西諸學者之研究。而其醫治効果日進闡明之域。今則臨床上對於各數患疾廣爲試用。其奏効之成績。殊出我人意外也。

（二）葡萄糖臨床應用之目的

葡萄糖 $C_6H_{12}O_6$ 廣存於自然界。化學的屬於單糖類。血液中約含有○・○七—○・一二%。組織內肌肉約二%。肝臟約一○%之比例之 Gly Cogen 貯藏植物界果糖（屬單糖類）及蔗糖（屬二糖內）均存果實中。又成蜂蜜滿那之成分。葡萄中尤含多量。故名（二○%以上）其他餅米玉葱等含有稍大量。含水炭素由唾液及唾液受糖化後。吸收血中。酸化之結果。溫熱發生。而營器械的作業。是則詳於醫化學中。不及贅述。

外科醫對於衰弱患者之行至急手術時。常先用葡萄糖注射與患者以活力。以免手術時之意外。內科的Komsch氏最初爲營養之目的。經口的及肛門的應用干食物不能供給之患者。其後知効力之偉大。近來應用之目的尤廣。玆略述如下。

一營養之目的。例如胃潰瘍患者經口的食物攝取不可能之時。卽以葡萄糖液注射。以代食餌。且止血作用兼備。更爲理想的優良治療劑。

中毒性神經性或惡阻等之頑固性嘔吐。赤痢。虎列拉及慢性腸加答兒頻繁之下痢。及一般持久之營養障礙而發之全身衰弱等時。葡萄糖之非經口的注入。乃爲榮養之根源。故葡萄之應用愈廣。食鹽水及linger氏之用途益狹。

此外心臟瓣膜病。慢性心肌炎。腎性心肌炎及腎性心臟衰弱等之慢性心肌衰弱。由葡萄糖之非經口的注入。而心肌之Clyengen量增高。心肌更恢復其榮養而活動力得以充分。輓近Budinger氏之學說(一九一三)卽據此理。

二止血之目的　E. Schrieber氏初以榮養之目的使用於胃及腸出血。同時奏止血之効。該氏遂試用於各種之內出血。無不奏同一之確効。該氏以此現象。與過滲透壓食鹽仝一之原理。卽血液中糖數日間連續注入時。則見白血球及血色素之增加。及炭酸瓦斯量減少。故血液粘稠。炭酸瓦斯減少。血液之凝固性亢進。又毛細血管及小血管之收縮。而達止血之目的。

三殺菌之目的。糖之等滲透壓液靜脈內注射五千乃至七千之白血球於三十分鐘內一躍而爲二萬五千二三時間持續其後雖降至一萬五六千。然白血球之八〇—九〇%爲喰食細胞（多形核）(Presse Medicale, paris, No. 16 Nov. 1 1917) 故其作用恰與膠樣金屬之注射同。

等滲透壓糖液葡萄糖四·七六%。蔗糖一〇·三五%。乳糖一〇·八九%。

四利尿之目的高張葡萄糖液之非經口的注入血液卽一過性稀釋次呈水血症。Hydraemie 之狀態是因交流作用（滲透作用）將血液與組織液之平衡打破諸種組織液中蓄積之諸種有毒物質移行於血液中由尿中排出此種高張性液之應用對於粘膜漿液膜等之滲出性病機每與以好影響。故肋膜炎肺炎毛細氣管支炎等疾患應用可使炎性滲出物之吸收及喀痰之排出豫後因之轉良者不少。此種方法名之曰交流的療法。卽所謂滲透療法。Osmotherapie 是也。Taser 氏等亦證明因血壓亢進之結果而尿分泌增加云。

五解熱之目的糖間接的有解熱作用其原理卽在撲滅由毒物破壞之發熱本源。故結核等症之應用時。下熱而供給燒之補充因此時於傳染病每賞用之

六新陳代謝之目的。因糖之靜脈注射而血管與組織間之交流機亢進。促各方面之物質交換。將有害物質迅速由尿中排出。既如前述。故其作用恰如生體行一度之清洗也。惡阻之治愈。其理本此

七分泌制止之目的。毛細管收縮。細胞水分消夫結果分泌減少尤以血中炭酸瓦斯減少之結果汗腺之刺戟減弱。汗之分泌得以制止。故對于結核應用時。有下熱。毒物排泄。鎭咳。氣管支之分泌限制。及

發汗制止等種利益。其他種種之傳染病。亦認有相當効果。

葡萄糖之注入。據 Schriber 氏之說。五乃至七%之葡萄糖液二〇〇·〇注入起糖尿發熱等事云

（生理的一〇〇·〇之葡萄糖一五〇·〇果糖一時攝取時。血液中過剩之糖在尿中現出。）

(三) 糖液之各處方

糖液之處方就用途之不同。分下列之數種。

第一類　葡萄糖等張液

(一)純給晶葡萄糖　四·七

蒸餾水　一〇〇·〇

右溶解滅菌

(二)純結晶葡萄糖　三·〇〇—三·五

綠化加爾去烏母 (Chlor Calcium)　〇·二—〇·四

Glycerin 燐酸 Natrium　〇·四—〇·六

蒸餾水　一〇〇·〇

右 Flaeg氏液

(三)純結晶結葡萄糖　二·五

重炭酸　〇·七

蒸餾水　一〇〇・〇

右溶解殺菌

第二類　糖液用種種藥物混和時

(一)純結晶葡萄糖　一・五

臭納　一・〇

蒸餾水　一〇〇・〇

右 Brom 糖液

(二)純結晶葡萄糖　二・〇

Theobromin　〇・一

三燐酸納　〇・四

蒸餾水　五〇・〇

右 Theobromin 糖液

(三)純結晶葡萄糖　二・〇

Diuretin　〇・二

Coffein　〇・〇五

蒸餾水　五〇・〇

右Diuretin糖液

第三類 葡萄糖之高張溶液

(一)純結晶葡萄糖 三〇・〇
蒸餾水 一〇〇・〇
右溶解滅菌

(二)純結晶葡萄糖 一五・〇—二〇・〇
食鹽 〇・三—〇・五
Glycerin 燐酸 Natri 〇・五—〇・七
蒸餾水 一〇〇・〇
右溶解滅菌

(三)純結晶葡萄糖 一〇・〇
重炭酸納 三・〇
蒸餾水 一〇〇・〇
右溶解滅菌

(四)純結晶葡萄糖 一二・〇
Theobromin 〇・一

三燐酸納　○·四
蒸餾水　五○·○
右溶解滅菌

(五)純結晶葡萄糖　一二·○
Diuretin　○·二
蒸餾水　五○·○
右溶解滅菌

(六)純結晶葡萄糖　一二·○
Caffein　○·○五
蒸餾水　五○·○
右溶解滅菌

(四)葡萄糖臨床應用之範圍與諸家之實驗

葡萄糖臨床應用之範圍。據前之各種作用不難推測。邇來幾多之臨床家相踵研鑽。確認効力之偉大。而其應用遂益推廣。與蛋白體療界占一優勝之地位。玆將應用範圍之大概分述如下。

(一)高張葡萄糖液之靜脈內注射。因强心。利尿。解毒。及榮養等作用。而尿毒症。心筋衰弱症。心筋炎。心筋榮養障礙。肝臟疾患。傷寒。赤痢。霍亂。丹毒。腦脊髓膜炎。及其他之急性細菌中毒症。藥物性中毒症等賞用。

(二)等張葡萄糖液之靜脈內注射或皮下注射灌腸及從來生理的食鹽水等應用之範圍。均有優秀的榮養價值。

(三)葡萄糖經口的用於諸種疾患。營比含水炭素更優秀之榮養作用。

關於葡萄糖液之應用。玆概記諸家之學說。

對於肺炎等之應用。Wells and Blankinship 對於三百十九例之流行性感冒肺炎。用五%。一〇%。一五%。二〇%之各種葡萄糖液治療。收良好之効果。卽氏等將患者區別爲三種類。以批判本療法之効果。卽第一類爲重症。從來之治療法。尙能充分治癒。第三種爲極重症。從來之治療法。預後難以確定。其成績則第壹類之患者百十二例。一例死亡。第二類之百二十四例。八例死亡。(六・四五%)第三類之八十三例。五十例死亡。(六五・〇六%)此種成績與從來之治療法比較。半法實多救劑半數以上。兩氏又以糖液之濃度。觀察効力之優劣。學理上謂稀薄者比二五%。三〇%之濃度爲良。此際注射量二五〇—三〇〇cc。須三十分乃至四十分鐘靜脈注射方可竣事。氏等之目的。每分鍾六十乃至九十滴。通過注射針。因需長時間。故將糖液容子。Lrrigater 浸於溫湯中。保持三十七八度。據兩氏之經驗。効果著明。患者安靜睡眠。舌及皮膚乾燥。食慾增進。尿量增加云。

對於心臟病之應用。helwig 氏以高張葡萄糖液靜脈內注射。不僅對於心臟衰弱有効。如混以鹽化鈣液。則對於因結核症而發生之第二次心臟衰弱。亦認有効。同氏更進而謂心臟衰弱疑似時。及因慢性急性心臟衰弱。重症血管硬化症而起之心機不生。第二次的傳染性敗血的疾患流行性感冒後之心臟衰弱。結核症之心臟衰弱應用有好結果云。該氏對於二五%之純葡萄液一〇·〇cc混於一·〇%之鹽化鈣液一〇·〇cc應用一週二—三回最初一〇cc數回後二〇cc最後達五〇cc。二次性心臟衰弱數百例行本法後僅二例惹起反應熱。此外均無何等副作用發見。一般血糖增加全身症狀漸次輕快自覺的亦覺心臟機能旺盛爽快。其他重症之肺結核症本法頗有効且操作單簡一般臨床家頗爲推奬Korbsch氏於水腫性心臟病用一五%之葡萄糖液二〇cc靜脈內注射。倘五〇%之溶液二〇cc每日使用無何等之副作用發見云。

福富氏對於衰弱患者之胃腸管之手術時。爲心臟掩護之目的。與手術後之榮養保持之目的。就胃癌。卵巢囊腫。囊瘻。右側脛骨骨髓骨膜炎等之各例行。Varcopon Scopolamin之痳醉時其一—三時間前八%之葡萄糖液五〇〇·〇cc或六%葡萄糖五〇〇·〇cc或一〇〇〇·〇cc注射於大腿內側。或二五%葡萄糖液七五cc注射靜脈內。可達所期之目的。然無何等之副症狀而患者得安然無痛之手術終了。Brunheim氏於大手術後之Schok預防之目的。行葡萄糖注射皮下注射用四—五%。靜脈內用七%。二十四時間內使用二〇〇〇—三〇〇〇cc云。

對於丹毒等之應用葡萄糖注射之治癒丹毒諸家之報告尤爲屢見不鮮。賀川氏以三〇%葡萄糖液二〇—三〇cc靜脈內注射奏効神速之報告。通常一回注射後。翌日體溫降下三十八九度。脈搏及全身狀態均佳良痛苦着減。更二三日持續每日注射。體溫達三十七度以下。此時注射暫中止視體溫之再上昇與否。再行注射。

丹毒之葡萄糖療法。最早報告乃爲國之。Neeus 氏。渠用一％之葡萄糖溶液二五 cc。卽高稠液之應用。其所以奏効之理。綜合各家之研究。卽前所述之血液過糖狀態。白血球增加。强心利尿抗菌作用。血壓亢進。亢毒著明。榮養等作用之結果。可以斷定是等作用之內。尤以利用强心作用與抗毒作用。故用高稠液。

對於陣痛催進之應用。Dr.M. Muller 氏 (Zentralblattfur Gynakologie No. 4. 1922) 對新陣痛催進劑之研究。去胎盤越幾斯而銳意研究葡萄糖之應用。該氏之着目點如下。

一·燐酸鹽及含水炭素之經口的投與。時身體之全作業能力。尤以肌作業力向上。(Emdeu 之研究)

二·肌收縮之際熱發生。同時乳酸及燐酸發生。此乃由同一物質發生。非單純酵素性糖分解之終生物。(Hier 之研究)

三·肌壓縮液無論加葡萄糖。Lebrose 或 Glycoger 時不生乳酸。前階梯之 Lactacytogen 發生。分解乳酸與燐酸之際。一定之化學熱量發生。與肌收縮之際發生之熱量同一。(Carbea 及 Enier 之研究)而以上之化學反應與葡萄糖變換乳酸之反應。决不可有本質之區別。

四·彼出產時產婦之血中糖量減少。又 Werand 之研究。肌肉勞動後糖中血量減。彼出產時之血糖減少與肌肉性血糖減少。得同一意義之結論。

故臨床上應用之結果。四〇—五〇% 之葡萄糖液一〇 cc 無菌的靜脈內注射。乃爲有効之陣痛催進劑。尤以疲勞性陣痛微弱有效。對母體及胎兒全無危害也。

對於其他各種疾患之應用。Litchfild 氏以二五%葡萄糖液爲 Salvarsan 之溶媒使用。對於肺炎。腦膜炎。傷寒敗血性腹膜炎等收好効果云。Hochhans 氏對於肺結核之喀血用五%葡萄糖液二〇〇cc。一回量靜脈注射有効。紫班病用五—一〇%液五〇〇cc云。Knleke 氏對於由結核性原因之氣胸。用高張葡萄糖液認爲有効云。卽患者爲九歲之少女前後三回用三〇%葡萄液。加生理的食鹽水各二〇cc。三五cc。五〇cc。注射入肋膜腔內數週。間症狀漸輕忙云。Sholz u Richter 對於合併症之急性淋疾。用高張葡萄糖液之靜脈注射及 Protaryol 液局處治療。奏効佳良云。卽五〇%葡萄糖液一回三〇—三六cc注射僅六回。八七—一〇〇%之治愈率。注射於治療第一週二日間隔。第二週三日間隔。V pratacfol 之濃度二·五—三·〇% Protargol 之注入一日五回注入後四—七分間保持必要。此 Protargol 注入於葡萄糖注射後行之。此法對於合併症之尿道淋有効無合併症者効果較劣。尤以淋毒性攝護腺炎成績更劣。高張葡萄注射療法之併用與僅施局所療法日數比較約一—二之比例。畑氏當 Tzphou Saccin 注射時爲避毒作用應用葡萄糖蓋原來 Typhus Vaccin 注射靜脈內用量適當。所期頓挫治療。過少全無効果。過大量招有害之結果。尤以急性心臟衰弱爲危險。故用葡萄糖。足以抵制之。畑氏之方法。於生理食鹽水溶解葡萄糖三〇%之比例用二〇—三〇cc二倍 Vaccin 一回之細菌量。卽二千萬乃至百萬。加入凡二十八例中。僅二名以合併症死亡。餘均治癒云。大隴氏及谷田具氏等。以生理食鹽水一—二%比例溶成葡萄糖液應用於傷寒腦脊髓膜炎狹心症及其他諸症。效果佳良氏等本液一回量一〇〇〇cc注射。一般症狀極不良時。尤以 Camphor 及食鹽水無效果時。收效佳良云。

(五)葡萄糖與 Insulin 之合併療法

自 Insulin 發見以來。不僅糖尿糖之治療上開一新紀元。即非糖尿性諸症。亦奏優良之效果。近來更與葡萄糖併用而使用之範圍乃益廣。

比留氏對於 Insulin 大量注射而發現副作用時用葡萄糖液之注射。謂可以救濟其腦溢血樣之昏睡現象云。

井上氏對於糖尿病患者行 Insulin 療法時。防血糖之過降狀態之發生。故對於昏睡或近昏睡之患者。血糖測定不便時。即以血清及尿檢查 Aceton 及糖。如確定糖尿病之昏睡時。即用二〇・〇—三〇・〇單位之。Insulin 血管內注射。其後經過二時間或三時間後。用大量即七〇・〇—八〇・〇單位與七〇・〇—八〇・〇五之葡萄糖溶液。共注射血管內或皮下。此時意識恢復症狀亦呈緩和云。

小山氏鈴木氏謂實驗上糖注射後。血液量一時間後最大。Insulin 注射後之作用於注射後二時間最長。故於 Insulin 注射一時間後再注射葡萄糖。即下制。Iusdliu 之副作用發生云。Torbamer 氏以姙娠嘔吐歸之於酸中毒而起。謂以 Insulin 皮下注射葡萄糖靜脈內注射。可以防止法以 Insulin 一・〇單位葡萄糖三・〇五之比例。用三〇・〇單位一〇〇・〇五即一〇・〇%葡萄糖一・〇 Titer 四—五時間靜脈內注射。其後三〇・〇單位比例。一時間後二〇・〇單位二時間後一〇・〇單位皮下注射。然有時六—八時間內。Keton 性尿消失。若體液高度減少時。葡萄糖液用五・〇二〇〇・〇ｃｃ云。

Snell 等氏以葡萄糖與 Insulin 併用。謂可治愈 Schok。其應用之方法。卽用葡萄糖一〇・〇%溶液五〇〇・〇—一〇〇〇・〇ｃｃ。注射。極徐緩以一時間左右注射。Insulin 量與葡萄糖之量相互關係。卽U—20 Insulin 一單位。用葡萄糖三・〇五。H—20 Insulin 單位。用葡萄糖二・〇五。此際。Insulin 全量二回等分注射。一半於葡萄糖注射開始後五分鐘。他一半於葡萄糖注入終了時應用。

大里氏大場氏等有急性熱性病應用葡萄糖與 Insulin 合併療法之報告。渭對於腸 Typhus 患者數日高熱稽留且呈譫妄狀態時。用一〇 — 二〇〇ｃｃ之一〇・〇%葡萄糖液靜脈注射與一・〇單位之 Insulin 皮下注射。一時的熱下降。且患者意識明瞭爽快云

(六)　葡萄糖之應用方法

葡萄糖之臨床作用。可分爲經口的與非經口的二種。經口的向來多用乳糖內服。非經口的。可分爲下列數種。

一灌腸法。通常用五%之等張葡萄糖液二〇〇—五〇〇—一〇〇〇ｃｃ。尤以點滴灌湯時。徐徐注入。注入液殆完全吸收。尿中不認糖反應。每日一回或二回反覆。連用數十日。不認直腸刺戟。使用前注入液應滅菌。則刺戟更少。灌腸法全無危險。實地開業醫用之最安全。但下痢患者。注入液時洩出之虞。

二皮下注入法。用約等張五%之滅菌液爲原則。然一〇%則大疼痛。普通如食鹽水注入之法。用五

〇〇cc—一〇〇〇cc注入亦有一回用一〇—五〇—一〇〇cc者。如用一〇%之高張液一·〇—二〇cc皮下注射時。雖有上述之因化學的乃至理學的刺戟而發生疼痛。然惹起組織之壞死。而發生膿瘍等事則屬罕見。尤以注射緩慢則雖各量亦屬安全。注射部則選大腿內側等皮下組織疏鬆處。

三靜脈內注射。通常用一〇—二五%之高張液。亦有用至三〇%—四〇%者。多量糖之非經口的投與並欲達滲透作用之目的時。注射徐緩。用二五%液一〇〇—二〇〇cc。殆無刺戟性且不起糖尿。大人一回量二五—三〇〇cc溶液二五〇—三〇〇cc。保持溫度。二十分乃至三十分間注射。此外外科醫每用爲散布劑。蓋利用其防腐作用也。

（七）　葡萄糖注射時之注意及禁忌

皮下注射時。通常無危險之可言。惟糖液達四〇%以上量多而注射時間太短時。偶有發疼痛及局部刺戟症狀。發高張葡萄糖之靜脈內注射時其注意事項如下。

一　注射時須可及的徐緩。

二　用大量之時該液須浸於微溫湯中。保持與體溫同一溫度。方行注射。

三　靜脈內注射液須用純品。以蒸溜水當日製造消毒爲妥。

四　注射中起惡寒戰慄者。斯時用强心劑。嚴命安靜。

五　如注射液中偶混塵埃。則用濾過紙下敷以羽二重布。嚴行濾過。消毒再用。

六　心臟肥大之患者。因心肌衰弱。自己血液循環發生障礙時。行靜脈內注射之際。先行瀉血法。瀉出之量與注入之量須平衡。

七　本注射對於糖尿病患者之應用上。不可不加注意。而葡萄糖狀球菌之疾患。則須禁忌。

(八) 結論

葡萄糖之應用於治療界。近時益益旺盛。對於各科患疾。各種方面。均認有卓越之効果。東西醫家之學說與實驗。散見於歐亞文獻雜誌上者。已指不勝屈。不佞纂錄是篇。對於諸家學說。雖竭力搜索。然以能力與時間所及。終有舉一漏百之憾。惟鑑於我國臨床界之沈寂。故特於診療之暇。拉雜錄之。不文之處。尚望閱者正之。

Literatur

(一) Dr. M. mnller.Zentroblott fur Gyu akogogie Ns. 4. 1922.
(二) Tarbrmr 近畿婦人科學雜誌一四年十月份
(三) J. A.M. A. No. 24. 1924.
(四) Narat. mitt Grenzgeb. 38. H 3.
(五) 牧野 日新治療十二年十號
(六) 賀川 醫海時報十四年二月
(七) 高田 日新治療十三年八月
(八) 大里。池浦。比留。治療及處方。十四年二月六月十二月 (五九，六三，六九號)

（九）二木　實驗治療十四年七月（五三號）

（十）石田　實驗治療十四年十月（五七號）

（十一）小山　東京醫事新誌十四年十月

（十二）原素　九鬼　日本醫事週報十三年五月

（十三）岩井　內科治療法集成十五年出版

（十四）森島　藥物學

（十五）井上　井上內科新書

維他命B(VitaminB)與脚氣病 Beri-beri 的關係

馮湘汕述

附一般 Vitamin B 的製劑

一　總說

從來 Lielig 與 Voit 諸氏唱。『蛋白質。脂肪。含水炭素。無機鹽類』四大原素。爲人類及哺乳動物的榮養學中不得缺乏之物質。亦早爲一般醫家所公認榮養學的金科玉律矣。醫學日進。榮養益漸闡明。在此四大榮養素之外。所謂一種『副榮養素』亦爲人類及哺乳動物生活上不可缺少的一種物質。『維他命』(Vitamin)是也。現在已經發現者有 A B C D E 五種。均廣存於自然界中。Vitamin B 缺乏時。卽能促進 Beri-beri 病之發生云。

二　維他命B的發見

西曆一九〇〇年。Tunk 氏所發表廣存於糠粃中。爲蛋白質。脂肪。含水炭素鹽類四大榮養素之外。爲維持生育健康不可缺少的一種要素。『Vitamin B』是也。人類及動物。若該物質缺乏時最易誘起末稍神經麻痺的疾患。及一九一二年該氏始命名。而一九〇八年日本鈴木博士等研究之白米偏食而罹之末稍神經炎症。因而由糠粃中發見一種物質。『Olezanin』與脚氣疾患有密切之關係。一九一二年曾發表於東京化學會雜誌。及一九一三年兩氏之發見曾同發表於極東熱帶醫學會。始證明作用一致的同一物質。近來已經多數學者所公認爲脚氣的眞正原因矣。

三　維他命B與脚氣病的關係

脚氣病在往昔卽。Vitamin B 未發見以先真正的原因殊屬茫茫。未能十分闡明。諸家之說。莫衷一致。魚毒說。寄生虫說。貧血說。傳染說。米毒說。不一而足。就中以米毒說最爲近情。倡該說者爲一八九七年。Eikgman 氏以鷄及鳩飼以白米。發生脚氣類似痲痺症狀。步行不能。頭偏側於後上方。輾轉苦悶。及飼以玄米玉蜀黍小麥等則反是。又以白米混以糠粃。則已不起病狀。再證以尾關榮博士之動物試驗。白米偏食之各種動物漸次食慾缺乏。體重日減。終成脚氣之類似症狀。及用 Vitamin B 食物內添加。則食慾漸覺恢復。體重日增。且已罹痲痺症狀者亦可恢復健康。再證之各方面的調察。脚氣患者。多發生於食白米地方。(如日本及中國大江以南之人多罹脚氣病)於是乎白米中毒之說倡與於世。各國學者多注意研究。及一九一三年萬國醫學會及極東醫學會發表各種動物偏食白米所起之脚氣症狀。非係白米中毒係白米中缺乏之一種物質。卽 Tunk 氏與鈴木博士發明之 Vitamin B 爲人類體中不可缺乏之一種物質。若該物質缺乏之時。則內汾泌機能減退。食慾缺損。體重日減。漸成脚氣之症狀。故白米中毒之說雖屬近情。然殊未洽。而 Vitamin B 缺乏。確爲脚氣之真正原因矣。

四　維他命的分布

Vitamin B 廣存於高等植物之莖葉種子及其製品中。亦含有之。其他脂肪油類中含量最少。略誌其含有量如下表。(表中之存在符號。一缺乏符號。十存在符號。)

穀類	維他命含量	獸肉及卵類	維他命含量	魚類	維他命含量	菓食類	維他命含量	蔬菜類	維他命含量
玄米	廿	牛肉	十	鰯	一	蘋菓	十	白菜	廿
玉蜀黍	廿	豚肉	一	鮭	一	香椒	廿	馬鈴薯	廿
小麥	廿	肝臟	廿	鰊	一	胡桃	廿	葱	廿
白米	一	腎臟	廿	鯉	十	梨	十	蒜	廿
豌豆	廿	心臟	十			橘	一		
蠶豆	廿	腦髓	廿			葡萄	十		
大豆	卅	膵臟	廿			桃	廿		
落花生	卅	魚卵	一						
亞麻	廿	鷄卵	十						
棉實	廿	鷄卵黃	十						
		鷄卵白	一						

五　脚氣病一般的療法

本病的療法。大別之爲三種。一理學的療法。二對症的療法。三特殊的原因的療法。一理學的療法。脚氣患者。卽由於食物缺乏 Vitamin B. 而發。則其食物之變換最爲重要。禁食白米。多食玄米或麥飯小豆。及其他多含有 Vitamin B 蔬菜及菓實等。再者本病多流行於春秋兩季。氣候潮濕亦爲本病之誘因。故患者亦宜遷移於高燥之地。是謂之轉地療法。

二對症療法。本病之主要症狀。卽心悸亢進。胸內苦悶。水腫便祕。及消削性脚氣。筋內痲痺等。故緩下劑用。magnesium Sulfbrf, Sal Caloien Tactitin 等。强心利尿用。Digitamin, Pigalen, Duiregim, kali Acid Calonatin Compor, Hexston, 等均應用之。

三特殊的原因療法。脚氣病旣由於 Vitamind 缺乏而得來。亦就不能不用。Vitamin B 製劑以治療之。此種療法。卽謂之特殊的原因療法。

六 脚氣病的一般症狀

脚氣病的症候。可大別之爲四種。

一『神經性脚氣』本病爲脚氣中之最輕者。多緩緩發作。下肢倦怠。腓腸筋緊張且疼痛。步行易疲勞。胸部手指及口圈等部。知覺鈍痲或亡失。下腿乳腫。心悸亢進。胸內苦悶。膝蓋腱反射亢進。後消失。大便祕結。消化障礙。食慾不進。脈搏增加。心機亢進。右心室擴大。心尖等音鈍濁。第二肺動脈音旺盛。

二『消削性脚氣』本病腓腸肌緊張之外。並起萎縮。且呈電氣性的興奮減退。上肢之運動力障害。拇指球及小指球萎縮而扁平。知覺障礙。腱反射消失。脈搏及心臟均無異常。

三『水腫性脚氣』本病以脚氣浮腫漸次延及全身。心悸亢進。心內苦悶。呼吸困難。小便減少而濃厚。Indigan 反應著明。大便祕結。心臟及脈搏與神經性脚氣無異。

四『急性恶性脚氣』本病爲脚氣中之最要者。多發生於少年。突然而來。以心悸亢進。心內苦悶。呼吸困難爲主徵。患者輾轉反側。心兩室均擴張。心尖第一音延長。肺動脈第二音亢進。大動脈聽得動脈音。脈搏頻數(百二十至)終至心臟痲痺而死。

七　維他命製劑

Vitamin B 製劑。由糠粃中取出用化學製成一定的藥品。供醫療上的應用。種類雖多。然均係異名同質。如Shionogi商店之 Palanutolin以及Takeda 會社之 Oreyanin Antiberiherin 等均爲一般臨床醫家常所採用者。其他如 Beritamin, Beristi, Berical, Dirbeimconex, Neo-Con-ex, Ecumin, Ermatin, Bitaberin Pisol, Netocin, 均爲Vitamin B 製製劑。再如糠製越幾斯等亦應用之。

十八年九月二十下午

附錄

伍連德自傳（錄東三省防疫事務總處報告大空書）

光陰荏苒。轉瞬間余四十有七年矣。囘憶曩時青年氣像。凡事直前。見義卽趨。雖有若干困難。若干阻礙。心胆毅力從未爲之沈降焉。惟經此書磨折。觸目下情況。似覺抱有樂觀耳。故余作是編自傳。括述個人經過及環境所遇。如電影之經過所演銀幕上之事實。佈景及揣情等。難免不有就此失彼之處。祈讀者諒之。

余於一八七九年生於英屬之南洋檳榔嶼。卽昔稱爲馬來羣島之地。爲今日產白鐵與膠皮最盛之埠也。先嚴籍屬粵省之新寧。(現改台山)。爲營生計曾渡七大洋。家慈乃生于馬來半島爲第二代之漢族。外祖父亦旅居於是。外祖母之父母爲粵之客家屬（此屬爲吾國特別農民之捕屬名詞卽乘原屬之農民失敗替而代之故曰客家）惟吾是年吾國政府改良採取英國制度振興教育。余入學對費用甚微薄。計每年不過所需用六元至多不過十二元。則可見余之門庭貧弱也。幸余志氣不衰。卒能肄業直抵功成。余自一八八六至一八九六年間。凡十載。肄業于檳榔嶼之免費學校。所習科程除讀寫英文外。兼練英史及文學。地理。拉丁。理化幾何等科。在學中獲奬甚多。得此可以彌補。奬中之著者。卽王后學奬。獲此奬之候補者須赴星加坡考試。凡三次。始克奏成功。第一二兩次因予年齡過輕。殆至一八九六年時。余之志向更堅。以所獲之奬藉以求學。爲吾猳青年之天職。乘此機會。得赴英國留學。直升入劍橋之依嚴玉兒專門醫校。此校學奬每年二百磅英金。但其中應扣除英京入項稅。以此數作爲英國留學費。在當日情形亦不過足供學生一年之用而已。尤以包括旅費校費放假費等。然此層在英國留學者。莫不深知之也。但余力尙節儉。且能避種種奢華。遂得以綏容度學。以第一年爲最困難之日。蓋此年費用既多。誤用最易。幸蒙恩師偉廉博士（現充英京氣象處處長）盡力扶助一切。至第二年底（一八九八年）余又獲校獎四十英磅。藉此款遂能稍還惠友等以前幫助之欠項。次年一八九九年。又逢時機幸獲科學一等名譽獎。卽科學學士。幷獎金五十英磅。其次又於最短期內。應考醫學士試驗矣。于一八九九年九月。赴英京獲得英國大學爲畢業生實習所開之馬尼醫院獎。此獎金僅足敷在該院三年研究學費之需。回憶余在英京爲學生時代。所見該地學生之快慰而溫和。每至午後假時。行茶點賽艇等游戲。又樂于從事濟貧之善舉。如臨床書記外科綳帶助產判別病理解剖及各種外科手術。經此一番切磋之經驗。對於人生問題。爲之擴開眼界。從事醫學一門。更覺興趣至極。故對于吾國之改良醫學。尤覺刻不容緩之急務焉。約在此英倫首府二載有餘。遂于一九〇二年四月。在劍橋得此學位。爲一八九六年研究五零四分一年之一百三十五生徒中之獨秀者。同時又得臨床內科金獎牌及細菌病理之吉士力學獎。第次之問題。卽爲增加個人經驗計。所以得獲學位後。依氏玉兒母校。又償給每年百五十英磅研究獎學金（一九〇二至三年）從事各種研究。乘此一年研究之機會。在嚴佛熱帶病學校之郎傘勞斯博士門下研究。其次又繼在德國佛蘭古兒博士門下。最後於巴黎百斯特研究所米次力哥夫門下。會心研究。津津有味。余最注重研究瘧疾及破傷風兩症。欽感世界著名諸博士之教訓。恨不能將所學之經驗。貢獻於後學者。常與歐洲大陸人士萃聚一堂。研究科學。熟其言語。易於交換知識。甚爲興趣。所以余能諳通德法言語。亦不過常時與彼等同起居。而得授彼國言語。未嘗由師教授一日也。

於一九〇三年。余回英國時。適恩師劍橋理科博士碟麻斯氏之指導。用余所著之破傷風研究。爲投獲博士學位之論文。此試驗於是年成功及格。同時又受聘於英京結核及胸病丕靄頓醫院內科醫生六個月。于此期內。得知防範病症之道。及治療結核之成績。又一九〇三年回南洋。獲加拿監伯之研究學獎。遂在此研究脚氣。此症每年約殺去中印人民數千名。又於一九〇四至〇七年。計三年間。在檳榔嶼懸壺行醫。雖如息日增加。吾念仍欲利用素來經驗。貢獻國家。而决不視區區治療博利爲天職也。于一九〇六年。英議會應尼約翰氏（印政府祕書）頒發中印阿片交易爲害。提倡煙禁。有識之士。遂響而應之。共助斯舉。義友夯捐數萬元。以備收容煙犯。且與相當免費戒煙治療之用。不幸此舉有觸富強專辦煙商之憤怒。因此而一般官吏熱心禁煙者。無從肇手矣。尚幸拒毒諸團體。不辭勞苦。共勉維持。于吾國各處竭力提倡禁煙。遂于一八〇七至〇八年間。爲拒毒之胚胎。又于一九〇五年八月爲余與黃淑瓊福州人黃乃裳之第二女公子結婚。余第一次與女士相遇于星加坡名醫林文慶之家。林之妻卽余之襟姐。彼此見而如故。志向投遂。洽結完美之伉儷矣。一九〇七年七月。余第一次回國。先抵天津。當時袁世凱督直。聘余充北洋陸軍醫校職務。適余患急性赤痢。迫于無奈。暫離北方。余復往英倫及柏林等處考察陸軍醫學事宜。以期學成歸國報命及學識增高。次年卽一九〇八年仍赴北京。時逢光緒帝及太后駕崩。袁世凱被革。因于河南。袁之仇敵卽鐵良爲陸軍大臣。蒙余之愛友海軍大臣譚學衡君之力薦。繼聘余爲北洋陸軍醫學校幫辦之職。此校專司培植醫學專門人材。以備改良新陸軍醫務之用。其教授多爲日本醫界及留日醫學名流。採用日文教授。但對于實習及防病上未加注重耳。又于一九一〇年十二月間。東省肺病流行猖獗。本地官紳及漢腐庸流均以束手難防此種急性傳染之流毒。吾國苟無適宜禦防之策。又恐日俄派遣醫員及陸軍呈其野心而越俎代庖。當時吾國施君紹基爲交涉委員。招余襄助防疫。隨帶同吾國海軍部諸名醫。謀趕急赴哈爾濱疫區就地防疫。受命後兩日內起程。可惜諸同志聞鼠疫流毒最烈。弗敢同行。爲之可慨耳。後又于一九一〇至一一年。東省肺疫流行。國人多知之。姑不贅述。因當時對于此疫殺丟生靈。幾乎淨盡。人民對于疫防治多不明瞭。余遂發起開會研究。共謀以學理經驗防範之策。共舉余任全權總醫官。凡任用醫員及指揮軍警等破天荒之防疫法。逕向政府要求照准辦法。毅然進行。因疫區苦力不敷。地已冰凍。暴露之屍體滿地。祇一部份計見三千疫屍。令人見之未有不寒而慄者。遂請政府準予火葬。市民住戶中查有三分之一死亡。或潛奔。發文後經四十八小時。北京命令照准火葬。于兩日間將事辦理完竣矣。受此經驗以後。一切醫員及助手熱心從公。在哈爾濱最末次患疫者係三月一日。卽奉指準予火葬三四星期前也。計一九一〇至一一年之疫。侵延直隸山東（包括天津北京濟南煙台等）共計殺去生命六萬有奇焉。

此次辦理大疫防務成功。實與吾前途關係重要也。由施紹基之保薦於前清政府組織奉天鼠疫研究大會。於一九一一年四月舉行。招集十一國專門名流。並會討論一切善後。余被舉爲會長職務。共同議決組織東省防疫事務總處。研究此疫及禦防將來流行。其後清政府賜以陸軍藍頂軍銜。俾余就便與謁見政府當局便宜行事。又欽賜進士出身。俄政府賞給二等勳章。法政府亦賜獎優銜。

東省防疫總處。遂於一九一二年落成。開辦費由東三省總督趙爾巽撥出國幣十八萬從事築建及購置器皿等須要。并定由海關稅收項下。每年屆時撥款十二萬元作爲經常費用。總醫院建於哈爾濱。內附設總化驗部及藏書樓各部。分院設於滿洲里三姓拉哈蘇蘇大黑河及牛莊。尙有互助之醫院設於安東海拉爾及齊齊哈爾。本總處辦理防鼠疫收容患疫者外。更加治防霍亂天花猩紅熱傷寒等傳染病。兼治療普通內外諸科各症。并製造霍亂鼠疫瘋狗猩紅熱等血清菌苗禦防液。又從事化驗細菌化驗食品飲料祕售藥料等。爲地方政府助理衞生事宜。總處之開設。自一九一二年以來。節節進行無時或已。於一九二三行人體解剖已由部令頒準。又自一九一四年中華醫學會計有會員五六百名亦落成。於一九一五年中央政府公認西醫醫術。一九一九年設中央防疫處於北京。

論及余個人之成績。於一九一一年蒙政府派赴海牙鴉片會議三員中之一員。代表政府劃押簽字。一九一二年海牙會與他國關係之文書。次年又赴歐洲會同前國務總理預公出席第二次海牙鴉片大會。於一九一一年革命倡義。吾國共和新政府成立。

余被任爲大總統府待從醫官。迄今連任。於一九一五年赴香港領受香港大學之法律博士學位。余乘此機會。請求該大學準任吾國醫士爲教授。并同等受領學位。該校對於研究科及教員之教授科亦甚注意。可稱慶者。卽該校病理教授已任聘華人。以後嘗有多數華人在該校任職。第二次中華醫學會。于一九一六年在廣州舉行。余被舉爲會長。教會醫學會亦參與出席。余在席上。曾提倡謂凡掌理醫校者。宜注重公共衞生之教授。因此科對于人生較治療收效偉大故也。在一九一六年。當袁世凱時代。周學熙財政總長卽前兩廣總督周馥之子。招余至北京西山會設醫事。伊欲招余幫同籌建一結核療養院於此處。因該地處于優雅清潔。周圍以二至四百年前之青柏銀松。此樹爲前清乾隆帝所御栽作爲御獵之場。傍山依水。風景天然。誠爲優養之佳境也。當會設之際。余提議曰。如有意建此結核療養院。莫如建一模範大醫院於京城腹地之爲妙。周公亦卽斷以爲然。遂開會招集駐京各部領袖及紳商善士協議籌商。並擬將鹽餘稅款順下之十二萬六千元由董事會撥出。此爲北京中央醫院創辦之胚胎也。後余被舉爲該院組織者及院長矣。此中所經艱苦。卽磬竭山之竹亦不能備述。一切券捐顧用工程司。監督鐵條灰粒之新建築。及購置各種器械材料。籌劃節省之運輸。例如免稅半價車費運輸特別折扣等。籌備時與施紹曾君互相切磋。辦理。施君爲現駐華盛頓施紹基大使之弟也。計中央醫院建築費約二十萬餘元。卽於一九一八年舉行正式開幕。誠爲吾國最新極宏之醫院。卽大連滿鐵醫院院長亦爲之讚許。曾向余索一建築圖說。以備籌建現已落成之大連滿鐵醫院之參考也。大連醫院乃于一九二六年落成。建築費爲七百萬日金。亦算吾國東省之最大醫院也。一九一七年杪。肺疫又侵入吾國。查此疫由內蒙古綏伯斯波卽綏遠山西大同等處而來。同美國教會醫士二人籌設防疫總處于山西豐鎮。不幸地方長官與住民反對。致吾等所乘之專車幾乎被伊等圍焚。危險萬分。以後又派醫前往疫區從事防疫。雖以該地爲人烟稀疏。亦不免蔓延北京南京。發現疫則數例。查共疫死者爲一萬六千名。最終之疫者爲五月下旬。時計共荏苒七個月矣。

一九一九年又在東省禦防霍亂之大流行。次年于同省又發見第二次肺疫流行。尙幸此疫流行時。本處早經種種設備。疫氛難呈其猖獗。而疫死者不過八千名。比之一九一零至一一年間之疫死亡數六萬有天淵之別也。况且此疫係隔第一疫約十年後。

人口已倍增。死者反大減。本處各醫官于防疫之餘。研究疫學病理。編成科學報告。現下世界亦公認吾等之研究成績。謂蒙古產旱獺。其大小與猫相等。有厚皮毛。人多愛其皮製成衣服等件以禦寒。此亦肺疫保藏傳染之媒介。偶一不愼。觸動疫獺。或獵夫剝皮剖肉時被毒侵襲。且該地獵夫習性不明衛生。常思于地穴以避寒冬。皆爲被傳染之大媒介也。已由政府下令弛禁獵獺。但本處曾訂有獵獺竟程。並制有白話小叢書。名曰獵獺指南。作爲獵夫禦防疫侵之問津。并備有禦防注射鼠疫菌苗液。又提倡滿洲里及海拉爾設有常所。以司消毒及貯藏皮張方法。以防不測及傳染。雖然獺區不斷有疫獺發現。將此保障。則人類之傳染日鮮。卽偶有流行。亦有就近潔除之方法。絕不致有如一九一〇年至一一年之大流行重見發生于東省內地矣。

一九二二年蒙上海聖約翰大學賜與理科博士學位。一九二三年奉天督軍張作霖委余建築東北醫院於奉垣。此院宏大。計能收容病者五百名。此新醫院係於一九二四年落成。包括總部走廊。連接十八列。所附有露天柵室。每處暖氣管及洗滌室。鐵路月台有軌連達前正大長。使受傷者便以輸送於各病室而無妨礙之虞。此院建築費共爲七十萬元。一九二四年八月又獲略格非羅氏萬國衛生部之學奬赴美留學。在助治爲乾醫科大學之衛部學習一年。研究最新衛生學。得公共衛生博士學位。順道遊學各國衛生研究機關。考察衛生醫術事宜。又將防治小兒猩紅熱之新法及材料攜回吾國施用於東三省。近幾年流行猖獗之惡性猩紅熱症。至今二載繼續施行此法。效驗宏富。將來尚不知吾國於無形中而救回多少生命矣。

余著有肺疫論文。此書自一九一一年動筆。自一九二六年編輯告成。遞送日本東京帝國醫科大學加以評詞旋蒙賜余日本醫學博士學位。此學位之尊崇向來不給外人而惠給於余者乃第一次也。此書頗蒙各國所愛重。於一九二六年十二月。經駐金尼哇國際聯盟會印刷出版以供世界研究斯學者披閱焉。

一九二七年春季。應國際聯盟會衛生部之聘請赴歐洲各國有名研究所考查醫事及衛生事宜。遂於三月一日離哈。由西伯利亞鐵路赴歐至華索。維納。柏利。金尼哇。露不單拿。扎古磊。柏爾格甯德。巴黎。哈夫尼。倫敦劍橋。漢堡及伯林等。觀覽畢乃回國也。計自起行之日起於各路線遨遊遍覽費時四個月。蓋余擬時遊歷該等國故不覺困難。且對於法德英等國言語明熟。考查時直接便利。故於最短時期。而獲完滿之快慰。當較諸其他遊行家爲迅也。經此遊歷各國情況。自歐戰以後異常變更。其失敗之國重整更新。其勝利之國被環境刺戟。務效美國文化不遺餘力。例如注重增加出產。實行根本教育。發展商務尤重視禦防醫院。因此與人民健康有關國內着無疾病則易趨完全日新之國家也。余於是年十二月前往加爾加打（印度）。邀同吾國代表二人共同出席第七次遠東熱帶病學會。此爲余首次與印度醫界名流會見。此雖爲四十世紀古國守舊不進及迷崇宗教者。然對於科學專門家尚甚注重。如眼科內外細菌等科諸專門家仍不乏其人。又如生物理化算術等亦頗崇尚。又堡士氏拉民氏羅及開脈拉氏。均爲東西知名之學者。但對於勞工鄉民等日常衛生上尚須改良。欲施行有力改良計劃。以喚起無識之民衆遵守者。祇以民志尚屬幼雅。種種情形似不易進行。此則適與吾國情形相仿。歷時三個月遊歷印度東南西北各名埠。實行參觀調查衛生醫事。以備貢獻吾國之採擇。計行程共萬二千英里。誠一生難忘之經驗也。

今結此編而攝述之。余曾發起組織中華醫學會。又曾將關於醫術科學之著作幷揚載於美歐日諸雜誌醫報。又曾赴歐亞馬來各處及倫敦美國中日各醫學會之演講。又與中外青年會友提倡青年進步事宜。與女青年會衛生教育國際拒毒策劃各省醫學等之經歷雖久。然待進者尙多。常欲與諸同志互相切磋交換知識。以擴見聞。貢獻吾國也。蓋以我國乃數千年老大古國。文化事業反不若他國。正宜競競力圖進取。與諸國同佔同等之地位。共享民生幸福。望諸吾國實業農工商學等熱心同儕。從此共勉進行。誠不難與先進諸國併駕齊驅。欲達此目的。更宜於經濟入手。經濟無阻。則政事易行。取外之長。補我之短。擇其善者而從之。尙科學之研究。根本之追求。掃除陋俗惡習。戒絕奢華之風。求實際。尙非謹國由此強。家從而富。特藉繕述個人自傳之餘。而企同志共勉圖之。

本報歡迎投稿

▲本報以融合中西醫學。介紹衛生常識。彼此發揮思想。研究學術。而促進醫藥界之進步。及公共衛生建設之實現爲宗旨。如蒙諸君投稿。不勝歡迎。特訂簡章如左。

一、投寄之稿。或自撰。或翻譯。或介紹外國學說而附加意見。其文體不拘文言白話。均所歡迎。

二、投寄之稿。望繕寫清楚。

三、凡稿中有圖表等。務期明瞭清潔書於白素紙。以便直接付印。譯外國名詞須註明原字。

四、投稿譯稿。請將原文題目。原著者姓名。出版日期及地點。詳細敘明。

五、稿末請注明姓字住址。以便通信。至揭載時如何署名。聽投稿者自定。

六、投寄之稿。揭載與否。本報可以豫覆。原稿若預先聲明並附寄郵資者。可還原稿。

七、投寄之稿。俟揭載後。贈閱本報爲酬。

八、惠稿請寄上海梅白格路一百廿一號醫學書局中西醫學報編輯部收

International Medical Journal

Vol. 10　　December 1929　　No. 6

中西醫學報

第十卷第六號目錄

△論壇

娼妓的健康檢查為當今之急務……馮湘汕（一—二）

△譯著

灌腸及腸洗滌法（續）……沈乾一（三—一四）

產褥之病理及療法（續）……劉雲青（一五—二八）

法醫學上之處女膜……羅榮勛（二九—三二）

中外醫事年表補遺……陳邦賢（三三—三八）

瘧痢良方……沈仲圭（三九—四〇）

漢藥神效方序……沈乾一（四一—四二）

修正達生篇序……孫祖烈（四三）

新本草綱目序例……晉陵下工（四五—四七）

△雜俎

飲冰七日記……湛如（四九—五三）

隨便談談……馮湘汕（五五—五六）

△醫報叢鈔

白濁傳染途徑談……天德（五七—六七）

乳兒之流行感冒……薛承塏（六九）

肺結核與肺壞疽……薛承塏（七〇）

多數醫生治梅毒

愛用硫砒扶乃命

(一)因其適於皮下注射。不必用靜脈注射。醫生施用時，既可節省時間。而於靜脈深藏之胖漢，或靜脈微細之童子。難於行靜脈注射者。尤爲便利。

(二)因其在心病情形之中，施行皮下注射。可免因靜脈注射而起之可能的循環阻礙。此弊乃應用砒扶乃命及別種類似品以後所或見者。

(三)因其對於神經花柳症，有特別透達之力。故奏效亦特別靈驗

硫砒扶乃命，盛於窄頸巨身有兩耳之瓶中。

容量分一格二格三格四格五格及九格數種。

士貴寶廠所製其他砒性藥物甚多。例如砒扶乃命，溶性砒扶乃命，新砒扶乃命等皆是。

美國紐約 **士貴寶父子化學公司啓** 創立於一八五八年

論壇

娼妓的健康檢查爲當今之急務

馮湘汕

致青年事業於墜落。使世界花柳病蔓延。有礙於風化與衛生的娼妓。隨現代的萬惡潮流。澎湃怒吼的。日漸增多的奔來。大有日進千里之勢。如通都大邑。繁華巨埠。秦樓楚館。到處林立。南樓北里。不可勝數。青年學子。事業前途。方在無窮進展之時。偶墜溫柔鄉中。纏綿悱惻。柳戀花迷。終致床頭金盡。召情人之白眼。名譽掃地。致告貸以無門。影響於社會人情。頗爲重大。最危險者蔓延無窮。害人最廣的花柳病。娼妓窟裏。爲發源地。廣延播傳。致冶遊者。無得幸免。弱國亡種。莫此爲甚。

執是之故。國人自數年來。曾屢有廢娼之宣傳。卒以種種之障礙。雖政府之多方援助。終於一時礙難實現。而於此時娼妓不能廢除之期。對於其健康之檢查。爲急極的不可遲緩之要務。

娼妓之健康檢查。倡興於十八世紀花柳病豫防會之後。知娼妓之健康檢查。爲花柳病豫防之唯一要素。漸而各國之都市。凡有娼妓之所。無不有娼妓健康檢察醫院之設立。初業妓者須有醫師詳加一切檢察。是否有慢性傳染病與生殖器病。患病者不得營業。健康者發給以健康診斷書。警局始准其開始營業。開業後在每週間。仍須至檢察院實行檢察。健康者照常營業。患病者留院治療。其於抑止花柳病之功績。甚較佳良。

察我國娼妓檢察醫院之設立。寥若晨星。以全國之大埠計算僅十之二三。近以東三省計。僅安東遼甯營口三地。形式上雖已成立。檢察成績。不甚佳良。精神上實等於零。以故最近警察方面與醫師會之報告。花柳病之蔓延有增無減。

按濱江一埠。爲北滿要區。商業繁興。人烟稠密。人情之窮極奢侈。不亞於海上。娼妓不下萬人。花柳病之傳播。害烈於虎狼。全市人民。受此如虎如狼之娼妓禍害。而不知設法以敵禦之。殊堪痛惜。雖醫界同人。屢有娼妓健康檢察醫院設立之提倡。終致花界羣起反抗。當局不加以援助。遲遲至今。娼妓健康檢察醫院。未能成立。

不惟濱江如此。全國各地。莫不如此。未能成立娼妓健康檢察醫院之地。姑置不論。已經成立者。以人情對於衛生知識簡單。對於檢察上浮然了事。不能認真辦理。且受檢之娼妓。尤多數畏懼檢察。甚者達官貴客。亦有爲娼妓緩頰。希求免驗。種種障礙。所以花柳病日漸蔓延而無制止也。

花柳病豫防的責任。非吾濟醫家之義務乎。既係吾濟之任務。卽應宣傳民衆。俾知娼妓之是否健康。於人民之衛生有莫大之關係。娼妓健康檢察醫院之設立。爲當今之急務。俾國中凡有娼妓之地普設該檢察醫院。則花柳病日漸減少。期達絕跡之目的而後已。

十八年雙十節下午脫稿

譯著

灌腸及腸洗滌法（續）

沈乾一

第三章　藥品灌腸法

藥品灌腸。於便利上大別爲左之二種。

一　爲對症療法而行者

二　爲根治療法而行者

凡藥品灌腸一如滋養灌腸須令藥液長時間停滯於腸管以內故一囘之注入量以用少量爲宜通常之一囘量以六十瓦爲適度。雖有用多量之時。亦不可過二百五十瓦。凡用大量灌腸之時。其液通常多不能長時保留於腸管內扶助藥。宜用粘液性者。卽亞拉毗亞護謨漿。沙列布煎等是也。

主藥之用量大都較內服之時。須稍增其量因其一部附着於灌腸器。不入於腸管內且從腸粘膜所吸收者亦較內服之時爲遜故也。

然其量過多。則起與內服同樣之中毒作用。故不可誤其適量。如莫兒比涅之劇藥。須用與內服量同量之注入。始得安全。

用於對症療法之藥品灌腸

以消散一定之症狀爲目的而行藥品灌腸者。實地上斷不可等閑視之。如在某種情狀之下。無論患者有無劇甚之苦惱。但因嘔吐或其他之關係。而不能與以內服藥者。其時藥品灌腸。有重大之價值。通常所屢用者。爲抱水格魯拉兒灌腸。安知必林。有時亦有顯著一時性之效力。故得代抱水格魯拉兒而應用。如坐骨神經痛。脊髓痨之胃發症。膀胱發症等。其疼痛長久持續者。則用安知必林爲宜。

處方　重曹六・〇　安知必林〇・六　阿片丁幾二十滴　亞拉毗亞護謨漿六〇・〇

用於根治療法之藥品灌腸

對於一定之疾患。有以根本的治療之目的。而行藥品灌腸者。例如患者神經過敏。易起嘔吐。內用藥不能長服之時。則藥品灌腸爲惟一之方法。故斷不可輕忽視之。於此種情狀之下。無論再行對症的者爲非是。卽行於一時的者亦無效。故須設一定之秩序。按時依守規則連續行之。

所用之藥品如左。

沃度加里　是由於個人之特異性。用其少量。已促嘔吐。不堪此藥物之患者頗多。然本劑有特有之效力。在某種情狀。他藥不能代用。此際除行灌腸之外。無他法也。現今解爾古氏。對於神經系統之黴毒症。行水銀塗擦以外。同時併用沃度加里之灌腸。而得良好效果云。

撒里矢爾酸曹達　是爲急性關節僂麻質斯之特效藥。患該症之際。於任何之情狀。皆不可不用本劑。然本品能起顯著之胃障礙。致患者有全不能內服者。此際不得不由灌腸法而用之。

實芰答利斯　是亦隨某種疾患及患者之狀態。而爲不可缺少之要劑。惟本品往往喚起劇烈之嘔吐。因之有時萬不能內服者。於此則灌腸法爲有效矣。在尿毒症等實芰答利斯爲不可缺少者。而實芰答利斯灌腸。實際上尤爲必要。行本劑之灌腸。有謂當如內服以每二時間注入之者。第患者多不能堪。且亦無卓越之點。故一日以一回至二回爲限。尤以行於就褥前爲便利。

用實芰答利斯時。又宜混用咖啡涅奇烏累欽台沃布林等。若兼發不眠症時。可加數滴之阿片丁幾或○・○一至○・○二之莫兒比涅。

處方　實芰答利斯葉浸（○・五）五○・○　右調勻灌腸。一日一回至二回。

處方　實芰答利斯葉浸（一・○）一二○・○　醋酸加里液三○・○　右調勻灌腸。每二時間一食匙。

開拉菁勃氏恆注入開拉菁於靜脈內或皮下以代灌腸。且非特僅用於腸深部之局所的出血。卽其他一切之出血。亦可用之。如吐血。喀血。衄血。尿道出血。及其他之內出血等皆用之也。此法毫無疼痛。並不須消毒。且全無危險。如起破傷風之恐者尤無之。

氏豫行腸洗滌後。以十%之開拉菁溶液每日一回至三回注入於直腸內。

古爾拉爾克兒　本劑亦爲灌腸品。且殊便利。最適用於敗血性疾患。（特於產褥熱）

古魯聖精及知篤爾林　二者皆爲下劑。應用之時。以左方爲宜。

處方　古魯聖精一・○　酒精倔里設林各一二・○　右調勻。

處方　知篤爾林二・○　酒精倔里設林各四九・○　右調勻。

倔里設林灌腸　倔里設林灌腸者其目的雖主在於排便。然其作用上可視爲一種之藥品灌腸。但果以何種之作用能催促排便乎。最初有謂倔里設林者起吸水性作用於腸壁而液化其糞便者也。第此說近時多不信之。据琉台里芝氏之實驗。則謂注入倔里設林於直腸內時由其局所作用。而起直腸粘膜之充血及液之滲出。因此滲出液。倔里設林更得運送於上方。（約十五仙迷）而接觸於此之直腸壁之蠕動遂加高其結果遂至催促排便云是說略爲近情至倔里設林灌腸之用法及注意。已如前述。茲略之。

倘可視爲藥用灌腸之一種者。即所謂軟膏注入法是也。於是有特製之注射器。其喞子爲螺旋裝置。捻轉之時。因注射器先端有多數之細孔。軟膏遂爲線脉而被壓出。是對於直腸之潰瘍病機。雖有殺菌的作用。第已有潰瘍者常乘裏急後重。故多不能插入如是之大注射器。

附錄

直腸吹入法（Insufflation）

將吹入法應用於直腸者。爲梅爾凱氏先製造直徑○・七至一・○仙迷之加尼雷之强力吹粉器。(Pulverblaser) 於此充以二瓦至四瓦之硼酸。插入加尼雷於直腸。强壓橡護謨球而令噴出硼酸者也。是不特能催下痢。且有限制腸管醱酵之效力。

坐藥

直腸坐藥之成形藥通常多用柯柯阿此坐藥長二仙迷至四·五仙迷徑一仙迷重量二瓦至六瓦欲將其插入於直腸則塗油於其上（或不塗油）將尖端向上方而插入之此際因直腸內之體溫故溶解於數分時間而卽呈其作用也。

食鹽水之注入

生理的食鹽水之腸管注入係介於藥用灌腸與滋養灌腸之中間者其效力雖不能如靜脈內注入或皮下注入之顯著然尙有增强心臟動作催利尿之效力故行於急性出血諸種之急性傳染病及中毒症（特於尿毒症）等往往能救其危篤又用於體內水分減少之際（例如食道狹窄及幽門狹窄之際）亦有效且其方法不如皮下注入或靜脈內注入之複雜於任何處所任何情狀俱可直接施行故於應急手當中爲最便利之一方法。

委兒氏對於急性傳染病及中毒症等頗推奬本法本法之方法甚爲簡單且施行之時患者絕不感疼痛皮下或靜脈內之食鹽水注入硬將大量之食鹽水入於血管系統致已微弱之心臟起急大之働作往往見不幸之轉歸此氏之所以甯用腸管注入法也今於是等患者若行大量食鹽水之腸注入則因體內水分缺乏而生之不快症狀可以除去防各處粘膜之乾燥及渴增進其分泌作用因之傳染素之自然的排泄殊盛而有形傳染素（例如窒扶斯際之窒扶斯菌排出於尿中）之排出爲尤多又存於血液中之毒素亦漸稀薄而迅速排除是等之作用雖屬諸一時的然能緩和黴菌及毒素之作用故患者之體內仍得猶豫製造安知篤規聖（抗毒素）以克勝是等之毒力。

据委兒氏之實驗。食鹽水之吸收。初雖遲緩而漸次增速。脈搏充實。乾燥之粘膜濕潤。患者安靜。頭痛囈語消失。暫時以後。利尿增進。皮膚漸次滑澤。注入二回至三回以後。皮膚來發汗而漸强。同時體溫下降。復於常度。於是注入中絕。體溫卽再上升。如初。及行次回之注入。卽復發汗而下降。當最初之注入。發汗及體溫之下降俱遲。中絕之際。體溫卽驟昇。而反覆注入之時。發汗漸易而且速。體溫隨之下降。中絕以後。體溫之上昇亦漸緩。不復如最初之達於高度。尿量增加顯著。一晝夜達於五立突至六立突。較諸用解熱劑之效果爲確實且少解熱時之不快症狀。

方法　先製〇・九%之食鹽水。加攝氏四十五至五十度之溫。用高位灌腸法。注入二百十瓦至五百瓦於腸內。此種之溫湯注入。有刺戟腸粘膜增進其吸收作用之效。至直腸能堪高溫之灌腸。已述於前。委兒氏施行之方式。先將依爾里迦答兒爲低位。徐徐注入之。若來便通窘迫。則將依爾里迦答兒低下。令注入液與軟化之糞便同逆流於依爾里迦答兒內。此際液類若甚污濁。則更以新食鹽水代之。照此反覆數度行之。至腸管下部之糞便排除淨盡。約須一時間。繼則休息一時間。而後以一立突之食鹽水。徐徐注入。而時中絕之。以避腸之蠕動及便通之窘迫。亦須經一時間。注入之回數。視疾病之輕重而異。若爲重症。則以一時至二時間之間歇而反覆行之。在急性敗血症等。一晝夜可行至十回。

第四章　滋養灌腸法

直腸榮養法(Rectalernahrung)者。古時已屢行之。至西歷千八百六十九年。霍意篤及排委魯兩氏。始爲學術的研究。其結果。則百布頓及阿爾帕莫存爲直腸粘膜所吸收之事實。乃確定。同時又發明增加少量之食鹽。能增進其吸收力。增加多量食鹽。則刺戟腸壁。障礙吸收之力。是實為今日滋養灌腸之根底。其後雖經種種之研究爭論。然據今日之見解。直腸吸收作用。大略如次。卽凝固之蛋白質不被吸收。因直腸內無蛋白質之消化作用故也。(然據洛衣培氏之研究。若混和膵臟組織。卽起消化作用云)百布頓者雖易吸收。第用大量之時。則起腹痛便意等之刺戟症狀。且不能長時保留於腸管內為常。當是等情狀之下。加入少量之食鹽。卽能增進其吸收力。含水炭素者。雖少量亦易吸收。糖液在十％以下。則多不起刺戟症狀而易吸收。脂肪。阿列布油。牛酪等。殆不吸收或略吸收。此際縱加膵臟。亦無何等之影響。

適應症　滋養灌腸之適應症。可區別為絕對的與比較的之兩種。

絕對的適應症　是為患者全不能自口腔攝取食餌之時。卽在食道及噴門之狹窄。痙攣及麻痺狀態。胃及食道與口腔之瘡傷。或外科手術。頑強之嘔吐。(妊娠性嘔吐。尿毒性嘔吐。船暈嘔吐及隨屢見於重症肺結核之劇烈咳嗽而發之嘔吐等)吐血。劇烈之胃潰瘍等。全須由直腸榮養而處理之也。

比較的適應症　第一為胃潰瘍。雖在不吐血之胃潰瘍。而於一定期間。亦應安靜其胃。不令其行消化作用。為治療上最要之事。已為吾人之所公認。此際當由滋養灌腸。以保其體之榮養。自不待言。然不能謂一切之疾患皆然。有時甯送食物(多於牛乳)亞爾加里液等於胃中。和過剩之酸。方始有放於分泌過多症。尤應如斯。患精神病而兼拒食症者。亦不能不行胃消息子榮養。或滋養灌腸。其他雖在高度之胃擴張時。亦須由直腸榮養。以助其體之榮養。

灌腸及腸洗滌法

滋養灌腸之技術　凡欲由滋養灌腸保持其體質新陳代謝之平衡者多不能。而長期間之滋養灌腸、往往呈一種之飢餓狀態。故患者終日安臥以避身體之運動并須包裹於十分之溫熱中。此際當極力以求其體中所需之熱卡洛利（熱量之單位）之輕減。凡完全安臥者與爲中等度之運動者及劇苦之動作者其所需之熱卡洛利（熱量之單位）之比例常爲 3:4:5 卽因安臥時爲最少也。

於滋養灌腸以前施行腸洗滌。自不待言。第每回灌腸卽行腸洗滌。其回數過繁易誘發刺戟症狀。妨礙腸粘膜之吸收作用。故腸洗滌者不論滋養灌腸回數之多少以每辰行一回爲適宜。

滋養灌腸者通常一日行二回至三回。每次灌腸時間宜遠隔。一回之注入量不可過二百五十仙迷。故最初自百五十立仙迷爲始。從患者之馴習而漸增量至二百五十立仙迷。則宜持續行之。蓋滋養灌腸之目的上。注入液宜長時停留於腸內。用少量時。停留較爲易也。

又注入之速力既强。腸管之蠕動易高。故宜徐徐注入之。注入器具以用依爾里迦答兒爲宜。又令患者安臥。因欲注入液之長時保留於腸管內也。

液之注入以後。縱稍有便意。亦當令患者暫行抑制。如是則不快之感無。而得長時保留其間。

灌腸液之成分。古來雖有各種之案配。要之基於前述之原則。不外爲腸粘膜較易吸收之物。卽蛋白質爲主成分。脂肪及含水炭素物爲少量也。

素常慣用之主要處方如次。

一　牛乳二五〇・〇。卵黃二個。食鹽一茶匙。赤酒一食匙至二食匙。精製澱粉一食匙。阿片丁幾十滴。

（若非必要之時則除去之）

二　肉汁二五〇・〇。酒精二〇・〇。糖四〇・〇至五〇・〇。亞拉毗亞護謨漿二食匙至三食匙。食監一刀尖量薄荷腦〇・二五。

三　卵黃二個至三個。投於十五立仙迷之冷水而攪拌。另製二十%之糖液。加入饂純粉一刀尖赤酒一盃煑沸後漸行冷却。徐徐混和於前之卵黃水中。此法愛華氏最賞用之。

四　雞卵二個至三個。混和於百五十立仙迷之糖液（二〇%）此法最簡單而價亦廉。

五　肉汁二五〇・〇。赤酒一五・〇。卵黃二個。乾燥百布頓四至二〇・〇

六　乾燥百布頓三食匙。卵黃一個。牛乳一二五・〇澱粉五・〇

七　乾燥百布頓一〇〇・〇。澱粉三〇〇・〇。脂肪或油九〇・〇。食鹽三〇・〇。肉汁一〇〇〇・〇。

右爲一日量。分數回用之。

八　牛乳赤酒各一二五・〇。卵黃一個至二個。食鹽一刀尖量。乾燥百布頓一咖啡匙。

九　百布頓一茶匙至二茶匙。（或卵黃一個至二個。）食鹽二・〇。葡萄糖一五・〇。乳狀脂肪一五・〇。於此加微溫湯。全量爲二百五十。

十　有於已除去纖維素之血液六十至百八十瓦中加卵黃及食鹽而用之者。

十一　洛衣培氏之肉膵灌腸（Fleischpancreas-klystier）者。用無脂肪牛肉百五十至三百瓦。粉碎之。混和

牛或豚之膵臓（去脂肪）之碎片五十至百瓦。加百五十瓦之微溫湯於其中。攪拌而爲粥狀。復混和三十至四十瓦之脂肪。以此混合物。用壓榨注射器注入於直腸內。此際約於十二至二十四時間後。卽成糞便而排泄於外界。第覓如是常新鮮之膵臓頗難。故不能供之於實用。

近時據屯海兒氏（Dencher）之報告。於灌腸液之案配更得一進境。茲述其大要。

蛋白質中最適於灌腸者爲卵。阿爾怕莫存及百布頓等用卵之時。每卵一枚加食監一瓦。一回之量不可過三卵。於此加二百立仙之水及數滴之阿片丁幾。不可更混他物。加牛乳時。非特易起腐敗作用。且不營百布頓化之牛乳蛋白吸收殊難。又百布頓與食鹽併用之時。多不吸收。且鹽類與百布頓之混合物。易刺戟腸粘膜。故百布頓者以全不併用爲宜。刺戟劑用咖啡亦可。赤酒則多不用。因其反射的興奮胃之分泌作用故也。宜加糖液其間。

百布頓溶液。較卵之吸收爲難。於二百五十立仙迷之灌腸液中。不可加至六十五以上。又混和他之榮養物（多於糖）時。易增腐敗作用而起下痢。

速買篤攝（卽山米他司）者。較百布頓劑易起下痢。肉汁及加成者。難吸收而易刺戟腸壁。故不可用。

脂肪吸收頗難。故爲灌腸劑。乏於榮養之價値。

含水炭素中葡萄糖液最爲合宜。此物之吸收頗速。注入之糖量至九十%。亦能吸收於一時間內。蔗糖殆爲同樣之吸收。糖液灌腸之際。以常兼用阿片劑爲宜。乳糖澱粉速買篤攝（山米他斯）

垤幾斯篤林等吸收多緩慢。或全不吸收。糖液用二十%以下者爲宜。

混合榮養物。（卽蛋白。脂肪及含水炭素物之混合物）以牛乳爲主。然用之灌腸。則榮養之價値甚少。因牛乳之脂肪全不吸收。乳糖又易醱酵。其中之蛋白質。又因大腸菌而易凝固。故牛乳非營百布頓化之後。不可爲灌腸劑。又於他物雖爲混合物而應用。然易促異常之分解。妨礙吸收作用。故不如全不用之爲愈。滋養灌腸之最適當者。爲混和卵於食鹽水之物及含阿片之糖溶液。哀爾斯篤氏嘗用牛乳與百羅頓之合劑。據氏之報告加百羅頓之時。比較的多量之蛋白質被吸收。且百羅頓之燐含量較多。故甚爲適宜。

胃潰瘍之際用左之處方爲宜。

出血後

處方　水三〇〇・〇　卵黃一個　垤幾斯篤林一〇・〇　燐酸曹達一・〇　重炭酸曹達一・〇　阿片丁幾四滴

暫行前方以後。當用次之處方。

處方　肉汁（不和食鹽）三〇〇・〇　垤幾斯篤林一五・〇至五〇・〇　卵黃二至三個　重炭酸曹達一・〇

此方暫行以後。宜更加二十至三十五之蜂蜜。阿片丁幾。惟只能防飢渴之感。故僅於最初用之。此後多不用。

滋養灌腸之效果。

滋養灌腸之榮養力。比諸自然的榮養爲遜。其理由不外乎結腸粘膜吸收力之不完全。然尙不僅如此。豫行腸洗滌時。腸管內之糞便全部排除。而粘膜之淸潔。實際上多不能因之稍有糞便之殘留。故注入之榮養液。易起分解及腐敗作用。致結腸粘膜之吸收。益減弱。且滋養灌腸之際。欲自口腔攝取多少之食餌殊困難。故體重漸減少。羸瘦殊甚。通常不出數週間而死亡。第亦有數月間全由滋養灌腸而生存者。據羅愛培氏之實驗。一患者生存六個月。里掰爾氏謂有生存至十閱月者。然往往有中途因注入液之刺戟。誘起下痢。致不能持續灌腸者有之。

反之行一時的直腸榮養之際。效驗有特著者。例如在胃潰瘍或胃擴張等。於一二週間中止胃之作用時。則結腸內起逆行運動。輸送灌腸液於上方。然灌腸液雖得逆行。仍不能越過排烏亭氏瓣而入於小腸內。故其榮養力僅微。且在一方。已如前述。非特不能注入大量於一回中。且其回數亦不能屢屢行之。

食物不拘多少。得自口腔攝取之時。乘用滋養灌腸。即可保比較的長時之榮養。滋養灌腸以外。同時更行食鹽水之皮下注入或靜脈內注入。其效驗尤著明。　（未完）

產褥之病理及療法（續）

劉雲青

第四　產褥性創傷疾患各論

甲　產褥性創傷中毒 Die Puereprale Wundintoxikation.

原因。於前條雖已記述。今更欲稍詳論之。抑爲喚起產褥性創傷中毒者。乃屬於腐敗菌。Faulnisskeime Saprophyten 此爲執牛耳之羅真巴哈 Rosenbach 氏初由腐敗創傷證明之。克雷尼緬。該。及最近維該留斯 Kronig, Menge, Wegelius 諸氏。就惡露之腐敗菌。分離大小長短不同之桿菌及葡萄狀球菌。該布哈耳忒 Gebhardt 氏於產褥性腐敗者。大腸菌 Bacterium Colli 爲其主因。德彬及林顛他耳 Dobbin Lindenthal 氏謂腐敗氣體之發生。乃由於釀氣性被膜桿菌。Bacillus aerogenes capsulatus 嘯忒米耳列耳 Schottmiller 氏於腐敗性流產。認化膿性連鎖狀球菌云。如此創傷中毒發生菌。其形狀雖不一。然皆爲真性嫌氣性菌。Anaeroben 且有止蕃殖於有機質之死滅培養基之共通性。而因此生來之症狀。基於吸收其因新陳代謝機而生之毒素者。據近來之研究。此等細菌亦可因腹壓或胎盤用手剝離等之機械的作用。能侵入血行中。而來惡寒戰慄。然於此中無繁殖之能。數時間復被排出體外。故此際所發之體溫上昇。主由於腐敗毒。因而可謂之爲創傷中毒。又腐敗熱。或謂腐敗性中毒 Faulnisfieber oder putride Intoxtikation 丹甘氏以此稱爲腐敗血症。Sapraemienach Duncan 毒素之化學的構成。由腐敗菌之種類及分解基體之性狀而異。雖皆屬於「潑妥邁音」Ptomain 然其本態。今尚未明。

症候。定型的腐敗熱者。於胎盤遺殘。卵膜殘片。流產卵。或凝血等之存於子宮腔內時見之。由蕃殖於此中之腐敗菌而起分解。故（一）分泌物放惡臭。同時毒素由血管及淋巴管吸收。遂因之來（二）發熱。從其量之多。體溫昇騰亦著明。然若吸收緩慢時。則不來惡寒戰慄。上下於三八十三九度之間。（三）脈搏强實。且不頻數。若患婦身體動搖。或治療的操作。因之一時吸收多量之毒素。或同時一定量之細菌竄入血行中時。則體溫示急劇之上昇。（四）伴惡寒戰慄。爾後復起吸收。遂爲反復之發作。（五）有時來放强烈且甚之惡臭下痢者。乃吸收於血中之毒素由腸管被排泄之證。其他依臨牀的經過及解剖所見。將創傷中毒症分之如次。

一腐敗性子宮內膜炎。Putride Endometritis

於腐敗性機轉不甚進行者。若除去分解物。則吸收止。體溫復於正常。倘子宮內分解長持續之時。則其迄內膜深層。至陷腐敗壞死。以此謂爲腐敗性子宮內膜炎。有時脫落膜性被膜。有悉成汚穢灰白綠色之塊片。將此謂爲子宮腐敗。Putrescentia uteri 於此等者。僅除去胎盤遺殘。卵膜斷片等。難收即効。因肉芽之發生。及子宮內膜再生。排除壞死組織。始能治癒。此際於上層壞死部與深層生活組織之間。認細胞浸潤。所謂形成肉芽壁。Granulationswall 者。

二吸收熱 Resor Ptionsfieber

於起腐敗性創傷中毒者。非必要如胎盤遺殘。流產卵等。且子宮粘膜。毫不呈變化。單因創傷分泌之分解及其蓄積。亦能發熱者有之。屢於產褥所見之一日熱。Eintagsfieber 或吸收熱者。多基此原因也。如此所謂吸收熱者。通例於子宮內膜尙未成就之期間。卽起於分娩後。三—四日以內者。往來三八度—三八•五度之間。脈搏强實而不頻數。今日尙見產褥婦之約一〇%云。本來子宮惡露。雖爲無菌。然迄膣惡露尤於外陰部者。常在多少之分解狀態。有時於膣內來高度之分解。而甚放惡臭。然其不見發熱者。由於膣粘膜之吸收機能微弱故也。若腐敗性分解。達於子宮腔內時。則以局所之吸收旺盛。於是遂發所謂吸收熱。而其助長此者。無有較惡露蓄積症甚者。惡露蓄積症 Lochiometra 者。由數多之原因而來。卽因凝血卵膜斷片等。而爲之頸管閉塞等。是其他因膀胱過度充盈。排便時怒責等之壓迫。亦有來一時的惡露蓄積。例如褥婦初離床時。忽休止惡露之漏洩。遂於數時間示輕微之惡寒。及伴不快之感。體溫達三九度。若復臥床。則與牽引性陣痛樣疼痛之同時。漏出多量之分泌物。至翌朝。體溫遂復於正常。此者全由於惡露蓄積可知也。

三子宮鼓張 Tympania nteri

分娩經過中。有已見腐敗性中毒者。尤於早期破水者較多。卽羊水放腐敗性惡臭。且卵腔與子宮間所行之旺盛新陳代謝。速吸收毒素。至來體溫上昇。而此際竄入羊水中者。若爲氣體 gas 發生菌。例如常存於妊婦膣內之釀氣性被膜桿菌時。當其殖繁之際。發生多量氣體。集合於子宮底部。因之其壁緊張。打診上呈鼓音。聽診之認鏗鏘性雜音。以此狀態。稱爲子宮鼓張。氣體與胎兒分娩同時發音響而逸出。若來子宮鼓張時。通例於分娩經過中。已發高熱。入產褥則續發腐敗性子宮內膜炎爲普通。

療法。由體溫脈搏一般症狀等。認(一)吸收熱時。可惟監視之。不必加局所的治療。然發熱及於一日以上之時則以「過錳酸鉀」Kalium Permanganieum 溶液（〇・〇〇五—〇・〇一%）「利瑣耳」Lysol 液（一—二%）或昇汞水（〇・〇四—〇・〇三%）等行一日一乃至二回膣洗滌又（二）因爲惡露蓄積而起之發熱持續二—三日以上者僅以膣洗滌難奏効故不可不施行子宮內洗滌

(三)而爲腐敗性內膜炎有疑組織片或凝血殘留於子宮腔內時則立即以消毒手指或流產 Kurette 於周到注意之下除去之次施子宮內洗滌如斯則多有由兩三回之洗滌而能全治者同時籍麥角劑可促子宮收縮

子宮內洗滌法 Intauterine Spülung

將患婦齋於橫床取背位或尾骶背位先消毒外陰部行人工排尿以前記之消毒藥而爲膣洗滌後次貼以膣鏡將子宮膣部露出取灌注器 Irrigator 裝置屈曲自在之錫製 Katheter 或鮑塞滿弗利乞氏子宮 Katheter Bozemann-Fritsch'sche Katheter 於是一方使洗滌液流出一方將 Katheter 勿觸接膣壁直送入外子宮口若既達內子宮口則微覺抵抗遂舉揚其先端以至體腔若到達子宮底再稍牽出爾後維持其位置不絕流注洗滌液而此際灌注器可距陰部高不過半米突 Meter 此爲不使洗滌液或空氣竄入靜脈內及腹腔內也洗滌液用五〇%醕 Alkohol 爲最良其他用殺菌水滅菌生理的食鹽水硼酸水醋酸礬土水等洗滌液之溫度保持攝氏約三十六度據弗蘭次氏謂「利瑣耳」Lysoil 有時來重症且有致死的中毒性者云昇汞水亦於此際有起中毒之虞皆不可用醋酸礬土水之洗滌

後。更以碘酊 Tinctura Jodi 混酊者洗滌之。殊有卓効云。無論何時。洗滌液。不可不達三—五立特。Titer. 依子宮腔洗滌。雖能得好果。然頻回反復爲之。則破壞肉芽壁。或作新割面。否亦攪亂生殖器之安靜。故當行此法之際。以可及的期其完全。回數減少爲計。

施行子宮內洗滌中。須不絕注意患婦之顏貌及其脈搏。若現顏面蒼白。脈搏結滯等之虛脫症狀時。則須立卽中止。否則因之有來呼吸困難。搐搦。瞳孔散大等。神識亦喪失。遂致死者。

子宮洗滌後兩三時間。有來惡寒戰慄發熱者。此恐由於子宮刺戟。一時吸收多量之毒素所致。殊不足憂也。

乙　產褥性創傷傳染 Die Puerperale Wundinfektion

重症產褥性創傷傳染之大多數。由於連鎖狀球菌而起。人或因其作用。欲將連鎖狀球菌分類之。謂丹毒連鎖狀球菌 Streptococcus erysipelatos 與化膿性連鎖狀球菌 Streptococcus Pyogenes 相異。前者惹起炎症。後者同時來化膿。又有惡性之長連鎖狀球菌 Streptococcus Longus 與稍良性之短連鎖狀球菌 Streptococcus brevis 不同。又當培養於血液凝菜 agar 等之際。能溶解血球。使成爲無色。所謂溶血性連鎖狀球菌 Haemolysinsche Streptococcus 者。其毒性猛烈云。(Fromme) 然此等決非爲絕對不變性者。雖於健康姙婦或褥婦之膣分泌物中。亦有存在溶血性連鎖球菌者。又若將起丹毒之連鎖球菌。移植於他患者創面。有起化膿及膿毒症者。又雖長連鎖球菌。亦可由培養基之性狀。有成爲短連鎖狀球菌。反之短連鎖狀球菌。亦有變爲長連鎖狀球菌者。故此等諸菌。其形態及性狀。雖甚不一定。然其本來則同一種也。可知將此總稱爲敗血性連鎖狀球菌 Streptococcus Septicus 因此而起者。謂之爲敗血性創傷傳染。Septische Wundinfektion 此欲贊成本姆 Bumm 氏之說者也。

產褥熱其輕重顯然不同者。是一關病菌之毒性。一由於侵襲組織之抗抗力而決。因病菌之毒性爲微弱。組織之抵抗力强大時。則病菌速被撲滅。病變亦得限局。若毒性猛烈。且組織之抵抗力薄弱時。則肉芽壁之形成微少。病菌容易破壞之而蔓延。故自症狀診斷及治療上。將敗血菌性創傷傳染。分爲 A 局所性卽輕症。與 B 全身性卽重症爲便也。

A 局所性（輕症）敗血性創傷傳染 Lokale (Leichte) Septische Wundinfektion

一 產褥性外陰炎及膣炎 Vulvitis et colpitis Puerperalis

發於產褥之第一乃至第三日。於陰脣及膣。呈炎性腫脹及浮腫。有時反及於會陰者。存於局所之創面。來傳染而成潰瘍。邊緣隆起。呈不正形。基底被以汚穢灰白黃色之苔皮。周圍一般著明發赤。所謂產褥潰瘍 Ulcus Puerperalis, Puerperalgeschwür 者是也。又會陰裂創陷於傳染之時。則不成第一期癒合。且創緣因縫合絲之故。被離斷。復爲哆開。於玆遂形成產褥性潰瘍矣。自覺症狀爲比較的輕微。僅有陰部灼熱之感而已。然倘潰瘍生於尿道口附近之時。因之有來排尿困難者。其他潰瘍大時。往往來發熱達三九度以上。脈搏亦準之而成駿速者有之。

病理解剖。鏡檢上被覆潰瘍之苔皮。乃粘膜上層之陷於壞疽者。藏無數之么微生體。而其多爲大腸菌。又屢含有連鎖狀球菌。於潰瘍就治之時。則於其面蝟集多數之遊走細胞。而形成膿汁。起於周圍組織之圓形細胞浸潤。至變爲所謂肉芽壁。以排除壞死組織及病菌。若斯創面成淸潔時。則自周邊生新表皮。至約二週之終。遂全治。是爲普通。有時因潰瘍顯然增大之故。則表皮形成不完全。而貽瘢痕。因而將來外陰部變形。或膣狹隘者有之。

療法。豫防法分娩時嚴守消毒法。分娩後若認創傷。可於外陰部撒布以「沃度封」Jodoform 入產褥。若行外陰部消毒。則此際可新用「沃度封」在外陰部之潰瘍。每日一回以碘酊 Tinctura Jodi 過氧化氫液。Liquor hydrogeni Peroxydati 鹽化鋅 Zincnm chloratum 等腐蝕後。撒布以「沃度封」時。則比較的速治癒也。其他腐蝕劑。有以一〇% 石炭酸醕 Acid carbol alkohol 用之者。但因有著明疼痛之事。不可不注意。潰瘍占居膣壁。惡臭甚時。則行膣洗滌。而後施上記潰瘍處置法。

二　產褥敗血性子宮內膜實質炎 Metroendometritis Septica Puerperalis

爲局所性產褥傳染中。所最屢見者。主因連鎖狀球菌之感染而起。或有留於局所性者。或有爲重症產褥熱之前驅者。

病理解剖。其在初期。解剖的判知。則爲困難。何則。於產褥者。正常內膜亦被損傷。呈多少之炎性變化。附著壞死組織片故也。然若已生潰瘍。則其基底覆以成自壞死組織之苔皮。內藏無數之病菌。周邊以肉芽壁圍繞之。但在重症者。內芽壁之形成微弱。或全缺如。雖偶有之。亦有因病菌而被突破之者。在如斯者。則認病菌沿淋巴管成爲細條。深進入肌層。

解剖的所見。爲多樣。子宮內面呈灰白泥狀之觀。凹凸不平。壞死組織點點附著於此。認已腐敗之卵膜斷面或血塊之存在者非罕。或於子宮腔內瀦溜多量有呈汚穢色放惡臭之分泌液者。於高度之內膜炎。能維持胎盤附著部之健態者極稀。多爲局所之血塞。被以灰白黃色之苔皮。或有變爲柔軟脆弱之糜粥塊者。又有血塞崩壞波及於子宮及骨盤結締織之靜脈而來子宮靜脈炎 Metrophlebitis 者。或壞疽作用深及於肌層而起所謂壞疽性子宮內膜炎。或子宮腐敗。Endometritis necrotica, Putrescentia uteri 或因此之故而來肌層之一部缺損。且間有來全穿孔者。將此謂爲崩壞性子宮實質炎。Metritis dissecans 其他於重症內膜炎者。則認子宮肌纖維弛緩。呈漿液性浸潤。示復舊機之不良。結締織亦膨脹。被以漿液膿性滲潤。淋巴腔往往充以膿汁。爲白色線條。而連於子宮周圍結締織。而因處處顯然擴張之故。遂有誤認爲膿瘍者。又被包子宮外面之腹膜。有溷濁而附著以凝血或膿汁者。前者卽爲續發所謂子宮周圍炎之道程。後者則示併發骨盤腹膜炎之狀。有時有創傷傳染。未起子宮內膜炎。而由頸管損傷進入。直起子宮周圍炎者。或炎症波及於喇叭管粘膜。惹起所謂產褥性喇叭管炎。Salpingitis Puerperalis 若剪綵速癒著而來喇叭管腹腔端之閉鎖。膿汁蓄積於腔內之時。則有形成喇叭管膿瘍 Pyosalpinx 者。然此概屬稀有。蓋此前因呈子宮粘膜炎性腫脹之故。閉鎖喇叭管子宮開口部。遂妨害病菌之竄入也。

症狀多發於產褥第二乃至第四日。(一)體溫上昇不著。上下於三八—三九度之間。(二)脈搏强實而不頻數。(三)惡露其量夥多。或有血性。或呈汚穢褐色精液樣臭氣著明。後來有全然變爲膿性者。又有腐敗菌之混合傳染時。則放甚不快之惡臭。(四)子宮因復舊機不良之故。遂爲過大。且有全般性或限局性壓痛。(五)籍膣鏡。檢子宮膣部。認有被以硬著之汚穢炭白色苔皮之潰瘍。方為本症之確徵。然其又有缺如者。不可忘也。

豫後。雖有如上之發熱。脈搏亦準之而頻速者。然若(一)腹部平坦。且無疼痛者。得適當之治療。可於數日病狀輕快。(二)反之雖施治療。發熱仍持續。或更昇騰。子宮側方亦覺疼痛時。則不可不疑為子宮外膜炎或子宮周圍炎之繼發。又(三)若脈搏來異常頻數。且起腹部膨滿者。則不可不思為全身傳染之初期。

診斷。由如上之症狀。診斷比較的容易。(一)子宮膣部之產褥性潰瘍。雖非為必發者。然此存在之時。則診斷的價值大。又(二)露出子宮膣部。淨拭子宮口緣後。用已消毒之參參耳賴音氏玻璃製消息子管。Doederlein' sches Sondenrohrchen, 送入子宮腔內。採其內容檢之。則認病原菌主為連鎖狀球菌。反之在腐敗性內膜炎者。則存在大小桿菌及諸種之球菌。其他(三)於腐敗性內膜炎者。以甚惡露而有血性或來真性出血。疼痛性後伴之為陣痛等。為其初徵。如發熱及子宮壓痛。甯可謂之為後續者。反之在敗血性內膜炎者。屢屢子宮之壓痛先到。此際體溫昇騰。已稍值注目。此等亦足為診斷之一助也。

療法。(一)子宮若覺壓痛。則立即於下腹貼以冰囊。(二)同時若認子宮過大。則投以麥角劑。促其吸收。又(三)若發熱時。可先一日一二回。以多量之「利瑣耳 Lysol 液」一石炭酸水等。行膣洗滌。(四)若放惡露惡臭。更可一日三四回洗滌。如斯後無幾。若去惡臭。此即腐敗分解起於膣內者。(五)反之若惡臭仍持續之時。則不可不進而行子宮內洗滌。雖然在本症者。因病菌速沿淋巴管及血管。竄入組織內之故。則洗滌者僅爲除去表面壞死組織。而助自然治癒而已。在本症施粘膜搔爬術。不惟無効。且反生新創面。而促炎症之蔓延。又妨害肉芽壁之形成。加之使淋巴管及血管露出。因而便於病菌之進入。故有繼發腹膜炎或膿毒症者。宜禁忌之。又如碘酯一半氯化鐵液氯化鋅之强烈腐蝕劑。應用於子宮腔內。不僅不能達完全消毒之目的。且有來症狀之增惡者。是以不可不深注意也。蒸氣燒灼法。其効似亦少。炎性症既見輕減。則去冰囊而代以下腹之濕性溫罨法。且使之順利便通。若子宮復舊機不全時。使持續服用麥角劑。

三　子宮周圍炎(骨盤結締織炎或骨盤蜂窩織炎) Parametritis (Entzundungen des Beckenbindegewebes.)

病菌若侵入子宮周圍鬆疎而富血管及淋巴管之結締織內時。則速蕃殖蔓延。於玆惹起炎症。病菌雖多由子宮粘膜之病灶。沿淋巴管而來者。然亦有因頸管裂傷。露出骨盤結締織之一部時。則細菌直卽竄入者。

病理解剖。起初起自近子宮頸部。遂由此漸次蔓延。多來於一側。然侵二側者亦不尠。在初期者局所結締織充血腫脹。被以漿液及小細胞之浸潤。內含多數連鎖狀球菌及葡萄狀球菌。如此所謂化膿性浮腫。Purulentes Odem 有時甚瀰蔓而來散漫性子宮周圍炎。Parametritis diffusa 普及於直腸膣及膀胱之周圍。而發直腸周圍炎。Paraproctitis 膣周圍炎。Paracalpitis 及膀胱周圍炎。Paracystitis 加之沿腹膜後結締織。有達於腎臟部者。雖然因肉芽壁之發生。成爲限局性炎症。Parametriti s circumscripta

者多且散漫性炎症。生滲出物者甚少。反之於扁靱帶兩葉間。生限局性硬固之滲出物則頗多。僅於其一側者。因之有將子宮壓排於反對側者。然若來於兩側。則子宮終失其移動性。有時滲出物。於泡怕耳式 Poupart 氏靱帶之上方。直達於前腹壁之表面者。加之經腹壁內面之腹膜下。臻於臍部者有之。

如上之滲出物。爾後之運命不一。(一)有因病菌之死滅而病機停止。滲出物漸次成硬固。同時縮小。經數週則全吸收而不留痕跡者。又或有其量稍大時。則亘數月乃至數年。始消失者。(二)有陷於化膿者。如斯時則體溫一度復於平常。而於一—二週。更再見發熱。此際生數多之膿灶。漸次相融合。遂化成一大膿腫。終於直腸膀胱前腹壁間。於子宮膣或腹腔等穿通而排泄膿汁。

狀症。子宮周圍炎至產褥第二乃至第四日間。有於一週後始發。其來爲緩慢。非如子宮外膜炎之峻烈。爲惡寒戰慄之先驅者罕。體溫昇騰。雖有時達四〇度以上。然多爲三九度內外。而初爲稽留性。若至於局所生膿瘍。則朝時下降。夕刻復上昇。顯呈弛張性。

疼痛。一般雖比子宮外膜炎輕微。然亦有劇甚者。初亘下腹部全般。於一兩日限局於子宮側方。放散於同側下肢。因局所之壓迫。身體運動或咳嗽等而增劇。且有因此而來病機之增惡者。又於滲出物大量。能壓迫周圍神經幹。因之發神經性疼痛者。

發熱持續大概數日。然若炎症之蔓延甚與滲出物大量之時。則有亘週餘者。脈搏僅隨體溫上昇而頻數。被全身狀態而障礙者微少。

內診上。密接於子宮側壁。觸得揑粉樣柔軟之腫脹。壓痛甚。雖不能知其限劃。然漸次硬固。疼痛輕減。且同時限局而形成鷄卵大乃至大人頭大之腫瘍。雖然。其至於此者。若病機之進步已休止。不陷於化膿時。則可依適當之療法。比較的速被吸收。否則於爾後經過中。屢屢再發疼痛發熱。反復曠日而不能離病床。因之患婦之榮養顯被障礙。若滲出物愈增大。則壓迫神經靜脈。其他周圍臟器。而來下肢之感覺異常疼痛麻痺靜脈怒張浮腫運動不如意利尿困難便祕等有之。又滲出物威脅於大腰肌附近之時。則患婦屈折其股膝兩關節。以輕減疼痛。若强使之伸展。則訴劇痛。如此滲出物。終成軟骨樣硬固。往往於其中心。藏有化膿竈。吸收極緩慢。有亘數月乃至數年者。已如上所述。

倘滲出物化膿之時。則來高度之弛張熱。終穿孔於皮膚或周圍臟器。而治癒者有之。而其來於皮膚者。於泡怕耳氏靭帶之上方。爲最多。又屢屢破壞直腸。此際先與發熱同時。而來裏急後重。漏粘液便。及至穿孔。則體溫忽下降。便意荐到。而由肛門排泄多量之膿汁。於膀胱穿通者。其症狀亦相若。尿意頻數。次由尿道排出多量之膿汁者也。其他於膣或子宮。有爲穿孔者。來於腹膜腔者甚稀。於斯際常將來汎發性腹膜炎焉。

有時於滲出物內。多數之小膿瘍。順次相繼發生。因之有持久發熱。或有招致身體諸臟器之澱粉樣變性者。又滲出物陷於腐敗。有放甚惡臭者。是恐因么微生體由腸管竄入於局處所致也。

診斷。存於子宮側方一捏粉樣柔軟散漫性腫脹。於本症爲特異。有時依外診。亦有能觸知之者。雖既生滲出物。亦不能劃然分其境界。且以一部分連續於骨盤內面。可與新生物或已變位之子宮。須鑑別之。滲出物化膿時。遂爲柔軟。增劇疼痛。且發消耗熱。反之其硬度加者。則爲其縮小及吸收之象徵。

子宮周圍結締織之腫脹。即所謂化膿性浮腫者。以其爲重篤敗血症之先驅之故。於其初期。判知將來果齎以敗血症或膿毒症則困難。不止此也。且屬於不可能之事。然若一般發熱保中等度。脈搏强實而不頻數。滲出物之形成迅速。加之全身症狀僅微者。多終於限局性。反之若局處症狀輕微。有時不覺疼痛。不能觸滲出物而發熱顯然。脈搏頻速者有之。如此者則爲豫報重症產褥熱之切迫者也。

豫後。留於限局性者。雖一般豫後佳良。然其滲出物之吸收緩慢。或陷於化膿者。則徒遷延經過。阻礙榮養。遂於衰憊之餘而有仆者。又續發敗血症或膿毒症者。豫後不良。

療法。於初期者使居於絶對的安靜。雖檢診亦節之。若偶有行之者。亦專以愛護爲旨。而於下腹部貼以冰囊。或冷濕布。投以大量之阿片 Opium 劑。或嗎啡 Morphin 以緩和疼痛。兼鎭靜腸蠕動。又經過亘久者。則供給以滋養食餌。務努力維持榮養。

對於發熱。可不必要特別之治療。蓋在產褥熱者。亦與他之傳染疾患同。體溫上昇。乃對於病毒身體有力反應之徵。而有治療的有効者。故不可妄鎭壓之。雖有依「規甯」Chinin 水楊酸 Salicylsaure 「安替匹林」Antipyrin 等之解熱劑。偶見僅少之體溫降下。然須臾即發惡寒戰慄。再爲昇騰。患者更覺不快。不惟此也。又能有障礙胃及使心臟衰弱之不利。故避之爲宜。

若體溫已下降。可代冰囊而用以溫罨法。每二三日。藉灌腸或緩下劑以計便通。至解熱後經二週日。若滲出物稍成硬固。則反復行全身浴。熱性膣洗滌。依「伊希焦耳」甘油 Ichthyol Glycerin 等之 Tampon 及下腹部之熱氣浴等。以促其吸收。又膣壁之近滲出物部分。有塗布碘醇可奏効者。用爲內服藥。

能促進吸收者。尚未有之。從來雖慣用碘化鉀。然以其大損害食慾之故。亦不足推獎也。爲外用者。於患部用碘醇。碘軟膏。莨菪軟膏等。其他局處之按摩。Massage 雖亦有効。然因解熱後數週。尚於滲出物內方有病菌生存者。若於此際施按摩時。則將此送入血行內。有使炎症再發。故若非全慢性者。可不行之。滲出物已爲化膿之時。可速切開。排泄膿汁。而通例於腹壁或於膣壁施之。於前者若不易達於膿瘍之時。則可豫爲試驗的穿刺。以明其所在。沿其刺針而切開之爲宜。又欲防膿汁漏洩於腹腔內。可先將腹膜創緣。縫合於膿瘍面而後切開其壁者有之。於後者。於滲化物近表面之部分。由試驗的穿刺而確知其內容之性狀。及膿瘍之位置。然後行切開。其大至少須容易通過手指。此際務以不損傷子宮動脈爲最緊要。如弗蘭次 K.Franz 氏極言膣式切開。决非可推獎者之理由。蓋不外以子宮動脈之損傷。恐來强出血故也。膿汁排泄後。以「沃度封」紗布 Jodoformgase 送入腔內。操作遂終。爾後每日交換之。恐有膿汁蓄積之時。則可裝置橡皮製排膿管。又分泌量多時。亦可試以腔內洗滌。

將於直腸或膀胱爲穿孔者。可將之委於自然之經過。若穿通膀胱。膿性尿長持續之時。則以二%硼酸水洗滌膀胱。雖然。又終須待外科的手術者多。

（未完）

法醫學上之處女膜

羅榮勛

今世之人。每以貞操爲重。以貞操問題。關係於女子之名譽道德甚大。故常有於婚前受醫生之檢查。不過欲得一紙證書。以證明其人之潔身自愛。然此類證書。匪易於發給。責任之大。莫能言喻。醫生不能誤斷。證書不能亂發也。故有因貞操問題。訴訟法庭。辯論不休。以求全其名譽者。然處女膜之識別非易。故不可不慎也。貞節與否。端視乎處女膜之形狀。故在法醫學上爲一重要問題。今特述之。非無因也。設今有一女子。焉被逼成姦。則其所存之一般痕跡。皆在診察之列。欲證明其是否處女。祇視乎處女膜之性質而定。乳房之外觀。及掩蔽小陰脣之大陰脣之半。固陰道前庭之狹窄。以上諸點。常爲處女的特徵。但不能區區以此而斷定其是否處女。因此數點。與該女子之全身體質關係密切。故其發育。可因而差別甚大。其最要者。則爲未破之處女膜。但在特殊情形中。對於處女之徵候。有時亦難以證明也。

處女膜爲一隔開陰道前庭與陰道之皺襞。其形狀之不同。與變遷。可因人而異。最常見者。爲環狀之處女膜。(Hymen annularis) 中有一孔。呈半月形狀者。則爲半月狀之處女膜。(Hymen semilunaris) 其邊緣呈鋸齒狀者。則爲鋸齒狀處女膜。(Hymen denticularis) 其鋸齒多屬齊整。及不達至陰道壁。而外傷之裂口則不然。

葉片狀之處女膜。(Hymen lobatus) 成破裂之形。剪綵狀處女膜。(Hymen fimbriatus) 則有氈毛。有隔處女膜。(Hymen septus) 卽有結締纖之隔壁。將處女膜分爲大小不同之二段。其隔壁發育不同。有時完全將其分爲兩段。有時則只造成圓錐狀體。處女膜之固度及擴張性。各自不同。間有種處女膜。其擴張性頗微。而抵抗力則甚强。另一種易於抗張。雖擴强之時。亦不至於破裂。尙有一種當性交時破裂甚易。如係抗張性甚强之處女膜。可以手指或勃起之陰莖通過之。而無損害。

處女膜之位置。亦因人而異。未成年之女子。生理上其膜較低。及常合縐。此褶縐若將陰道入口處擴張。則能伸展。

處女膜孔之大小。亦有變更。在成人之婦女。多能通過一小指。

倘有成年之女子。在受醫生檢查其處女膜之外觀及形狀者。當取一適當之臥法。與檢查婦科病同。如檢查女孩。祇須將其兩腿向外轉。及大陰脣張開。幷以一探針使處女膜之褶縐伸展。便能立斷。

性交時倘處女膜能充分擴張。則可不致於破裂。間有已婚之婦人。經多次之性交。而處女膜毫無損傷者。皆因其處女膜能十分擴張。及其處女膜之孔甚大。故雖有男子生殖器之侵進。而不致於破裂也。若祇放進至陰戶前庭之處。則處女膜當亦不致於破裂。倘處女膜之孔小。經真正的性交後。必然破裂。因性交而成之處女膜裂痕。乃從邊緣而起。其深淺程度不等。其形態與處女膜之性質及性交之式樣。成密切關係。當處女膜被衝破時。則有微量之出血。及疼痛之感覺。倘該婦女被姦後不久。受醫生之檢查。則能發覺裂痕之血跡。紅腫之邊緣。處女膜之裂口。數日卽能痊癒。及遺留僅見之瘢痕。故性交後不卽來檢查者。則新有之裂創。與處女膜固有之齒鋸狀邊緣。分別亦難。處女膜經性交之後。其齒鋸狀邊緣。直達陰道壁。倘得此檢查之結果。則該女子最少已有一度之性交無疑。但失貞於何時。由齒鋸狀檢查之所得。則不能決定。有時數月大之小產。處女膜亦可無重大之破裂。雖生產後。處女膜殘餘仍然遺留。即所謂處女膜痕。(Carunculae myrtiformes) 是也。且性交亦不能使處女膜完全毀滅。處女膜除因性交亦可因別種情形而致毀傷。譬如跌在硬或尖銳之物上。可以致之。但其他部份必有損傷。婦女生殖器重大之發炎。傷寒。天花。白喉。花柳。水癌等病。皆可使處女膜損壞。女子手淫。或不致將其處女膜弄破。因手淫時苟有些少破裂。痛即隨而自禁。但處女膜因手淫可不破裂而伸展。惟有時偶一伸入手指。即可破裂。此事曾見之於犯姦之童子。彼因女子之生殖器狹小。不能行其所欲。乃試用手指擴大之。此當可發生重大之生殖器損傷。(如會陰破裂。陰道壁破裂及其他等。)

當處女膜破裂受傷之檢查。在放入陰道擴大器或其他器械之前。應要謹愼從事。蓋可因此而致診斷錯誤也。

在處女之屍體上檢查其處女膜時。須知其膜可因腐敗而毀壞。

因性交或手指之伸入。除處女膜可破裂外。尙有陰唇繫帶舟狀窩 (較少見) 或會陰等。此種特別見於生殖器發育不完全之女童被强姦時。甚至在成人之婦女。亦發生重大之損害。如陰道裂破等。但此部份破裂。多見於用手指或硬物插入。

倘有女子被姦汚。而兼有出血者。欲證明其是非。則其染血之衣褲等物。被姦者或其親屬。須呈出檢驗。醫生雖已證明其爲人血。然仍未能證實該血由原告之生殖器創口而來。蓋此血可爲月經之血。但經血凝結頗難。及多含富於動物性澱粉 (Glykogen) 由生殖器而來之細胞。可將其血點痕跡在鹽水內小心細析於檢驗玻片上。染以路哥氏（Lugol）溶液。則上皮細胞卽變褐色。且更可將血點。照平常標本入地蠟法（Panaffin-Einbettung）及切片作顯微鏡之檢查。如有沃度澱粉反應。（Jodreaktion）則當想及其他之細胞。如男子尿道細胞。亦受沃度（Jod）溶液染成褐色。

被姦不久。欲受證明。倘檢查該女子身體時。處女膜無新鮮出血之裂創。及別無生殖器之損害。但醫生須證實其是否本爲處女。則惟有在陰道內外。生殖器。陰毛及其所穿之衣褲等。搜尋精液。此種工作十分困難。倘原告被姦之女子。呈訴痛狀。行路困難。大小便時痛等。法醫官仍應小心偵察。始能判斷。以後之性交。在成年之婦女。普通處女膜及生殖器各部份毫無剖檢的變化。但在女童或老婦。則爲例外。因其生殖器發育欠缺及萎縮。且以後反覆而行其性交。必至損傷也。

中外醫事年表補遺

陳邦賢

商

西歷紀元前一四〇〇年。腓立斯人發生肺炎疫。田鼠盡斃。

周

西歷紀元前七一三年。西內尺立氏之兵。得大疫。謂與地鼠有關。

西歷紀元前三七二年。阿芙蓉發見。

南北朝

西歷五四二年。埃及發生鼠疫。

明

西歷一六一六年。疫始起於旁加旁。後漸傳染於北部西部。共歷八年。而染者多死。尤以印人爲甚。

西歷一六二三年。印度瘟疫大作。

凋漢格謂印度始有此疫。蓋古書未有紀之也。

清

西歷一六五七年。哈維歿。

民國紀元前二五〇年。西歷一六六二年。康熙元年。詔禁女子纏足。

民國紀元前二四七年西歷一六六五年康熙四年收回禁止纏足成命。

西歷一六九五年英醫格魯發見硫苦。

西歷一七〇三年印疫復作於南方。

民國紀元前一八三年西歷一七二九年雍正七年頒布禁止雅片輸入之上諭。

民國紀元前一七六年西歷一七三六年乾隆元年貴州瘟疫盛行。

西歷一七四三年哈勒證明筋肉收縮之原因。

紀元前一二〇年西歷一七九二年乾隆五七年雲南鶴慶賓川等處發生鼠疫。

西歷一七九三年蘇格蘭解剖學者漢特死。漢特爲發明比較解剖學者。

西歷一八一二年印疫復至西部。

民國紀元前九七年西歷一八一五年嘉慶二〇年嚴禁鴉片輸入。

民國紀元前九一年西歷一八二一年道光元年兩廣總督阮元奏禁鴉片。

民國紀元前七四年西歷一八三八年道光十八年重申纏足之誡令。

西歷一八六五年僧人曼德氏 Mendel 發見植物遺傳之理由是推及於動物。

西歷一八七一年韓仙氏 Hensen 發見痲瘋菌。

達爾文人類由來出版。

西歷一八七四年德國政府下今强迫人民至少種痘兩次。

民國紀元前三六年。西歷一八七六年。光緒二年。定禁種罌粟條例。
天津蘇州設禁煙館。
西歷一八七六年。德醫柯克發見細菌生殖之理。
西歷一八七七年。柯克發明染料察菌之法。
年琪氏 Gies 證明攝取砒素二月後能增加體重。
西歷一八七九年。奈色氏 Neissey 發見淋菌。
民國紀元前三二年。西歷一八八〇年。光緒六年。各省禁閉煙館。
西歷一八八〇年。瘧蚊之發見與黃疫地中海疫之制止。
法國軍醫官拉非蘭氏 Laveran 發見瘧疾原蟲。
台氏 Delpeusch 證明砒素能增加紅血球之數量。
西歷一八八一年。巴斯德發見肺炎菌。
柯克發明種菌法。
西歷一八八二年。確克發明固體培養劑。對於細菌研究之方法爲唯一莫大之貢獻。
和拉尼爾氏有發明人工氣胸術療肺病之理想。惜未能實現。
達爾文殁。
西歷一八八三年。巴斯德發明用菌注射之理。

西歷一八八四年。克來對 Crede 發見淋病致盲預防法。

西歷一八九一年。秦次半氏 Guensberg 提出麻黃精製藥又名安佛特林。

西歷一八九二年。德國韓柏城發生霍亂波及城區。凡二百七十有一處。

法福爾氏 Pfeiffer 發見時疫流行菌。

民國紀元前一七年。西歷一八九五年。光緒二一年。西婦山德夫人創設天足會。

西歷一八九五年。勞斯氏 Roass 發明鈎蟲病。

民國紀元前十六年。西歷一八九六年。光緒二二年。康有爲在廣州創辦不纏足會。

民國紀元前十四年。西歷一八九八年。光緒二四年。領事團及稅務司。會同蘇松太兵備道蔡鈞議定建立防疫醫院於吳淞口外之崇寶沙。

叩約翰在廣州創設瘋人院。

西歷一八九八年。英醫勞斯氏發見花蚊爲傳瘧之媒介。甘黎夫婦發見銑。

西歷一八九九年。羅德 Rood 與卡羅爾 Caroll 發見白斑蚊爲黃熱傳染病之媒介物。

日本下令禁止政府以外雅片之輸入。

西歷一九〇〇年。印人死於熱症者四百九十一萬九千五百九十一人。其中屬瘧者居多數。

日本發布雅片令施行規則。

民國紀元前一〇年。西歷一九〇二年。光緒二八年。頒勸戒纏足之懿旨。

西歷一九〇四年。德史氏 Stoly 用人工製造副腎精。

西歷一九〇五年。德醫鮑爾對 Bordet 與秦諾氏 Genon 發見啼嗽菌。

民國紀元前六年。西歷一九〇六年。光緒三二年。嚴禁吸食鴉片並頒布禁烟章程十條。

民國紀元前三年。西歷一九〇九年。宣統元年。開萬國鴉片會議。

西歷一九一〇年。甘黎夫人發見純鈚。

西歷一九一一年。亞氏 Onaka 發明微量之砒素能促進身體之長育與新陳代謝之機能。

民國

民國元年。西歷一九一二年。全國禁煙聯合會開會。

民國四年。西歷一九一五年。洛克裴勒基金團中國醫學部與協和醫院合辦。並大事擴充。

西歷一九一五年。奥國司丹納赫發明科學的返老還童法。

民國五年。西歷一九一六年。北京協和醫學校在紐約州立案爲醫科大學。

中華醫學會等四團體組織中國衛生教育會。

甘肅洮州發生鼠疫。

西歷一九一七年。斐德氏 Feldt 發明雙鈉作用。

按最近數年。德人利用此法。療治各種癆病。

民國七年。西歷一九一八年。江浙諸省。流行腦膜炎。鼠疫傳入山西綏遠及伯子巴隆拉薩齊等處。

並組織防疫委員會。西歷一九一八年英中央政府特立衞生部。
民國八年。西歷一九一九年。北京組織中華萬國禁烟會。
令嚴懲運售嗎啡。
嚴禁陜省種煙。
民國九年。西歷一九二〇年。上海租界分期禁閉妓寮。
東三省直隷山東等省流行鼠疫。
西歷一九二〇年。美國實施禁酒令。
民國十年。西歷一九二一年。北方第三次大疫。
西歷一九二二年。Bernon 發明油胸術。
西歷一九二三年十一月。開第三次萬國血清等研究會議。
民國十四年。西歷一九二五年。霍亂流行上海諸地。
民國十五年。西歷一九二六年。夏季上海霍亂大流行。
西歷一九二六年。Birkhang 仿 Dochey 製造猩紅熱血清之法。發明丹毒血清。
瑙威人民投票公决繼續禁酒問題。
民國十八年。西歷一九二九年六月。甯波市醫師公會上衞生部書。呈請免除現在開業醫師考試。
上海中醫協會開會員大會。

瘧痢良方

沈仲圭

炎暑甫消。金風送涼。時疫漸見絕迹。瘧痢乘机竊發。查此二症。雖非重候。然亦具傳染性。苟不慎風寒。恣意口腹。感染亦至易易。且世人惕於時疫病狀之凶。生命之危。乃注射乏克幸 Vaccine 以預防之。食鹽水以急救之。而本病目爲輕淺小恙。輒不事醫藥。或亂投單方。馴致延成慢性。經年不愈。體質衰羸。事業荒廢。其損失爲如何耶。不佞略嫻醫理。心焉憫之。爰將經驗方藥。擇要列左。聊爲家庭自療之一助耳。

(甲)瘧疾方

柴胡　常山(酒浸炒透)　草果(煨)各一錢　檳榔五錢　水煎服

(圭按)瘧疾病原爲麻拉利亞原虫 Malaria 藉瘧蚊之媒介侵入人體。破壞紅血球所致。故其治法首當殲滅原虫。繼以補血健胃。金鷄納與撲瘧母星 Plasmochin 固爲本病特效藥。而是方據丁福保醫師之實驗。謂有同樣之功用焉。

(乙)赤痢方

生白蜜半盃　萊菔汁一盃　生姜汁一匙　白杏仁(搗成泥)三錢　陳細茶一撮　水煎服

(圭按)白蜜杏仁性能滑腸。有緩下之功。驅結腸之原虫也。(卽 Amoba) 生姜萊菔。消食滯。醒胃氣。助胃腸之消化也。(痢屬腸胃病。消化吸收皆起障礙) 茶葉消腸炎。補神經。所以協助主藥也。且白蜜調以姜汁細茶。配以生姜。皆爲民間便方。治痢甚効。是方初見於申報常識。嗣經周君子敍試用四十餘人皆護圓滿之効果云。

本報歡迎投稿

▲本報以融合中西醫學。介紹衛生常識。彼此發揮思想。研究學術。而促進醫藥界之進步。及公共衛生建設之實現爲宗旨。如蒙諸君投稿。不勝歡迎。特訂簡章如左。

一、投寄之稿。或自撰。或翻譯。或介紹外國學說而附加意見。其文體不拘文言白話。均所歡迎。

二、投寄之稿。望繕寫清楚。

三、凡稿中有圖表等。務期明瞭清潔書於白素紙。以便直接付印。譯外國名詞須註明原字。

四、投稿譯稿。請將原文題目。原著者姓名。出版日期及地點。詳細敍明。

五、稿末請注明姓字住址。以便通信。至揭載時如何署名。聽投稿者自定。

六、投寄之稿。揭載與否。本報可以豫覆。原稿若預先聲明並附寄郵資者。可還原稿。

七、投寄之稿。俟揭載後。贈閱本報爲酬。

八、惠稿請寄上海梅白格路一百廿一號醫學書局中西醫學報編輯部收

漢藥神效方序

——原名皇漢名醫和漢藥處方——

日本石原保秀述
沈乾一譯

醫有大法。儼乎其不可犯。要卽應病與藥也。是必須有察秋毫之明。及方證相對之投藥。而後醫方可謂之國家之司命。生民之父母。但名醫常有而明醫不常存。且實際上病類之多。藥物之夥。所謂五色之變。不可勝視。五味之美。不可勝極。故欲使方證常相一致。或者不可期待。

惟現代醫學之進步。實有足堪驚嘆者。生理病理診斷解剖試加歷舉。皆能極其堂奧。穿細入微。千變萬化。有如百花繽紛。甯謂斯也無倉扁哉。但再退而細察其內容。外科方面雖可覺滿意。而內科治療方面較之五十年百年之前。果曾有幾何之進境歟。

試取日本藥局方檢之。計有藥物七百六十餘種。其中除去劇毒藥。外用藥。所餘五百餘種藥中。對於各種疾病。堪稱爲特効藥者。果有若干歟。是不能不使余爲之憮然而歎。悵然而悲者。何況今之醫學醫術。大部分皆模倣泰西。直譯泰西乎。吾故以爲我醫學醫術有大改造之餘地。有大省察之必要。換言之。採長補短可也。改舊創新固屬緊要。但若汲汲於模倣直譯。忘其國本。忘其風土。忘却氣候體質食物及其他一切關係。則爲余所竊不取。棄家雞而愛野鶩。崇犀象而賤牛馬。吾所不與也。

言其極近之例。如長井博士之(愛費篤林)(Efedrin) 是也。長井博士之抽出此成分而發表之者。在去今四十年前。卽明治十七年事也。但邇來人之視此若何乎。除有二三用之者。謂其主治作用。在於散瞳而已。餘皆耳無聞。目無見也。但自昨年經泰西諸家之研究發表。其對於喘息有決定的價値以來。立卽引起我臨床家之注意。而應用者亦驟增。成爲逆輸入之勢焉……夫（愛費篤林）不待言。卽漢藥中麻黃之主成分。而麻黃早已爲我漢醫所用於中風。傷寒。頭寒。溫瘧。欬逆上氣。痰哮。氣喘。皮肉不仁。赤黑斑毒。風瘮痺。目赤腫痛。水腫。風腫等。明言之。卽早經漢醫實驗而證實者也。當制定日本藥局方時。有黃連。而又輸入哥倫母。有川芎。當歸。而又輸入安傑利加。有遠志。而又輸入攝湼瓦。大黃有適於國人之輕質者。亦棄不用。反輸入歐州之重質大黃。或有烏頭附子。亦棄不用。而樂用阿哥尼丁。(Aconitine) 此去年之日本醫學會總會。朝比奈博士所指摘者。近如排嗎啡而常用（般篤幫）。卽使我醫界亦不免有流行變遷。但此究屬何事何意。吾所不慊於模倣的。直譯的。盲從的醫學。蓋卽指此。

更進而言之。在明治時代。尤其初年。爲人所棄如敝屣。卽在今日。一部分間。尙視之如古董之漢和醫方中。如此種卓越藥物。實際甚多。我漢和醫術。實有不許泰西醫術追隨之美點。長處。在上下二千載。其間祖先經過多大犧牲。所發明研究。而遺於吾人之漢和醫術。能謂爲絕無可學者乎。於醫之心術。診視。湯液。自有我東方獨特境地。本不待鄙陋如吾者。爲之大聲宣布也。

時哉時哉。近時漢和醫術。漸有復活之兆。可徵之諸種刊行物。及其他世態。竊爲之愉悅不禁。尤以近年。能將吾鄙陋研究之一端。連載之於醫文學誌上。（導摩坐功考。摩療及日本醫學之發達）使吾之念此也彌切。今更得將如本書者。公之於世。以乞我醫界之一讀。亦不外上述之旨趣。語曰。醫欲求善醫。須先選其藥。本書卽本此意。對於我今日之醫界。能因此供給何等資料。則非徒編者之幸也。

修正達生篇序

孫祖烈

達生篇爲我國舊有之產科學書。文辭通俗。老嫗都解。家庭中莫不手置一篇。爲婦女臨產時之參考。余涉獵是書。係民國初元習醫時期。喜其說理精警透澈。蓋著者亟齊居士生於有清二百年以前。將其一生所得產科之經驗。推倒一切無根據之陳見。獨創新義。一任生理之自然。其學說戛戛獨造。與近世歐美最新產科學理相符合。洵我國醫學上傑出之人才。値得後人傾仰者也。惟著者因時代關係。書中間有與近代學理相違背之處。且後人又增加續篇。妄設藥方。駢拇枝指。徒失真意。當時頗欲將原書重行編訂。將其不合學理者刪去。增加妊產婦攝生之法。付印以廣流傳。今庚仲弟道始來掌鄉邦。夏日疫病流行。適同道王海濤先生哲嗣世偉君自北平協和醫校回里。余遂介君任時疫醫院院務主任君秉性仁愛。自支持院務。昕夕不休。病人之賴以受治而愈者不可勝數。暇則切磋醫學。世偉君青年英俊。好學深思。甚恨相見之晚。一日君以其所編之修正達生篇示余。余展閱一過。與余欲修訂之宗旨相同。如留存原書精義。去其膚泛之詞。增加妊產婦衞生諸法。余有志而未逮者。君先我而爲之。至可忻也。余亟慫慂將此書梓行。以便利家庭婦女。俾有所遵守。亦有功於妊產婦之事。世偉君在協和醫校耑攻產科。有志深造。不日更有新大陸之行。觀光彼邦。以增新知。前途未可限量。此書不果爲其嚆矢耳。安足見君之志哉。

妊娠生理篇

華文祺　丁福保　一册　七角

是書于婦人之如何成孕。自成孕以至分娩。如何狀況。其間當如何衛生。胎兒在母體中。如何發育。如何成長。醫者對於妊婦。如何診斷。如何檢查。對於胎兒。如何鑑別其爲男爲女。爲單胎。爲雙胎。又如何鑑別其爲生爲死。爲頭位。爲臀位。無不分門別類。一一具載。非特產科家不可不讀。即家庭間亦爲必備之書也。

分娩生理篇 產褥生理篇 合編

華文祺　丁福保　一册　八角

此書凡分娩時之狀況。產婦之生理。胎兒之體位。產婆之手術。分娩後之狀況。產婦之生殖器變化及攝生看護法。嬰兒之生理的狀態及營養護持法。皆言之綦詳。

妊婦診察法

丁福保　一册　三角

是書爲診察婦人妊娠時一切之方法。內容分一問診。二狀態。三骨盤之診察。四外陰部之診察法。及妊娠徵候摘要。并附治妊婦嘔吐法。說理精確。言之不厭其詳。爲最完全之診察妊婦之書。

竹氏產婆學

丁福保　一册　六角

此書於妊婦之攝生。分娩時行事之秩序。產婦之攝生。初生兒之發育法。小兒之營養。產婦及初生兒之疾病。難產及手術等。皆言之綦詳。爲吾人普通智識中所不可缺者。我國之有產婆學。當推此書爲鼻祖矣。

新本草綱目自序

晉陵下工

日本小泉榮次郎君。深通理化學之藥劑師也。因西洋醫學輸入日本後。凡古來沿用之和漢藥品。士大夫幾以草芥視之矣。小泉君心不爲然。於是將和漢藥品專心研究者數十年。凡各藥之異名產地製法基本形態品類成分效能處方用法用量禁忌來歷等類。皆一一依次纂述。而以備考雜纂附焉。搜羅藥品至五百餘種。徵引諸家。頗爲賅博。成書二鉅册。名曰和漢藥考。（原書每部日金十二元五角。余買時合國幣十四元六角。）余見是書對於吾國藥物。有以化學分析其成分。而確實知其功用。得以別開一種新處方者。實爲吾國數千年從來未有之大發明也。至其博採舊說。亦詳而不煩。簡而有要。元元本本。燦然大備。新舊學說。冶爲一鑪。確爲醫界有用之書。非徒資博聞供談助者可比。余故亟爲譯成漢文。因其綱分目析。開帙犂然。故易其名曰新本草綱目。然國醫或以爲離經畔道。西醫或以爲土飯塵羹。皆未可知。是書成本甚鉅。故僅印百部。爲吾同志研究之資云爾。不足爲外人道也。

中華人民建國之十有八年十月晉陵下工識

新本草綱目例言

晉陵下工

一　本書原名和漢藥考。日本藥劑師小泉榮次郎君所著。和藥僅居少數。茲一律登載。如李氏本草綱目採罌粟淡巴菰例也。

新本草綱目自序

日本原書其藥名之排列法。以伊呂波等爲次第。不合吾國之用。故將全書分爲强壯健胃。瀉下利尿。收斂衝動袪痰。解熱清涼鎮靜。鎮痙鎮痛。解毒驅蟲。興奮緩和變質。催吐通經。引赤腐蝕賦形芳香。眼藥雜類。凡二十有五章。往往有一種而具數種功用者。則數章皆可收入。茲擇其最顯著之某一種功用而歸入某章。閱者若以爲歸類不當。則見仁見智。眼光各異。本不能强途人而同之也。

原書於各種藥物之異名。產地。製法。基本品類。成分。效能。處方用法。用量。禁忌。來歷。備考。雜纂等。皆詳爲著錄。各項中或有一二項闕者。茲皆一仍其舊。

各藥之有效成分。及醫治效用等。有經日本諸博士學士。暨各專門家精細研究而得者。已詳見於各雜誌。原書僅撮要摘錄。而附識各該雜誌名稱與號數於下。以備學者之攷核。茲譯亦一仍其舊。

原書所述各藥之效能。大抵本於日本人香川修德著一本堂藥選。寺島良安著和漢三才圖會。東洞吉益著藥徵。內藤尙賢著古方藥名表。小野蘭山著和漢日用方物略。丹波元堅著訂補藥性提要。三村玄碩著靈寶藥性能毒大成諸集。採用吾國之書。僅汪昂之本草備要一種而已。

漢醫處方。無不以數藥互相配合。但某爲主藥。大都不詳。原書所列諸方。多依據袁元熙校惠民局和劑方。加藤謙齋纂張氏醫通纂要。及醫療藥方規矩。那須玄竹著醫方集要。松下元眞著藥方全書。本鄉正豐著醫通日用綱目。平住惠安著醫方大成。東洞吉益著類聚方。方機。方極。古方兼用丸散方。香川修德著醫事說約。平岡水走著方苑。立花貞庵著古方分量考。喜多村直寬著傷寒雜藥類方。西川國華著上池祕錄。丹波元堅著觀聚方。山田元倫著名家方選。未織雄齋著經驗副方等集。凡各方附列某藥之後者。大抵某藥卽爲處方中之主藥也。

原書引用之單方。皆屢試屢驗而奏效甚速者。其方多依據日本人宜春庵著食物本草。奈良宗哲著袖珍仙方。林良適與丹羽正伯合著普救類方。穗積甫庵著救民妙藥。藤井見隆著妙藥博物筌。多紀元德著廣惠濟急方。多紀桂山著救急選方。船越君明著妙藥奇覽。原南陽著砦草。吉田威德著拔苦救民集。平野重誠著救急撮要及救急摘方。岡田靜安著農家至寶記諸集。他如故老之口傳及諸家之隨筆雜書等等。並選錄焉。卽原書所載之民間治療是也。本書易作單方。

原書所舉之用量。係一次所服之量。或本諸古籍。或質諸故老。惟和漢藥多天產物品。各藥不惟有精粗之別。卽培養產地。以及採收時期焙炙浸漬等項。亦大有不同。因之成分效能。遂有顯著之差異。故原書中所舉之用量。猶未可謂一定不易也。特示其大概而已。總之每日宜服三次。當三倍其量作三次分服可也。

原書內有%。卽百分之幾之記號也。如一%。卽百分之一。一〇%卽百分之十。一五%卽百分之十五。又如〇・一%卽千分之一。〇・〇一%卽萬分之一。〇・〇一五%卽十萬分之十五。餘類推。

雜俎

飲冰七日記

滌如

春、寒、豈、是、飲、冰、時、　己巳孟春之杪。寒氣襲人。春風似剪。晨起視法倫表。恆示四十度弱。而余於春寒料峭之際。忽有飲冰七晝夜之事。其中經過情形。似不可無紀述。所以飲冰者。乃爲扁桃腺截除術後。不能飲熱物也。此項腺體。位於喉之兩旁。在健康時。本可拘留病菌。無甚妨礙。在有病時。往往作鯁。或腫脹。或潰蝕。變爲病菌之策源地。而成爲灶心傳染之中區。能致風濕痛。腎臟炎等症。非用手術截去之不可也。

爲、去、雙、鵝、欲、就、醫、　余童年所屢患之扁桃腺炎。卽俗稱爲雙乳鵝者。近年又頻發。五稔以還。又患慢性腎臟炎。爲免除灶心傳染起見。蛀蝕之牙。先已剔去。惟此雙乳鵝。總思與之宣告脫離關係。乃在醫界中。徵集三華友之意見。俱以謹愼爲勸。商諸三西友。或擬爲我用電割法。或主張局部麻醉後用鏃鉤術。最後同學介紹得某手術家。允施割治。余詢血壓之高。有無出血危險。渠爲予試驗後。允設法防止之。乃約定於三月一日（舊歷正月二十七日）清晨七時半。至某大醫院。實施手術。余與此三十年來附於喉間之老伴侶。遂有脫離關係之希望焉。

晝、楝、雕、梁、超、極、頂、　動手術之前一日。余購特別止血藥。預藏於衣袋。翌日。偕內人同往某大醫院。距余寓約十五里。此院規模宏大。建築莊嚴。紫色大理石鋪地。其內部精美之構造。與日本東京之帝國霍太爾相仿。惟不及後者之大耳。其中手術室大小四五間。樓凡五層。病房數十間。均屬最新式之建築。各有浴室並熱汽裝置。電梯兩副。服務人員均分日夜兩班。設備之完美。罄竹難書。聞其土木工程。達三十六萬兩。平日僱用人員甚多。即一班看護。已達數十人。其中有英美俄丹諸籍人。謂余曰。該院每日之用度須五六百兩以上。故頭等病房每日每間雖收費一十四兩。且又外加特別治療等費。然尚虞不敷支配云。彼徒恃物質文明之醫院。於病者。究有大利益乎。亦疑問也。

鑷、鉤、手、術、亦、新、奇、　余抵院後。入病房。換衣裳。乘手動車。進手術室。時手術家方來院。正在易衣。洗手。未幾與我對坐。一面與我談笑。一面施行手術。不半時。所施局部麻醉法。以及鑷割術。均已竣事。敏捷可喜。余除打嘔外。未感其他痛苦。乃坐原車。入病房安臥。惟頻吐鮮血。亦常事耳。至十時許。頭忽暈而多冷汗。乃喚看護婦來。告其經過情形。旋以冰塊餉余。如是者上午凡三次。余知此非尋常應有者。命看護電話報告手術家。因十一時至十二時。爲其上午在診室中之時間。午後兩時許。頭暈又來。且咽下之血。積在胃中。頗不舒適。連嘔數次。吐出之血漸多。乃復命看護婦電話報告手術家。因其下午診病時間。爲二時至四時。詎看護佯言已報。陰實違抗不與通消息。該院向無駐院或值日之醫師。照例如有危險。看護理應設法令看護自己。既無止血之法。又無其他救急常識。而不爲予電召手術家來。殊出我意料之外。至午後三時許。所謂『續發性出血』或『後期性出血』之時。已臨喉間。血來如湧。而看護中無一知『續發性出血』之一事爲何物。但云祗須安靜。即可不出。依然不打電話。內人欲用電話。又不許在禮教極盛之古代。嫂溺猶可援之以手。從權也。今院中人員。祗知死守規則。不顧人之生命關係。不亦大惑不解乎。余不得已乃以滿貯血質之盆。示看護。未幾又示一盆。至此彼看護始受刺激。爲余打電話于手術家。然其時在四時以後。手術家已外出。電話不能達。余在四時至六時之間。失血甚多。滿頭冷汗。雙目昏花。四肢乏力。自知險象環生。深悔當初未從三華友之言。當斯時也。所備止血之藥。不能自行注射或敷用。並且『自做郎中無藥醫』。確是『有法無施處』。彷彿束手待斃而已。

血、湧、如、潮、將、及、危、

時看護尙責余多咳及多飲。以致血液之噴嘔。及見予狂吐。而面無人色。乃始驚惶失措。然又無法延醫。其中有一看護。蘇格蘭人。狂奔下樓。於路遇該院之某醫，請其急救。比至余授以特別止血藥。而不知施用。其時室內諸看護。及外來之醫生。均荒亂異常。手足無措。某醫見噴血之不可止。乃曰盍移之入手術室。爲之用全身痲醉。紮住血管。余微聞一人曰。脈息已沉細不能捫。庸可再施痲醉乎。乃羣相以手按余之脈息。忽提高而捫。忽放下而捫。爾時余適顏上冷汗涔涔。又下。復發暈一次。少頃掙眼一望。覺電火通明之室。如昏黑無光。不見人面。微聞人聲。卽人聲亦漸聽漸遠。乃知去世之期迫近矣。

忽、來、妙、手、善、護、持、

於是自思生平處世。上不愧於天。下不怍於人。不妨安心順天而行。視死如歸。憶大戰以前。余過倫敦病達百〇四度以上。其時尙在青年時代。幸卽霍然。今久病之軀。髮斑齒豁。經此挫折。大有今昔之感。乃閉目靜待。又頻嘔血。盆不及受。狼籍於枕畔褥邊者數度。人聲擾雜間。忽聞一熟人之聲。——似答某君之問——云手術家四時後出診。據稱有五起。大約須視畢方可到院。余啓惺忪之倦眼。乃見此人卽手術家之同事。害畢。卽啓視吾喉。隨曰。其出血之點。在喉之左部。有血塊。必拭去之。拭去後。乃於恍恍惚惚之中。見其爲余敷藥。按之約二三分鐘。雖覺辣痛。亦無法避免。旋聞其人言血已停止。祗須靜養。再觀其後。後聞此人。因診他症。偶然到此。蘇格蘭看護婦聞其聲。邀請來救。余託人以止血消息轉告內子。後內子入室。余曰。死生有命。憂急亦徒然也。自欲冒險與人何尤。君若心亂。盍早回家。手術家始終未接電話。追其自至。已鐘鳴八下矣。余要求院中人注射止血劑。以及生理食鹽水。並命兒輩爲余預備興奮『迷走神經』之劑。及夜半乃服之。手術家爲余延特別看護。駐院陪侍。余輙夜煩燥。嘔吐少量血液。作紫黑色。旋黑血亦停。惟疲乏不堪。如患大病。自覺呼吸長短不勻。拇指震顫無定。乃大虛之一種現象。翌晨自睬手掌。呈慘白色。鷄皮縐襞。如七秩老翁。

溫語勸人沁腦府　留院靜養中。特別看護見余煩燥時。屢囑余必須忍耐。必須靜默。必須蓋被。倘受寒侵。發生咳嗆。則喉間傷口。將大受震動矣。余甚感之。自施行手術以後。七日中之滋養料。均冰冷之物。因喉間受創後。惟冷液可入。熱者必致大痛。故所飲者如冰水。冰橘汁。冰牛乳。冰麒麟。冰檸檬汁。冰鷄湯等。幸而室中溫度。常保存六七十度以上。故斯夕飲冰。不覺其爲寒也。

樂爲輸血感仁慈　精神感召。又曰遠感。乃不易得之一事。余於病榻中。思念胞妹甚切。內人謂余曰。信已發出。余恐郵遞之遲。乃拍電甯垣。促其來敘。翌晨妹到。意必接電或信。詢之。信電俱未及見。因覺心中忽思赴錫。又思來申。又思赴他處。旋決計乘夜車來滬。此爲遠感之一例。堂弟在申。未知余入院。於余喉間出血之一夕。忽夢見余家擾亂不甯。內人有手足無措之狀。乃於星期日。清早。到余家探望。入內卽聞司閽者。始知余在院。創巨痛深。此爲遠感之又一例。胞弟及弟婦。憫余失血之多。鑒於近時英皇受輸血之益。發起化驗自身及予之血質。如果配合。樂爲輸將。後因余日見起色。其議方寢。友愛之深。勿敢忘也。故並記之。時民國十八年三月十五日。病後方一週也。

稿中小題目八個。連讀之。可湊成七絕二首。均押支韻。惜乎未足以博大雅之一粲耳。　湛如自識

隨便談談

濱江馮湘汕述

一關於醫藥上兩個疑問

(A)鎭咳祛痰這句話。每每爲一種藥物標明具有的作用。然據藥理學上的考察。凡是有痲痺氣管支作用的藥物。才能達鎭咳之目的。祛痰藥物的作用。不但須禁避氣管支之痲痺。且須有增進氣管支粘液作用。才能有祛痰的功效。故凡有鎭咳之作用者。絕對無祛痰之效。有祛痰之功效者。亦絕無有鎭咳之理。此兩種作用絕對非一種藥物同時具有之條件。那麼在現新藥每每標明理想的鎭咳祛痰新藥。豈不是叫人大疑不解的麼。

(B)鴉片慢性中毒禁斷的藥物。無論何種不能脫出痲醉劑之應用。若無該痲醉作用之藥物。則患者必感受非常的痛苦。此鴉片戒除法中不可少的一定療法。而官方中雖准戒煙藥之售賣。而內中之有痲醉藥者。須在取締之例。此種法令於實際的戒煙療法上。殊覺背謬。而已經官方化驗立案之戒煙藥。敢斷言說他。無有不含有痲醉藥者。此種背謬醫療原理的法律。殊覺疑怪。並不悉要不用痲醉劑來禁斷鴉片慢性中毒的患者。能否使患者不感受痛苦而達治癒之目的。望海內達者。起而告我。

二自然的良劑

洋車夫要拉着密司他就精神奮發。狂跑如飛。就象服用了興奮劑……密司。不是自然『的興奮劑』麼。

滑學生他臨到試驗期。試題揭出。他就汗涸涸下。搜盡枯腸。無以答對。就象服用了發汗劑……試題。不是自然的『發汗劑』麽。

守財奴他惜錢如命。一見多數的現洋。則雖有頑强的疾病在身。已就忘却了痛苦。象服用了鎭痛劑……現洋不是自然的『鎭痛劑』麽。

浮蕩子接着了娼妓的情書。他就神魂顚倒。痲木不仁。象服用了痲醉劑……情書不是自然的『痲醉劑』麽。

醫報叢鈔

白濁傳染途徑談

Die Therapie der Gonorrhoe.

天德

白濁爲花柳病中傳染最易而又最普徧之惡症。涉足平康之男子。幾於百分之九十九曾染白濁。白濁之傳染所以如是普徧者。實因患白濁之婦女。多纏綿難愈。又每每無顯著之證象。遂致淋濁一症。瀰漫全球。久而彌厲。其輕者滅絕家庭樂趣。減少個人工作力。其甚者且使人絕嗣。故著意撲滅白濁。亦民族主義下一最重要之使命也。白濁傳染旣以患白濁之婦女陰道爲大本營。故是篇論傳染途徑時。特注重于婦女陰道傳染之途徑。

一八七九年。德國奈塞爾博士(Dr. Heisser)所發見的白濁菌。爲完全特殊之寄生菌。僅生存于粘膜之表皮面上。傳染力甚大。不須特別之素因。及誘因。可以說每一男女。均有傳染白濁的資格。其粘膜上不必先有傷害。卽足以作白濁菌的優良養基。此菌且能生活於膣液與表面皮上。此種情事。易由顯微鏡檢查證明之。非臆斷也。膣液所含之白濁菌。常含於細胞內。借此特徵。可以鑑別一切疑似球菌。症已爲共曉之事實。吾人攝取其膿液。以顯微鏡窺之。若於無數白血球中。發現雙球菌。卽知其必爲白濁。毫無疑義。然試取婦女之粘膜而檢驗之。則雙球白濁菌不在細胞內。却在表皮之上。亦宜留神。

顯微鏡檢查材料。須從子宮頸或尿道中取出方好。從陰道取出的。極不適用。因膣液中。特別富有各種微菌。於無數球菌中欲認出白濁菌。實最爲困難。據克拉因（Klein）與柏林大學教授李浦曼(Liepmann)之經驗。女子急性白濁症。均可於尿道膿液中檢得白濁菌。故吾人於檢驗時。可用消息子裹以脫脂棉花。或消毒的白金針。（燒紅放涼）小心向尿道中（或子宮頸）挑取膿液少許。仔細勻攤于玻片上。用格蘭氏染色法染好而檢驗之。白濁菌之特徵。爲格蘭染法負反應。球菌成雙。且在白血球之內。少有經驗。卽能找出。白濁菌培養甚難。慢性白濁病症。常不能檢出白濁菌。以確定診斷。惟有時至易證明。因病狀病歷。已足表明其確爲白濁。有經驗之醫生。實勿庸再費神檢驗矣。

白濁無免疫性。曾患白濁而已治愈者。常能再受第二次以至數次之傳染。假治愈之老白濁。忽然復發。且能再受傳染。使病增重。

一奇異之現象。久爲有經驗諸醫生所覺察者。卽同染白濁之夫婦。對于白濁菌能習慣成自然。彼此相安無事。不再發現何等病象。若第三者與之通姦。則常被傳染而獲急性白濁是也。（Wertheim）

白濁菌爲粘膜之寄生菌。大概僅長養於粘膜表面上。其侵入組織層深處。則極不常見。潛入表皮細胞之皺襞。然常被阻於粘膜下層結締組織。而不克前進至侵入血管中。與病毒轉位。均不常見。白濁性病毒轉位。約居百分之一。故婦女之白濁性獨關節腫疼（肩肘或手腕等關節）及心臟炎症。概不多見。

白濁菌最易繁殖之處。爲單層及多層的圓柱表皮。扁平表皮雖不能說具有白濁免疫性。但實際上傳染該症者甚少。白濁散布於粘膜上。常現島狀形。無論尿道子宮頸抑膣粘膜等。均是一樣傳播。似乎白濁菌能使圓柱表皮變態。據顯微鏡檢驗。知吾人於長久的慢性白濁。尙能找出完全白濁菌之處。圓柱表皮已變爲卑下立方形的表皮。而且與扁平表皮近似。適合白濁菌生長之唯一扁平表皮。爲幼女膣內與陰門之嫩薄扁平表皮。白濁菌能在此流液內生活許久時間。然在有膿而且封閉的空洞中。如喇叭管等則死亡甚速。

白濁之傳染。無論急性與慢性。殆全由不潔之交媾而起。男子之白濁症。常由急性轉入慢性。潛伏而無病狀。却能傳染他人。後尿道及攝護腺白濁。更有此項能力。此許多婦女之所以暗受傳染而不易覺察也。其由衣服或不潔之物體接觸。介紹於婦女而爲病源。實不多見。故常以此爲傳染之來由相告者。蓋欲自掩其醜。非盡事實也。幼女之傳染。則當別論。蓋女孩之陰門陰道皮極薄嫩。傳染白濁。實較成人之堅厚陰門陰道。容易萬倍。白濁菌在溫濕什物及浴水中。尙能于廿四小時內保有其毒質。故由衣服浴水或浴海棉介紹白濁於幼女。尙屬可能。遇幼女傳染斯症。不可盡疑其由强姦或敗俗行爲所致也。婦女白濁。往往在毫無現象中進行。急性症亦然。傳播特別容易。預防亦至困難。以致蔓延不絕。爲白濁傳染之大本營。凡疑似白濁而無臨床病狀之症。欲免去疑慮。或證明診斷確實。全賴精密而且廣多的病菌檢查。一次不足以了事也。

初期的白濁傳染。恆有同樣之軌道。可定一規則。『即幼女之尿道及陰道先受傳染。成年婦女之尿道與子宮頸先受傳染』。但子宮頸不必同時受傳染。陰道則不受傳染。男子急性白濁。常僅傳染其婦之尿道。然亦間有尿道子宮頸同時受病者。患慢性白濁之男子。有僅傳染其婦之子宮頸而不及其他。此殆因白濁菌潛伏內部。當射精時始隨精液自尿道溢出。直接與子宮頸接觸耳。慢性白濁病人之生殖器分泌液中。有時不含白濁菌。故並非每次交媾均須感染疾病也。

白濁之醞釀期不長。可傳染的交媾後十二點鐘內卽能發覺。初次病狀。然亦能延長至二日後。子宮頸發現白濁病象。常須五日至八日。

前曾言白濁有一定最易傳染地點。其中尿道因位置之關係。實居第一。蓋當交媾時。陰莖上白濁性膿液。先擦落于尿道。而尿道之圓柱表皮。復特別適于白濁菌之繁殖耳。除尿道粘膜外。輸入於尿道前端之司客乃氏腺。較易傳染。吾人於急性尿道白濁。常見許多小紅傷點。圍繞于尿道前口。若用二灣曲細針。將尿道扯開。恆有小膿栓自司客乃氏腺流出。在此膿中。至易檢得白濁菌。其次巴爾桃林氏腺之輸出口。亦易感受傳染。最可注意者。此腺之本體。不受傳染白濁菌。僅滯留其輸出口中。

除幼女老嫗及孕婦之陰道。尙可傳染外。陰道膜殆有白濁傳染之免疫性。子宮頸傳染甚易。內子宮口。非不屈服于白濁菌。但阻力甚大。戰勝此關。亦殊非易事。必須有特殊情事。方能助白濁菌由子宮頸闖入子宮。此乃經驗之事實。於治療上有絕大之關係。不可不知也。處女膜過窄狹之婦人。陰門上亦間有因陰莖不能深入陰門之屢次交媾。而首被傳染。普通則多因尿道及子宮頸之膿液浸蝕與陰道同爲續發之白濁。

白濁自下部上竄曰『上行性白濁』。上竄時。子宮粘膜之傳染。僅爲過渡驛站。經諸多同樣試驗之證明。似乎子宮粘膜。不適宜於白濁菌之生長。故顯著的單獨子宮粘膜白濁極不常見。白濁菌能越過內子宮口。即易侵入喇叭管。而引起病症。因此管爲白濁菌之最好養基。且最適合於生活之條件也、白濁菌能自該管滲入於腹內。引起骨盤內諸臟之腹膜炎。最後亦間能傳染卵巢。使之膿腫發炎。

白濁菌無自動能力。必須用暴烈的生殖。方能自下向上進逼。佛郎慈博士(Dr. Eranz)以爲白濁菌自身僅能于婦女月經及產褥期中。或特別損傷時。乘機上竄。常見之最大損傷。爲不合宜之治療處理。初受傳染後。舉行特別劇烈之交媾。亦常能佐白濁菌之上升。月經與產褥中。子宮腔因局部或全部喪失表皮。徽具創傷。創傷極適於白濁菌之生長。故此時易得上行性白濁傳染。

白濁侵入各部分後。究竟作何等變化。殆須加以解釋。陰門大小陰唇及陰道之傳染白濁。在健康之成年人。特別稀少。惟老嫗與孕婦間或患之。則因其外表皮已起變化耳。孕婦之陰部。有强度的充血。並極富的分泌。此分泌液體能侵蝕外皮而潰爛之。以引起濕疹性變化。最適於白濁菌之繁殖。老嫗當月經停止時。生殖器之組織。失乎常態。而日就衰萎。反抗力既形息滅。則感受傳染。自必易易也。

陰門外之白濁。間或以尖形腫瘤。使人注目。若謂凡有尖形腫瘤之婦女。必有白濁。則大謬矣。幼女陰門。易得白濁理由。前已說明。傳染後。陰門紅腫異常。浮腫。而多津液之分泌。且有痂狀護膜。可見此種現象。病初起時。亦能甚形嚴重。灼疼發熱。瘙癢異常。足使病者寢食不安。

前雖言尿道最易傳染白濁。然亦不可誤信。患白濁之女子。百分中必有九十五人患尿道白濁。尿道粘膜之變化。常不甚顯著。有時尿道前口紅腫。小便時灼疼。亦有毫無病象可見。司客乃氏腺之入口處。能現小膿狀。凡環處於尿道周圍之紅小點及腫脹。即被傳染之司客乃氏腺也。

急性白濁診斷上。最重要之現象爲鼠蹊淋巴腺腫脹。俗名橫痃。吾人遇婦女之有焮腫而極疼的鼠蹊淋巴腺者。雖其尿道尙無膿液流出時。當想及白濁。下肢陰部等處若無濕疹膿瘡及其他皮膚病足爲淋巴腺腫脹之原因。則更能證明其爲白濁現象矣。

急性尿道炎之疼苦婦女不較男子爲輕。婦女急性白濁。而毫無病象者。並不罕見。大多數小便時微覺灼疼並不擾及安甯。因此患者怠於求醫。致急性白濁。常變爲慢性。毒菌上竄永不斷根。

膀胱傳染白濁。並不常見。人多以小便頻數。灼疼。爲膀胱白濁之病象。殊屬錯謬。查膀胱之表皮。防範甚嚴。白濁侵入頗難。故輸尿管及腎盂之傳染白濁。在婦女更不多見。

巴爾桃林氏腺傳染白濁時。其輸出口易成膿腫。而杜塞不通。普通均以該腺腫脹。多因白濁而起。實不可信。宜矯正之。該腺之膿腫由他種微菌。如大腸菌。及各種膿菌而生者。實較白濁性膿腫爲多。此膿腫之重要現象。爲輸出管紅腫。試將陰門擘開。卽見多數紅點圍繞于輸出口。卽此已可疑其爲白濁症。成年人之陰道。爲扁平皮所構成。扁平表皮之不易傳染。不亞於全身之外皮。子宮頸白濁所分泌之膿液。時常經陰道流出。而陰道仍多健康無恙。此亦陰道極難傳染白濁之一證也。其被傳染者。多爲孕婦。除發炎現象外。有時且能引起疣狀發炎。陰道遂因乳頭體之結節形增殖。而現粗澀的摩擦感覺。嫩細。而且靈敏之幼女陰道。至易傳染白濁。其現象爲腫脹過强。與分泌廣多。

子宮頸表皮之受傳染者甚衆。然白濁菌不能久存其上。亦不能侵入深處。子宮頸之粘膜表皮。必須因白濁菌之慢性刺激。由高等圓柱表皮。變爲卑下。而與扁平表皮近似後。白濁菌方能久存其上。不致中道崩殂耳子宮頸白濁之現象。爲膿液流出。但在急性傳染症。膿液亦能甚少。且子宮頸之分泌。本來數見不鮮。除白濁外。尚有許多原因足以引起過量之子宮分泌。故欲判斷此種膿液。究爲白濁與否。全賴顯微鏡之檢查。肉眼實不足憑。

長久而堅强的白濁刺激。能引起子宮口之强度浮腫。並微小損傷。白濁菌居留此中。遇有機會。即乘隙竄入子宮粘膜。使之分泌增多。子宮收縮時。疼痛小腹沈重。並緊張疼痛。似有下墜之感。

白濁性喇叭管炎。常現劇烈疼痛。初病時。尚無解剖上變動。間或少形浮腫。然尚不足證明究爲何症。此等急性病人。若右腹劇疼。最易誤爲盲腸炎。亦曰腸癰。欲避去此錯謬。須明曉喇叭管炎疼痛之位置。常較腸癰向下。且左右二管。常同現病症與疼痛。腸癰則無此現象。慢性白濁。雖假癒數年。亦能引起喇叭管炎。其傳染之途。須假道子宮淋巴管。不負介紹之責也。

骨盤內諸臟炎。常與喇叭管炎並駕惠臨。頗能減少上行性白濁診斷之困難。喇叭管中所含之白濁膿液。能自喇叭管尖端。侵入腹膜。發現以下病象。腹劇痛。常具腹膜炎現象。其輕狀爲腹微脹。大便結。無屁。上吐。噯氣。在舉行內部診查時。因子宮移動。骨盤內諸臟感覺疼痛。

並非每一白濁性喇叭管炎。必須完全破壞其功用。急性喇叭管炎能治癒。其功用亦能恢復原狀。許多病人之喇叭管。因感受傳染。表皮被毀。牆壁變厚。而且內含膿液。以至功用喪失。更有因表皮喪失。喇叭管之一二處牆壁。竟如膠固。不可通行。膿液蓄乎其中。即成膿腫。吾人依膿之地位不同。別之爲『窄結節的喇叭管炎』與『膿包喇叭管』。最後白濁自喇叭管侵入卵巢。引起卵巢管炎。卵巢黃體亦常因之而病。發生膿腫致失其功用。喇叭管無病。而現隔離的白濁性卵巢炎。爲不可能之事。患生殖器白濁之婦女。同時患肛門白濁者。約佔百分之二十。蓋陰門與肛門相距甚近。自陰門流出之白濁膿液。至易波及肛門。傳染之媒介甚便也。肛門白濁之現象。爲肛門紅腫。流出粘液。下墜疼痛。然亦能無顯著之病狀。故檢查婦女白濁。最爲困難。

觀上述婦女白濁之現象。既如此隱晦。其經過又如此纏綿。故男子遇之。一經接觸。卽受傳染。幾無有能倖免者。凡操淫業之婦人。百分之百染有白濁。故男子宿娼。亦幾於百分之百受有白濁之傳染。彼喜作狹邪遊者。妄云某妓某娼清潔無病。絕不致染花柳病云。皆不明醫理之妄言也。又有已染白濁。妄云傷風濕氣。或云因便桶浴水洗澡布傳染。或云路旁小便。於熱地或馬糞上傳染之類。皆妄造遮羞之讕語。所謂諱疾忌醫。自貽伊戚者也。女子白濁。由於與患白濁之男子交媾而起。男子白濁。則由於與患白濁之女子交媾而起。此乃定例。無可諱飾者也。

凡男子與患白濁婦女交媾以後。大率一兩天。兩三天中。卽發現病象。亦有過四五天。甚至過九天始發者。但甚爲少見矣。至於經過兩三星期。然後發見。幾於絕無僅有者矣。白濁潛伏期。與梅毒潛伏期之分別。卽在此。蓋梅毒發病。必須在傳染交媾之兩三星期後。而白濁之發作。則多在兩三日後也。病之初發也。病人覺小解時。尿管有熱感。甚至覺灼痛。隨卽滴出黏涎濁液。進而流出黃綠色之膿液。沾染衣褲衾褥。是卽白濁之名。所由起也。此種白濁之膿液。如置顯微鏡下觀之。則於無數膿細胞外。必見有無數奈塞氏白濁雙球菌。患者小便短數。時覺欲小解而不可得。尿道口紅腫黏閉。三四日後。濁液淋漓漸多。尿液中皆有白衣團塊或遊絲。入夜。陽物無故自舉。且作劇痛。如此延至三四星期後。濁液漸稀漸減。尿液中團塊絲條亦隨之而減少。但此非痊愈也。白濁菌仍潛藏尿道涎膜之皺襞中。稍有機緣。卽乘時竊發。或者侵入尿道後半部。是爲後尿道急性白濁。其現象爲會陰處疼痛。時欲小解。胞急作痙痛。小溲頻數而短少。且極溷濁。多於小解終時。夾有血液。小腹覺灼熱。及脹壓。往往患者有寒熱。且因尿管括約肌受刺激太甚。往往發生尿管括約肌痙攣。至於欲小便而不可得。是爲極痛苦之尿閉症。略過數日後。尿閉現象。亦自然鬆解。

急性白濁後尿管炎。再上行時。每延及攝護腺而爲攝護腺炎。攝護腺炎。約可分爲兩種。一爲卡答兒性。二爲顆粒性。卡答兒性者。攝護腺不肥腫而有膿液排出。輸入尿管之中。是爲最習見之攝護腺炎。顆粒性者。其攝護腺之輸出管壅塞。其周圍組織質完全肥腫。如以手指從直腸探之。立可觸覺之。並覺有顆粒或波動。至於患者於小溲完時。最覺痛楚。而尿中有厚膿滴隨出。并亦覺有尿急之感。患者有高熱度。肛門後墜。出恭時及坐時皆有劇痛。

其患慢性後尿道炎者。亦有慢性攝護腺炎。攝護腺極肥腫。直腸有壓痛之感。每大便時或大便後。尿管中皆有涎液流出。小便中有點狀或撇狀絲條團塊。往往兼有陽痿。

白濁再向上。則波及副睪丸。而爲副睪丸炎。俗種之爲偏墜。腎囊半邊疼痛紅腫。兼惡寒發熱。艱於行步。其痛太劇者。甚至寢食俱廢。其經過可延長至兩三星期。更有種種調養不愼。致兩邊副睪丸俱染病者。是爲雙面副睪丸炎。又凡患副睪丸炎者。其輸精管亦必遭波及。患者覺陰莖與睪丸間。有粗筋脹起者是也。此種副睪丸炎。兼輪精管炎。愈後皆瘉合固着。輪精管遂閉塞不通。凡人之精蟲。雖由睪丸製造。實賴輪精管輸出。若輪精管閉塞。則雖有精蟲。亦不能入於精液之中。睪丸等於廢棄矣。若兩面輸精管皆閉塞。則精液中完全無有精蟲。其人雖亦能交媾。亦能出精。但無精蟲之精。永無結胎之可能。故其結果爲滅絕嗣育、世稱白濁能滅人宗祀。卽指患白濁副睪丸炎者而言也。

此外尚有精囊炎。膀胱炎。及白濁性關節炎。（膝關節）皆男子白濁症之複發症中時一發見者。

淋濁不於急性時根本治愈。最易流入慢性。故慢性淋濁。俗所謂老白濁者。最爲花柳科中習見之症。白濁在急性時。其患處多爲病竈式。卽尿管涎膜上。現點狀及局於一隅之瘡痏。至趨入慢性時。則此種點狀及局於一隅之病竈。漫濾浸淫。而成普徧之創面。在後尿道者尤多。於前尿道。其涎膜顆粒及腺體。皆浸漬肥腫。小便含絲條。其濁液時有時無。不甚易辨。率稀薄不盡含白濁雙球菌。故其診斷極爲困難。慢性白濁病人有困憊痛楚。至不能堪者。亦有毫無所覺。惟早晨尿管。有些少黏液封閉。其餘全無痛苦者。醫家診斷慢性白濁。向用兩玻杯診察尿液法。第一杯（前半）渾濁。而第二杯（後半）清明者。可知其濁在前部。如兩盃皆渾濁者。可知其在後部。然此法麤疏已極。故現今醫家已不甚用之矣。現今慢性白濁診斷。多恃顯微鏡檢察白濁球菌。而白濁漿苗。如果乃金 Gonargin 之注射。可使潛伏深藏之菌。復出現於稀薄濁液之內。所謂吸引注射法是也。

慢性白濁尿管炎。可使尿管狹窄。小便艱難。且慢性之白濁。傳染之危險最大。故醫家遇之。胥當十分注意。

有許多醫生。祇一切尿道炎症爲淋病。而不加以顯微鏡之檢查。乃大謬事。須知尿道炎症之原因。亦復甚多。有時竟爲一藏於尿內之軟性下疳或硬性下疳。其外現之症象。則甚似白濁。若祇同白濁一例治。焉能見效乎。此不可不注意也。

在慢性復發之白濁。如用雙杯檢查。其前半第一杯混濁。而後半第二杯清楚。見之者輒不假思索而據以斷爲前尿道白濁。其實患者之攝護腺與精囊。苦未經檢查。則此種簡陋之診斷。無有不錯誤者。如用精熟之手法。將攝護腺及精囊內之涎液擠出。則四分之三中。均能發現淋濁雙球菌。於是可知外表膚淺之治療。安能使慢性白濁斷根乎。女子子宮口白濁。每由交媾時受精而傳染者。亦此故也。

此外慢性白濁。有兩症象。每爲病家就醫之主因者。一爲早晨尿道封口之點滴。二爲尿液內不斷之絲條。此兩證象。確爲慢性白濁之特徵。然亦不可一槪論之。因陰莖堅舉過久。或膀胱中小溲脹滿壓迫附近腺體。每亦有此滴點之現象。而神經衰弱病人。尿液中亦往往有絨絲也。故確實之診斷。全以白濁雙球菌之發見爲準。而能使稀少潛伏之菌出現於外。以供檢查。惟有用提引注射。此大劑果乃金 Gonargin 或白濁混合漿苗 Gonorrhoe Misch Vaccine 之診斷功能。所以與其治療之特效並稱也。

綜觀前後所論。婦女之白濁。皆由患白濁之男子所傳染。男子之白濁。皆由患白濁之婦女所傳染。其他別無途徑。而慢性不顯露之老白濁。實最爲傳染不絕之根源。此男女慢性白濁之根本治療。所以不容或緩也。

人體解剖實習法

徐雲 萬鈞 孫祖烈 合譯

每部定價九角

我國自教育部頒布解剖條件以來各省醫學校相繼實行解剖顧解剖手術必先胸有成竹非可貿然一試是書即本此指詳述解剖時之各種手術爲實習者之津梁上編緒論述解剖之注意解剖使用之器械死體之處置下編各論分五章第一章筋及筋膜關節之解剖凡腹部背部頸部頭部胸部上肢下肢筋肉之解剖法檢驗法皆屬焉第二章內臟之解剖（含心臟及會陰）凡咽頭舌及喉頭（附氣管食管甲狀腺）腹腔內臟男性尿生殖器女性尿生殖器（附直腸）會陰胸部內臟之解剖法檢驗法皆屬焉第三章脈管之解剖（附局部解剖）凡上半身之動脈腹腔之動脈下半身之動脈解剖法檢驗法皆屬焉第四章神經之解剖凡腦脊髓脊髓神經腦神經五官器之解剖法檢驗法皆屬焉附圖三十七幅

醫學書局出版

華譯醫書發售

東京帝國大學教授、醫學博士 西成甫先生原著

醫學士張方慶先生譯

初版頃刻售盡 第三版發行了 欲購者請從速

解剖學

菊判型三百頁　染色插圖二百餘
布裝背入金字　印刷極其鮮明

定價大洋五元　送料大洋三角

定價不二　唯購十部以上者每十部加贈一部備有內容樣本如蒙函索當即贈呈

東京市神田區中猿樂町十五番地

發行所　同仁會出版部

經理處

北平東城	同仁會北京醫院
濟南商埠他	同仁會濟南醫院
青島江蘇路	同仁會青島醫院
漢口日界	同仁會漢口醫院

六八

乳兒之流行感冒

薛承塏

乳兒之流行感冒而起敗血症者。屢見不鮮。實地醫家不可不注意也。診之無何所見而高熱久發不退者。多爲肺炎。而此肺炎以打診或聽診之法又多難的確診斷。蓋其像類粟粒結核。故囉音（Rassel）既不顯著。又無濁音。唯用X光線乃能觀其散在彌蔓之浸潤竈。其他發關節炎。或生多數之膿瘍。或發腦膜炎。此際於死亡時行心穿刺而培養細菌。多得肺炎菌之純粹培養。由此可知爲已起肺炎菌之敗血症。而有時流行者竟於未呈何等症候之先卽已死亡。此時以X光線查之。能見其粟粒大之浸潤竈存在於肺之全部者亦屬不少。此等症候若以其一般狀態之甚惡與夫呼吸之促迫爲目標而診斷之則無誤。苟偏重於肺之打診及聽診上之所見。則常有誤診也。

乳兒流行感冒豫後之不良。蓋屬周知。余考其理。內乃因發前述之敗血症。全身各臟器遍滿病菌而各生障礙之故也。小兒流行感冒之尤須注意者。爲其屢發腦膜炎與小兒赤痢之腦膜炎可以相傳。更須留意者。在大人不過些微受寒流涕。而以傳染於小兒則症狀甚重。以上所述。皆余於最近流行感冒之所感觸。爰記之以供參考焉。（同仁雜誌）

肺結核與肺壞疽

薛承塏

結核症者非不治之症亦非遺傳之症。雖經當局者於結核豫防日竭力宣傳。而大都市且置之勿論。在鄉下尤其在本高知縣附近。至今猶畏結核尤其視肺結核有甚於死。嫌惡之直蛇蝎之不如。此其故仍在於未徹底了解結核之本體。故一染本病非但懼其有害一身。且恐累及家族。貽害於子子孫孫。因而影響於結婚問題也。故醫家診斷本病之時。尤其在本縣一味恐怖結核之地方。不可不深加考慮。最近余逢一例。高熱。喀痰。咳嗽。時時喀血等主訴類似結核之症狀。患者自身自不待言。其家族亦疑爲結核。尚懷一縷之希望。往訪二三醫師。而皆診爲結核。患者雖已先自覺悟。然一旦聞其結核之診斷。悲歎遂達其極。全家竟墜暗黑之中矣。患者自遠其眷屬。嘗拋數月光陰或入醫院。或自宅療養。然症狀日惡。衰弱與日俱加。唯失望以待死之將至。然猶念念於生命。方余開院未久。一日來求往診。或以爲此醫有異於人者也。往診之。似爲肺壞疽。明其病名。並告以善調養之。或不無全快之望。患者家族乃大喜曰。但非肺病。雖死亦所不厭。（此似爲本地之一般心理狀態。）於是卽令入院。檢其喀痰。又以X光線查之。全屬自發性氣管枝性肺壞疽。施行余曾在臨床雜誌報告有効（他人報告者自亦甚多）之 Salvarsan 療法。頑强如此之症狀。竟如揭薄紙而逐日輕快。患者自不待言。主治醫亦頗以爲快也。由此一例可知爲醫師者不可不常留意於此類似結核之肺壞疽。且係 Salvarsan 能奏神効之肺疽壞也。事雖平凡。以感觸甚深。因執筆記之。（同仁雜誌）

International Medical Journal

Vol. 10　January　1930　No. 7

中西醫學報

第十卷第七號目錄

△論壇

不可對答的兩道問題……馮湘汕（一—三）

△譯著

灌腸及腸洗滌法（續）……沈乾一（五—一九）

白喉猩紅熱預防談……方菊影（一九—二〇）

產褥之病理及療法（續）……劉雲青（二一—三三）

身體檢查法……吳羽白（三五—四八）

猩紅熱在吾國之考察……關任民（四九—五五）

肺癆病患者之自療法……丁惠康（五七—五九）

痲瘋的病象診斷和治療……高克瑞（六一—七〇）

△附錄

蔣論維護中國醫藥……（七一）

修正醫師暫行條例……（七二—七四）

論壇

不可答對的兩道問題

在幼稚時代的我們中華醫學中。所謂醫官。大夫。某科專家等。其中有充分的學識與經驗的那樣人。能有多少呢。要是認真選拔起來。恐怕要以百分之幾千分之幾去計算吧。所以在彼之醫務上。每每發生笑話。

握北滿歐亞交通。商業繁興。人烟稠密的一個大埠。哈爾濱。人口不下三十餘萬。表面上觀之。物質的文明。工商的進化。不在滬上以下。要實際說來。市民的知識。仍就腐敗。還未能到真正的進化途上。爲什麽要這樣敗氣的說法。有一種事實就足以證明市民的知識仍就卑下了。

你瞧。哈爾濱的醫界。舊醫我是門外漢。不敢妄加月旦。就照新醫去說一說。真是不堪一提。要是一一的都說出來。恐怕要叫東西洋文明國人遺笑大方。要不去說吧。真是悶在胸中。實在難過。

要說哈爾濱的醫界分子。非常複雜。他們的怪現象。真是五花八門。無奇不有。我的拙筆。莫有那種能力。一一的詳細都把他們的怪現象描寫出來。今將最奇怪的兩道問題。向大家討論一下。

堂堂乎某某大官廳中衛生科長兼醫官。主持一切衛生的計晝與握管理取締庸醫大權的某某老爺。

他的醫學知識怎麼樣。看他擬的兩個問題。就足以證明他的醫學知識了。又可以證明濱江一般醫家的優劣了。

曾記得昨年有一位報花柳專家的某某先生。到廳請求試驗。領取行醫執照。以便在本埠開業。那廳裏的醫官。居然擬出兩道問題。

一、六〇六爲近今花柳病之特効藥。然亦有屢經注射。仍不能完愈者。其故安在。

一、淋病在花柳病中爲最輕者。治不得其法。成爲慢性。而致終身不愈。其故何在。宜以何劑爲是。試舉一二爲對。

這兩個問題擬出。那位花柳專家。怎樣的答對。內容不得明白。然結果該廳的批示牌上。有某某花柳專家的試卷醫學通順。理論明瞭。仰該生到廳領取行醫執照此批等語。

此種問題。如何答對。真叫我搜盡枯腸。無法剖解的。要是認爲他這種問題不錯呢。那花柳專家的試卷。一定是不能明瞭的。當然是無錄取的資格。要是認爲他這問題錯了。在受試方面的又須迎合擬題的心理。要是觸怒擬題的呢。他的考試結果。必定要名落孫山。這樣想來。一定是他們糊塗問糊塗答了。

敝人學識淺薄。要將他這兩道問題。向醫界同志們。談上一談。是否適當。望大家原諒。

考花柳病自三毒之說。爲世人公認以後。而一毒之說。已完全失敗。所以花柳一科。大別之爲梅毒。軟性下疳。淋疾。三種。統名之爲花柳病。而六〇六 Salversan 之發明。係專對於梅毒。特効藥耳。非花柳全科。均有特効也。六〇六卽非花柳病萬能藥物。該問題之「六〇六爲近今花柳之特効藥」一句。殊甚籠統誤謬已極。每見一般世俗庸醫。治療花柳病時。不論何疾。卽以六〇六爲唯一之特効療法。其醫理以爲花柳病均係一毒耳。這位醫官的心裏。我想亦是此種一毒的理想。所以才有此種問題的出現。此種問題。是不是叫人無法答對呢。

淋病爲花柳病中之最輕者這一句話。是一般無科學知識的舊醫學理所公認。要在新醫界方面。無論如何他不敢說淋病是花柳病中最輕者。不但如此。淋病在現今的臨床上。無特効的療法。所以有「不治病」之名。在這位醫官的問題說淋病是花柳病中之最輕者。那不是叫人不可對答的麼。

●健康之測驗

嵐光

語云。月暈則風。礎潤則雨。吾人之健康與否。亦可由測驗而得。蓋凡事必有預兆也。見幾知徵。是在預防而從速醫治。亦維持健康之要道也。作健康測驗談。

一大便舒暢否（每天有一次舒暢之大便。爲健康之證）

二小便短赤否（小便逾二十四小時。變色生沈澱者。爲病體之證。又糖尿等症。可用反應法求之）

三每分鐘脈搏在七十二上下否（過與不及。皆爲病體之證。）

四指爪上之白色部成半月形者。爲健康之人。

五有黃白黑之舌苔者。爲病體之證

六畏風者。曝日者。爲將病之兆

七食性反常者。恐病魔將來纏繞。蓋腸胃已反常度。而味神經遂來報告矣

八大小便通暢者。必無險症。若洩瀉則非通暢之謂也

九保持健康在身體之鍛鍊。與精神之修養。各種運動。此身體之鍛鍊也。靜坐。愉快。忠厚。酣睡。寡慾等等。此精神之修養也

叢書目彙編

武進沈乾一編

每部四冊實價四元
八角郵費一角四分

叢書者何。一部之中。包羅羣書者也。昔張文襄有言。叢書最便學者。爲其一部之中。可該羣籍。蒐殘存佚。爲功尤鉅。欲多讀古書。非買叢書不可。誠哉斯言。惟叢書卷帙浩繁。非尋常之書可比。其大者。如漢魏叢書。百川學海。津逮祕書。以及雅雨堂。士禮居。別下齋。守山閣。平津館。讀畫齋。文選樓。粵雅堂。墨海金壺。學津討源。知不足齋。海山仙館。各叢書等。其中所容之書。無慮數十百種。學者欲盡悉其書名。以及撰人姓名。而定去取。或抄錄於書肆。或借觀於藏書家。或得之傳聞。皆頗不易易。此叢書書目之所由輯也。舊有之叢書書目。如顧氏之彙刻書目。李氏之增訂叢書舉要。朱氏之行素堂目睹書目等。遺漏尚多。且分門別類。均未合檢查之宗旨。今沈君此書。包括顧氏朱氏羅氏傅氏李氏。以及日本松澤老泉氏各書目。外再加以增補。統計全書所搜叢書。多至二千餘種。且又改良編纂之法。不取經史子集。以及前代近代等分目。一依各叢書書名首一字筆畫之多寡而排比。並編索引一卷。弁冕簡端。詳注某書在某頁。至檢查時。無思索門類之苦。可以展卷即得。可謂叢書書目之最完善者矣。

總發行所　上海梅白格路一二一號　醫學書局

代售處　上海商務印書館

譯著

灌腸及腸洗滌法（續）

沈乾一

第五章　腸管壓注法（Darmdouche）

亦如胃施行壓注法。令與奮結腸下部之神經及筋肉裝置。而變爲强健。

其方法與胃之壓注法同。附護謨管於漏斗。此護謨管。又連結於短直腸管。（自納拉頓氏護謨而成）直腸管之先端。有十個至十五個之細孔。直腸管或可深插於直腸內。注入冷水或炭酸水。或用冷水與溫湯交互而注入之。行本法以前。宜預先洗滌直腸。

腸壓注法之應用最多者。爲結腸亞篤尼。

第六章　灌腸法及腸洗滌法之應用

就應用灌腸法及腸洗滌法之疾病。略述其要領如左。

（甲）腸管之疾患

（一）慢性便祕及常習便祕

本症已如克司買烏爾、布拉依納爾及愛蒲斯氏等之推獎。以施行秩序的油療法（Systematische

Oelkur)爲最有效。此際之油灌腸。非僅以立時催促糞便之排泄爲目的。而以令長時滯留於腸管內爲主眼。其效力雖因油量及個人的特異性而稍異。然通常於四時至五時間後。卽來一次或數次之排便。

本法既非單以催促排便爲目的。故僅行於一時的者多無效。至少亦須二個月連續行之。其方法。於最初二週間。一日一回。次之二週間。二日一回。再次之二週間。三日一回。最後二週間。一週一回。故能使腸管漸次不感受其刺戟。

油灌腸之對於便祕之作用。在(一)軟化固結之糞便。(二)滑澤腸粘膜。(三)因細菌作用分解而以脂肪酸刺戟腸壁。增高其蠕動。

通常於此目的。用阿列布油或罌粟油。(Mohnol)

兩者任用其一。患者卽具不時之便通。故宜注意豫用適當之下著。以免衣服之汚染。

對於前述之慢性便祕。薄亞斯氏頗賞用肝油。曹達及水之混合乳劑。

急性便祕。亦宜以同樣之灌腸或腸洗滌而處理之。然急性便祕與急性胃加答兒併發之際。苟行灌腸。甯行下劑療法爲宜。

亞度爾甫沙米紫德氏。賞用攝爾台兒水之灌腸。攝爾台兒水者。其中之炭酸瓦斯作用於知覺鈍麻之腸粘膜。令之興奮。以增高腸管之蠕動者也。

(二)基因於腹膜癒着之腸障礙

本症爲實地家之所屢遇。而困於治療之法者。惟秩序的油療法。頗奏卓效。腹膜癒着之原因。多續發於生殖器疾患腸管疾病或胆道之炎症等者。因之易起頑性不快之腹痛。

診斷上之要點。患者於便通前起腹部之疼痛。(便通殆常兼發劇甚之腹痛)有排便後數時間尚覺疼痛者。其他下腹常有不快之鈍痛感覺。屢放散於一脚或兩脚。在婦人則當月經來時。每有是等諸症之增惡。

患本症者。雖便通已著正規之效驗。而每年仍行前記之秩序的油療法二三次。則諸症著明輕快。有時一切之症狀。全行消散而不復發者有之。第其效力通常僅限於半年前後。故不可不反覆行之。

其他續發於結核性腸潰瘍之腸管狹窄。用前記之油療法而輕快者亦頗多。第潰瘍之一部。尚未形成瘢痕。而犯及其深部之際。則灌腸及腸洗滌。皆以不行爲妥。若在必須施行之際。則將其低壓而注入之。須減少其一回之注入量。增加多其注入之回數。此際壓迫灌腸器。斷不可用。

有時因食傷等。致不消化之食物殘片。嵌頓腸狹窄部。而起可恐之腸管閉塞症者有之。此際若行巧妙之腸管注水。則得除去其嵌頓物。而救其急危。

(三)急性及慢性腸加答兒

灌腸及腸洗滌療法。對於本症。得收真接之效果。非特爲人所注目。實際上亦甚重要者也。

在小兒及大人之急性腸加答兒。其效力之顯著。已爲吾人之所共知。特須注意者。長時滯留之固結糞便。因刺戟腸粘膜。故致誘起加答兒之症狀也。實際上此種之腸加答兒。雖爲日常所經驗。但一般之實地醫家。多將其略過。原因不明之慢性下痢症。任行何種之療法而不治癒。及行大量之食鹽水注入滌去其固結之陳舊糞便。而趨於全治之域者頗多。當粘液分泌夥多之時。由腸洗滌而除去之。尤爲有效。在通常之情狀則用微溫湯或食鹽水。其他之有刺戟性者。須避之。然路乘氏則謂下痢屬諸頑性食餌療法與藥品療法全不奏效之時。可用混有種種藥品之液。施行腸洗滌法。

施術之注意　糞便之停滯業經時日。且甚固結之際。行通常之灌腸。斷不能軟化而排除之。故注大量之液於腸管內而洗滌之者。至少亦須一週間。且須每日行之。其最有效者。先注入油於腸管。令軟化糞便。繼則注入單純之微溫湯或大量之食鹽水。將腸管內統加洗滌。最後因增高腸管下部之蠕動而行如旃那浸之下劑灌腸。若仍不能完全達到者。則試內服種種之下劑。

照此法逐日反覆行之。則通常於數日之後。卽排泄大量之便塊。其排出之便塊。不如通常之爲暗褐色。乃呈淡灰黃色。脆弱而爲煉石灰樣之塊也。

用於灌注或洗滌之藥劑　腸加答兒之際。最賞用爲腸管之注入品者。爲生理的食鹽水。（〇·九至一·〇%）混和藥品時。徒刺戟腸粘膜。及惡影響於其加答兒之狀態。故除特別需用之外。大抵用無特性之微溫湯或生理的食鹽水爲宜。

素常慣用之單甯水之注入。非特無前述之特著之效驗。且連續應用。有刺戟腸粘膜之害。如數日間連續施行一至二%之單甯水之注入。卽來腸粘膜表皮細胞之脫落。（是隨糞便同排泄已爲證明之事實）故其障礙腸粘膜。而有害於加答兒性疾患者。爲不可爭之事實也。其他尚有因刺戟而起疼痛者。

故苟行用之亦僅能行一二回而止。其濃度爲〇・五至一・〇%。由是以上之濃度。則以不用爲宜。路乘氏用食鹽水（攝氏四十二至四十八度）行結腸之秩序的洗滌。效驗頗著。氏所用之處方爲食鹽（〇・六至〇・八%。）重曹（〇・八至一%。）加爾爾斯泉鹽（〇・八至一%。）以此混合液之大量。（六至十立突）徐徐由直腸注入之。此時局部之解剖的變化。腸管內分解作用及腸壁之運動並血行狀態皆良好。而其度數至多亦不過二日一回而止。特於神經質之患者。須減少其度數。

（四）慢性下痢症及所謂常習下痢症

本症用生理的食鹽水。逐日行正規之腸注水。以洗滌腸管內爲最有效。又同時宜以食餌爲主。食餌則限於植物性者。兼服次硝酸蒼鉛單那爾並等之收斂劑時。効驗尤爲顯著。縱歷數年間之下痢症。苟其原因不屬諸惡性。則行數週間之腸洗滌。即可治癒。食鹽水〇・六至〇・八%。溫度攝氏四十二至四十八度。其他之鹽類如重曹（〇、八至一・〇%）加爾爾斯泉鹽（〇・八至一・〇%）等亦賞用之。

近時路乘氏謂頑性之下痢症。用食餌療法及藥物內服療法。皆無效時。則混加藥物于注入液。而行腸洗滌。即注入單甯水（百倍至二百倍）或硝酸銀水。（千倍）即得消散腸粘膜之炎症。防止醱酵。並減輕刺戟感受性。及其充血及漿液之滲出。而施行以前宜以微溫湯洗滌其直腸。注入液則加溫至攝氏三十六度。一回之注入量爲五百至六百。注入已終。稍高患者之骨盤。令安臥數分時。而後使排泄其注入液。惟是等之收斂劑。多刺戟腸粘膜。故不宜頻繁行之。

肺結核患者之兼發慢性下痢。為吾人日常之所屢遇者。其原因。歷來雖多謂基於腸粘膜之結核潰瘍。而實際上則基因於單純之腸加答兒者。居其大半。故於此際亦宜注入生理的食鹽水。而逐日洗滌其腸粘膜。實際上因此而得止其下痢者頗多。穆司氏賞用撒里矢爾酸水(三百倍)之腸管洗滌。

行於下痢症之腸洗滌之回數。通常一日一回已足。(於早晨或夕間行之)惟裏急後重之時。則朝夕各行一回。有時一日行三四回者有之。

對於夜間之下痢。(多於夜半後或早晨)應於晚食前或臨臥半時間前。行加密兒列煎劑之腸洗滌。在夕間施行此種之腸洗滌。對於夜間腸蠕動之不穩。最為有效。

(五)赤痢

行腸管注入於本症有治愈之效驗。已為世人之所熟知。其最盛行者。為肯達尼氏之恩退洛苦利攝。每日二回至三回注入二立突至二、五立突之微溫湯或單甯水(〇・五%)於直腸。至少亦須令滯留於腸內十分時。以洗滌其腸粘膜。生理的食鹽水撒里矢爾酸等亦賞用之。枚企倫青(一萬倍)亦有效。奇退那誤氏又賞用牛乳之灌注。

在慢性赤痢。以前賞用單甯酸液(〇・五%)之腸洗滌。或用硝酸銀液。(千倍至二千倍)路乘氏謂。最初之一回量。自三百至五百立仙為始。漸次增量而至千五百立仙。此際之患者。至少亦須保留注入液於十分時以上。其注入之回數。一日一回至二回。須長時間連續行之。在急性下痢之際。一日須行二囘至三囘。在阿米巴赤痢有推奬昇汞水（二千倍至二萬倍）之腸洗滌者。

（六）粘液性疝痛或膜性疝痛 (Schleimcolic eder colica Membrarna)

神經性症狀特著時與主爲加答兒症狀之時不同。在加答兒症狀而傾於便祕之際。則腸管洗滌爲最宜。然神經性症狀著明。而腸管運動障礙之際。可試行微溫湯或食鹽水之腸洗滌。若腸壁之知覺鈍麻。則宜先注入阿列布油或罌粟油。而後洗滌之。更有布拉伊納爾氏之油灌腸。亦適於應用。刺戟腸管者。（卽有收斂作用或殺菌作用之液。）須避之。

疝痛發作之際。用大量之微溫湯或食鹽水行腸管洗滌。以排除固結之糞便及粘液。令安靜其腸壁爲最要。

（七）鉛毒性疝痛

慢性鉛毒之最屢發現者。爲急激之發作性腹痛。卽基於腸管筋肉之筋攣性收縮者也。此際用阿片劑之內服。爲最有效。第嘔吐甚而不堪內用之時。惟腸管注入法。最受賞用。尤宜注入大量之油。如效果不十分。則自緩和茶劑 (Speciesemollientes) 之煎劑中加數滴之阿片丁幾而注入之。則得輕快。

（八）吐糞症

本症之內科療法。常應用者。爲微溫湯或油之腸管注入。此際用低壓徐徐而注入之。又有以空氣或炭酸瓦斯等代用之者。

水銀之腸管注入。以前爲本症惟一之療法。流行頗盛。第今日已大異其見解。以治療之目的而行腸注入者甚稀。因之詳考診斷上之所見。從而施行早期之外科的療法之理想而已。無論在於今日。卽在某少數之情狀。由腸管注入。而得期良好之效果者或有之。而於是等之際。病勢依然進行。遂至逸去手術之好期者有之。且本症懷有基因於蟲樣突起疾患之疑時。常行之高位灌腸。斷不可行。以前由蟲樣突起炎而起之際。亦行高位灌腸。其事實上起腸穿孔者雖無。而實際上得起之。凡蟲樣突起發生急劇之炎症。陷於壞疽之時。容易破壞弛緩之組織。而起可恐之腸穿孔。

約言之。急性腸管閉塞症。有炎症之疑時。宜禁行高位之灌。主腸管閉塞之原因。不爲炎症而由他之原因。損傷腸壁而穿孔者有之。例如腸管因腹腔內生異常之索條而强劇曲折。又如因腸壁互相摩擦而其部之腸壁遂非常菲薄是也。

故基因於糞便之停滯及腸管重積以外之吐糞症。凡行灌腸。(特於高位灌腸)皆有可恐之危害。不可不知也。

腸管閉塞之際。自直腸注入液體或氣體。從其注入之量而測定閉塞之處所者。曩時頗行用之。卽注入液爲五百立方仙迷者。閉塞部不越直腸之上端。千五百立方仙迷者。爲半月狀彎曲部之上端。本法雖無甚危險。可得行用。惟其成績甚爲不定。終不能十分信憑。卽有時注入液直通腸窄狹部。而較實際。須用多量之液。有時因被停滯之糞便障礙。故致不得達於狹窄部。而注入液遂較實際之量爲少。於是等之際。由於腸管注入而測定之狹窄部與實際之狹窄部不相一致故也。故往往來謬誤。於全無狹窄之部分。此成績之不能依賴者。於此可斷然矣。

有時因胆石或誤嚥下之異物。嵌頓於腸管內。而起吐糞症者有之。此際如診斷已確定。可先行腸注水。試令移動嵌頓物因之而症狀全行消散者有之。薄亞斯氏。對於腸內胆石之嵌頓。尤推奬古羅羅仿爾謨水(百倍)之注入。蓋由之而溶解結石之一部也。第實際上果有效驗與否。尚屬未明。腸管重積之際。不論急性或慢性。均可試行腸管之注水。急性者因之而治癒。慢性者亦可防糞便之停滯於重積部之上方。以輕減患者之苦痛。諾託氏。尤推奬以五至八%食鹽水爲注入液。

(九)腸管狹窄

每日依守規則促腸管之排泄作用。爲必要之事。此際行微溫湯。石鹼水及油之腸管注入。爲最適當。腸管之蠕動激劇。并起管腸強直。來強劇之疝痛發作者。當暫時中止食餌而行腸管洗滌。腸管狹窄部。尙能通過糞便而固結之腸內容物閉塞其間者。可行大量之腸管注水。充分洗滌之。則得救其急危。

(十)痔血

對於痔血。有行冰冷水之灌腸者。或行單甯水(百倍)一半格魯兒鉄液(五百倍)等之灌腸者。其溫度皆以冰冷爲宜。

(十一)絛蟲驅除

絛蟲從普通之驅除法。而根絕之殊不易。易於多數絛蟲存在之際。尤爲不易。此時於施行通常之驅除法後。卽注一至一·五立突之微溫湯於腸管內。而行腸管之洗滌。則多數之絛蟲成爲塊狀而排泄於外。可至全行絕滅而不復發。

（十二）虎列刺

肯達尼氏賞用一・五至二立突之單甯水（〇・五至一％）灌注。若與生理的食鹽水之皮下注入併用之。則效果尤良。氏於單甯水常加溫至三十九度至四十度。徐徐注入於腸管內。若行於虎列刺之前驅期。則效驗尤爲確實。有時得頓挫其病勢。卽虎列刺之症狀已經完全。亦可因之以輕減體內之毒素及稍降其體熱。在虎列刺之初期。當每日數回反覆行之。三四回後。卽能減少下痢之度數。有時殆不下痢者有之。

据肯達尼氏之實驗。此際之注入液。往往通過排烏亨氏瓣。至胃而起吐瀉。有時注入液於注入之後。卽被排泄。任行若干回。終不能注入大量者。

健訥爾奇氏。對於虎列刺。賞用茄苦里斯莫斯（Diaklysmos）之方法。此法先用一至二％之單甯水。加溫至攝氏三十八至四十度。令嘴管與肛門互相密着。（此際宜加强壓務令嘴管周圍不至流出其液）而徐徐注入大量之單甯水。若腹部漸次膨滿緊張。患者有苦痛之樣。則宜時時憩息而注入之。約注入至七立突。則始盛行嘔吐。其吐瀉之物漸次透明。遂與注入液爲同樣。如是之液可注入至十五立突。最後引出嘴管之際。雖略有液類迸出。然尙有二立突至三立突遺留於腸管以內。患者略覺輕快。本法爲必要之法。不妨數回反覆行之。

（十三）腸窒扶斯

對於腸窒扶斯宜行大量之腸注水。尤宜行秩序的油灌腸。是特於便祕之患者。然在恢復期之輕度發熱。往往有基因於便祕者。故此際行秩序的油灌腸。最爲適當。

以解熱之目的。而自直腸注入冷水者有之。第其效驗多不著。

腸窒扶斯之經過中。來激急之下痢者。可混和阿片於澱粉糊而行灌腸。

（十四）蟲樣突起炎

對於本症。雖有賞用依此知阿兒油或曹達水之腸管注入者。然有腸壁穿孔之虞。故以不用爲宜。

（乙）腸管外諸臟器之疾患之灌腸療法

腸管之排泄作用之障礙與腹內諸臟器疾患之關係。至近今而益繁。威那氏謂便祕往往爲其他諸症狀之原因。腸之排泄作用健全者。則是等之症狀多消失。蒲駭氏亦以腸自家中毒之病名。說明一種之症狀。其他愛蒲斯威爾獨氏等之諸大家。亦對於諸種疾患。說明健全腸管之排泄作用。令成正規之便通爲急要。

但便祕患者有不自覺者。然不論患者之自覺與否。凡有糞便滯留。致起不快之症狀者。已見諸多數之疾患。據醫學上之見地而言。便祕者與通俗之所謂便祕異其意義。不必數日間全無便通。始得名之便祕。例如每日雖有便通。而其所排之便不甚多者。亦足釀成便祕。在某種情狀。無論患者之有無下痢實際上固結之陳便。停滯於腸管內者。往往如前所述。如是之腸管排泄作用與諸臟器之障礙有密接之關係。是固然矣。然欲記述其詳。斷非本書之所能盡。故余第因實地家之便宜。特就二三種重要之疾患。述其與腸管排泄作用之關係。并說明灌腸療法應用之效驗。

(一)以腦膜炎或窒扶斯症狀而經過之熱性疾患

是可視爲腸自家中毒症之一種。其症狀。恰如腦膜炎或窒扶斯。兼便祕或下痢。多以發熱脈搏急速嘔吐等之症狀。而呈惡性疾患之觀。第亦不過基因於腸管作用不完全之一症狀。此際反覆施大量之腸管注入。令便之排泄充足。諸症卽消散而復於常。

其他對於一般之熱性疾患。行冷水之腸管注入。卽能稍降其體溫。此際縱不能呈顯著之解熱。亦可見攝氏〇・六至〇・八度之溫度。能使熱候下降。

(二)胃疾患

多數之消化不良症(特於神經性消化不良)及胃過酸症等。行秩序的腸管注水。而令腸之排泄作用充足。則患者非常輕快。或至全治。此際最適當者。爲生理的食鹽水之注入。或油之注入。是宜於每夕一定之時間行之。

(三)肝臟疾患

在胆石病普通用之加爾爾斯泉療法。雖不奏效。而施正規之灌腸療法。多易輕快。且有時呈全治之觀者。

用劑。賞用油及石鹼灌腸。患者之體軀强壯者。則於每日一定之時間行之。如爲衰弱顯著之患者。則隔日行之爲宜。因施行本法而腫脹之胆囊縮小。疝痛發作減少或全消散。體力恢復者頗多。

(四)黃疸

普通對於黃疸。用大量之液。施行腸洗滌。以增高腸壁之蠕動。同時又增加壓迫於肝臟及肝囊。以促胆汁之排泄。於此古雷爾氏始推獎用低溫（攝氏十二至十八度）之水洗滌腸管。而與腸粘膜以强度之刺戟。

如是十分洗滌其腸管之時。注入水之一部被吸收。胆汁稀薄。從而促其排泄。又因胆汁缺乏。而起於腸管內之消化障礙。亦可由是而除去之。

（五）腎石症

對於本症。以油之腸管注入爲有效者。當十八世紀之時。已爲霍甫盟氏之所稱道。近今據諸家之經驗。行規則的灌腸之時。非特疝痛發作。因之而輕快。卽不斷存在之不快鈍痛。亦可因之而消去。

（六）攝護腺疾患

對於局所的充血。大抵多行溫熱療法。而於攝護腺疾患亦應用之。攝護腺者。最富於血管。故有來劇甚之充血者。

此際行之最爲適當。其適應症。爲攝護腺及其周圍之炎症。卽急性攝護腺炎。膀胱炎。慢性尿道炎。及慢性膀胱炎也。其方法與通常之腸管注水相同。第其嘴管較短。而其先端能與攝護腺之背面相接觸。置湯於依爾里迦答兒。用低壓徐徐爲滴下狀而注入之。湯之溫度。爲攝氏五十度或五十度以上。一日行一囘乃至二囘。

（七）心臟疾患

心臟之動作由胃腸之健康狀態。而受顯著之影響者。已爲吾人之所熟知。所謂神經性間歇脈者。乃由患者不自覺之輕度慢性便祕而起者也。苟除去其原因。即能立時輕快或全消失。
腸管之膨滿。來血壓亢進者已由多數之實驗而證明之。且因其易起心臟機能之障礙。故此際須注意腸管之排泄作用行灌腸。(多秩序的腸洗滌)以減少瓦斯之發生爲急要。
心臟在無器質的疾患之際。已蒙如是之障礙。況於血行器之變化。(例如瓣膜病動脈硬化症或續發於慢性腎臟炎之心臟肥大等。)胃腸機能異常(多於排泄作用不十分時)之際宜其蒙顯著之血行障礙也。此時腸筋弛緩。蠕動微弱。而常傾於便祕。故尤不可不注意於排泄之爲正規的。
老人之心臟障礙。往往基因於腸筋衰弱而易起便祕。此際行秩序的灌腸其效驗多顯著。

(八)神經衰弱症

日常吾人因神經衰弱症而處理患者之神經性症狀。其中有多數基因於慢性便祕者。在婦人常患之各種神經症狀。原因於慢性便祕者尤多。此等症狀。施行秩序的腸管注水。即可將諸症消散。患者覺有非常之輕快。
神經性喘息。亦往往併發於神經衰弱症者。其時因用灌腸療法而輕快者有之。

(九)偏頭痛

本症多爲神經衰弱症之一。已爲吾人之所熟知。然亦多基因於便祕或其他之腸作用之異常者。用灌腸療法。而令充足腸之排泄作用。則得治癒。

（十）梅尼兒氏眩暈

本症有行與前同樣之療法而輕快者。

附記

診斷腹腔內腫瘍之位地時行腸管注水而察腫瘍移種之關係爲最要。卽滿充液體於結腸之際腫瘍因被押而變其位地。在通常腫瘍均向發生之臟器一方而移動。例如於上腹部觸知之腫瘍爲幽門腫瘍。則胃膨滿者。卽移動於右方。結腸膨滿者。卽移動於上方者也。

（完）

▲白喉猩紅熱預防談

方菊影

歲聿云暮。無論何人。莫不禱祝平安。以度年關。倘中下級人於此經濟緊迫之時。復有家屬呻吟牀第。此種境遇。當非人所樂聞。設能未雨綢繆。肯從衛生上嚴其壁壘。則病魔雖惡。亦當遠遁。爰草斯篇。以告關心攝生者。

每屆冬令。輒有白喉猩紅熱。侵犯無抵抗病菌力量者。造成恐怖之空氣。但此病雖兇。防範倘非無術。按白喉確係一種桿形病菌作祟。名曰克勒氏勒非氏桿菌。Kelbs loeffer or Diphlheria bacillus 其生存力甚久。假使患病者吐出之涸痰。黏留黑暗潮濕之壁角。不經猛劇之消毒。則越一二年猶可乘機侵入人體。令其照先前吐出之人一樣呻吟痛苦。至於得病者形狀。起初發熱頭痛腰肢酸疼。喉門先發紅腫。繼而腭扁桃顯出零星假膜。至第三日白灰色之假膜已變黃灰帶白。掩蓋喉門扁桃。全身之病狀。至是亦與喉部作正比例。孱弱之人。往往在二三日間卽精力衰竭。心停氣絕。若以病者年齡統計之。則大概小兒爲最多而亦最危故家庭中倘有一人染病。應立卽送入醫院。或獨臥一室。與家人隔離。否則家有小孩者。恐不免被染。縱幸能脫險。而病後之加雜病亦甚多。是不可不注意。至於猩紅熱一病。我國有此名詞。倘甚新鮮。此症易與痲疹白喉相混。其搆成疾病之細菌。却屬於練形體。傳染極速且易。初起卽突然大發寒熱。喉炎嘔吐頭痛不一而足。第二日頸胸有零星小紅點發現。越數小時。卽遍佈全身。兩三日後方漸漸消失。惡性者熱高至一百零七八度。而現昏迷氣促。喉腫鼻衄。或於二十四小時至三十六小時卽死。患者亦以小兒爲多。且最危。更有痩瘯。使小兒益不能支。危險既過。加雜病後患之比較白喉尤烈。其貽害他人之資料。且令人防不勝防。蓋紅疹之皮屑。易隨空氣飛揚。吹送未病者之口鼻。以上祇能簡略述其病狀。至於詳細情形。及治療法。却談非容易。苟有病者。還宜速請醫學湛深經驗宏富之衛生局登記醫師診治。方可轉危爲安。惟防禦傳染之法。可就管見所及。陳之於后。

▲個人預防。　一依衛生原則。保養身體。多得陽光空氣。　二倘與患者接近。宜立卽用鹽水漱口洗手。將外衣冠履巾襪脫下消毒。其消毒法卽沸水煮硫磺薰熱汽蒸烈日晒是也。擇其便於用者施用之可也。　三至少每日用鹽水或硼酸水漱口三四次。　四飲食之前必淨沐指掌碗箸宜沸煮而後用。　五飲食盥漱器具宜獨用。　六應先請真正醫師、注射預防血清方可接近患者。

▲家庭預防。　一飲食器具用前用後。當以沸水煮過。　二痰盂便桶。應投生石灰少許。或消毒藥水。　三禁止隨地涕吐。溝渠應注意流通。　四病人應與他人隔離。最好卽送入相當醫院。其排洩物及雜用物。最好火焚。　五房屋應常受日光射入。流通空氣。倘經病者居住。遷出後卽薰以硫磺。用藥水洗滌窗門地板。并將什物衣被帳褥消毒。　六應訂聘醫師爲常年衛生顧問。偶現疾病。卽須延醫診治。

產褥之病理及療法(續)

劉雲青

四　子宮外膜炎或骨盤腹膜炎

Perimetritis S. Pelveoperitanitis.

骨盤腹膜炎者。有因病菌自子宮粘膜。經子宮肌層。或骨盤結締織内淋巴管。到達於此者。或因子宮壁之裂傷而直接來者。或因喇叭管炎之傳播而發者有之。而爲喇叭管炎之病原菌。通過其腹腔端。而誘起本症者。主見於淋菌。

病理解剖。包被子宮。尤其包被附屬器之腹膜。顯然發赤溷濁。且覆以纖維素性或膿性沉著物。後來此等沉著物之爲機化時。則生大小種種之索條或義膜。因之將子宮固定於異常位置。或來卵巢喇叭管之變位或屈折。長貽婦人科的疾患者有之。所謂癒著性子宮外膜炎。Perimetritis adhaesiva 者是也。

滲出物雖化膿。若病菌之毒性。爲比較的微弱時。能依義膜包被之。而可形成限局性膿瘍。然亦有病機移行於上方腹膜。而來汎發性腹膜炎者。膿瘍就治之時。則如癒著性症所見。能起子宮變位等。

有時一側。或兩側喇叭管。亦有被侵者。若斯之時。則喇叭管腫脹肥大。其粘膜處處缺損。被以膿汁。因其腹腔端之閉鎖。有生喇叭管膿瘍之事。既如上述矣。與喇叭管同時。卵巢亦殆常關與之。兩者相合而形成所謂附屬器腫瘍。Adnexentumor 卵巢發赤腫脹。其實質來軟化。有時有發膿瘍者。

症狀。子宮周圍炎之發程稍緩慢。反之本症。則通例爲俄然襲來者。以惡寒戰慄能達四〇度以上之高熱。腹部尤於子宮附近之劇痛。鼓腸。惡心嘔吐等起之。多於一兩日解熱。爾他之症狀亦減退。炎症終爲限局。

滲出物當初認之極困難。多終於不能。然至後來於子宮後方。可得觸知限局性腫瘍。而如此者。或徐徐被吸收。而爲全治癒。或有因義膜形成。而貽種種之婦人科的疾患。或陷於化膿。而發高度弛張熱。遂於腸管膀胱。或腹腔穿潰而排泄膿樣便膿性尿。或發汎發性腹膜炎而死者有之。穿通皮膚者極稀。其他骨盤腹盤炎。於爾後之經過中。殊能增惡。或易再發。又屢繼發汎發性腹膜炎。

診斷。腹膜炎依其限局性或汎發性。而關係患者之安危頗大。以是故。不可不診斷確實。而本症多與子宮周圍炎併發。故於臨床上。加之於解剖上。判知其何者爲主。有甚爲困難者。然一般本症比子宮周圍炎。疼痛劇甚。熱度高。滲出物之發生晚。且占居於子宮後方。

預後。斷言豫後之良否。最須慎重。屢有見不測之結果者。此際以脈搏之性狀。與全身狀態之關係。爲最有力之資料。比發熱高度。脈搏而不頻速。加之全身症狀輕微者。可推測其爲限局性疾患。從而豫後多佳良。又雖無直接關於生命之危險者。有多貽種種之生殖器疾患。

療法。於初期。主爲腹膜之刺戟症狀時。則直使之就絕對的安靜。施下腹部之冰罨法。禁忌檢診。依「阿片」劑或「嗎啡」以緩解疼痛。若體溫已下降。自覺症狀亦輕快。則用腹部之溫罨法。或熱氣浴。以促滲出物之吸收。此際投以緩下劑。可謂最得其當者。然身體運動。仍不可不避。否則有見病機再發之不幸者。又滲出物雖集積於子宮後方。而呈波動者。尚不可遽行切開。宜持續對症療法。蓋當此時。膿瘍之限劃尙不充分。有破潰於腹腔故也。切開於後膣穹窿行之。膿汁排泄後。以「沃度封」紗布或「維臥封」紗布 Vioformgase 處置。皆與子宮周圍炎相同。

五　敗血性血塞靜脈炎或白股腫

Thrombophlebitis. Septica S. Phlegmasia alba dolens.

病原尤爲連鎖狀球菌之入子宮血管系者。比入淋巴系者。迥爲頻回。而此際被病機之侵襲者。專爲靜脈。動脈則健全。今若病菌入於子宮壁內之分枝。吻合靜脈時。則能蔓延於種種之方向。臨牀上最多見者。乃病菌沿血管內皮。自下腹靜脈。入於外腸骨靜脈。更溯血流而達於股靜脈者。

病菌入於靜脈內時。則柔軟之內皮。爲之破潰。結締織層露出於管腔內。且被以白血球之浸潤者也。如此缺損內皮之靜脈壁。生凝血。漸次增大。遂至全閉塞管腔。然其陷於化膿者極稀。單惹起劇甚之炎症者多。病菌亦因組織之反應。少時卽死滅。因爲靜脈閉塞。下肢血液之還流被阻礙。遂來浮腫狀腫脹。故於本症解剖的。將此稱爲敗血性血塞靜脈炎。臨牀的稱爲白股腫。

症狀。通例雖於產褥第二週。或有時第三乃至第四週始發。然(一)多於產褥初期。已認多少之體溫上昇。此爲病菌竄入子宮腔內。惹起表在敗血性子宮內膜炎之徵。如斯後輕快。自覺症狀亦全去。次(二)先來脈搏頻數。體溫之著明昇騰。(三)且於股靜脈之領域覺劇痛。發熱從疾患之輕重。持續二週乃至三週間。(四)伴血塞之蔓延。發下肢之浮腫。甚者下肢全部腫大。而來變形。其皮膚緊張而成滑澤知覺鈍麻呈蒼白色。此其名之所由起也。

血塞若波及腸骨靜脈及骨盤靜脈之時。則於下腹腰部及外陰。亦來浮腫性腫脹。如斯之靜脈炎。概僅發於一側。然有時亦有來兩側者。雖然而後者兩側同時被侵者稀。多初爲一側。經數日。症狀新增惡。遂更侵他側。

豫後。(一)無合併症之白股腫。通例爲治癒者。與病菌死滅之同時。炎症機休止。體溫下降。血塞亦漸次被吸收。至靜脈管再開通。因而減退浮腫。然多少之血行障礙。爲持續者。於足踝之輕微浮腫。長不去。或有因起立運動等。而來之。及於年餘者。有時於罹患下肢。有生皮膚膿瘍者。若將此檢之。必常藏連鎖狀球菌者也。

(二)間有因爲靜脈血塞之故。於下肢先端之血行。全被阻止。而來足部或下腿之壞疽者。尤於有心臟瓣膜疾患。心臟衰弱。心臟內膜炎。貧血。動脈內膜炎等。動脈內血壓之沉降者多見之。其他(三)最危險者。則爲血塞破碎。而生肺及腦動脈血栓。據維恩開耳 Winckel 氏。謂本症之死亡率爲三%云。

療法。使嚴守絕對的安靜。將患側下肢稍置於高位。塗布以油類或灰白軟膏。更施濕性罨法。雖疼痛既去。症狀亦輕快。已脫病褥者。仍須長以 Flannel 帶纏絡。以促進血塞及浮腫之吸收。按摩 Massage. 反成血塞破碎之動機。故非末期不可行之。而於有心臟疾患貧血等。可投以適量之「狄吉他利斯」Digitalis 時。則得防遏下肢之壞疽。

B　全身性(重症)敗血性創傷傳染

Allgemeine (Schwere) Septische Wundinfektion.

於狹義上所謂產褥熱。Puerperalfieberim engeren Sinne 者汎發性腹膜炎。潰瘍性心內膜炎。敗血症及膿毒症屬之。而前二者以之數於全身性疾患。或似不無缺妥當者。然與前敍述所謂局處性疾患較之。則頗爲重症。且多爲敗血症或膿毒症之一症候而來。以斯故於玆論之。竊思爲穩當者也。而以病菌蔓延之徑路。有取於淋巴管者 Lymphatische Form 及取於血管者 Phlebothrombotische Form 屬於前者。爲汎發性腹膜炎及敗血症。膿毒症及潰瘍性心內膜炎。則數於後者。

由於淋巴系者。Lymphatische Form.

一・產褥汎發性腹膜炎。Peritonitis universalis Puerperalis.

二・產褥敗血症。Septicaemia Puerperalis.

由於血管系者。Phlebothrombotische Form.

三・產褥膿毒症。Pyaemia Puerperalis.

四・產褥潰瘍性心內膜炎。Endocarditis ulcerosa Puerperalis

一　產褥汎發性腹膜炎 Peritonitis universalis Puerperalis.

原因。(一)有因子宮破裂子宮穿孔等之直接原因而起者。或有(二)於產褥敗血性子宮內膜炎之際。病菌通子宮壁淋巴管而達於腹膜者。或有(三)於子宮周圍炎或喇叭管炎而續發者。或(四)有爲敗血症之一症候而來者。而又(五)間有因子宮表面或於扁韌帶內靜脈叢之化膿而起者。

病理解剖。產褥性腹膜炎於解剖上主有一・漿液膿性二・纖維素膿性及三・純膿性三型。然第三者普通罕有。而一般滲出物爲少量。不止此也。且經過迅速者。殆有缺之者。腹膜到處潮紅溷濁。覆被以膠樣纖維素性沉著物。而此沉著物。成自凝固之纖維素。內藏無數之病菌。加之有呈連鎖狀球菌之純培養之觀者。於產褥性腹膜炎。殊爲特異者。乃腸管之著明膨大是也。此因(一)柔軟弛緩之肌壁痲痺。與(二)因腸內容之異常分解。而生之氣體多量。及更在產褥婦者。(三)加之腹壁弛緩故也。

於惡性症。經過急速者。此等解剖的變化。尚在輕微。而夙已赴死者有之。若其稍緩慢者。卽所謂在亞急性症者。有能來腹膜之癒著。將滲出物包裹限局。而於玆形成膿瘍。後來於皮膚或腸管等穿潰。而就治者。

症狀。(一)於產褥第二乃至第三日。或間有更遲者。忽然發惡寒戰慄。體溫達四〇度或以上。(二)脈搏顯著頻速。口唇舌面乾燥。(三)腹部稍膨滿。而遍緊張。尤於下腹部。甚爲壓痛。因腸壁之痲痺。而止糞便及氣體之排泄。稽留高熱。脈搏益頻數且細小。腹部之膨滿及疼痛。與時俱增劇。緊張更加。皮膚因之成滑澤。屢屢可得目覩膨大之腸管運動。子宮不僅難由外方觸知。苟接觸於腹壁。能喚起劇痛。此患婦所不能堪者也。(四)顏貌呈憂愁不穩之狀。言語全無力。呼吸成淺表。(五)惡心嘔吐頻至。雖冷水亦不得入口。亦發吃逆。加之(六)因自腹膜吸收之毒素。而來神經中樞之中毒症狀。如嗜眠狀態。思想錯亂。發揚狀態等。相互而至。毒素之量大時。(七)心肌亦因之速衰憊。故不數日。脈搏已易得壓抑。從而難數。如斯終發病第一週之末。而死亡者多。有時於分娩後第五乃至第六日。已仆者有之。

豫後多不良。

二　產褥敗血症 Septicaemia Puerperalis.

病菌經淋巴管入血行內。於茲遂繁殖而瀰蔓於全身者之謂。將此分爲(一)純敗血症。Reine Septicaemie 與(二)敗血膿毒症。Septiko-Pyamie 之二。前者毫無化膿機轉。後者則與膿毒症合併者。與敗血症同時於子宮內膜。骨盤結締織。骨盤靜脈。其他存有化膿竈者也。

病理解剖。(一)骨盤結締織內淋巴管。充以有無數病菌之凝固淋巴。及於其腹膜下結締組織。(二)腹膜屢呈炎症。有時有生多量之滲出物者。又(三)通橫隔膜淋巴管。有病機及於胸腔者。此際一側或兩側肋膜。可生纖維素膿性或純膿性。加之腐敗性滲出物。心外膜亦有被侵者。又病菌沿肺間質竄入。有來所謂葉間性肺炎 Interlobulare Pneumonie 者。(四)間有腦膜亦發炎症者。而此際所生之滲出物。多爲膿性。然於輕過迅速。不遑關與遠隔臟器之炎症者。則不呈如上須要之變化。僅見輕微之腹膜炎者不尠。

其他於敗血症。殆常見者。爲脾肝腎之變化。(五)脾臟增大。其髓質軟化。於割截面殆認流動。(六)肝臟實質溷濁。甚者肝細胞有全崩壞者。雖然此等變化。非起於全般均等。肝臟時有呈黃疸樣著色者。(七)腎臟實質亦溷濁腫脹。於髓質內沿細尿管之經路。屢認灰白黃色之線條。是卽充以細菌之細尿管。其表皮壞死且周圍化膿者。(八)心臟在重症者。殆常於其肌層發脂肪變性。(九)腸管粘膜亦起炎症。間見呈潰瘍及壞疽者。

(十)其他往往有發淋巴腺耳下腺及甲狀腺之化膿者。或有潰瘍及壞疽之膀胱炎。蜂窩織炎。及來肌肉之炎症。並膿瘍者。或於內臟諸器及皮膚有認出血點者。又有與在猩紅熱者同樣。因毛細管之出血。而生皮膚紅斑者。

於敗血症而爲一異例者。身體諸肌同時有陷於炎症者。然多伴皮膚紅斑及皮下組織之浮腫。所謂皮膚肌炎 Dermatomyositio 云者是也。

症狀。通例發於產褥第一乃至第三日。間有遲至者。而(一)屢以惡寒戰慄來。體溫昇騰。達三九・五—四一度。(二)脈搏爲頻數細小。自發病當初已算一二〇—一三〇。發熱雖持續。然全爲不正型。屢留三八・五—三九度。且有輕度之弛張性。朝時有降爲三七・六—三七・九者。然脈搏則不隨之而減少。依然頻速。(三)腹部多自初膨大。愈經時而愈甚。毫無腹膜炎而至此者有之。

(四)局處症狀反爲輕微。僅於子宮及其側方覺厭痛。惡露亦腐敗。有放惡臭者。然又全缺此等症狀者有之。尤於重篤之連鎖狀球菌敗血症爲然。

經過。(一)於本症若爲中毒峻烈之時。則憔瘁虛脫。速加發熱後兩三日。已將死者有之。雖然(二)多爲經過稍長。持續不定型熱。脈搏更加頻速。腸部益膨大。排便放屁全停止。患婦甚哀憊。眼窩陷沒。顏面呈灰白黃色。口唇舌面及齒齦俱乾燥。屢被痂樣苔皮。有時有顯然來發汗者。尿量減少。往往含有蛋白。惡露排泄僅少。乳汁分泌亦涸渴。於是乎出現腸症炎腸狀腹痛極熾烈。惡心嘔吐頻至。呼吸漸促迫。經時症狀愈增惡。脈搏遂至算一四〇—一六〇而仆。而迄至死時。有精神狀態之不被侵者。或有陷於昏睡而發囈語者亦不少。

(三)有時腹膜炎症狀極輕微。而病機速進步者有之。如此者多來痲痺症狀。因之全缺疼痛。患婦不僅不知自己生命之瀕於危險。且發所謂多幸症 Euphorie 而覺身心爽快。至懷疾病治癒之念者有之。然他覺症狀則益增惡。四肢厥冷。脈搏爲頻數微細。而不可算。呼吸促迫著明。能使觀者思爲到底不可救者也。

(四)在經過稍緩慢者。至第二週。於肋膜肺臟心外膜等遠隔臟器來羅患。因之有新見惡寒戰慄。體溫昇騰者。然其症狀輕微。全被看過者不少。又稍來重症而苦患婦者有之。於肋膜炎者尤然。(五)經過更持長。病機尚不停止時。則來關節炎。蜂窩織炎。膿瘍形成等。(六)黃疸之發現。乃告豫後之不良者。故不可不注意。(七)其他有發劇烈之下痢。皮膚發疹。網膜炎。全眼球炎等。

診斷。依既往症及症狀。尤於脈搏之性狀。診斷較不困難。血液之細菌學的檢查。乃於判知豫後之良否。其價值不少。然若不連續亘數日反覆履行。則不足以爲典據。何則。蓋無害之么微生體。有一時多量浮遊於血中故也。

於初期有誤爲腸傷寒者。尤於脾臟肥大之時爲然。然而在敗血症者。熱型不正。心臟機能頻速。加之有膜膜炎症狀。且不呈維達耳 Widal 氏反應。又與格魯布性肺炎。肋膜炎。結核。流行性感冒等。要鑑別者有之。其他於痲拉里亞 Malarai 尤於其流行地。有認作本症者。然投以「規甯」Chinin 依其反應之有無。得判明之。

豫後及轉歸。本症雖間有依合理的療法能治癒。然多豫後不良。在重症者。見於兩三日已死者有之。然概入第二週後而仆。有時迄至三—六週持續者有之。要之。

(一)發病之時期早者。乃所以示病菌之毒性强烈。從而豫後不良。

(二)於推測豫後。最爲重要者。爲脈搏之性狀。發熱之高低。毫不足爲典據。若脈搏達一四〇—一六〇者。殆無恢復之望。然於分娩時有大出血。心臟疾患等。及其他而來脈搏不良之原因者。則非必然。

(三)腦症狀著明者。豫後不良。

(四)頑固之嘔吐。爲頻回反覆者亦然。

又有依血液檢查之結果。可得窺知豫後之良否。

(A)數日反覆檢查血液。常得認病菌者。豫後不良。蓋此爲病菌繁殖於血中之證左也。此際於見溶血性連鎖狀球菌者。雖謂之不良。然亦不必然者。已如前所述矣。

(B)在重症者。來血液成分之變化。多於起初認一般性白血球增多。及赤血球減少。漸次多核性白血球增多。Eosin 嗜好細胞顯然減少或全消失者有之。然此等變化。固非爲一定者。因之不能僅據此而斷自無待論也。

(C)就 Opsonin 之研究。雖漸進步。然於現今尚未達得判知豫後之域。

幸而免死。且毫未來繼發疾患者。其子宮復舊不全。殆常見之。其他來骨盤內臟之癒著。或於漿液膜留多量之滲出物。因而貽種種之後害者有之。

三 產褥膿毒症 Pyaemia PuerPeralis.

病菌入於子宮及其周圍靜脈內。破潰柔軟之內皮。以生血塞。而病菌又有化膿性刺戟之時。則靜脈內血塞。軟化膿敗而混於血行。至於彌蔓全身。將此謂爲產褥膿毒症。病菌之竄入。多自胎盤附著面之靜脈開口。因而屢次續發於胎盤用手剝離。前置胎盤等。既侵入靜脈內之病菌。更形成血塞。次崩壞之。駸駸不息。遂至誘發重症者也。而純膿毒症雖罔亦有之。然與敗血症併發者多。

病理解剖。(一)於子宮靜脈扁靭帶內靜脈叢。精系靜脈。下腹靜脈。總腸骨靜脈。股靜脈等。認柔軟而有膿性之血塞。亦有存於下行大靜脈。腎臟靜脈者。然有時來於限局性。尤屢見於僅精系靜脈者。蓋此靜脈自胎盤直接受容血液故也。如上之血塞性靜脈炎。於產褥熱屍體之約半數見之。多於一側。間有來兩側者。且有併發淋巴管炎者。(二)於本症爲特異者。乃諸臟器。尤於肺腎脾肝心臟等之傳染性血栓與因此而來之楔狀梗塞。後者已爲膿敗者有之。其來於肺者。陷於化膿或壞疽。或繼發肋膜炎。於腎臟者。發所謂拴塞性腎臟炎。其血管以病菌被閉塞。因化膿而至生多數之小膿竈。肝臟及脾臟。亦與此同樣有形成膿瘍者。加之在重症者有呈與敗血症之同一變化者。又(三)膿毒症者。多能續發關節之炎症或化膿。

症狀。膿毒症依其經過。將之分爲(一)急性症與(二)慢性症。

在急性膿毒症 Acute Pyaemia 者。於分娩後無幾卽發稽留性高熱。劇烈之惡寒戰慄。反覆襲來。一日及於數囘。全身狀態甚被障礙。且脈搏頻速。然不呈腹膜炎症狀。而於第一週之終或第二週而仆。雖然膿毒症者。大多數取所謂慢性膿毒症 Chronische Pyaemie 之經過。其固有徵候。於第一週之終。或第二週之初始發。惟如此者。亦多於分娩後一兩日已示輕度之發熱。(一)於膿毒症爲特異者。爲惡寒戰慄之反覆。(二)腹膜炎症狀之缺如。(三)脈搏之比較的緩徐等是。而若到來惡寒戰慄。則隨之(四)體溫亦立卽昇騰達四〇—四一度。或其以上。然發熱持續短。於一兩時。伴顯然之發汗。而熱度下降。加之全復於平熱。至令患婦覺爽快。除脈搏稍緊張外。不呈何等異狀。然經一兩日。惡寒戰慄與高熱復至。爾後反覆發作。有時有及於三四十回者。原來本症之惡寒。乃化膿性血塞。新入血液中而起之反應。以故身體運動。能來軟化血塞之剝離。因而有誘起如上之發作者也。

(五)發病當初局處症狀。殆不得證明。偶有之。亦僅於罹患靜脈領域之壓痛而已。故患婦於解熱時。尤於初期無蒙食慾睡眠尿利便通等之缺損或障礙。因而年輕强壯之婦人。發病後。雖亙數週乃至數月。亦能維持體力者有之。然因始終反覆之。(六)膿中毒而早晚處處生化膿轉移。發熱持續成稽留性。且變化血液性狀。成稀薄水樣。赤血球速減少。因此之故。皮膚呈灰白黃色。來呼吸促迫。神識亦溷濁。卽當初在興奮狀態者。今反成不管性及樂天的也。

轉移竈之最多來者。爲肺臟及腎臟。其他諸關節。甲狀腺。耳下腺。及眼球等。亦被侵。而因此而發之症狀如此。

來於肺臟時。則發肋膜刺痛。咳嗽。及血性喀痰。

起於腎臟之時。則來蛋白尿血尿等。同時來尿量減少。

關節炎。繼發於膿毒症者。爲比較的多。此際發腫脹劇痛化膿。來於肘及膝關節者最多。肩胛及股關節或恥骨縫際。亦有被侵者。而於數個關節同時罹患者不罕。

於腱鞘。尤於前腕。則發其炎症

在耳下腺及甲狀腺。見腫脹及膿瘍形成。

在眼球者。則發脈絡膜炎及網膜炎。而多將來玻璃體化膿及全眼球之崩壞者也。

皮膚。則屢見多發性癤疽。

重篤之腦症狀。雖概不見之。然有時至末期。有發之者。又白股腫者，併發於膿毒症。屢屢認之。

其他往往入第二乃至第三週後。有來强度之子宮出血。此因於胎盤附著部之血塞潰敗所至。其所齎之危險頗大。

診斷。在初期者。雖有誤爲痲拉里亞 **Malaria** 者。然鑑於爾後之經過。可得判別之。與敗血症之鑑別。若觀前記之症狀。則極容易。然因兩者多爲併發之故。其症狀複雜，斷其何者爲主。則頗有困難者。其他內診上。於周邊有揑粉性浸潤。且得觸知呈壓痛之罹患靜脈時。則足可賴爲診斷之一助。若已生化膿轉移者。則無庸疑矣。

豫後。比敗血症。豫後雖多佳良。而仍不失爲重大疾患。雖往往以兩三回之發作。及七八日間之經過。而有全治者。然通例取十日乃至三週間之經過。且終於死之轉歸者多。要之。於解熱迅速。間歇長持續。加之局處症狀缺如者。則豫後良好。雖然。惡寒頻回反覆。轉移頻發者。亦克就治者有之。（未完）

新本草綱目預約廣告

是書原名和漢藥考、分上下二册、日本小泉榮次郎藥劑師所著。各藥以化學分析其成分。說明其功用。實爲漢藥數千年來未有之大發明。每藥附錄日本之特效方及單方甚多、此書一出、可爲吾國中醫界革命之先鋒、原價日幣十二元五角。茲已譯成漢文、用上等外國紙付印。其大小皆仿日本原書、每部定價十元、茲售預約每部五元、郵費四角、一次交足。僅印百部、欲購從速。限五個月出書。函索樣本。請附郵票一分。

代售處上海 梅白格路一百廿一號 醫學書局

身體檢查法

歙縣吳羽白撰

目錄

第一草　導言
第二章　體格檢查法
第三章　體格判定法
第四章　學校生徒之身體檢查
第五章　軍隊中之身體檢查

第一章　導言

身體檢查法蓋爲診斷學之一部。藉此法以檢定全身之健康狀態若何之方法也。每於團體施行之。以短少之時間內面檢定多數人之健康狀態。如學校中每年一度之生徒健康檢查軍隊舉行徵兵之際之身體檢查。皆非有簡便易施之手續不可。並須有一種判定標準。藉以比較而統計之。俾收促進衛生之効。故手續過於繁雜。及檢查技能過於專門之工作。皆不適宜。況除學校及軍隊團體的檢查外。於家庭之內。及競技運動之間。常有舉行此項檢查之必要。故一切程序尤須簡單易曉。人人可施。——即在家庭間及一般運動家皆能隨意舉行。——短時期內。即能檢知結果。如此始可謂爲已盡身體檢查之能事。故除特別規定之學校身體檢查軍隊身體檢查之二法外。尙有簡明扼要之體格檢查法。在此法不啻全部身體檢查法中之重要骨幹。有此一法。即可判知其人身體健康狀況之大概。且祇須具有簡單之檢查器械。人人皆可照法施行。無須專門醫師擔任。按一般身體檢查書。非過於專門。如血液檢查。痰檢查等。皆列爲項目之一。外。即過於簡略。如僅列一表加以說明。或僅繪一圖。對於體格檢查之學理方法。非常忽略。環顧已出版之書籍。俱坐此病。至於體格判定之科學的方法。更爲缺略。玆本書力矯此弊。對於體格檢查一法。詳細闡明學理方法。兩俱顧及。首章即爲體格檢查法。以次述及學校之身體檢查法。及軍隊身體檢查法。吾述此書具有兩義。一則吾國之身體檢查一事。雖逐年逐地常有舉行。然以並無一定之標準。及規程。致成績互異。結果不良。譬有學生於此至此校應試之結果。以身體不合格而被擯。改至他校投考。忽以身體健壯而獲選。豈非未有一定標準所致。且因檢查表式。皆由於檢者之自出心裁製成。人各不一。欲於每年間將各校生徒之體格作一比較。亦有所不能。軍隊中之體格統計。更無從著手。豈非衛生行政上一大憾事。愚鑒於近來社會需要之般。故不揣譾陋。除旁攷先進國已規定之各項成規外。並參攷運動生理運動衛生諸專門著作。及一般衛生書籍。草成此編。以冀此後各地舉行身體檢查時。有一定之格式。及標準。俾獲統計比較之利。

二則增加運動興趣。間接影響於體育之提倡。蓋緣我國體育之不進步。皆以國人對於體育事業不生興味之故。因不明體育究有何項効益。足以動人歆羨。故對體育不生興味。若舉行體格檢查。能於競技運動之前後。各施一次。及在舉行某項體育運動期間。於一定時日間檢查一次。以比較其體格之發達上有何進步。豈非極富興味之舉。倘因勵行體育之故而體格上得獲良好之進步。則雖僅分毫之增益。亦可由體格檢查表於數字上表示分明。譬如近來積極提倡之國術。必須輔以體格檢查。始能明其利弊。譬若覺筋力增加。則由握力計可以明示。若肺量開擴。則由肺活量計可得明示。諸如種種競技之利弊。皆由體格檢查得以判明。豈非於國人之體育事業大有提倡補助之益乎。

第二章　體格檢查法

體格檢查法者。以各種量度器械。以測定體表各部之數字的關係。以藉判其人健康狀態若何之方法也。為一般人士及競技運動家。體育教師。衛生學者。不可不知之常識。非若身體檢查法。必由專門醫師始可施行也。於茲應略為解釋。身體檢查。及體格檢查兩語之意義及其範圍。所謂「身體檢查」者。除檢查體格一部分之外。尚須為全身各部之細緻的檢定。除常具之疾病。須鑑定其人曾罹過否之外。尚須檢知其人身體上之一切機能。有無障礙。如視聽運動等機能。皆須逐一檢到。比較「體格檢查法」為詳而密。為嚴格。而「體格檢查」之意義。僅限體表一般狀態之檢定。所謂體格。卽指身長體重胸圍肺量等項而言。雖為身體檢查法內一部分之事。惟僅由「體格檢查」亦可達到健康檢查之目的。且簡單易施。人人可行。此與「身體檢查」不同之點也。

體格檢查與體育之關係。可得而言之。曰體育之直接目的。不外欲令體力增進。躋為人類健康分子之一。而此體力增進與否。必施行體格檢查法。始獲確知。譬如今有孱夫勵行體育運動之後。忽覺體重日增。胸廓日廣。筋力日強。體格檢查之成績。則記為良好。記載之數字。並表示其逐漸進步之情形。於此當然認為體育運動之有效益。然無體格檢查表以示其先後之數字關係。殊無以知其進展之痕迹也。倘擇某項運動行之多日。雖覺筋力不無增強之處而胸廓之狹窄與肺量之不發達如故。則體格檢查之成績必表示為不合格試一細按體格檢查表所列之數字便知其癥結所在。弊在何部而體育家得以細按體格表以祛除其弊。而增進其利以矯正體育運動之方法。夫個人之體力既日以增強則一國之體育程度自隨之提高。故體格檢查法之普及與否不僅與個人健康有密切關係。且關於社會健康全民族之文野也。

茲所舉之體格檢查一法。只須置備數種之器具已足。簡便經濟。少許之時間內獲知多數人之情形。其最適用之時機。為學校生徒出入校之體格比較檢查。軍隊中之出入伍體格比較檢查。家庭間每年「在兒童或每半年每三個月」體格比較檢查。及競技運動者之體格比較檢查。練習體育運動前後之比較檢查等。至於較為繁重之身體檢查。則須有專門檢查師。如校醫。軍醫。或特別聘請之醫師。(保險醫)且因被檢者為團體檢查之故。至少須有二人以上之助手。始可施行。而在此所述之體格檢查無須如是。祇一常人即可施行也。

第一　體格檢查表

表式規定如下。逐項檢訖依次填入格內。再據下文所述之體格定法。即可驗知合格與否。

體格檢查表

姓名	身長 cm	體重 Kg.m	胸圍 Cm			縮張差 Cm
			安靜呼吸	最大	最小	
年齡						

籍貫	肺活量 Ccm	握力 Kg.m.c		檢查	判定
		左	右	年　月　日	
職業					檢者

第二　身長

身長檢查法。

用身長計測定之法令被檢者脫去衣服直立身長計之臺上兩踵相並正其姿勢並使其頭頂當橫杆之正中然後視其劃度之公分數（本檢查法一概依據萬國公用權度量制爲標準）尙有簡法卽用卷尺帶懸於壁間被檢者立其下卽可視知

身長區分法。

世界民族可區分爲左之四種。

長大民族……一七〇（cm）……斯干特那比亞半島北美蘇格蘭人屬之。

二　超中數民族……一六五—一六九……其外之白種人及中華北方人。

三　中數下民族……一六〇—一六四……中華南方人。

四　矮小民族……一六〇……………日本人屬之。

與身長有影響之事項。

一遺傳　兩親身長小者其產生之兒女常小。此由遺傳關係。吾人常睹此項實例。又據日醫天野氏之調查。則謂父母相較。尤與父有正比例。

二給養良否　因給養良否與骨之發育有關係。故富裕社會常較下級社會之身長爲優。

日本大正四年河內郡壯丁之調查

因納稅額差別之身長比較表

區別記號	納直接稅額	身長平均	被檢人員	備攷
I.	六一·七二〇圓	五·二五尺	六七	I.號納直接稅三十圓以上者
II.	一〇·八八九	五·二三	一七六	II.號其中位者
III.	〇·〇五一	五·一六	一二三	III.號不滿一圓者

三職業　凡營坐業及過劇之勞動者其身長發育常受障害。日醫吉田章信常就河內郡壯丁調查所得。凡營坐業者平均身長五尺一寸六分。（日尺）而立業者則有五尺二寸五分。可見立業者之身長發育爲優。

第三　體重

體重檢查法。

法甚簡易用體重計卽可測定之。體重計之形式不一。皆係應用槓杆原理而成之一種權秤。（俗稱爲磅）

被檢者若在冬季。如欲精密檢查。尙須除去衣服重量之約數。餘時可僅服襯衣以測定之。

各民族間成人之體重。

英國（新兵）……五八・〇(kg)…檢者　Aiken
德國…………六二・〇…………Vogl
日本…………五二・〇…………印東
中華（陸軍教導團學兵（北方人）（南方人）……五九・〇…，……李周俊
（中華體育學範學生…五六・六…………吳羽白

與體重相關之事項。

除特殊之身體素質（如脂肪過多）以外。體重與體力最有密切關係。此因筋骨之發育與營養之佳良。故體重特能增大。

男女之比爲一與〇。九

四十歲之際。體重達於極度。

其他之相關事項臚舉如下。

（一）疾病。　患病之際。體重多減降。且體內有潛伏性疾患時。每由體重之漸次減降而知病機之漸次侵來。其疾病之恢復也。亦由體重之漸次增加。得以徵知。

（二）運動。　運動過度者。雖暫時覺身體內之貯蓄物質及生質消耗過甚。致體重遽來減降。然在修練有素者。其體重之減損較能節制。至於適度之運動。爲增加體重之效果。一因筋肉之作業性肥大。一因代謝機能旺盛。體內之生質多量蓄積也。

（三）職業。　以營屋外工業及農業者之體重。優之於同身長之屋內工業及商業者。此殆與空氣。日光。運動。及食物。俱有關係。（但食物非必飫珍羞食鮮美之謂。證以農夫以粗食爲營養。其體重蓋甚優良。）

職業＼區分	身長（日尺）	體重（日匁）	對于身長一寸之體重（匁）
屋外工業	五、二三尺	一三、九六一貫匁	二六七匁
農業	五、二二	一二、八八〇	二六六
屋內工業	五、一六	一三、五七六	二六二
商業	五、一七	一三、一八四	二五五

（四）社會階級。貧富與體重之關係蓋爲反比例而以中等階級之平均體重爲最優。證以日本大正四年栃木縣河內郡因納稅額之差而比較其體重製成一表如左。

	納直接稅額	平均體重（貫）	被檢人數
富	六一、七二〇元	一三、二〇四	六七
中等	一〇、八八九	一三、九五八	一七六
貧	〇、〇五一	一三、三八七	一二三

（五）時間關係。體重早晚之間稍有升降。統計一日內之變動有一・五公斤之多。其最高體重時間爲晚飯以後。最低體重時間爲晨餐以前。又希米德蒙拉德氏 Schmid-Monnard 謂健康之四歲小兒。自晚間至翌朝之間。小兒之體重減量平均有二五〇—三〇〇公分。(gram) 此外因午前與午後之動靜不同。午後因運動關係。體重之應來減降。此外因季節關係。尤有甚多變動。故欲作精密之體重測定者。不可不撰同一之狀況。同一之時刻以行之。

體重與身長。

因身長之增加體重亦隨之增大。此因皮膚骨格及內臟亦增大之關係。然在「身長小」者其體量之增加較之於「身長大」者之增加爲多。即「身長大」者體重之增加比較的少也。

美國海新氏(Hasirrg)曾爲某壽險公司從事於七萬五千之男子之調查茲略摘海新氏所製成之表比較如左。

二五歲……………二九歲

身長　一四九……一五九 cm　體重相差有三、一三 kg

一五九……一六九　七、〇一

一六九……一七七　七、六一

三〇歲……………三四歲

身長　一四九……一五九 cm　體重相差有三、七〇 kg

一五九……一六九　七、〇七

一六九……一七九　八、五〇

可見身長小者對於一定之身長其體重減度小也。

以身長一公分而計其體重若干。此曰「身長單位之體重」以互相比較極有興味茲揭一表如左。

居處＼體格	身長	體重	身長一寸之體重	被檢人員
東京市住民	五、七二尺	一三、九七八	二六五匁	七二一
大坂町住民	五、三三	一四、五九七	二七〇	五五
冲繩縣村住民	五、三三	一四、九八二	二八一	五三四

體重與胸圍。

在有仝一之身長者。「胸圍」增加一寸。其體重增加之度比之「身長」增加一寸者之體重爲大。據日醫吉田章信氏所調查於日本某聯隊新兵之檢查成績如左。

身長＼胸圍區分		二尺五寸	二尺六寸	二尺七寸	二尺八寸	二尺九寸	三尺	總平均
五尺二寸	平均體重（貫）	一三・八三一	一四・一七五	一四・五二七	一四・八三四	一五・三七一	一五・七九八	一四・五九〇
	比胸圍小一寸者之體重增加	—	（十）〇・三四四	（十）〇・三六六	（十）〇・二九七	（十）〇・五三七	（十）〇・四二七	（十）〇・三九三
五尺三寸	平均體重（貫）	一三・七一七	一四・二二六	一四六・九五	一五・三八二	一五・四七〇	一六・三〇七	一四・八六二
	比胸圍小一寸者之體重增加	—	（十）〇・四九九	（十）〇・四四三	（十）〇・七三三	（十）〇・〇八八	（十）〇・八三七	（十）〇・五一八

第四　胸圍及呼吸之差

胸圍檢查法。

用卷尺或胸廓計以測定之。而以卷尺爲最便易。胸廓計最確實。測定呼吸之差。尤須以此計作精密之計測。法令被檢查者自由直立於檢者之前。閉口呼吸。兩臂向左右水平舉上。檢者用卷尺自後方肩胛骨下。繞至前方乳嘴直下。須緊貼胸廓。但須令胸廓能縮張自由不妨害呼吸。此時所測得者。爲安靜呼吸時之胸圍長度。再令被檢者行最強之吸氣。測定胸圍若干。再行最強之呼氣。測定一次。其相差之數。卽呼吸縮張差。簡稱曰呼吸之差。故檢查胸圍須行三次而通例記載胸圍係指最強吸氣時之胸圍。

胸圍之標準規定。

行徵兵制之國家。對於胸圍大小。皆有標準規定。不及此項標準不能與於徵兵之選也。德國徵兵令規定之合格尺度。其呼氣時胸圍須有七五—七六 cm。吸氣時之胸圍須有八五 cm。呼吸縮張差須有五 cm 以上。俄國則定爲胸圍須超過身長之半以上逾一・一 cm。法國規定胸圍大小。不可在七八 cm 以下。美國規定在身長有一六二—一七〇 cm 者。最強吸氣時之胸圍須超過身長之半之一・三 cm 以上。在身長有一七〇 cm 以上者。胸圍至少須及身長之半。意大利之規定身長有一六〇 cm 者。其胸圍至少須達八〇 cm 而「長身」者之胸圍須有身長之二分一。但在身長甚大之人。其胸圍有不及身長之半者。然仍不可不目爲體格合格。

呼吸之差之規定須有身長之二五分之一以下。否則便不得目爲發育良好。

呼吸縮張差之平均數。

正常胸　三・八—或一〇・〇或一二・五 cm……柯司達氏

七・三 cm……歐洲成人平均（謝玆克氏）

八・〇………德國成人平均（克爾尼歇爾克氏）

八・二……日本陸軍省統計（大正元年）

七・一……中華體育師範學校成年學生之平均數（吳羽白）

與胸圍發育有關事項。

與胸圍發育有最大影響者。莫如伴有呼吸運動之「全身運動」及「臂之運動」……等。而在練習呼吸練習有素者。胸廓尤爲強度發達。自不待言。故講求體育運動之體育家。胸圍俱甚增大。迥非常人所及。而此胸圍增大。卽體力強壯之徵。觀於患肺結核病十九皆爲胸圍狹窄發育不良之人。所謂結核素質者是。德人希因維寧氏嘗就普魯士軍隊之健康兵四七〇七人及結核兵四五四〇人之身長及胸圍。一一爲精密之檢查。統計結核兵之胸圍均在身長之半以下。其胸圍之平均及呼吸之差。均較健康兵爲小。表式煩複。不備載。玆僅舉呼吸之差如下表。

健康兵……………呼吸縮張差……………七・六 cm

結核兵……………呼吸縮張差……………七・三 cm

故胸圍之發達否與體格極有重要關係。胸圍不發育及呼吸之差數小者。皆可目爲體質薄弱之徵。胸圍超過身長之半以上。及呼吸之差在七・〇以上者。俱體質強壯之徵。

但在幼童胸圍與身長之比。不能以五〇%爲標準。以幼童方在發育期中。身長之發達甚速。而胸廓之發達在成人後也。

玆據日醫竹岡氏調查所得胸圍對於身長之百分數如左。

一二歲……………四八・三%　一四歲……………四七・三%

一五歲……………四九・%　一六歲……………四九・六%

一七・八歲………五〇%　一九歲……………五〇・四%

二〇—二一歲…五一・六%

（附）年齡之差與身長體重及胸圍表。

此表係日人印東氏調查之成績。爲表有三。玆倂合製成一表。藉供讀者爲參攷及對照之用。表中所列者當然俱係日本人之體格。日人與我國之比約爲〇・九與一。與西洋人之比爲〇・八與一。（約數）

附表

年齡 \ 區分	身長 男	身長 女	體重 男	體重 女	胸圍 男	胸圍 女
一五	一五〇・六cm	一四三・〇	四三・九kg	四四・五	七六・七cm	七七・九
一六	一五五・九	一四七・一	四三・二	四六・二	七九・一	七八・四
一七	一五五・三	一四七・一	四九・五	四四・四	八〇・一	七八・二
一八	一五七・五	一四七・八	五〇・八	四七・三	八一・五	七九・七
一九	一五六・三	一四七・二	五一・七	四八・一	八一・九	八一・六
二〇	一五八・五	一四七・五	五二・〇	四六・〇	八三・一	八一・三
二一	一五八・八	一四七・八	五二・二	四七・〇	八三・一	八二・三
二二	一五八・五	一四五・三	五二・三	四五・七	八三・〇	八〇・八
二三	一五八・六	一四七・〇	五二・六	四六・七	八三・四	八〇・五
二四	一六〇・四	一四六・六	五二・六	四五・七	八三・三	八〇・二
二五	一五八・七	一四六・〇	五二・一	四五・四	八三・七	八〇・三
二六	一五八・九	一四七・三	五三・〇	四六・三	八四・〇	八一・〇
二七	一五九・二	一四六・九	五二・六	四五・八	八三・九	八一・〇
二八	一五九・一	一四七・一	五二・九	四七・五	八六・五	八〇・五
二九	一六〇・九	一四七・一	五三・四	四七・五	八四・五	八一・五
三〇	一六〇・四	一四六・九	五三・一	四六・六	八四・三	八〇・六
三一	一五九・三	一四七・二	五四・一	四六・八	八五・二	八一・七
三二	一五九・八	一四八・一	五三・九	四七・二	八四・八	八〇・三
三三	一五九・四	一四七・〇	五四・〇	四六・六	八四・九	八〇・四

身體檢查法

三四	一五九·五	一四六·○	五三·九	四七·二	八五·三	八一·五
三五	一五九·四	一四六·○	正四·○	四六·一	八五·五	八一·八
三六	一五八·九	一四七·一	五四·九	四七·五	八五·八	八二·四
三七	一五九·四	一四六·六	五四·八	四六·九	八五·九	八二·四
三八	一五九·四	一四六·五	五五·八	四六·九	八六·一	八一·八
三九	一五九·四	一四七·六	五五·二	四七·五	八六·三	八二·五
四○	一五九·二	一四七·一	五五·六	四七·二	八六·七	八一·九
四一	一五九·二	一四七·六	五三·五	四七·五	八六·四	八一·五
四二	一五九·三	一四六·八	五五·五	四八·三	八六·一	八二·五
四三	一五九·○	一四七·七	五五·五	四六·八	八六·六	八一·五
四四	一五九·○	一四七·一	五五·三	四七·三	八六·七	八三·○
四五	一五九·五	一四七·七	五五·四	四七·七	八六·五	八二·二
四六	一五八·九	一四六·○	五五·八	四六·六	八六·六	八二·○
四七	一五八·七	一四六·四	五七·○	四六·九	八七·○	八一·七
四八	一五八·八	一四六·二	五五·五	四七·五	八七·二	八二·五
四九	一五九·一	一四七·九	五五·九	四七·二	八六·二	八一·三
五○	一五八·二	一四五·三	五三·六	四五·六	八六·六	八一·二
五一	一五七·七	一四六·一	五四·七	四五·三	八六·四	八二·○
五二	一五七·三	一四六·三	五四·五	四四·九	八六·四	八二·二
五三	一五七·六	一四六·八	五四·八	四五·三	八六·四	八一·五
五四	一五七·六	一四五·三	五三·九	四四·九	八六·八	八○·○
五五	一五六·七	一四六·○	五三·四	四三·七	八六·一	八一·三
五六	一五七·三	一四五·五	五四·○	四五·四	八五·七	八一·五

四五

五七	一五七·五	一四八·八	五四·六	四五·〇	八五·五	八二·〇
五八	一五五·四	一四四·二	五一·六	四五·二	八五·七	八〇·〇
五九	一五七·七	一四五·五	五三·七	四四·七	八三·六	八一·一
六〇	一五七·九	一四五·三	五六·三	四二·五	八七·九	八〇·三
二五—六〇之平均	一五七·七	一四六·三	五二·八	四六·一	八四·二	八〇·九

第五 肺活量

肺活量者。呼吸氣。（尋常呼吸氣補）補氣。（尋常吸氣後更深吸氣量）蓄氣。（尋常呼氣後更強呼氣）之總稱也。即最深吸氣後更強呼氣所呼出之總空氣量。曰肺活量。肺活量之大小。可知其人之呼吸力如何。而呼吸力與體力之相關極爲重要。有僅由肺活量之測定而判知其人體格優劣者。

肺活量之大小由身長體重胸圍之差而有不同。由年齡性別亦各異。此外並因種種之「筋練習」及「呼吸練習」可以增大。

肺活量檢查法。

普通所用之器械爲忽勤孫氏肺活量計。(Spirometer Von I-lutchinson) 其構造及用法俱甚簡明。即由吹入口內儘量吹入呼吸氣。以視此鐘形之管升高至若干度。由此劃度即可知肺活量有若干公撮。(c.c.) 惟須注意此器使用時。不僅由季節之關係及時日之不同。所呼出之氣量受氣候影響而微有差異。並因水溫及氣壓關係。亦不無變化。欲求精密之測定者。須用三七度（C氏表）溫之水盛於該容器內。倘所用者爲冷水。須照下式核算。

$$X = V\frac{(1+0.003665.37)\ (b-b2)}{(1+0.003665\ .t)\ (b-b1)}$$

X. 求肺活量。 V. 爲由肺活量計所測定之容積。 b. 爲當時之氣壓。 t. 肺活量之溫度。 b1. 對於t度所發出之水蒸氣張力。 b2. 對于c氏卅七度水蒸氣張力。

肺活量之平均數。

歐洲人之肺活量平均數爲三二〇〇乃至三八〇〇（c.c.）日本人肺活量則男爲三二三三女爲二三七三(c.c.)（印東氏）以上俱指成人而言。

我華人之平均數如左表所載。蓋依李周峻氏及予所調查之成績。平均製成。被檢者共計四五六八。

年齡	一四歲	一五歲	一六歲	一七歲	一八歲	一九歲	二〇歲	二一歲	二二歲	二三—三〇歲
肺活量	二三九七c.c.	二七〇〇	二八九五	二九五四	三〇〇二	三二〇〇	三二四四	三二四五	三三四〇	三三六九c.c.

肺活量與呼吸練習之關係。

據各學者研究。謂筋練習之結果。能使呼吸縮張差增加。而呼吸縮張差僨以增加之理。或謂因呼氣時之「胸廓縮小度」著少之故。或謂因胸圍之增大。致胸廓之擴張亦隨之增大。因此之故。肺活量亦隨之增加。兩者殆俱有不可掩之事實。日醫吉田章信。曾就戶山士官學校之學生舉行學生之出入校體格檢查。入校時與出校時肺活量之差有二三一c.c.之多。俱行呼吸練習之功效也。

大正四年二月入校 大正四年七月出校					
區別／檢查時	被檢人員	胸圍 吸氣	胸圍 呼氣	胸圍 差	肺活量
入校時	一〇九	三・〇三尺	二・七九	〇・二四	三八八一c.c.
出校時	一〇九	三・〇七	三・七六	〇・二三	四一一二
增減	—	(十)〇・〇四	(一)〇・〇三	(十)〇・〇七	(十)二三一

第六 握力

計測握力。卽測定手筋及前膊筋筋攣之絕對力方法。藉此可知其體力之是否增進。營養程度是否佳良。然因此握力計力器。每次所附着於掌面所在不同。其成績每次不免差異。然所差僅微。注意行之。可稍免此弊。

握力檢查法

普通所用德國柯林氏(Collin.)計力器。爲單位。置手掌間用力緊握。卽由指針指示握力之度。健康男子器三〇—六〇。女子較弱。

握力與筋練習之關係。

最有效而能使握力增加者莫如「重技練習」然其他之「筋練習」亦俱有增加握力之效果如格鬥家及鐵啞鈴練習者其膂力俱較常人為大例如有名之大力士楷爾亞布批（Kar Abs）兩手能伸直平舉二八〇磅因筋之作業性肥大故絕對力亦自隨之增加。

其他之筋練習如「臂之運動」「投鐵餅」「鏢鎗」「野球」「懸垂運動」「角力」「劍術」「賽艇」等俱有強壯筋力之效。

兒童之握力。

余於民國十二年夏間曾為上海市立小學校學生行體格檢查被檢者共計四七八人自七歲至十三歲俱有握力之平均成績如左表。

區別＼年齡	七歲	八歲	九歲	一〇歲	一一歲	一二歲	一三歲
右手	一二·七kg	一五·五	一七·八	二〇·〇	二二·五	二五·二	二六·五
左手	一八·一	一五·八	一六·一	一七·五	一九，六	二一·五	一二·八

（未完）

猩紅熱在吾國之考察

闞任民

近年來東省一帶。猩紅熱時時猖獗。中外人民均甚注意。共同防範。其蔓延傳染。此症多在溫帶地方發生。熱帶人民幾有不知此症爲何者。亞熱帶諸國亦時有發現。此皆爲人所共知。吾國（括東省）地居南則在地球緯線二十度。（海南）北則在五十四度。（瑷琿）對於此症有不同之勢。數年前著者曾向吾國各省徵求對於此症意見。要求諸同志將流行情形答覆。旋經各方報告括述之如左。

一　在吾國之南中各省此症缺如或流行極輕。上海及中部各省稍屬猖獗而北省則異常猖獗。香港一處于一九一一至二二年間于傳染症統計一四、四九三名中僅有猩紅患者四十名而已。中有十名爲白人、同時有腺鼠疫七、〇九〇名。及天花三、〇三九名。不在其內也。

二　此症侵襲外僑者甚多。在北省此症每年死亡在外僑雖屬不少。然華人亦同等受害也。

三　今欲說明其流行中之毒性一部分。固因此症係最近侵入內地。一般人民尚未有受天然免疫性之機會。近十年來。歐美人對於傳染。似屬輕度症狀之傾向矣。

玆更將此症在遠東一帶傳染之歷史上觀察之。在歐洲察之。似屬古遠。由加連氏（紀元前一三一至二〇一年）。記載此症於十七世紀。遠前英醫打厤氏詳爲考據。而吾國至一八七三年。始知有猩紅熱之名。當時在上海發見一患者。何篤士日尼博士。（前充租界衞生醫官）。于一九一七年發表曰。『爲第一猩紅熱患者見發于上海之年卽一八七三年。其來源似係由外洋傳入。同時多數信以爲煙台已發見多例。猩紅熱在日本聞亦在一八九七年佈報發見日期。但亦衆信稍前亦有此症數例。由此推知。猩紅熱之侵入中日兩國。想在同時。而從前確未之見聞也。詎至一九二〇年時。上海發見多數之患者。此爲流行之動機。當年患者數約在一千五百名也』 士旦尼氏又云于一八九八年有猩紅熱四例。由英國侵入香港。在此時以前確不知此症爲何症云云。

玆將上海隔離院收留猩紅熱患者數內年份表述如左。

年份／患者	一九〇二至一九二一年 外人	一九〇二至一九二一年 華人	一九二二至一九二五年 外人	一九二二至一九二五年 華人
患者數	七六一	一、〇七一	二〇三	二六一
死亡數	一一八	二七〇	一三	五七
死亡率	一五、五%	二五、二%	六、四%	二一、八五%

觀表外僑死亡數較少。在此近年爲特少。似有研究之價值也。不幸查天津北平奉天哈爾濱直隸山東省一帶之統計調查猩紅熱一症。對於華人毒性甚劇。死亡率亦高。北平傳染病醫院之統計。于一九一五及一九二三年中收容患者人數爲六三八名（男三五二女二八六） 其死亡率爲二〇八%。在天津一處。幾及十四年間不拘貧富感染此症者頗不乏人。即使受過教育之主家婦人多不明其傳染利害。竟至由小孩而傳盡小孩不已。或由小孩由差役間接代傳其疫毒者。即使成人中亦有被其傳染

者。試舉一二例以證明之。

甲　有一舊派中醫年六十二歲。于一九二三年二月因往診張勳將軍之家人。係患猩紅熱症。歸家後。忽覺體溫上升。喉痛頭痛腺腫。後發腎臟炎。于三十六小時內由發言語喃喃。不省人事。後施以抗毒血清及强心劑。于四個月後始恢復。有少子亦不隔離。使之同床。三日後覺嘔吐及猩紅熱症狀。同時併發合併肺炎致死。其已嫁之女年二十八。囘家省視其老父。亦被傳染。囘夫家後卽覺惡寒戰慄頭痛喉痛乾咳嘔吐。體溫隨升至一〇六度華氏表。脈搏亦達一二六數。而疹亦出現。施以血淸療法。三日後而漸痊瘉。其餘有三小孩均已隔離。尚不能免被傳染。幸僅死去幼者一名而已。

乙　張勳之家在一九二三年。成年婦人一名。兒童二名均已染該症。又有同樣之例于一九二四年在一二月間天津發見。忠告衞生當局。理宜多設傳染病院。以備收留此種惡症。又在一九二六年冬。爲此病而致死之青年與兒童。不知凡幾。言之令人不寒而慄也。

又查哈爾濱一處。此症于最近五年間爲秋冬兩季死亡原因之主要者。不拘貧富家庭。于一二星期內幼童死之淨盡。然成人中亦同被傳染。不過比較佳良而已。因設備不週。人民衞生知識亦缺。對於救治時常失之機會。誠爲慘不忍言之惡症也。玆將一九二六年調查此症于十六染疫家庭之流行狀況試數述之。所示死亡率以小孩爲數最高者也。

男女別／日數	成人		幼童	
	男	女	男	女

數日	一九	二七	一八	二八
死亡	〇	一	九	二〇
死亡率	〇	三、七	五〇、〇	七一、四

據林木東醫士報告一九二五年時國際聯盟會日本猩紅熱之狀況如下。

自一八八七年此症之統計似有端倪。又自一八九四年戰役之後。日本始證實該症。一八九七年日本改正傳染病禦防法律。對於猩紅熱亦劃入傳染病防疫條內。由此而知每年發生患者多寡。在此年患者總數爲三十七名。一九〇二年患者增加至百二十五名。一九〇七年五百名。又由一九〇九年至今日每年發見患者之數日。未嘗在千名以內。猩紅熱在日本爲散在性流行。一年與一年又一處與一處其發見情形不等。對於季節之關係。以十一月十二月爲最著。由一月至六月秒爲輕減。八及九月爲發見最少之月。死亡之率多寡不一。頗爲興趣。試將一八九七年之死亡率表列如左。

年分／亡率	百分率	平均
一八九七年至一九〇五年（九年）	八、一一至九、四六	九、二二
一九〇六至一九一二年（七年）	一二、一〇至二一、九三	一七、〇五
一九一三至一九二三年（十一年）	四、一七至九、二三	六、二四

查日本此症與年齡關係。以小孩由四至七歲爲最易感染之年。青年至二十歲。亦時有感染者。年至三十歲以上。亦有數例發見感染此症者。

猩紅熱在日本不算猖獗。時常有患此症者。至後發腎臟炎症以後。始醒延醫就診者。是足見症狀不重也。日本據南滿、報告謂自一九一一至一九一九年發見此症者之數爲一二四九名。其中死亡數爲一五三名。是卽死亡率爲一二四九名。其中死亡數爲一五三名。是卽死亡率爲一二、二%。因猩紅熱症與其他疹症易於混雜。兹將其鑑別點略述之。其潛伏期甚短。約由二至六日忽患體溫上升虛弱嗓痛嘔吐。在著明症狀通常來時甚凶猛。檢驗咽喉潮紅腫脹。舌被厚衣。經一二日後發生皮疹（其色與煑熟龍蝦相彷）顏面潮紅。祇圍繞唇部缺如。疹在身上初由頸部胸部出現。後及四肢扁桃腺長白衣舌爲紅楊梅之色。初期嘔吐。後體溫卽上升。三五日後斷爲下降。由九至十二日後達常溫。又至第一週末或二週始。疹卽退去。同時皮膚剝脫甚厚。有成爲一大塊。此皮塊從前視爲傳染之媒。今日以科學證明。似屬無害。其傳染多注重早期輕重各症而已。

以上所述乃無合併之著明症狀者。不著明症狀者亦常發見之。有時輕症者經過甚短。症狀輕微。此種患者有時不安息。易於忽略而傳染於別人。在重症者亦常見之。來時凶猛。數日死亡者有之。其最不良合併症卽急劇之安魏那症。易致壞死。頸淋巴腺腫。中耳化膿性炎及腎臟炎等。此等合併症時時使患者終身不治者。此症誠爲可懼之症。卽初期輕症者。亦屬可慮。合併症亦在各流行時發生不同也。

此症如此凶惡。吾人應取何法以防滅之乎。幸醫學發達迅速。世界發明日新月異。兹試述一二如左。

一、猩紅熱之原因。多數歸於溶血性連鎖球菌，凡患此症者。多數有此菌在其咽部。
二、此症能由經驗。可以證明接種於人類或白羊發生同樣之皮疹。
三、用抗毒血清。如白喉的由馬製造抗毒血清。同以治療此症有効。但須用於早期。否則無効。在哈爾濱試用此項血清之成績。未如美國成績之優。因患者多屬末期。即留院調治者。亦屬經多日後。故失其治療機會所致耳。
四、美國狄氏夫婦發明以毒素小量注射皮下。能試知易感陽性或不易感陰性之反應。頗爲的確。此試驗名曰狄氏猩紅熱之皮膚反應試驗。
五、當猩紅熱流行之際。如現狄氏陽性之人。應注射稀釋連球菌之毒素。以期免疫。此免疫期限爲一年或以外。甚爲安全之免疫禦防法。宜採用之。
六、作免疫時可以如白喉的手續一樣。即用毒素加以抗毒血清。漸增單位注射作免疫結果甚佳。
此次狄氏夫婦在美芝加哥地方發明此品。歐洲亞細亞諸研究家對此問題頗爲之注意。吾等在哈研究所首倡試用及研究之。凡爲醫者均可以利用之。以期減少此種新輸入之惡疫。誠爲吾國之急務也。
在哈爾濱吾等研究之成績括述如左。
一、在哈爾濱曾試驗狄氏反應。於一二五七名由一歲至三十歲之人中。有陽性反應者。爲百分之四七、七也。
二、五四二名學童中。由六不同學校來試驗者。其最著明陽性率爲本埠之幼稚園幼生。爲百分之八六也。

三、對於省分之研究因例數太少難以證實陽性率及易感性之比較尤以南北爲最要。

四、當一九二六年秋對於此研究甚爲注意已實行注射於沿中東路各處之中俄校童約達一萬至一萬五千名以防此症之感染其結果以後再當詳報。

五、哈爾濱防疫處之研究室已配備狄氏治防各毒素注射液備用此液雖然奏効確實但對於下列二事不可不爲之加意焉即一、嚴密的將患者隔離之尤以早期的爲要二、注意看護以防可懼的合併各症如腎臟炎耳炎扁桃腺炎及壞疽等其家庭之衞生上及對此症看護上之講求尤不可或忽之加以倡用此最新禦防猩紅熱注射如是互相勸勉試用此新防治法則不難將疫魔即時防止而免被傳染矣。

肺癆病患者之自療法

丁惠康醫師

攷全世界死亡統計表。以肺癆病死者最占多數。而國人之死於是病者。尤比各國爲多。此病之原因。皆由結核桿菌傳染而來。故又名肺結核。惟初期病狀極微。爲全身衰弱。咳嗽咯痰。此時端賴愛克司光之早期診斷與精確之治療。否則遷延日久。遂致痰中間含血絲。或咯血者。胸壁陷沒。食思缺乏。日晡潮熱。肌膚蒼白。夜間盜汗。甚或聲音嘶嗄。而爲喉結核者。頑固醫生。往往禁病人食各種之滋養品。又不使病人多得新鮮空氣及日光。故病勢日益加重。以至束手待斃。甚可憫也。余謹告病者有自療法四條。分列於下。如能依法實行。必獲大益。可無疑義。盍試行之。

一、飲食療法。每早宜飲牛乳一盌。與半熟雞蛋二個。八點鐘早餐宜食粥。粥菜宜考究。(案、牛乳其性和平、而富於滋養料、爲病肺者每日必需之品、然頑固之醫生、每謂牛乳之性極熱、苦勸病人不飲、是無異助結核菌而殺人也、)十二點鐘午膳。宜用極豐富之飯菜。若魚。若肉。若鷄鴨。若炒蛋。若各種新鮮蔬菜等。皆不可少。各物宜煮之極爛。烹飪之法宜精。且宜日日變換式樣。不可使病人望而生厭。是爲至要。然頑固之醫生。往往禁病人食魚肉鷄鴨等滋養品。以縮短病人之生命。午後四點鐘宜飲牛乳一大杯。及各種點心。六點鐘晚膳。飯菜比午膳更要豐盛。凡病人所食之飯菜。宜以小盆子盛之。且每種僅置少許。如喜吃某種。吃完後儘可再添。萬不可每種多置於碗內。使殘餘之食品棄之則可惜。食之則他人有傳染之虞。九點鐘再飲牛乳一杯。或代乳粉。飲完後即宜安睡。

二、空氣療法。於肺病人有最重要之利益。卽令病人日夜在佳良之空氣中生活也。故病房內空氣宜使日夜流通。開窗之多少。宜隨風力之大小。斟酌行之。若緊閉其窗。病人日夜處於汚濁之空氣中。則縮短其生命不少。病人呼吸空氣。以橫臥療法爲最佳。蓋病人如發急性之炎症。及高熱時。須絕對的安靜。不可輕於動搖。宜常臥於病牀。然此種病人。縱使發熱甚微。亦以安臥爲佳。若病症輕快。體溫如常。越一週之久者。亦可令病人行屋外之運動。病人宜緩步於戶外或花園中。在未覺疲倦之先。卽宜休息於戶外之廊下。究以橫臥於藤榻中爲最佳。因戶外之空氣。比室中爲新鮮也。試觀漁夫樵夫等終年在戶外營生者。皆不生肺結核病。此其明證也。

三、日光療法。日光有穿透組織之生。有刺激表面神經之功能。能使赤血球之色素增加。能使消化力增加。能使新陳代謝之機能旺盛。全身之抵抗力因以增進。而組織之機能。可得佳良之應響。故日光療法。於肺癆病腺病以及神經衰弱病腎臟病心臟病生殖器病全身病等。均有裨益。再近余頗賞用人工太陽燈。每有奇效。

四、休息療法。病人不可任煩劇之事務。或沈酗於聲色。以耗費其能力。卽如游戲運動讀書應酬等。亦宜一概停止。以待體力之恢復。休息最善之法。卽橫臥於新鮮淸潔之空氣中是也。凡休息時。非但各種耗費體力之事。一概停止。卽如一切心思之動作。亦宜減少。由減少以至於無念。是謂之眞休息。家嚴常勸病人曰。所謂眞休息者。宜生大解脫心。任其生死。莫起恐怖。人生能有幾時。石火電光。轉瞬便過。世間榮華富貴。不過片時。災難苦惱。亦不過片時。宜將身外一切事。併此身之四肢百骸。盡情放下。使胸中空無一物。若事有必不可歇者。亦權且歇下。以待後日處置。視田宅錢財器用衣服等物。如水上浮萍風中飛絮。聚散無常。來去皆幻。過去事如幻。現在事如幻。未來事如幻。自此心華洮然。一切聲色無礙。知見頓空。一絲不掛。萬緣俱寂。空空洞洞。不知有身。不知有世。并不知我今日所患之病苦。果如是則體力精神。必能恢復。故謂之真休息。

病人實行以上四種之療法外。又宜實行清潔與隔離之法。如身上宜用溫水手巾。日日揩抹。或用溫水浴。衣服及牀上被單。宜勤於洗滌。室中宜日日掃除清潔。病人吐出之痰。內有結核菌。既能傳染他人。又能傳染自己。故宜用藥水殺菌。或以火燒之。以絕傳染之害。飲食亦宜隔離。否則傳染於他人。往往有一家全死於肺癆者。可不慎哉。故不幸罹病後。宜速入療養院中醫治。不僅沈疴得以早治。即健康者亦可免傳染之虞焉。(詳請參閱拙編肺結核近世療法)

◉癩病治療法之小實驗　　編者

本田半彌氏。用左之治療法治療癩病患者二十四人。全治者四人。豫後良者二人。依然不變者八人。死亡者八人。

楓子　三・〇　水　二〇〇・〇

右之混和物。煎為一五〇・〇。一日分四回服用。

依比知阿兒・　一・〇

右一日分三回服用。

大楓子　四〇・〇　朽木皮　七%一浴量

右之浴湯。每五日更一次。一日三回。每回之浴時三十分鐘。

麻瘋的病象診斷和治療

高克瑞原著 (Dr. Robert G. Cockrane)

麻瘋一症。病情遲延。往往殘毀人體因此數千年來無不厭惡特甚。對於此症的發現。曾有無數擬說。來解釋。一切諸舊說對於麻瘋的傳佈。一律都說是由於接觸傳染。至於諸說如何解釋。一時亦說不及這許多。直至西歷一千八百七十四年。漢森氏 **Hansen** 在麻瘋病人身中。發現一種分枝桿狀病菌。後來就定名爲麻瘋桿菌。承認他爲麻瘋致病的原因。自從這種麻瘋桿菌發現之後。全世界一致承認這接觸傳染的理論。至於病原中雖仍有數項不甚明了。那主要的原因，似乎是在與正自病體排除麻瘋桿菌的病人。有密切和長期間的接觸。然後傳染。又若孩童青年。和疾病衰弱。生活不衞生的人。雖無長期間的接觸。似乎也有傳染這病的絕大危險。至於水、食物、受汚的泥土。能否傳佈此症。尙不能完全否定。昆蟲媒介。雖少直接的證實。不過容易感受的人。對於此種傳染。亦不能漠視。所以現在可以說一個康健的人。祇要不和這病有密切的接觸。就不應該傳染麻瘋。但是一旦身體衰弱。抵抗疾病的力量減少。一有病菌侵入。便是這病的起點了。因爲曾在康健人的淋巴結中抽出液體內。發現過麻瘋的病菌。所以可以下一個合理的斷語。說麻瘋病菌能夠潛伏在人身組織間隙。或淋巴腺內。待時而動。日後身體倘若衰弱。這病就發了。這個也可以作爲解釋這病有長期間潛伏期的緣故了。因爲這病的潛伏期。自三個月起。多至十年。二十年。甚至三十年以上的也有。

從積下來的證據看來。這痳瘋症的起首。往往先自受傳染的部分。發生局部的損害。印度有許多病人。他起首的損害。往往有一定的歷史。最普通的就是皮膚上發現一塊無色之斑。或發現一塊無感覺的部份。或者兩種同時在一處發現。說印度一處。說最大多數的首現的症狀。是神經受累。這對於狄黑亞 Dehia 的理論。痳瘋傳染上入神經之說。得到相當的贊助。他解釋痳瘋傳染的路徑的理論。雖沒有一致公認。不過大家都承認周圍神經組織。是最容易為痳瘋桿菌所侵害的。這是從普通的淋巴腺系傳播的。曾在淋巴結中找到痳瘋起始的竈局。(卽是傳染病的起點)有幾次許多專門醫生曾在外觀很康健的人身上的淋巴結中。分離着痳瘋桿菌。在印度方面。尋常必可得到開頭有損害的歷史。在斐列濱羣島方面。那最初看見的病象，往往是許多紅腫有微菌的斑紋。

痳瘋的損害

(甲)神經系的損害

痳瘋的神經系損害。為神經束衣炎。神經索先行變厚發腫。神經組織隨之分離。為痳瘋化的肉芽組織所包圍。在那受害的部份。很容易找到痳瘋菌。那肉芽組織的壓力。使神經束受壓迫而萎縮。首先受害者。為感覺神經纖維。如病症不在此時治愈。運動神經纖維亦受影響。終了則神經完全損壞。神經破壞。由漸而來。各種感覺。依照下列的次序挨次消滅。

(一) 微渺的寒暖感覺。及微細刺痛感覺。(如針刺等)

(二) 微渺淺面的觸覺。

(三) 痛覺全部。和冷熱覺全部。

(四) 深入的壓覺。

(五) 最後爲關節感覺。

如在早期趕行治療神經纖維可以再生。在周圍神經片段之中。照海特和烈扶斯兩氏。(Head and Rivers) 所說程序而再生。倘若不加治療那麻瘋的肉芽組織引起過分的纖維組織的構成。他的收縮的動作。把神經完全損壞。只剩下薄而且硬。像鞭繩一般的東西。倘若加以檢查則見其大部分爲纖維組織。略剩有神經組織少許。在這期中。麻瘋菌又不易找到。

(乙) 皮膚的損害

在真皮之中。可以找到麻瘋桿菌。皮膚的麻瘋損害。因麻瘋桿菌在皮膚層次不同。而有分別。大致可分爲(一)乳頭層。(二)毛囊間的。(三)毛囊下的損害等。所以皮膚的損害往往變易不定。一部份的緣故就在此了。

多數的桿菌栓子塞住了毛細管的結果。成功極重的局部反應。往往變爲結節的麻瘋症。在此期中。血液之內常常可以找到麻瘋桿菌。尤其是在定期的發熱時中。(Periodic Febrile Bouts 一種麻瘋的反應)

皮膚的麻瘋。尤其是結節的麻瘋症。可以在淋巴結中發現桿菌。麻瘋的肉芽組織。佔據那外周四圍。不入內孔四周。最普通受害的。爲腋下的、腹股溝的、和迴腸的淋巴線結。有時亦可在腸系膜淋巴結中。找到痲瘋桿菌。在枝氣管周圍之淋巴結中。亦有之。在肝與脾之中。亦能發現痲瘋桿菌。却很少有成爲肉眼能見的損害。睪丸之中。桿菌之數尤多。精管爲痲瘋的肉芽組織所分離。其中充滿着桿菌。終至發生纖維性變。將睪丸完全損壞。所以結節性的痲瘋病人。往往無生殖能力。或至陽萎者。以此也。至於卵腺之中。則甚少見。

(丁)肺部的損害

間或有之。究非普通常見。死後檢驗。亦無此項報告。

(戊)呼吸道的損害

後期痲瘋。往往害及氣管。此種痲瘋的肉芽組織。終必引起纖微性變。甚至間有成爲氣管腔閉塞者。至於口鼻中的損害。尤爲普通常見之事。

(己)目部的損害

痲瘋桿菌侵入角膜。發生角膜炎。或局部的結節。甚至侵入眼色素層。或其他部分。此種損害的結果。是把眼球完全損壞。

痲瘋的病程

痲瘋是能自了的病症。早經證明。就是說痲瘋一症。因爲個人體質不同。而異其所趨的一定的病程呢。痲瘋病人。往往因他種併發症而死。亦有因屢次反應生惡病質的結果。更間有在急性痲瘋反應期中者。却是很少。倘若病不至死。那病症便繼續到他的最終期。在那聽其自然不加治療的病人。往往如此。

剩一個殘廢不全的人。自身求制服那病症的結果。犧牲許多神經和他種組織。因爲他們被毀的緣故。病症雖然中止。畸形和潰瘍仍舊繼續不斷的發生呢。在印度地方常可以看到的。第一是初起的損害。隨着經過神經或斑點麻木的麻瘋症。皮膚或結節的麻瘋症末了。倘若那病經歷他的完全病程。又若那病人能夠不死。便使病人殘缺不全。因爲神經損壞的緣故。以至於死亡。這一時期便是第二期的神經的或麻木的麻瘋症了。

這是最普通常見的歷程。却有別種原因可以改變他呢。

(甲)加重病症的原因

(一)種族的易感性——如斐列濱羣島、及南洋羣島等處。雖祇近年方有麻瘋症傳入該地。那劇烈的結節麻瘋症。比那富於抵抗性的神經麻瘋症。尤爲常見。在那幾處地方。不少看見初起損害的病歷多有先見紅且高起的皮膚者。

(二)個人的易感性——這是增加病情的又一原因。比較的容易感受、很快的入於急性的皮膚時期。這種病案。或者很難診斷。因爲有時皮膚上發生小皰或者大皰。大皰中充滿血液以後。極似一種皮膚瘤的病象。

(乙)減輕病症的原因

(一)種族的抵抗性——在易感性的反面說。也常看見有人可以生輕症的病徵。如皮膚上有一二處剝色、麻木的斑點。——多年存在。亦不見增加。因爲這病已經立卽制止的了。

痲瘋的表狀和徵候

痲瘋一症。可在純正的病狀發見以前。早經認定。倘若要等待那個徵象。恐怕就已經失去了容易治療的機會了。前邊已經說過。在印度的地方。早期的病象常見的是與神經有關的。大要有四種。——(一)剝色。(二)痲木。(三)神經增大。(四)肌肉痲痺。

(甲)剝色斑

最普通的地位是兩頰、四肢外面、和臀部。斑上顏色很淡。那皮色很深的人。間有變爲銅色者。決不像白癜瘋一般。絕對的無色。况且斑處光滑。並不高起。不一定都是痲木。皮膚上有剝色的面積時。常常是早期痲瘋的徵象。所以有把可以混作痲瘋的幾個病狀。加以討論的必要。下列數病。必須與早期痲瘋。分辨清楚。

(一)白癜瘋——印度名此病爲白痲瘋。常有將患此症者。誤認作痲瘋病人。此二症之分別。極爲簡單。那不同的地方。就是白癜的損害。是絕對的白色。早期痲瘋則不然。况且白癜斑的地位。不在痲瘋斑常發現的地位。他的普通地位。是手指尖、足趾尖、口的周圍、等處。自那單獨分離的斑點。多至那黑白雜斑的人。甚至完全失去皮膚的顏色。白癜與痲瘋可同時併發。然而總有他的病徵存在。

(二)汗斑或花斑癬——此症爲東方常見之菌樣病。患間有誤認爲痲瘋之剝色者。倘若認明之後。極易分別。汗斑可以滿布全身。並不選定外邊的皮膚。與痲瘋斑不同處。汗斑顏色黃褐。帶鱗狀斑點。有時發癢。他的顏色與牛奶咖啡很像。倘若疑心的時候。可以先施刮術。後用苛性鉀溶劑塗敷。便可發現徵菌。Microshoron furfon 證實診斷。又須知痲瘋病人亦有患汗斑的。只要一察那痲瘋的剝色斑。白癜瘋斑的迴然不同的顏色便容易診斷了。

(三)先天的剝色斑——間有見嬰孩額頰間發現剝色的斑點。驚以爲痲瘋。父母們請醫生診斷。是否爲痲瘋的徵象在上等印度人的小孩中常有這種淡色的斑。面積甚小兩頰最顯。照例很易辯認。倘有可疑。應加觀察。

(乙)痲木

這是最普通、亦是最確定的、神經受害的徵狀。初起時痲木的程度很淺。所以隨便什麼試驗壓覺、——不是觸覺的法子。都可以試驗出來。印度加爾客答城的熱帶病學校。有個很好的法子。就是用一方揩紙。輕觸皮膚。試驗痲木的區域。一方面使病人用食指點出被觸的地方。以前說過針刺的痛覺和寒暖的感覺。都發生了影響。但是必須聰明的病人。才試驗得出來。皮膚最先受到影響的。是尺骨、和腓骨、神經、皮膚上的分布區域面部神經、和耳大神經、也先受到損害。但是面部神經是痲痺。並非痲木。耳大神經是神經增大。剝色斑的地方也往往痲木。普通在固定的痲木之前。常常感覺過敏。感覺失常。並且有一種主觀的感覺。

在東方、按以上所說的症狀。最普通的原因。就是痲瘋。但是以下可能的幾種原因。我們必須要分別除外。

(一)　他種原因的周圍神經炎。脚氣病、酒精、砒石。

(二)　脊髓空洞病。

(一)周圍神經炎——分別痲瘋和周圍神經炎的診斷的、最重要的一點。就是筋肉的反應。初期的痲瘋。絕對的可以有膝反射運動。就是到了後期肢體業已殘廢。仍然可以得到此種現象。周圍神經炎最早的時候。已經失去了筋肉的反應。了在東方脚氣病、是使人得周圍神經炎最平常的一個原因。這種病還有幾種徵象。如同「的搭韻律」(Tic Tac Rhythm) 和浮腫等。

(二)脊髓空洞病——此病並不失去淺觸覺性。除此之外。筋肉消耗。爲分節損害的表示。頸部特別顯著。交感神經損害的現象。也可幫助診斷。頸肋和筋肉的營養不良。對於診斷方面應無難題。

(丙)神經增大

與痲木相連帶而常見的、就是淺神經的增大。肘部的尺骨神經。圍繞腓骨的腓骨神經。和耳大神經。都是最普通增大的神經。

(丁)肌肉痲痺

這是一種後期的現象。如若能顯明的看出來、那就無疑的可以診斷是痲瘋了。面部神經爲痲瘋最易侵入的區域。增大之後。露出在莖乳孔的外方。於是鞘中易發炎的滲出物。極易使神經受了損害。面部神經差不多完全是運動神經。所以損害的結果。就是痲痺了。這是不常見的。因爲神經之中惟有面部神經容易累及。普通的損害。大都是下部的運動神經單位。

皮膚的痲瘋症

初期的神經麻瘋症。不加以治療。如果那人對於麻瘋的抵抗力强盛。那就自然的阻止住。或者局部集中於一神經或一組神經。否則遲早之間定有這種皮膚麻瘋發現。

麻瘋症到了皮膚麻瘋的時期。麻瘋桿菌業已佈滿病人的全身。並且那病又在傳染開去了。到了這個時期的麻瘋者往往有下列種種徵象。(一)不定的風濕性痛。(二)周身的不適。(三)定期的發熱。這些徵象可以從幾天到幾個星期。利害的時候。剝奪病人的生機到十分衰退的地步。以至於又做了他種定期疾病的戰利品。或者因爲這惡病屢屢的反應。結果以至於死亡。最奇怪的是在定期發熱之間。病人或者說他覺着很好。並且還能照常做工呢。

診斷皮膚麻瘋症主要的表狀。是真正的皮膚損害。不外下列兩種現象。(一)疹的出現。(二)結的出現。

(甲) 皮疹

皮疹往往出現於剝色斑的周圍。因爲反應、或者是治療的緣故。或者因爲別種可以剝奪病人生機的原因——就是定期的發熱等。於是剝色斑變爲紅色。墳然隆起。從前沒有病菌的地方。現在也可以照下列方法。尋找出來。先把損害的周圍部分割破。再用解剖刀尖。輕剖數下。檢查露出的組織。就可知道了。

不過我們要知道。皮膚麻瘋。變化多端。下列各種情形。尤其要與早期的皮膚損害。分辨清楚。

(一)錢癬——在東方蕈樣的錢癬。是十分的普通。而且有許多種類。大都有輪狀的損害。中心也有剝色斑。所以錢癬的損害。與皮膚麻瘋相差甚少。診斷的方法。是在損害皮膚的周圍。找尋病菌。我們還要記住麻瘋並非發癢的病症。

(二)梅毒疹——痲瘋的損害到了硬性惡疫的程度。往往使人誤斷爲梅毒。要分別清楚。在損害的部分。或者鼻子裏。找病菌或者試驗他種痲瘋的徵狀。如同痲木和淺神經的增厚。都可以作分辨的方法。不過我們要記得梅毒往往會和痲瘋同時發生。所以若有了華色曼氏反應（Wassermam）不一定沒有痲瘋。若沒有反應。却可以一定沒於梅毒。

(三)牛皮癬——如果損害的地方。是輪狀的斑。而且有紅的鱗狀邊緣。那就一定牛皮癬了。在損害周圍。找病菌。頭部沒有損害和痲木的發現。都可以幫助證明是痲瘋。

(四)扁平癬——扁平癬有時也可以使人誤會作痲瘋。但是沒有刺激性。也沒有口舌的黏液膜上的顯著的損害。所以看那分佈的情形。就可以分別清楚了。

(五)皮脂溢出——多種的皮脂溢出。都可以誤認作痲瘋。但是只要看頭皮有否損害。是否有巨大的刺激性。便可和痲瘋認清了。

(六)肉瘤——有時急性痲瘋損害。可以使皮膚成一大皰。皰中若充滿了血液。便很容易認作肉瘤。但是急性損害中。找出痲瘋桿菌。是很容易的。所以也無問題。以上所說。很足促起我們鄭重的去診斷皮膚痲瘋。所以在痲瘋是地方病的區域。尤其是有紅斑狀的損害的時候。我們應當用懷疑的態度。小小心心的考查。究竟是痲瘋呢。還是他種病症。

(未完)

附錄

蔣諭維護中國醫藥

▲將佈告命令撤銷

全國醫藥團體總聯合會。前爲衛生部迭有政令。將中醫醫院改稱醫室。並訂管理藥商規則。條文極嚴。又禁止中醫參用西法西藥。教育部復令中醫學校改稱傳習所等。該會認爲此種政令。俱足阻礙中國醫藥之進展。遂依據各地所屬醫藥團體之請求。於本月一日。在滬召集全國醫藥團體臨時代表大會。到有十七行省及南洋華僑醫藥團體二百四十餘個。代表四百七十餘人。開會五日。除關於促進中國醫藥事業之議案。一致議决。切實執行。以謀中國醫藥事業擴大之建設外。另推代表張梅庵裘吉生程調之。梁炳煃等二十餘人。組織請願團。晉京向中央國府各院部請求撤銷阻礙中國醫學進展之各項政令。以維民族民生。該請願團於十七日抵京。直至昨日返滬。滬上醫藥團體及各省留滬代表。事前接得該團電訊。俱冒雨前赴北站。爲熱烈之歡迎。聞該團此次請願結果。非常美滿。國府蔣主席批准請願呈文。諭令行政院分飭各該部。將前項佈告與命令一概撤銷。以資維護。各省留滬代表聞訊之下。感極欣慰。擬擇日歡宴請願各代表。以示慰勞。茲將該請願團接奉國民政府文官處公函錄下。逕啓者。奉主席交下來呈。爲請願撤銷禁錮中國醫藥之法令。摒絕消滅中國醫藥之策略。以維民族民生一案。奉諭據呈教育部將中醫學校改爲傳習所。衛生部將中醫醫院改爲醫室。又禁止中醫參用西械西藥。使中國醫學事業無由進展。殊違總理保持固有智能發揮光大之遺訓。應交行政院分飭各該部。將前項佈告與命令撤銷。以資維護。並交立法院參考等因。除函交外。相應錄諭函達查照。此致全國醫藥團體總聯合會請願代表張君梅庵等。國民政府文官處啓。十八年十二月二十三日。

修正醫師暫行條例

經行政院會議議决

轉呈國府核准公布

京訊現行之醫師暫行條例有應行修改之處。前經上海全國醫師聯合會。分呈府院部請求修改。一面舉出代表到京請願。現聞衛生部已采納其議。并依據中央衛生委員會議决案。擬具修正案。呈經行政院會議議决。轉呈國府請求將此項修正案核准公布云。修正案附錄於后。

第一章　總綱　第一條。在醫師法未頒布以前。關於醫師之認許。依本條例之規定行之。　第二條。凡具有醫師資格者。由衛生部審查後。給予醫師證書。其未經核准給證者。不得執行醫師之業務。衛生部審查醫師資格。得組織審查委員會。其章程另定云。

第二章　資格　第三條。凡年二十二歲以上。具有左列資格之一者。得呈請給予醫師證書。一、在國立或政府立案之公立。私立醫學專門學校以上畢業。領有畢業證書者。二、在外國官立或政府立案之私立醫師專門學校以上畢業。領有畢業證書者。三、外國人曾在各國政府。領有醫師證書。經由外交部證明者。四、經醫師考試及格者。　第四條。有左列各款情事之一者。雖具有前條資格。仍不得給予醫師證書。一、非因事從國民革命而曾判處三年以上之徒刑者。二、無行爲能力者。其給證在前。事發在後者。應隨時將證書撤銷。但第二款之原因消滅時。得再發給此項證書。

第三章　領證程序　第五條。凡請領醫師證書者。應備證書費五元。印花稅二元。半身二寸相片二張。履歷書一紙。連同畢業證書。或其影片及證明資格文件。逕呈衛生部核發。或繳由所在地該管官署。轉報衛生部驗收後。核給證書。　前項轉報程序。設有衛生局地方。由衛生局呈由主管官署。未設衛生局地方。呈由該管官署。彙呈上級主管官署。轉報衛生部。　第六條。已領之證書。如有損壞遺失等情。呈請補領時。應補繳證書費二元。印花稅二元。　第七條。在本條例施行前。已領有部頒執照。并與第三條所定資格相符者。准其繳納換證費二元。印花稅二元。呈請換領新證。其僅在地方官署註册領照。未經有領部照者。仍須依照本條例第五條之規定。補領部頒證書。 第八條。本條例施行後。凡現在開業之醫師。未經領有部證書。應由該管官署限期令其呈領。 前項開業之醫師。已遵令請領部證。未奉頒給前。該管官署。得酌量情形。發給臨時證書。准其繼續執行業務。

第四章　義務

第九條。凡醫師欲在某處開業。須向該管官署呈驗部頒證書。請求註册。 第十條。醫師之開業歇業復業。或移轉死亡等事。應於十日內。由本人或其關係人。向該管官署報告。 第十一條。醫師非親自診察。不得施行治療。或開給方劑。及交付診斷。其非親自檢驗屍體者。亦不得交付死亡診斷書。或死產證書。死亡診斷書。死產證書之程式。另定之。 第十二條。醫師執行業務時。應備治療紀錄。記載病人姓名年齡性別職業病名。病症醫法。 前項治療紀錄。應保存三年。 第十三條。醫師處方時。應記明左列事項。一自己姓名地址。幷蓋章或簽字。二病人姓名。年齡。藥名。藥量。用法。年月日。 第十四條。醫師對於診治之病人。交付藥劑時。應於容器或紙包上。將用法病人姓名及自己姓名或診治所。逐一註明。 第十五條。醫師如診斷傳染病人。或檢驗傳染病之死體時。應指示消毒方法。幷應向該管官署據實報告。 應報告之傳染病種類。依傳染病預防條例之所定。 第十六條。醫師當檢查死體。或妊娠之死產兒。如認爲有犯罪之嫌疑時。應於四十八小時內。向該管官署報告。 第十七條。醫師應負塡具診斷書。檢案書。或死產證書之義務。但有正當理由時。得拒絕之。第十八條。醫師關於其業務。不得登載及散布虛僞誇張之廣告。 第十九條。醫師除關於正當治療外。不得濫用鴉片嗎啡等毒劇藥品。 第二十條。醫師關於審判上。公安上。及預防疾病等事。有接受該管法院。公安局所。或行政官署。委託負責協助之義務。

第五章　保障與懲戒

第二十一條。醫師業務上之保障。適用一般法令之所定 第二十二條。醫師於業務上。發生訟事。涉及學術疑義時。得請求法庭徵詢所屬地方醫師公會之意見。第二十三條。醫師於業務上。如有不正當行爲。或精神有異狀。不能執行業務時。應由該管官署。交由地方醫師會審議後。暫令停止營業。 第二十四條。本條例施行後。凡未領部頒證書。或證書撤銷。與停止營業者。概不得擅自執行業務。違者得由該管官署處三百元以下之罰金。 第二十五條。醫師受撤銷之處分時。應於十日內。將證書向該管官署繳銷。其受停業之處分者。應將證書送由該管官署。將停業理由及期限。記載於該證書裏面後。仍交由本人收執。　第二十六條。醫師違反本條例之規定時。除他條已定有制裁者外。得由該管官署處五十元以下之罰金。其因業務觸犯刑法時。應依刑事法規之規定。送由法院辦理。

附則　第二十七條。本條例施行前。畢業於不合第三條第一款規定之學校。或由醫院出身在同一地方開業三年以上。經衛生部查核其學歷經驗。認爲足勝醫師之任者。限於十九年年底以前得核給醫師證書　第二十八條。本條例自呈奉核准之日施行。

International Medical Journal

Vol. 10　February　1930　No. 8

中西醫學報

第十卷第八號目錄

生活之條件……沈乾一（一—八）
工業衛生學……常步衢（九—二〇）
衛生芻言……谷僧譯述（二一—二四）
個人衛生常識……王庚（二五—三〇）
簡單生活的必要……元道譯（三一—三八）
衛生問答……（內政部印發）（三九—四五）
衛生集義……徐相任（四七—四八）
兒童之衛生……天德（四九—五四）
勞働的時間與衛生……尚彬（五五—五六）
妊婦之攝生……胡佩芬（五七—五八）
精神上之衛生……清（五九—六〇）

生活之條件

沈乾一

欲保身體之健強。延生命於壽域。不可不注重衛生。而實行衛生。必先知生活之條件。特綴此篇。弁冕卷端。用備閱者之參攷焉。

一　空氣

吾人因呼吸而攝取空氣之酸素。以供生命之保續。人皆知之。夫呼吸之回數。在成人一分時有十八回。即每回四脈搏而有一呼吸。安靜呼吸之際。出入於肺之空氣量。每回僅四合左右。不足肺之全容量六分之一。而呼吸晝夜不息。以二十四點鐘合算。有一百二十二石之多。故空氣之善惡。必影響於身體之健康。不待論矣。

空氣平均之體積。由二十一分酸素。與七十九分窒素。混合而成。此外尙含有少量之炭酸瓦斯。及不定之水蒸氣。其中人生所必要者。爲酸素。酸素之量不足。則不能完全以營呼吸。終至窒息而死。窒素於人生無直接關係。比較呼氣與吸氣。其中所含窒素之量常爲同一。故論呼吸之際。認窒素爲稀薄酸素之物可也。炭酸瓦斯。爲有害之成分。空氣中炭酸瓦斯。達於千分之一。則已不適於呼吸。然屋外之空氣。含此瓦斯之量。不過萬分之二三。故於身體無害。

空氣中生炭酸瓦斯之源。因以人畜之呼吸。及薪炭之燃燒。爲其主要。故多人集於緊閉之狹室內。或燃燒薪炭。則室內空氣。必變爲惡質。終至生命有危。如此則宜開空氣流通之路。使內外空氣交換方可。吾人所居處之板壁等。皆有略通空氣之空隙。故平常不須交換空氣。

如上所述。由人類及一切動物之呼吸。薪炭之燃燒。減少空中酸素。而增加炭酸瓦斯。若無增加酸素減去炭酸瓦斯之物。則炭酸瓦斯。歲月屢更。必至充滿全球。而不適于呼吸矣。然空氣竟有永適於呼吸之性質者。蓋以綠葉受日光之作用。收取空中炭酸而排出酸素。故空氣之成分。不稍更易。而有永適於呼吸作用之性質也。試取一動物與一植物。密閉於器中。苟其比例適當。則可長久不死。地球表面動植物之關係。亦與此同。

空中水分之量。隨時候與處所而異。若空氣過度乾燥。則身體蒸發之水分極從。口鼻眼中等之粘膜。失其水分。有不愉快之感。故西式房內用煖爐時。其上必置一盛水器。以防空氣之過度乾燥。然空氣所含之水分過多。則自皮膚蒸發者甚少。而生蒸熱之感。故寒暖計所示之溫度相同。而吾人隨乾濕以感覺其寒暖。大有差異者。卽此理也。

炭酸瓦斯水蒸氣之外。尙有無數微小固體浮游於空中。此固體名曰塵埃。於暗室之空隙處。使日光射入。可見各塵埃之小粒反射如棒狀。以此可知其數無量也。此塵埃依空氣之搖動而浮遊於空中。空氣靜止則下落少許於簟席等處。或混合於桶中水內。以顯微鏡檢之。可見爲多數之土壤粉及衣服之纖維等。其中尙含許多微生物。此微生物雖非悉皆有害。而其中必有爲傳染病之黴菌者不少。

空氣以含炭酸瓦斯及塵埃最少者爲良。其他尙有有害物存於空中。然此有害物咸具固有之臭氣。由嗅感器可識別之。善良之空氣。必無臭也。

二　水

人體所含之水分。約有六成以上。此水分之量。决非靜止於體內。而常新陳代謝。每日由汗尿等排出若干之水分。以同量水之分由飲食共入於體內。爲生活上第一要件。苟斷水則較絕食尤苦。而死更速。蓋水不獨爲飲料所必要。於種種生活上。尤不可缺。如洗濯衣服。掃除器具。以及沐浴等事。非水不爲功。故飲料之水。每日約二升可足。而於實際之生活上。每人一日平均非三斗以上之水不敷。可知水之善惡。有直接於吾人身體健康之關係也。

通常飲料水之源。爲河及井。然究其本源。則莫非由天降之雨水。浸入地中而再發現於地上者也。雨水乃天然之蒸溜水。于理想上觀之。似應淸潔。第由空中落下之際。多吸收有瓦斯類。且混合塵埃等物。迨至浸入地中。則各種物質溶解。故河水井水。必略含多少之鹽分瓦斯等物。

由含石灰分之多少。而別水爲硬水軟水二種。硬水含石灰分甚多。若以之洗濯衣服。則徒費石鹼。煮之則石灰分沈澱。而不適於飲料。如井水。乃由地中流出者。故往往失之硬。河水之根原雖硬。而流動之間。常觸空氣。則炭酸瓦斯失去。石灰分沈澱而成軟水。井水之硬者。沸騰之。則炭酸散出。石灰分成爲湯垢。而沈澱附着器內。遂爲軟水。亦與前同理。

水有透明而有害者。有混濁而無害者。如硝酸亞硝酸阿母尼亞等溶解之水。雖極透明而均有害。故不可用。

水中皆含有多少塵垢。以水濾除去其粗大者。俟其微細者沈底。

而用顯微鏡檢之。則見混有種種纖微粉末。及多數之黴菌蟲卵等物。其數之多寡。由水之種類而大異。含極少者。飲之無妨。稍多者。須令水十分沸騰而後飲之。方可安全。

水中有害物所以多者。由流通人家近傍之際所混入也。故通過市街村落之水。多不潔。淺井之水亦然。反之深井之水。由近傍人滲入之不潔之物較少。故多淸潔。但井戶之側。須十分堅固而不使淺處之水流入爲要。河水流動之際。有酸化作用。消滅有機分等物。故初雖不潔。而流至一定距離後。則復淸潔。

離市街較遠處之河水。及不過硬之深井水。爲衞生上最善之水。

三　食物

食物之種類雖多。而成分則非全異。依分析而檢種種食物。蓋莫不由若干滋養原質而成。所異者僅配合之比例耳。依鹽分芳香質。不消化分等不同。而異其味與外觀。例如西洋人所食之麵包。我國人常食之米飯。分析之則皆主爲澱粉及少量之蛋白質。脂肪所成。如斯檢出之滋養原料。可大別爲蛋白質。膠質。脂肪。及澱粉砂糖四種。

蛋白質爲蛋白及肉類之大部。過熱卽凝固。麩及豆腐亦由植物性之蛋白質而成。

膠質者。由肉類骨皮等煮得之液也。冷時多凝固者。

脂肪者。包括由動物及植物所取出之油。凡食物中皆含有之。

澱粉者。葛。麥粉。米。等之主成分也。入於人身。卽變爲砂糖而成滋養物。故澱粉與砂糖有同一之價値。皆存在於植物中。動物性食品中含此種滋養原料者。唯牛乳而已。

蛋白質及膠質。皆含窒素。故名曰含窒滋養分。脂肪。澱粉。砂糖。僅含炭素水素酸素。而不含窒素。故名之無窒滋養分。據外人實驗人類之食物。以蛋白一對於含無窒滋養分者四。爲最適當之比例。

吾國人由古來習慣之不同。故不能以外國實驗之結果爲標準。今吾國非行此同樣之實驗。則誠難確知。然二者必需適當之比例合用之。則自古相同也。

天然存在之食物。一品中兼含以上二種滋養分之適當比例者。殆無一物。故吾人不可不混用二種以上之食物。例如穀類所含澱粉頗多。而乏於蛋白質。肉類含蛋白質頗多。而含無窒滋養分較少。若僅取一種而常食之。則必生過與不及。甚至有害身體。今世界各國。均以穀類與肉類混食。可謂於不知不識之間。而從生理學之規則也。

由動物而得之食物。其主要者肉、乳汁、卵是也。肉類雖有鳥獸肉及魚介肉等之別。然皆富於蛋白質之貴重滋養品也。日本係海國。往古主食魚肉。魚肉之滋養力。不遜於鳥獸之肉。消化亦宜。但有含過量之脂肪者。則於消化不宜。如介類中。雖亦有如牡蠣之甚柔者。然剛而不宜消化者實多。且含脂肪亦少。

凡以肉作菜品者。炙之則肉之表面凝固。內部滋養分。不致洩出。煮之則膠質溶解。肉內之蛋白質。幾分出於液中。故僅食肉者宜炙。汁肉俱食者宜煮。欲其多出滋養分。則先切細。暫浸於冷水而後徐徐煮之可也。

日本從來有生食魚肉之習。此事雖不必廢去。而魚類中之鮭鱒等。皆有寄生蟲隱存於內。宜慎之。卽牛肉豬肉之中。亦有寄生蟲幼蟲存在。總以不生食爲宜也。

乳汁者。砂糖蛋白質之溶液中。浮遊無數小粒脂肪者也。牛酪卽集此脂肪而成者。乾酪卽使其蛋白質凝固而成者。又卵白爲純粹之蛋白質。卵黃主由脂肪而成。乳汁與卵。皆以一物而養一動物。使之成長。故爲最完全之食物。但牛乳乃養小牛者。鷄卵乃養鷄雛者。吾人若專依此爲生活則誤矣。

牛乳中之蛋白質。遇熱則凝固。故牛乳實非液體。一經入胃。則其蛋白質遇胃液之酸而凝固。再消化爲液體。若一次多飲之。則於消化頗費時間。

牛乳中往往混有可成病源之黴菌。須沸騰少時而後用之。方得安全。

由植物所得之食物。其主要者。穀類、豆類、蔬菜、果實、是也。穀類含澱粉最多。此外尚含幾分脂肪及蛋白質。其量之多寡。因穀物之種類不一。如小麥百分中含蛋白質十分乃至十五分。米百分中僅五分。是也。其所含之蛋白。名爲麩素。豆類含蛋白質甚多。故爲貴重之滋養品。但於消化不宜。若調理不適當。則有未及消化。而已排出體外之患。豆腐雖由大豆所成。而其成分殆與肉類無異。柔嫩而易於消化。

凡選擇食物之際。若僅以化學之成分爲標準。則大誤。含同樣之成分者。有能消化及不能消化之別。如依食物之分析表。僅混食大豆與甘藷。則人身必要之蛋白質澱粉。皆可得之。然一兩日後。卽可知其無濟於事也。如麥飯。依化學檢其成分。雖優於米飯。而實際則不克十分消化。故滋養之效。亦遠劣於米飯。蔬菜果實之類。含水分雖多。而含滋養分甚少。但以其味美。而有進食慾助消化之效。菌類藻類。由化學分析之。雖含有多量之蛋白質。而實際不易消化。以此爲滋養物必無効。

此外尚有本非滋養物而人好飲者。如酒茶之類是也。酒皆含酒精。唯其量之多寡不一。如日本酒乃由米所製者。百分中含酒精十二分至十四分左右。葡萄酒由葡萄所製。所含之酒精量與日本酒相同。麥酒所含之酒精。僅百分中之五分。而高粱。白蘭地。則含酒精非常之多。夫酒類能使精神活潑。人所共知。且吸收與排出體外均極速。故少飲之無大害。若高粱白蘭地等。酒精甚多者。則不待論矣。

又雖普通之酒。常飲之則終有害。甚或不能斷絕。故不可不愼其始。

酒類之假造者甚多。咸以水混於下等之酒精。再加以阿倪利晋之染料所製。於衛生上大有防礙。

茶者。含有名爲「太晋」之一種劇藥也。茶所以能爽快精神者。卽以有此物故。酒雖能使精神爽快。而後此卽覺疲勞。茶則不然。故最適於日常之飲料。然飲之過多。則能妨睡眠。故亦須十分注意。西人所用之咖啡。其成分有似於茶。番茶之澁者。以其中含有單寧也。

煙草之主成分爲「尼可輕」之一種劇藥。喫烟能慰疲勞者。卽此物之作用也。少量用之雖無害。但易於習慣。與酒同害人。一旦習慣之。則不能廢去。故年少者以不吃爲要。

調理食物所用之器具。若不愼加選擇。則被害不淺。金屬所製之器。雖不易破損。而鐵器之外。半多有害。其中銅器及鉛器。烹調之際。混於菜內。而入身體。其害甚大。宜愼之。鐵鍋裏面之釉藥。往往含鉛。故須先用醋及食鹽溶和之水。暫時煮沸。使鉛分與之化合。爲可溶解之物。以洗去之。始爲安全。銅鍋及眞鍮鍋。須塗鑞（中國稱爲洋磁）而後可用。陶器、漆器、玻璃器之類。則皆無害。然無論使用何種器具。均須仔細揩抹之也。

四　衣服

皮膚雖有調節體溫之裝置。而其作用有限。故須補助之。使皮膚能完全其作用。所謂衣服是也。

通常外界之溫度。較體溫甚低。故吾人裸體而居。則有由身體不絕放散溫熱之患。衣服之作用。卽防熱之放散而保存體溫者也。但外界之溫度較高時。則衣服不能奏効。

衣服主要之材料。取自動物者。有毛布及絹布。取自植物者。有木棉及蔴。考其保溫性之優劣。則毛布之原料。爲天然保存獸類體溫之物。故最優。但考其實際。防熱之放散者。在於衣服材料間之織維空隙充滿空氣。故無論用何等材料。既含空氣。必均能保存體溫也。如重着衣服。或二布間夾入木棉。着之而覺溫煖者。卽此理也。

衣服宜用易於吸收水分。及蒸發不甚速之材料製之。蓋皮膚表面。常蒸發出水蒸氣。若用無吸收水分性之物質以製衣服。必易濡濕。而有不快之感。此點以毛布爲最上。若用速令水分蒸發之材料以製衣服。則隨水分蒸發。而放散多量之熱。於體有冷却之患。而毛布於此點。則更遠勝於他之材料。

由皮膚常發出汗及脂肪。將表皮外面之角質老細胞。不絕取去。與外界之塵埃相混而爲垢。故直接於皮膚之衣服。不常洗濯。則致不潔。但毛布洗濯數次。則質變而粗惡。於此點可知毛布究不及木棉及蔴也。毛布善保體溫。而多於收吸水分。遲於蒸發水分。無奪熱極速之患。惜不便於洗濯。木棉及蔴。雖能洗濯而溫暖不及毛布。絹布僅能適於裝飾之用。如斯性質各異之物。各取所長而利用之也可。

製衣服以寬而不妨運動爲宜。蓋衣服與身體密接。若過緊則衣間無空隙。不僅覺寒。且有防血液循環之大害。故着狹衣而妨運動之宜改。不待論矣。

皮膚調節體溫之作用。由體部動作之度而不同。常蔽以衣服之體部。其作用不完全。裸出之部。則敏捷。如頭部、頸部、手部等。雖不蔽衣服。亦不覺寒。此其例也。若皮膚調節作用之鈍處。偶使露出卽罹感冒。故於頸部。手部。等處。不須遮蔽保護。而令皮膚行充分作用。不感覺僅少之寒氣可也。

於足部所着之鞋襪。皆以寬而不壓迫者用之爲宜。睡眠中體內所生之熱稍少。體溫隨之而降。故於夜間須補皮膚調節體溫之不足。蓋睡眠中能保存體溫者。在寢具。但於夜間所用之物易污。且多黴菌。故宜蔽以白布而常洗濯之爲要。於睡眠中。胸腹部最宜保護。無論溫度高低。夜間究不宜露出軀幹而睡。

五　住居

吾人一日中在家屋內之時間最多。故家屋之位置及構造。須十分主意乃可。

考家屋之効用。略同於衣服。須防過度之寒冷。而保護身體。故對於衣服所注意之事。於家屋上可應用者甚多。

夫家屋建於地上者也。故土地之良否。直接關係於衛生。總以高燥而無濕。日光透達而蔭多。近傍無有機物潛伏而腐敗之處。爲最宜。

吾人每日吸收空氣之量甚多。故屋內之空氣。必須常使新鮮。欲其空氣新鮮。則宜使房屋內外之空氣。互相流通。如日本之房屋。板壁隔間等處。皆可令空氣流通。且窗戶常開。雖全閉之。其空隙處亦可流通。故須具特別流通空氣之裝置。而西式房屋則反之。其造法專以防寒氣爲務。若不設換氣之方法。則屋內空氣。必變而惡。如學校之多人聚集處。尤須注意空氣之惡者。其臭氣、濕氣、人人皆能感之。故須開窗使空氣流通乃可。

家屋之主要。在蔽風雨。對於寒暑而保護身體者也。但避寒易而避暑難。避暑僅能四圍植樹木。以綠葉成陰。而通風於屋內。捨此別無良法。

避寒之常法。於屋內燃火而取熱則可。唯於火之燃燒。與人之呼吸之際。空中酸素減少。炭酸增加。若不使空氣流通。則室內空氣有變惡之患。若開窗戶。則屋外寒冷之空氣浸入。而於防寒又不利益。故西洋房屋所用之暖爐。皆備烟筒。炭酸瓦斯可通出屋上而去。於衛生大有利益。日本所用之火鉢火爐之類。皆僅燃燒薪炭。毫無通氣之裝置。故於衛生上理應有害也。幸其房屋處處皆多空隙。受害尚能稍減。然完全之房屋。則於此點宜大注意焉。

於家屋上特須注意者。防濕氣是也。其濕氣主由地板下之地而昇出。故地板高而其下之空氣多流通。則地板上被濕氣少。日本之房屋。其椽下之空氣。得以自由流通。利於防濕。惟近來通行西式房屋。地板下空氣之通路甚狹。室內被濕者頗多。

日光亦屋內必要之物。於讀書裁縫以及一切働作。皆需之。固不待論。日光入室。能防濕氣。人所皆知。欲使日光充分入室。須多開大窗門格。南向之室。光線最佳。但一家中房屋。不能造南向者。以居室寢室等常用之屋造南向。客廳等不常用之屋造他向爲宜也。

如以上所述。宜於空氣流通。濕氣少。多受日光。有適當之暖室裝置等事。雖爲房屋上衛生必備之條件。然亦隨人人生活之程度而異。十分完全之時頗少。但牢記以上之點。臨機應便。而適於衛生以住居之則可。

六　結論

以上所述之事。均吾人生活必要之條件。欲令生活安全。所一日不可缺者也。

健康爲吾人必要之幸福。人所皆知。避病而保健康。人所皆望。至於衛生之方法。則大誤者不少。如僅觀書籍。或聞他人所言。不探其理由。不調查其實際。而以之實行者。於今日尚頗多。此皆謂爲一種迷信。而教育者之宜避也。

人體構造之作用。及人類生活之狀態。頗爲複雜。以吾人現在之智識。究不能盡知。學術之進步。雖至今日。而不可解之事項尙多。因此衛生之理論。若輕信之。則多貽誤。故先以實際之例。鑑其結果。而後信之。乃爲安全。

某者聞室中有結核之黴菌存在。非常憂慮。常以手蔽口鼻而居。憂慮過甚。終至精神呈現異狀。夫室中雖有結核之黴菌。若先徵於實際之例。而鑑其結果。則不至憂慮若此也。

衛生書欲令世人重衛生。往往以僅少之危險。載之非常利害。若不徵其實驗。則每被無用之憂慮。

如衛生書載有骨如玻璃之易破者。乃誡無益運動之謂也。若多數之人。日以相當劇烈運動。折骨之事甚少。則骨之全不似玻璃也明矣。故讀衛生之記事。總以由實際之經驗而判斷之乃可。

吾人之健康。雖依生來之體質。而有虛弱及強壯之別。然日常由身體之練習。則足以增進其康健。有志衛生者。宜注意於此點。以常使精神身體發達爲務。體操擊劍。以至種種遊戲。乃爲此目的而設。有暇時宜以此練習身體。夫學衛生僅知避害。而不計身體之強壯。則不能謂之解衛生者。

病之種類甚多。其源因雖種種不同。然莫不由微細生物入於體內而起。病源生物之移動。有易傳染於他人之性。如霍亂、赤痢、腸窒扶斯等是也。此病行時。須按專門醫學者之預防法。以防病毒爲要。起病源之微細生物。通常由排泄物及直接觸於患者之身體衣服寢具而傳染。故患者所用之衣服寢具。非消毒後不可用。

工業衛生學

開封常步衢著

緒論

衛生學。本是一種預防疾病的學科。工業衛生學。就是在工業上預防那些疾病的學科。例如工廠的建築。凡那廠內的面積。採光。換氣。都與衛生上。有很大的關係。甚至工廠的附近居民。也受工業上的影響。至於工人的飲食衣服。作工的時刻。休息。幼工女工的保護。塵埃毒物的預防。全有關於工業衛生的範圍。現在中國工廠很多。各種作工地方。也不少。獨對於衛生上。稍欠注意。所以動輒就要得工業上的疾病。東西各國。因有工廠法規。兼之衛生學。已竟普及。凡關於工業衛生範圍內的事項。都很完備。我國衛生學。尚在幼稚時代。工業衛生。更沒人注意。現在新學制實行。各種新科學。也要逐漸提倡。工業學校。各種工廠。對於這工業衛生學。最當注意。

一　工業衛生的必要

近世科學。一天發達一天。各種技藝。也一天進步一天。從前的手工業。一變而爲機械工業。化學工業。從前的家庭工業。一變而爲工廠工業。戶外工業。電氣的發生。水力的利用。鐵道的建設。鑛山的採鑿。那有利於人生的。利於社會的地方很多。然相隨的弊害。也不少。譬如那工廠洩出的汚水。烟突噴湧的煤煙。在工業發達的地方。一日產出的數量很多。那裏多包含有害的物質。小則足以招附近居民的不便。大則足以致一方農林的荒廢。看那銅鑛冶煉的區域。有因亞硫酸氣的洩出。能致寸草不生的。有因冶銅廢水的流溢。竟致河水受毒的。況自應用機械以來。產額日多。資本日增。小工業漸爲大工業所凌夷。勞動家與資本家的境地。相距日遠。在資本家想節省資本。減少工資。增多勞動的時間。在勞動家立於相反的地位。要是資本薄弱。終必爲資本雄厚的資本家所限制。不識不知的。或因勞動的時間過度。或因工廠的房屋失宜。釀成職工病的疾病。就這一端看來。科學發達。社會上所得的幸福雖多。因此發生的新弊害。爲前數千百年所不得見的。也不少。然又不能因噎廢食。欲籌預防的方法。舍研究工業衛生。無良策。意大利人拉馬弟尼。德國人哈爾福爾脫。希爾脫。各著有工業衛生書。歐洲各國政府。也很注意。頒布工業衛生法規。預爲防範。中國近年工業。日漸發達。相隨的弊害。也必日漸萌芽。這工業衛生常識。眞是工業家所不可少的。

二　工業與身體健康的關係

世人常說職工所患的疾病。除特別負傷外。與普通無異。然徵諸事實。却不相同。據英國統計家的調査。那些工業發達的地方。人民死亡的比例。常比那工業不發達的地方爲多。這就是從事工業的人。易致死亡的鐵證。要是論那死亡的率。却以年代的進步而減少。實由於科學的進步。衛生學的研究所致。歐洲各國勞動社會所犯疾病。那最多的爲肺結核。這些死亡的人。以二十五歲至六十五歲間的人最多。究其所以致這病的原因。與職業地方空氣的淸潔。或是不淸潔。大有關係。據英國哇勃爾氏的調査。曉得在那空氣不潔淨地方的工人。比那空氣潔淨地方的工人。患這種肺結核的最多。齲齒也是職工最易患的病症。世人多不注意。然從事工業的人。萬不可視同等閒。因爲這齲齒爲工業病侵入的門戶。各種礦產物質的中毒。大都先在牙齒間發現。患這種病的人。又以管理有毒性礦物質的職工爲最多。又從事工業的人。稍不講究衛生。那身體的發育也很受障害。譬如未達成年的兒童。骨質未硬。發育不甚完全。一朝離了父母。入了工廠。逼處於貪得無厭的業主下。抑服鞭打。驅役如牛馬。終天追隨人後。不能得遊戲追逐的生活狀態。身體的發達程度。也就遲緩不進了。或因姿勢的不正。變成畸形。或因光線的不良。漸致目疾。或因營養的不良。致起胃腸等病。不僅幼童受這些影響。就是那十五六歲的青年。身體組織的發育。未能十分完全的人。若是在那衛生不適當的工廠。擔任複雜繁劇的勞動。也最易影響於身體發育。俄國大學調査該國紡織業的工人。體格的發育。較平常人稍差。瑞西國的醫學家。調査該國工人的體格發育。甚爲惡劣。幼年職工竟致全身虛弱。骨骼成畸形。照這樣看來。工業發達的進步。對於人類。實有生殺之權。所以我們對于各種損害的發生。自不能不從速防禦。工業與身體的健康。眞有莫大的關係。

三　職工的飲食物

職工本是勞動的人。自與那靜坐的人不同。消化容易。營養料常格外加多。選擇那些養素較多的物。充作食品。自不待言。然旣充任職工。家境貧寒的占多數。價値昂貴的物品。沒有價値便宜的需用的多。也是理所必至。不過現在中國衛生學識。尙未普及。市上所售的飲食品。那價値的貴賤。全是以物品的多少爲標準。幷不是以物品內營養素的多少爲標準。那價値賤的食物。未必不含營養素。價値貴的食物。也未必就含營養素。照這樣看來。價値賤的食物。却很有益於職工。譬如那動物類食品的牛羊肉。含脂肪蛋白質甚多。植物類食品的米麥。含 水 炭 素 最多。惟豆類食品。或乳類。含脂肪蛋白質含水炭素三種。這三種營養素。是最有益於身體的。然以這三種比較看來。又以蛋白質為重要。這蛋白質能修補身體內消耗。與扶助生長。那脂肪與含水炭素二類。却能發生能力與熱力。三類裏邊。不可缺的。就是蛋白質。那其餘二類。可互相替代。就是蛋白質也可暫時替代其餘二類。惟其餘二類。不能替代蛋白質的功能。蛋白質眞是最重要的營養素。蛋白質原分為動物性及植物性二種。那麩皮及米糠裏邊也含有多量的蛋白質。實較白米白麵等為多。常人無知。反棄與畜牲等食。甚為可惜。照這樣看來。選擇食品。並不必取極白的米麵。至於、飲料。第一不可用生水。因為那生水不甚清潔。并含有害於身體的物質。總是選那不含臭氣。不含鹽分的方好。沸水為安全的飲料。因為水既經煮沸。那硫化氫及阿摩尼亞等氣體。都化成氣泡而飛散。所有的毒物。完全死滅。實因為裂殖菌不能生存於高溫度下的緣故。做職工的人。對於選擇食物及飲料。總當格外審愼。方能有益於身體。

四　職工食事的注意及方法

食事的注意。分吃飯前。吃飯時。吃飯後。三個時期。吃飯前。一碗杯須覆置。毋使滴水存留。或遺蟲矢。二杯箸等物。各人用各人的。勿與他人混亂。以免傳染諸病。三兩手須洗淨。吃飯時。一食量須有一定。切不可以菜的有無。或是美惡。致有增減。二須細嚼緩咽。不可太快。三吃到八分就可。不可過飽。四湯宜吸而飲。不宜澆飯。五不可思慮。不可憂愁。六勿高聲談笑。以致食塞咽喉。吃飯後。一須休息一小時。方可作工。二食新鮮菓品。可助消化。三不可就飲茶。四用木質牙籤。將牙內所貯渣滓除盡。五用沸過的水漱口。至於那方法。宜專取細嚼主義。這個主義。原名弗雷起爾主義。因發明這個主義的人。名叫弗雷起爾。故以人名。這主義的要旨。在使食物細經咀嚼。與口津融化而後下咽。既賴口津為第一步的消化作用。可免胃臟受傷。那全身也可收營養的效果。履行這個主義的人。結果必至節減食物。緣常人每日的食量。常過於身體的所儒。僅粗知五味。急遽下咽。到食已過量。却又不知飽。胃臟擴大。食料虛糜。不見益處。反受其害。眞是可惜。講求健身與節用的職工。自不得不善於計畫。那艱於自給的職工。每由於食的過度。遂愈覺其困難。弗雷起爾甚為憂愁。特創食法傳習所。專收工人教練這細嚼主義。使那些工人都知食物發生的功用。同那細嚼的關係。希望工人以慎食而節財。以節財而足用。那細嚼怎能減人的食量呢。因爲胃司飢飽的感覺。要是慢慢的進食物。到足量的時候自能覺察。若急食就不追覺察了。所以說徐食進一碗。急食須加倍。那效益反不如一碗。就是因爲食物不在口中細嚼。和以口津。入胃就不消化。不化則反在胃中腐爛。發有毒質。就爲身體的害。最宜注意。

五　工廠內的換氣及採光

工廠爲多數工人作工的處所。換氣與採光。都是刻不容緩。要是稍不注意。就爲致病的原因。按空氣與人身有關係的。就是養氣及炭養二。爲最有益於人的是養氣。有損於人的是炭養二。炭養二有死人的能。養氣有生人的力。兩種的能力適成一反比例。凡在那工廠內。見有困倦欲睡。或覺有頭痛的症候。要是出了工廠。到院內或是空曠的地方。或是那多草本的處所。大呼大吸。也就心曠神怡。那損益即此可見一班。又置人於箱櫃內。密封箱櫃的口。不久人就死了。這就是缺少養氣中炭養二毒死的鐵證。要是吸養氣而拯救。那就有復甦的希望。照這樣看來。空氣內還是無炭養二爲宜。工廠內既集聚多人在一處作工。就當多開窗牖。便門。使那空氣流通。天然換氣與人工換氣。同時並行。各種汚毒混雜的空氣。自可避免。一般工人。必可保持原有的健康。又日光有變化各物的能力。植物因之而暢茂。動物因之而健壯。工人尤以多得這種光爲最佳。看那城裏富人與鄉間農夫。深閨的佳麗。與牧牛的村女。一則面紅而體壯。一則面白而體弱。這是什麼緣故呢。就是得見日光的多少所致。况且日光最有礙於病菌的發育。要是日光直接病菌數小時。就可將那些病菌置於死地。是日光既有撲殺病菌的能力。也就有清潔空氣的效用。工廠內的光線。更當充足。但採光的方法。也得應工人的左側而來。不可從工人的正面射入。要是從玻璃窗透於工作室內。於衛生上大有妨礙。尋常懸以窗簾遮蔽日光。不如塗白油漆於玻璃的輕便。但在作工時間外。應開窗牖。那光線不妨直入室內。却與工人的衛生上大有利益。要是夜間需用人造光的時候。還是以電燈光爲最善。不論採取那一種光。光線勿使過暗。就不致有害目力了。

六　工人年齡的限制及工作時間的標準

男女工體質不同。幼年工與成年工。能力亦異。怎麼講呢。男性女性本不相同。男子的體格精神。都比女子稍強。男好動。女好靜。男子需用營養料很多。女子需用營養料甚少。男女力量不能平等。也是理所當然。使用男女職工。自不能一律待遇。男子未滿十歲的。不得充當工人。女子未滿十二歲的。也不得充當工人。這都是農商部的部令。一國內的工人。都當遵守。比較起來。女子得比男子晚二年。可見女子的體格。顯然與男子不同。又男子未滿十七歲的。爲幼年工。女子未滿十八歲爲的幼年工。凡幼年工。祇能從事輕便工業。幼年工每日工作。除休息時間外。致多不得過八小時。成年工每日工作除休息時間外。至多不得過十小時。廠主不得令幼年工從事於午後八時至次日午前四時。那時間內的工作。成年工。至少每月休息二日。幼年工。至少每月休息三日。凡有那特種的工廠。有必須採用晝夜輪班制度的。應將職工班次至少每十日互換一次。又無論何項職工。應每日給予一次或數次的休息。每次休息時間。至少應在一小時以上。又廠主對於傷病的職工。應酌量情形限制其工作。或停止其工作。又對於女工的產前產後。應各停止其工作五星期。以上種種。都是與職工衞生上。有密切的關係。西歷一千九百一十九年法國於五月一日在巴黎舉行勞工總同盟。爲一般勞工要求每日八小時的工作。也是爲那大資本家虐待工人所致。然一般工人。爲注重衞生起見。雖有此舉。也不爲太過。那美國政府有保護勞動的法律。所以無激烈的舉動。我國工業正力謀發達。那待遇工人的事項。凡屬於衞生學範圍內。的提倡衞生的。人也要得在工業衞生學內披露。那工業衞生的常識。自不難普及了。

七　工作時間與生理的關係

工業衞生內的極宜研究的。就是勞動的時間。那肉體上的勞動。果能行到什麼程度。就是筋肉的動作。精神的運用。果能耐到什麼程度。這種問題。都屬於生理學範圍裏邊。就大體說。身體機關內靈妙的作用。所由起。乃由營養物以養成能力。變爲動作。遂發現於體外。故身體勞動所能耐的程度。在生理學上。自有足爲標準的一定限制。人勞動在這範圍內。就合乎衞生學理。要是身體的勞動。過了這個範圍。那組織內的養分缺少。全體就覺疲勞。在這個時候。要是沒有適量的營養能力。將那缺少的補足。不論如何健壯的人。早晚必至因營養不足。就要感受疾病。這不僅在學理上。曉得是這樣。實驗上也曉得是這樣。所以職工的勞動時間。也不可不據衞生學。設一個限制。但那實在的界限。也看一時衞生事項完備不完備。不能無異。近世學理逐日進步。衞生思想逐日發達。工業技術日益變化。機器機關日進複雜。那運轉多極迅速。管理這等機械的職工。需用精神愈繁。執業的時間。更不可不減少。運用不得其法。雖有優良機械。也不爲用。所以說非身心俱健勞必不能盡運用機械的技術。某紡織工廠。曾令職工終日工作。實驗他各時間內的生產力。誰知那生產力卻隨時間的進而減少。一日中以午前所得的爲最多。到了午後慢慢的減少。到了末尾。不及開始的一半。可見職工作工。不在時間。全在生產力多少。精力充足。身體健壯的。時間雖短。生產力並不減少。要是精力不足。身體疲勞。雖給一極長的時間。生產力並不見增加。工作時間。實與生理有密切的關係。現在世界各國。工業界的勞動時間。頗不一律。雖視工業的發達不發達爲轉移。究其實全看有無工業衛生學識。

八　工人勞動過度的弊害

筋肉因勞動而肥大。固爲生理上的定理。可是這種說法。專指勞動休息各得其宜的而言。要是專用筋肉。勞動無節。筋肉終至消瘦。不免爲致病的根源。又各國工廠。對於一般工人的工作。在姿勢方面也格外注意。凡在多年間永執一定的事業的職工。所使用的。常爲身體的一部分。不識不知的。遂成一定的畸形。在幼年的職工。身體發育未完全的。更易致病。凡職工因勞動過度而起的病症。略述如下。腺病。胃腸病。腳部疾患。頭部疾患。神經性疾患。女子生殖器病。萎黃病。下肢疾患等。不勝枚舉。可見沒有適當的勞動。就要得種種的疾病。無怪乎工業發達的國家。那些工人。提唱同盟罷工。要求每日作工八小時。並非是野蠻的舉動。工作時間。當取少數。勿貪多數。乃是正當的辦法。提倡衛生的人。決不主張長時間的工作。譬如腺病一症。本是由於勞動過度所致。那初起的時候。工人皮膚變軟。顏色蒼白。飲食減少。動作遲鈍。精神悶鬱。在這時候。若不早治。終必至成了貧血。瘰癧。結核等症。這不是很要緊的事嗎。其餘各種疾病。也不必細說了。照這樣看來。工作的時間。萬不可太長。免得工人受病。就是充當廠主的人。也不爲無益。但願工業日漸發達。工業衛生。也相隨的日有進步。那一般工人的身體。不因作工而害健康。卻因健康而發達工業。豈不是更進一步的成績嗎。勞動不使過度。絕對的沒有弊害。

九　工業上的特別危害

由工業而波及於人體的危害。範圍很廣。種類很多。千差萬別。不暇枚舉。那工業衛生學的目的。不過使工廠內的勞動的人。同那工廠附近的居民。得避其危害。就算達其目的了。現在就勞動的自身。工廠內的管理員。工廠外附近的居民。凡不能免的危害。分別說明。使大衆預爲防範。不受特別的危害。即得。工業上所起的危害。凡爲吾人觸目而知警戒的。就是那些負傷中毒。一切不測的災害。譬如觸機器的飛輪。遇爆發物的爆裂。或遭火傷。或在開礦時因建築法不完全。致岩石崩墜而負傷。或因有害氣體的毒物的吸收致罹疾病等。據英國一千八百九十七年的統計。職工四百五十萬人中。負傷的有四萬人。中毒的有一千二百人。又德國自千八百八十七年至一千八百九十一年。五年裏邊。就官立工業。民立工業。鐵道事業及農業四類。調查那就業的人民。罹不測災害的數目。曉得工業上的職工。罹不測災害的數目。較農業上的多一倍。且罹不測災害的數。逐年增加。是因科學日以發達。不僅精巧的機械日多。那構造也日以複雜。管理這些機械的人。精神更煩。少不注意。就易為機械所損。所以說罹害的人數日益增加。又如那工業上的塵埃工廠內的人員。不論職工。不論管理。不論夫役。一經吸入。就要罹呼吸器病。致害頗劇。但工業上的塵埃。種類很多。如那金屬粉末。玻璃粉末。石材粉末。貝殼類粉末。骨類粉末。硬木粉末。蔴粉末。馬毛粉末。棉花粉末。各種獸毛的粉末。穀類粉末。破布粉末。綢絲粉末。炭質粉末。以上各種塵埃。不獨能由塵埃物質。自致疾病。那些塵埃中。又附有許多病菌。易致可怕的傳染病。職工管理員夫役。都能吸入。都可致病。至工廠外居民所受的危害。雖較工廠內略少。然所受的影響。也很大。如那火災爆藥的炸裂。傳染病的蔓延。工廠廢棄的有毒物質。混入飲料水內。或是空氣裏邊。工廠烟突所出的煤烟。幾至令左右的居民。終日在雲霧中。工廠所用機械運動時候。常發有強大的聲音。致令左右居民不得安眠。若有病人。病勢也要增劇。這些危害。眞是不少。

十　工業上的塵埃

塵埃一物。乃是空氣中飄浮不絕的固體。那些大的。人眼能看得見。小的必用顯微鏡。方能看見。由吸入塵埃所發的呼吸器病。總稱為塵埃吸入病。就是勞動社會所常見的疾病。往往也有危險的。塵埃中形體雖細。那些稜形或尖銳的。致害很大。這些形狀的塵埃。吸入後。容易侵入呼吸器的內部。潛伏于氣管或氣管支的末端。致使該處的黏膜。受其刺激。那尖銳形的塵埃。能使氣管支黏膜傷破。引起急性或慢性氣管支炎症。那圓形無稜的塵埃。要是吸入量不多。就可由氣管支黏膜氈毛的運動。與痰一同咳出。排泄到體外。却沒有什麼害處。若因該塵埃的本性。不易與痰同時咳出。集存過多。或是在那一時吸入塵埃很多。不能全行泄出。都集存在呼吸器的黏膜上。或令該處受刺激而起炎病。或令該處損傷組織。變化而起肺病。就塵埃性質。同那致病的程度而論。

大半金屬性塵埃較植物性塵埃容易致病。某醫師常就肺病中患肺結核病的統計其職業計算百分比例得成績如下。金屬器皿製造匠百分中居五十三。鑛山傭統用鑛夫百分中居五十一。植物質製造品工人百分中居四十六。動物質製造工人百分中居四分。照這看來。還是那金屬性塵埃較多的金屬器皿製造匠罹肺結核的最多。現在就各種塵埃依他致害的程度。就他的強弱。順次說明甲無機物質。一金屬粉末就是那金屬器皿製造人機器匠。鍛冶匠。礦山工人。都是常吸入這金屬性塵埃的。二玻璃粉末凡研磨玻璃器皿的工匠容易吸入玻璃粉末。三石材粉末石匠。建築工匠。洋灰廠職工。容易吸入石材粉末。貝殼類粉末。琢磨貝殼。珍珠。珊瑚等工人。容易吸入這等粉末。照這樣看來在無機物質塵中以金屬粉末最易致病。那貝殼類粉末爲害較輕。乙有機物質。一骨角類粉末。骨器工人。角器工人。玳瑁器工人。象牙工人等多易吸入。二硬木粉末。鋸木工人。木器工人容易吸入。三蔴粉末。製蔴績蔴工人容易吸入。四馬毛粉末。毛刷工人。以製造的馬毛製成的物品的工人。容易吸入。五棉花粉末。彈棉工人。紡織工人。容易吸入。六各種獸毛的粉末。絨呢紡織工人。製筆工人容易吸入。七穀類粉末。磨粉工人。搗米工人。容易吸入。在這類粉末內。常含有尖銳的結晶粉末。能以刺激呼吸器黏膜。致生呼吸器病。這一類粉末。不可與他穀類粉末。視同一律。八破布粉末。製紙廠職工。破布店工人。容易吸入。九綢類粉末。機織工人。繅絲工人容易吸入。十炭質粉末。煤炭工人。燒炭工人。煤炭店傭工。容易吸入。照上所列塵埃致害的程度。固由塵埃種類的性質不同。那也看吸入量的多少。看那炭質粉末。本列在末尾。致害較輕。刺激最弱。要是有人吸入過多。那爲害也不劣于在前的物質。塵埃的毒害。既是這樣的大。故各項工廠。在發塵埃較多的地方。不可不備通風的機械。使那些塵埃。積存到那無害的處所。庶可免致病的事項。含塵埃多的工廠。更當格外注意。

十一　工業上的傳染病

工廠係多人聚集的地方。最易發生傳染病。傳染病的一種症候。乃是由工廠內人員。先發現病症。將病菌蔓延于他人。使他人感染。互相傳染。逐漸流行。或是那工業上所用的原料。附帶傳染病菌。也可以爲傳染病的媒介。要想預防職工的傳染。須先檢察職工的身體。當入工廠的時候。先檢察身體。有沒有疾病。要是有形跡可疑。就當拒絕其入廠。要是沒有傳染病。再檢查其衣服被褥等件。潔淨不潔淨。總當注意檢察。切勿夾帶病菌。致使在工廠內蔓延。要是進工廠後。忽因工業上的原料內。發現黴菌。就得按照細菌學試驗法。辨別其眞僞。然後施行淸潔消毒的手續。以杜絕其傳染。或是使那患病的工人。同那些健康的工人。隔斷往來。或是將那患病人的衣服器具房屋。全行焚燒。照這看來。私人同工廠。受很大的損失。究竟全廠的工人。却享很大的幸福。又購各種原料入廠時。預先細察原料裏邊。有沒有塵埃夾帶病菌。沒有。譬如造紙用的原料。就是破布舊棉等物。不但汚穢。並且帶有痘瘡結核病菌。一經着手製造。就被傳染。又紡紗廠需用的羊毛棉花原料。裏邊也含病菌很多。製紗時也要傳播疾毒。所以各國當傳染病流行的時候。出口原料。入口原料。一概禁止。又獸皮一物。用途很廣。不論屠獸皮。死獸皮。都是最易附帶病毒的物質。因死獸體所附的黴菌。雖剝皮後。那黴菌依然存于皮上。這獸皮本是一種有機物。又爲病菌的上等養料。要是在搬運途中。空氣附着。那黴菌並不死滅。獸皮眞是一種極難消毒的物品。在熱帶地方。輸出獸皮。更易爲傳染病的媒介。在傳染病中。有一種脾脫疽。就是中獸皮傳染而來的。這種病菌的抵抗力很大。不論用乾燥。或濕熱。或消毒藥。一切作用。都不易死滅。所以那製革的工人。多罹這種病症。

十二　工業上的毒物

毒物根基於化學作用。能使全身體組織。起損害的物質。然實在毒物的作用也很不相同。同一有毒物質。全看吸收量的多少。同那感受日期的久暫。發現的症狀。判然不同。毒物中毒的量。也由全身體的強弱。同各人的先天性。而不同。試看那同一種類的毒物。有人感受極少的量。現中毒的作用。却很烈。又有感受許多毒物。並不見發現病症的。中毒一症。因感受的方不同。區別爲慢性中毒。急性中毒二種。慢性中毒。由久受少量毒物的作用。不識不知的漸集於體軀間。所起的障害。凡工業上日日管理毒物的職工。最易罹這等中毒症。實業衞生上所最注意預防的。急性中毒是一時服用多量的毒物。發現的中毒症。這等中毒。多由職工不注意而誤用。或由希望自盡而故服的。慢性中毒症候甚複雜。非由醫師診視。不易斷定。治法也很難。要在由漸服藥。非一時所能愈。急性中毒症狀。也看毒物的種類而異。急性中毒的療法。務以排除毒物爲主。按工業上的毒物。種類很多。自其成分區別。可分爲八類。一重金屬及其化合物。二燐砒及此等的化合物。三無機酸類。四有機酸類。五鹼類。六造鹽素及其化合物。七炭化合物。八硫化合物。重金屬及其化合物的容易中毒的。如鉛、水銀、鋅、銅、銀、同此等金屬的化合物燐、砒、同此等化合物中的容易中毒的。如火柴黄燐、赤燐、砒、亞砒酸等。無機酸類的容易中毒的。如硫酸硝酸。鹽酸等。有機酸類的容易中毒的。如草酸石炭酸等。鹼類的容易中毒的如加里遭達安母尼亞等造鹽素及其化合物的容易中毒的。如綠氣。漂白粉。碘等。炭化合物的容易中毒的。如養化炭無水炭酸青酸青化合物等硫化合物中易于中毒的。如硫化輕。亞硫酸氣。二硫化炭等。以上種種。都是工業上的毒物。

十三　工業上的疾病

工業上的疾病。就是任各種工業的人。易罹的疾病。分別說明如下。一肺結核係商店經管人。彫刻師。裁縫。石工。磨粉人等。易生的病。這種病的原因。由于屋外運動不足。新鮮空氣呼吸不充分。同吸入有害物質。等石工等時時吸入石粉末。以石粉末的刺激發起本病。磨粉人也同患肺結核。人所磨的粉裏邊多含有結核菌。吃了很危險。這種病的預防法。使那營坐業的人。每天當在一定的時內。向屋外散步二三次。每次約二十分。陰雨大風寒冷的日期。務宜躲避。石工磨粉的人。作業時。當以布片遮口預防。二氣管支加答兒。鋸木職。製革職。最易罹本病。原因由于吸入木鋸屑。或細毛。氣管支受其刺激的緣故。那預防法。以勿吸入鋸屑細毛。最爲緊要。宜以布片遮口。專用鼻呼吸空氣。三水銀中毒。以製鏡爲業的人易生本病。原因由於製鏡時。不知不覺的將水銀嚥下。遂致中毒。預防法。呢那水銀附著於手指。最易混入口內。故於職業以外的作業。必須洗濯其手指。又口內的清潔。也是最要緊的。四鉛中毒。以製造洋筆的。同那以鉛爲原料製造器物的人。都易生這種病。原因由於鉛的粉末。不知不識間嚥下。腹內起慢性的中毒。五脾脫疽和馬鼻疽。凡製革的工人。易罹本病。原因由於脾脫疽的病原爲一種脾脫疽黴菌。由皮膚的小創侵入。馬鼻疽也是由馬鼻疽黴菌而生。都是由皮膚的小創侵入人體的。這些黴菌都附着於馬皮的居多。那預防法。當注意皮膚的小創。就是口小如針尖也當以橡皮膏貼附。以上種種不過粗舉幾條。作一個榜樣就是了。注意衛生的人。還得請醫士妥爲籌畫。早爲防備。方免禍患。

十四　工業上不測災害的預防法

工業上所述不測的災害。種類雖很多。那釀成災害的原因。却有許多由於職工疏忽而起的。所以說使役職工的。當注意不使那職工的身體。同那精神勞動過度。他們執業的時間。不使過久。技術生疎的職工。不使管理複雜的器械。危險的機械。常宜設保險器。這都是預防各職工受外傷的上策。至於那些監督的嚴密服裝的注意。也是預防受傷的事項。工廠內使用汽機及鍋爐的。尤當注意。我國工廠於新製鍋爐往往並不試驗。貿然使用。到使用的時。又一味任火夫的所爲。幸而得經驗深的火夫。還知隨時注意。要是僱了毫無經驗的火夫。就不免有鍋爐破裂的危險。又如安全瓣氣壓計水準器等。不時時加以考驗。就不免有銹敗閉塞的虞。致氣壓雖增。無由曉得。也是一種危險的事。看那東西各國。凡使鍋爐的工廠。每年必由政府派專門家檢查數次。有陳舊不合用的。就要迫令修理。或禁止使用。我國尙無這個制度。還有那資本薄弱的工廠。專貪圖價值的便宜。使用陳舊鍋爐。是很危險的事。一旦有破裂。到底得不償失。凡汽機等各項機械上運動不輟的部分。如那飛輪曲拐等。都當掩以覆蓋。或是在周圍設柵以防不測。又如那起重機升降機。也當防險裝置。就如那起重機的索鏈斷絕等事。也是很危險的事。工廠內災害預防法中重要的點。在使職工動作容易。那工廠的面積。當寬大。礦地的路道。當廣闊。總使容易出入。爲宜。監督工廠的人。當將預防法。設爲條規。招集職工。詳細教導。都教那一般職工。曉得避害的方法。在易起災害的工廠。宜擇老練的職工一人。在工廠內周迴巡視。以防不測。

在礦山地道。凡那疎水通氣支柱各工事。都當派員常常巡視。遇有岩石的破壞。土塊的割裂。或去支柱。或加修理。防那些地道傾陷顚覆。凡礦內地道。祇供通行的用。寬不得在三尺以內。高不得在五尺以內。有布設鐵軌的。軌線的以旁。必留工人通行的地方。主要的地道。當宜設通信機關。那升降機。每分鐘。不得踰六百尺的速度。爲開岩石所用火藥炸藥。嚴行監督。每日所餘的物品。必令繳還監督員。以防那職工的濫用肇禍。那火藥炸藥的用法。尤宜教導職工。務使明白理解。以防不測的炸裂。礦內通氣工程。有關職工的生命。故通氣的完全與否。尤當十分注意。偶有障害。就當明白宣佈。勿令職工懷疑懼的念頭。致滋慌張。煤礦內。容易發生可燃的氣體。凡測風器。氣壓計。寒暖計。當一一備置。調查逐日的情況。記錄以備考查。職工的服裝。在衛生上。工作上。很有關係。凡用機器的工廠。必設一定的工廠服。寬袍大袖。不僅親自工作的職工。不甚便利。就是那工廠的管理。穿這種衣。也多危險。工廠內的制服。以能密接身體。動作靈便爲要品。當工作的時候。要發生有害物質。容易竄入目內的。宜各用適宜的防禦法。譬如有毒氣體較多的地方。當注意於通氣的方法。塵埃較多的地方。當用掩口鼻的器。眼光線熾烈的地方。當用灰色或靑色眼鏡外。如那手套。護面器具等也。有時不可缺少的。又不論何種工廠。常宜設急救的設備。例如繃帶。消毒藥箱。担架等項。就是那些用法也當在閒暇時教示職工。庶不致臨時無所措手。

衛生謠

萱百

友人石予。於戊申春日曾作衛生謠五章。以農家暗合衛生之事。諄諄告誡城市之人。俾有所覺悟。雖奉爲座右箴銘可也。

敍云。曩者醫生之評。裘葛膏粱。既殊體質。堅強柔脆。是用分途。迄今思之。殆不盡是。閒過村落。諦審田家。衛生之理。不少暗合。爰綴斯謠。以質明者。倘多疏漏。俟賡續焉。

衛生第一。重早起。城市人家難言矣。一竿紅日照東窗。宛轉猶在衾裯裏。血質從茲不易清。健強難與農人比。君不見田家力作古風俗。牆外雄雞聲喔喔。忙喚子婦起煮粥。少頃天明日東升。阿翁已搓十丈稻柴繩。

衛生又宜空氣好。市井街衢太狹小。廬舍稠密人滿發。不病亦覺爽氣少。君不見田家卜宅多朝陽。冬日和暖夏日涼。門前楊柳牆下桑。沿籬簇簇我修篁。田歌漁唱韻悠揚。山光水色圍其旁。又有野花野草吐芬馥。時送好風入茅屋。

衛生又宜飲水潔。如何清澄漫無別。穢物悉以棄河中。積汚不流水且竭。取之無禁千萬家。一朝毒發禍最烈。君不見繞村溪水澈見底。一碧如油甘如醴。偶有汚濁來浣洗。滔滔不復停留矣。烹茶煮飯日日汲清流。不獨牧童歸來可飲牛。

衛生又宜習勞動。足能致遠手任重。流水不腐樞不蠹。奈何蟄伏作蠶蛹。君不見田夫恆少疾病發。却緣勞作無日休。不獨三時春夏秋。農隙還將隄岸修。蓄儲肥料勤搜求。七十老翁不肯自暇逸。薄暮擔糞行猶疾。

衛生又宜勤洗足。如何穢濁常斑駁。末疾輒腳猶有形。甚且隱患貽心腹。君不見農人歸去紅日西。一雙草履手自攜。兩足至脛沾塵泥。一灌再灌臨清溪。微風拂拂吹短衣。一室妻孥多如此。臭腳不入被窩裏。

衛生芻言

谷僧譯述

（一）空氣　空氣包含多種氣類。化學家常用各種方法。分析此各種氣類。而從事於審愼詳密之研究。然對於衛生常識而言。吾人所最宜注意者。蓋爲其中所包含之養氣與炭養氣。欲試驗此二種氣類之作用。可投一鼠於貯藏多量養氣之瓶中。則見其活潑振奮之象。踰越尋常。設投他鼠於貯藏炭養氣之瓶中。則苟非速行取出。俄頃致命。於此可見養氣爲吾人之友。而炭養氣實爲吾人之敵。所幸者在戶外新鮮空氣中。養氣之量甚多。而炭養氣之量無幾也。

顧於室中。其情形復相懸殊。當吾人居住室中時。每一吸入淸潔空氣。肺臟卽立刻消耗此中養氣之一部分。當吾人由肺臟呼出此空氣時。易養氣而爲炭養氣焉。此種變遷。全爲肺臟之作用。於此可知吾人呼吸之結果。不外將空氣中之養氣吸入肺臟。而呼出之時以炭養氣代之也。故苟使吾人久處空氣不甚流通之室中。其養氣之量減少。而養炭之量增多。其有害於衛生。雖覺甚漸。非一朝一夕所能逆睹。而日積月累。結果亦殊可驚怖。苟室中緊閉。而毫無流通之機會。則旦夕危亡。亦意中事。一七五六年英與印度交戰。印兵虜獲一百四十六英人。使同處於二十方尺之小窄室中。室中竟有小窗二所。入空氣中之養氣。不足應此百餘人之需要。翌晨斃命者一百二十三人。其餘苟延殘喘者。亦奄奄一息而已。當美國南北戰爭之時。軍中醫官嘗有報告。謂因各種原因不得起居於新鮮空氣中之兵士。其服務軍中成績遠不逮常得起居於新鮮空氣中者。新鮮空氣與身體精神之密切關係。蓋可想見矣。

吾人肺臟每小時吸入及呼出空氣之總量。須需八百立方尺之空氣。吸入之新鮮空氣。爲使血液淸潔之用。淸潔血液爲康健身體最大要件。此所以接續供給新鮮空氣。爲不可緩也。

空氣乃天然有利於人之供給品。其供給乃極無限。而且普遍。其功用能醫治各病。較醫藥與醫士尤有價値者也。然而吾人大多數中往往將此極可寶貴極爲易得之空氣。閉之戶外。卽或容其入室。亦不思使其暢行之方法。豈不惜哉。苟使深吸新鮮空氣一次。須費五仙或十仙之銀。如購飲荷蘭水然。吾知大多數人將必每日願購數次而不敢吝嗇。今以易得而遂忽之。亦何不思之甚也。俗諺曰呼吸最佳之空氣者其身體亦最佳。誠哉是言。講究衛生者宜致意焉。有益身體之新鮮空氣。尤宜雜以日光。蓋日光能使吾人體上組織細胞振奮。且同時能使空氣免除有礙衛生之種種微生物也。

生活新鮮空氣中之美善結果。最足令人驚異者。莫若德國英國及美國之無蓋空氣（即Open Air）學校。選擇應此試驗兒童。其身體皆在尋常中等身體之下。其中且有多數患結核病者。生活於此無蓋空氣之結果。竟能使兒童而現桃紅。且有光彩。重量增加。思慮敏捷。蓋體力與智力俱增焉。此固的確事實。而世人所嘗聞見者也。無蓋空氣之有益於兒童衛生如此。其有益於成人衛生也亦然。故凡人之職業或習慣使彼難有接近新鮮空氣者。最當籌劃適當方法。戰勝此困難焉。

若夫合於衛生之道。每日宜留意下述三事。（一）盡其所能爲。作戶外之生活。愈多愈妙。（二）於工作或閱讀之室中。務使空氣新鮮。盡其所能爲而後止。（三）寢睡於新鮮空氣之中。

每日最少須生活於戶外新鮮空氣中二小時之久。能因較長時間自然更佳。於此時間中能作奮強運動尤妙。此種運動尤以能使胸部發達者爲上。蓋欲多吸新鮮空氣。肺臟心臟皆須增加其容量也。如往返家中與辦公室或學校之途中有新鮮空氣。則擇此時間爲生活於戶外新鮮空氣中之時間。亦因利就便之一法也。

室中之冷空氣。其無害與戶外之冷空氣無異。惡劣過熱之空氣。反足使人易患感冒。不如新鮮之冷空氣遠甚也。故當戶外冷度不至太烈時。宜將室中窗戶完全常開。即當寒季窗牖亦宜有一部分之常開。且每日中須有數次使各門窗全開一次。庶幾室中空氣得完全改換一次。然後再作一部分窗牖之常開。

晚間寢睡於新鮮空氣之中。近時衛生家多實行寢室於無蓋空氣中。能實行此事固佳。否則於晚間室中窗戶全開。俾空氣得暢行如常。則亦可得新鮮空氣之益。惟榻前須用屏風或他物障蔽。使冷風不至直衝睡體之上。則可免感受寒冷之虞。庶較穩妥耳。

（二）睡眠　思考作用全恃腦力之工作。夫人知之矣。當吾人早晨起身時。腦力之工作。即行開始。直至晚間就寢時。此工作始行休息。大低自晝中除吾人偶然假寐外。此工作實無刹那之或息。無怪乎終日之後甚覺倦疲。睡眠者即所以與此工作休息之機會。使之復元者也。吾人睡眠之時間大概較其他工作及飲食之時間爲多。誠以腦力之工作較其他工作爲緊要。則其休息時間較長。亦固其宜。然當睡眠之時。必得眞睡眠（卽完全睡眠）而後腦力始得休息。而衛生之效始可操劵也。蓋僅展身牀上而實未眞眠。則腦中工作實未停止。或睡中作夢。則腦力亦微有動作。惟當完全睡眠之時。而後腦力始得完全休息。

且吾人尋常辦事或工作不僅消耗腦力而已。亦消耗體力焉。據生理學家言。當吾人消耗體力時。需用一種精神。此精力乃自吾人食料在身中變化而發者。當此精力需用後。身中所變化之食料剩下一種渣滓。此渣滓生出一種毒物。能使人發生倦疲。卽所謂倦疲毒 Fatigue Poisons 此倦疲毒可賴適當之睡眠消除之。如無適當之充足之睡眠。則此所謂倦疲毒愈積愈多。其結果遂至疾病。當茲實業生活時代。倦疲問題。頗爲緊要。據調查國民體育情形者之報告。工作者因倦疲而漸釀疾病。蓋不少也。

聞電學大家愛迪生先生。每晚能工作至早晨六點鐘。然後自六點鐘至九點鐘。略一假寐。自九點鐘後復接續工作至翌晨六點鐘。毫無倦容。然此種精力乃屬例外。具此者不數數覯。固非常人所可率爾效颦也。吾人雖能數夜睡眠不足而不致立見有何惡果。顧不久之後。倦疲毒漸積而其影響乃至明顯。且當睡眠不足之時間中受微生物之攻擊尤易。於是倦疲毒於微生物互還其害體中之天然抵抗力。遂至殘滅無復可爲。甚則竟爲疾病之犧牲焉。故若深夜攻讀。或深夜逍遙徘徊於戲館游場。流連忘返。至犧牲其睡眠時間。與衛生宗旨大相剌謬。睡眠有如此之重要。故當病人睡眠時。醫士卽欲令其服藥或飲食。亦必俟其醒後行之。並命看護婦毋驚醒病人也。蓋其意以爲睡眠之功用及利益實較藥物爲尤大云。瑞士斯託庫倫有一醫士調查兒童身體有年。以爲凡未得充足睡眠之兒童。輒多疾病。常得充足睡眠之兒童。往往健康。此不獨瑞士兒童爲然。卽他國兒童或成人亦無不然。

大抵兒童睡眠時間須較壯年爲長。孱弱睡眠時間須較强壯爲多。睡眠時間之長短。固因身體情形之不同而岐異。然據有經驗之醫家及衛生家所研究。其普通定則亦略有可述者。四歲兒童每晚約睡十二小時。七歲兒童每晚約睡十一小時。八歲及九歲兒童每晚約睡十有半小時。十歲及十一歲兒童每晚約睡十小時。十二歲兒童每晚約睡九小時。至於壯年之人每晚宜睡八小時。

牀榻宜坦平柔軟。固無待言。而枕頭亦不可過高。蓋過高則心臟輸送血液入腦較費工夫。吾人就寢後宜使心臟減少勞力。俾愈安舒愈佳。然亦不可過低。過低則血液入腦太多。易致不寐之苦。

若夫睡眠時須令室中空氣流通。既如上述矣。除室中空氣外。常人常有藏首被中之習慣。此習慣以冬季爲甚。庸詎知睡時本欲得新鮮空氣。苟藏首被中。則少養氣而多炭養氣。雖室中空氣流通。無濟於事。其有害肺部殊甚。肺部甚弱。他器官亦受影響。讀者幸毋以爲此害甚漸。極可恐怖之結核病。亦由漸而來者也。且此乃爲習慣。養成良習慣。則雖露首被外。亦不覺其寒冷矣。床榻被褥之當清潔。其緊要不遜吾人常服之內衣。最少每星期須換洗一次。務使寢榻清潔無垢。則就寢後心安神泰。全身舒服。則睡眠佳勝。而健康自增。

個人衛生常識

王庚

斯賓塞爾嘗有憤言曰。『勿令文明之身。蹂躪實用之學。而與之爭光。』可知衛生。實係實用之學。醫學博士俞鳳賓有言曰。『世人輕忽體魄。而偏重心思腦力。殊不知軀幹係性命所寄託。體魄爲精神所附麗。巢敞則卵傾。木枯而葉落。欲求卵之穩。葉之榮。非經營巢與木也不可。故健全之腦力心思。道德品行。非僅恃形而上之學。足以栽培已也。必須有健全之體魄形骸。四肢百官。爲之基。』誠哉斯言。身體不強。則雖品學兼優。對於社會國家。安能盡力。然則衛生之道。豈可忽諸。

衛生學之範圍甚廣。約言之。有市政衛生。如飲食查驗。街道淸潔。居宅溝壑。糞穢消毒等。有陸軍衛生。如食物。軍服等。有水師衛生。如通風。燈火等。有公衆衛生。如傳染病。生死統計。氣候。防疫等。有學校衛生。如採光運動。體格檢查等。有職業衛生。如工作鐘點。化學材料等。有家庭衛生。如嬰兒看護。烹飪急救等。有個人衛生。如運動營養等。而各種衛生。個人衛生。占最重要之位置。苟人人能實行個人衛生。則所謂家庭衛生。公衆衛生。學校衛生等。自不難迎刃而解。故本篇所述。專重個人衛生。然個人衛生之範圍亦甚廣。本篇僅擇其最要者而言之。如衣、食、住、運動、消化、呼吸、神經等。不講高深之學理。祇求讀者閱之。能知維持生命之道。又本篇講及婦女方面者頗多。因婦女之衛生。更較重於男子。母體不強。則所生之子女亦難強。此乃必然之理。今之倡言改良人種者衆矣。余謂改良人種。必先改良婦女之體格。苟反是而求。終無實效可見也。玆分條述之如左。

一　關於運動方面

(一)每日須有十五分鐘以上之運動。

(二)運動之道。貴有恆心。一日暴之。十日寒之。毫無裨益。

(三)運動方法。宜擇適於自己之性情者。

(四)運動方法。宜擇使身體各部平均發達者。

(五)運動之後。宜練深呼吸片刻。

(六)飯前飯後。不宜運動。

(七)器械運動。苟無指導者。不宜昧然從事練習。

(八)運動之後。注意身體之淸潔。

(九)運動甫畢。切不可用腦力。

(十)運動宜量力而行。切不可過度。

(十一)運動之際。不宜兼用腦力。

(十二)靜坐亦爲一種運動。婦女至中年後習之最宜。

(十三)身體肥胖者宜多運動。

(十四)腹大及上腹下垂者當注意於腰腹運動。

(十五)月經前後三日間不便運動。

(十六)姙娠期中宜爲適宜之運動。

(十七)睡眠前半小時當爲輕微之運動。以防失眠。

二　關於深呼吸方面者

(一)深呼吸之吸氣固宜深而呼氣亦宜深。

(二)深呼深吸皆宜用鼻。切不可吸氣用鼻而呼氣用口。

(三)深呼吸有胸式腹式之別。兩者程度不同。宜先從胸式入手。

(四)胸式呼吸乃起於肋骨之起落。吸氣時先將胸部盡量凸出。腹部凹進。氣吸入後約停八秒鐘。然後徐徐呼出其氣。

(五)腹式呼吸乃氣於橫隔膜之運動。吸氣時先將腹部盡量凸出。胸部自覺空虛。約停八秒鐘。然後徐徐呼出其氣。

(六)深呼吸宜向日光多樹木之地行之。

(七)深呼吸之時。自己不可聞呼吸之聲。

(八)卑濕之地。微生物極多。不宜行深呼吸。

(九)烟煤塵灰起時。宜避之。

三　關於腦力方面者

(一)腦須清潔之血液。故必供給以新鮮之空氣。

(二)腦力之使用。不可過度。

(三)食物之前後。不宜用腦力。

(四)睡眠之前。勿用腦力。

(五)頭部不可壓迫。

(六)每日實行運動。因運動之時。精神卽處於休息地位。西諺謂『運動乃精神之安慰物。』此言頗有至理。

(七)大便每日以時一次。(按大便隨意久之必成便祕之習慣。便祕之時。血液皆充集於腦。夜不能安眠。大有妨於腦力)

(八)飲食宜擇自己喜食而富於滋養料者。(按食物不精選。則胃之消化大有妨礙。於是多量之血液。常供給於胃。而奪腦部之血液。而思想不能敏捷。故多食者往往多愚鈍。而愚鈍者亦往往多食。卽此故也)

(九)巳忘之事。勉強追憶。最傷腦力。

(十)不可使記憶力過勞。蓋貪多無益也。

四　關於循環方面者

(一)早晨宜爲深呼吸運動使血液循環暢盛。(按女子多不喜運動故其心臟槪弱常因小事而起心悸亢進、眩暈、顏色蒼白等現象且其手足有時寒冷此皆血液循環不活潑之故。)

(二)心臟搏動之數成人當安靜之時每一分時平均七十二次。苟超過或不及皆非健康之證。

(三)身體受壓迫則妨礙血液之循環故身體各部不可受束縛。(女子往往以帶緊束胸腹部。於是胃腸肝肺等極重要的器官皆受其壓迫除妨礙其本有機能而害身體之外尤爲血液循環之障礙而起種種疾病。)

(四)酒烟咖啡等興奮物能使心臟衰弱爲早老之原因用之不可不愼。

(五)身體溫度各部不可上下過遠。(按某部之寒冷過度則其部血管卽起收縮循環爲之阻滯冬日之凍瘡卽是類也。)

(六)出血之際宜注意於傷口之淸潔否則細菌入內危險殊甚。

五　關於排泄方面者

(一)沐浴宜勤卽冬日亦宜每星期一次。

(二)含鹽含辛及富於酒精分之物不宜多食以免腎臟勞力過度。

(三)腰部宜稍溫暖以免腎臟中寒致弱其官能。

(四)順腎臟之自然當排泄而不排泄不思排泄而強之皆有害於生理。

(五)大便之順通最屬重要務宜注意。

(六)肺中之排泄物—痰—旣咳上切不可再呑下。

六　關於休息方面者

(一)每日除八小時睡眠外宜有八小時之游息。

(二)休息時間之支配宜適當勿使過於長久反覺疲勞。

(三)睡眠宜求適當睡眠不足必起腦病太過必致委靡不振英國大醫家古寺氏養生訣第一則曰成人酣睡八小時。

(四)下午四時後工作旣畢宜散步於庭園曠野中。

(五)音樂之類爲最佳之肉體精神上的休息。

(六)臨睡之前宜將心地放寬否則易成失眠而害身體。(按西方俗諺有滿腹懊惱與衣服同時脫去一語 Put off thy Cares with thy Clothes 頗有至理。)

(八)睡之前不可過飽及過飢。

(九)睡前飲少許牛乳或餅乾一塊使腦神經略失其作用。(因血入胃消化)可治失眠。

(十)睡時宜體側於右以助消化器之行工作。

(十一)睡時勿蒙頭於被內思邈云冬夜勿蒙頭得長壽。

(十二)夜睡必滅火養性論云臥訖勿留燈燭。

七　關於居住方面者

(一)居室之中必使日光能射到。

(二)潮濕之地最有害於健康宜設法避之。

(三)居室左右宜植樹木或花草以保護空氣之新鮮。

(四)廚房與廁所相隔愈遠愈好。

(五)保持廚房之清潔甚爲重要。

(六)室內之換氣裝置宜加以研究。

(七)冬日室內之溫煖裝置宜用火爐切不可用火盆。

(八)居住與飲水有相連之關係故住室左近宜有相當之飲水。

(九)新建房屋不宜立刻居人。

(十)室內掃除宜利用水不可用乾物拭之。(如雞毛帚之類。)

(十一)保持居室左近之清潔。

(十二)室內各種裝飾宜令人閱之發生美感者。

八　關於疾病方面者

(一)講求衞生者本不應有病但萬一不愼。與患疾病。則宜格外衞生否則必致不救。

(二)無論患何種疾病。不宜昧然購藥房中現成之藥。

(三)患病之際不宜稍有憂慮之念。

(四)既患疾病食物最宜當心蓋有多種疾病。因停止食物可告愈者。

(五)醫生宜請可靠者。

(六)至萬不得已時。勿用藥物。

(七)患傳染病移入醫院最妥。

(八)傷風爲萬病之源患時宜當重病調治。

九　關於思想方面者

(一)勿讀汚穢之愛情哀情等小說。

(二)戲劇不宜多觀。

(三)心境宜寬憂能傷身。

(四)女子往往多忘想切宜戒之。

(五)樂天主義爲健身之原則。

(六)思想宜正大光明。

十　關於月經方面者

(一)月經之來。爲女子春情發動期之表示。非卽爲可以結婚之證。

(二)女子初期之月經。其遲早各不同。其原因由於風土及生活等而異。故雖同年齡。而月經遲到者。不必憂慮。(按女子初期之月經。至遲以二十歲爲限。二十歲仍未至者。宜請求醫生矣。)

(三)月經時精神上宜十分修養。身體更不宜過勞。(按求學之女子。體操課宜請假。)

(四)月經帶宜十分清潔。否則細菌入內。危險萬分。

(五)月經時宜注意於便通。

(六)月經期宜停止刺激性食物。

(七)揩拭經血之物。須十分清潔。能用消毒者尤佳。(按近日學者之實驗。謂女子平日膣內有一種膣液。能殺滅一切細菌。但月經時。膣內之自然殺菌力異常減少。苟用物不清潔。往往釀不測之災。)

(八)女子初經時代。偶起停滯或不順。不必憂慮。(按女子初經在第一年內。月經不順。是常見之事。是由於卵巢尚未完全成熟所致。非疾病也。)

(九)非初經時代而忽經閉。宜速請醫生診治。

(十)精神過勞。恐怖。悲哀。憂鬱。皆能使經閉。

(十一)月經過多。非良好之現象。此時急宜注意消化器之病及精神之感動。

(十二)月經時有下腹疼痛。腰痛。心中不安。身體不快諸病者。謂之月經困難。宜注意於平日之運動。

(十三)不可妄食藥房內調經行血等之藥品。

(十四)其有因子宮前屈或膣狹。或處女膜鞏固。此之謂生殖器迥異尋常。則當初有月經時。其下腹部必甚痛楚。或僅疼痛。而不見經血。此時宜請醫生診治。

十一　關於姙娠方面者

(一)姙婦之飲食。最宜注意。凡平素口腹嗜好者。不得任意劇食。

(二)姙娠期中往往患嘔吐。此時胃力必薄弱非常。凡一切稍難消化之物。宜一概停止。

(三)姙婦切忌食刺激性食物。如辛辣椒薑之類。

(四)姙婦之衣服寒溫之度。以適中爲尚。並宜柔軟而光潤。

(五)姙婦之腹部膨大。乃自然之理。愚者每以膨大爲恥。於是緊束其腹部。以致胎兒受壓迫。血液循環不良。至分娩時往往發生危險。

(六)姙婦之沐浴。宜格外注意。

(七)注意便通。(按姙娠三四月後。腹部膨大。膀胱壓迫。兩便往往受其影響)

(八)姙婦之運動。最宜注意。(按姙婦運動。並非如平日之勞動不已。宜擇適宜之婦女運動法。日習無怠。每見中等以上之人。一遇姙娠。則終日不動其身體。故每多難產之病)

(九)姙婦宜注意於早起早眠。

(十)姙婦宜修養精神。萬不可思及分娩時之痛苦等。

(十一)姙婦切不可登高凸凹不平之地。亦以少行爲是。

十二　關於分娩方面者

(一)姙婦苟極健康。則受胎後四十週必分娩。

(二)分娩之前數日。宜預備一切。而產婆尤屬重要。能入保產醫院更佳。

(三)產室宜擇空氣流通而向日光者。

(四)分娩後一月間。宜留心靜養。

(五)一切所用器具如枕被等。須異常柔軟。

(六)產後之飲食。宜擇營養富而消化易者。

(七)產後四週間。最易感受風寒。故衣服宜愼。

簡單生活的必要

元道譯

引言

要開始實行簡單的生活。請從現在起頭。

什麼叫簡單生活。就是生物學的生活。而且有健康、安適、勝利、長壽、的生活。這生活必要的條件。就是消化健全。睡眠充足。頭腦清晰。心境安靜。處世懽樂。

第一。多在戶外做生活。請在樹陰底下做事。不要在房內屋裏做事。發掘你的花園。探尋林木和山嶺。沿着溪流去走走。看跳躍的松鼠。傾聽好鳥的歌曲。

第二。注重戶外睡眠。替自己裝一個可睡的廊沿。（或露臺）每天晚上。整夜的去睡。除非下了霜雪。決意不到房內睡——因爲戶外睡眠。是現在最好的養生法。

第三。專喫土產的植物。不喫煎炙的物。棄絕肉類和一切山珍海錯。在花園裏找尋你的『食單』。如桃子、蘋菓、梅子、梨子、紅菜、穀類、芹菜、鈴薯、蔬菜、番茄、甜瓜、壳菓、和別種凡係土地所供給的。這些美味的食料。在土地裏頭產生得很多。我們在這二十世紀。纔知道土產物是眞的生命。

第四。常接近天然。這是一個平安的保障。也是一個安息與平和的場所。在那裏我們可以呼吸天賦的與自由的空氣。覺察有生氣的快感。傾聽天空間的音樂。——這豈不是人生最自然的快樂麼。

我且再鄭重的說一徧。要開始實行簡單的生活。請從現在起頭。

簡單生活的規則

本篇宗旨。在於陳述幾條簡單生活的規則。使凡遵行這規則的人。可以增進體質上與精神上的勝利。心智上和道德上的平衡與安舒。並且延長壽命與有實用的活動。但因限於篇幅。不能把他的論證與理由。一併詳細解釋。不過所提出來的規則。沒有一條不是經過千百人的試驗。也沒有一條不是根據於科學的事實。這是應當申明的。

簡單生活。不是新的。乃是回到吾們古代『老路』上的意思。現代的文明。領我們遠離『老路』。教那千萬男女。顚顚倒倒的。失掉了自然生活。所以疾病和頹廢。就一年多似一年了。

據最近醫學上的調查說大概疾病。無論慢性急性都爲了消化器受了醞毒的微生物感染而發生的。這類微生物已經發見多種。人若把他們的毒吸在器官裏就要發生多種可怕的症候了。但是腸胃受毒的原因正爲我們貪食不自然的物養成不康健的生活習慣。所以把醞毒的微生物都介紹到腸胃裏了。反過來說。自然的食物和自然的習慣能夠打退醞毒的微生物。使人不致受毒害的感染。這樣看來。簡單生活可說是一種攻毒的生活。也可說是廣義的淸潔生活。

現在我且把他幾種生活的規則寫在下面。

（一）　總則

一、健康的培養。是事實而非空談。凡我們的家庭。職業。和個人習慣。與健康有關的。均當格外留意。

二、身心的健康。爲個人最寶貴的資產。我們能保持完全可以做加添體力和智力的源泉。

三、我們愛護身體和他的功用。當和工人愛護機器一樣。宜熟悉他的需要。實行最善的供應。

（二）　進食……爲了健康與勝利

「單喫那些合於人身自然組織的食物。如水菓、壳菓、熟穀、荚豆、和蔬菜等類。這些自然的食物。供給身體上最大量的動力。並且維持生活上適當的情形。試看生物裏頭只有人類和卑劣的凶惡的動物。是喫各樣肉類的。那與人類最接近的動物——如猩猩和猿猴之類——卻不是這樣。所以我們也該遵依他們的食律。

二、禁喫各種不自然的肉類——如獸肉。家禽。鱗介等類。——因爲肉類常含着各種死的寄生物。毒的微生物。和『肉菌』等能感染內腸。煽發腐爛。有種種化毒的作用。教人得了腸病和別的症候。最可怕的就是這些微生物。因爲不能用尋常的烹調法去把他們殺死的。

三、不要過喫含着蛋白質的東西——如筋肉。雞蛋之類——因爲多喫蛋白質。便要發生腐爛作用。令內腸中毒。內腸中了毒。就不免要發生膽汁病。大腸炎。闌尾症。膽石症（Gall-stones）癌腫。腎臟病。和少年老等病。尋常的麵包和穀類含着很多的蛋白質。有多種壳菓。豌豆和蠶豆含着過量的蛋白質。所以也不該多喫。雞蛋的黃比蛋白較有益於身體。

四、牛乳當食物。不是完全的相宜。試看大多數害了『酪質胃弱症』（"Casein Dyspepsia"）的不能喫牛乳。要是喫了。就要發生秘結頭疼膽汁病舌苔和別種腸部醞毒的病。 我們知道牛乳的替代品可以從杏仁酪和別種的壳菓裏製出來。而且質地非常的優美。

五、畜類的脂肪—如豚脂羊脂牛油等類—應該禁食因爲他的消化很不容易能叫腸胃受害發生膽汁的病。 植物的脂肪。消化比較的容易而且不會使內腸受毒。 蒸發過的乳皮比牛酪容易消化。 但若臉上發疹舌上生苔口中無味的時候就該大大的減少或者完全不喫。 壳菓。製麥芽的壳菓(Malted Nuts)熟橄欖。和橄欖油。卻是牛酪和乳皮的最好的替代品。

六、戒除有刺激性的食物。如茶、咖啡、諸古律和可可。因爲他們含着有毒的鹼質妨礙消化。損害腦筋。煽發肝臟腎臟血管等症。 穀類的飲食和熱的菓汁乃是很有補養性的可以做茶和咖啡的替代品。

七、調味的東西。如芥辣胡椒胡椒醬汁、番椒、花椒、酸醋、生薑、烈性的醬汁、和各種的香料。都該完全的棄絕。因爲這些東西也是能激刺胃部。發生胃腸的感冒潰爛和炎症並且損害肝腎等部。

八、尋常食鹽。(或稱綠化鈉) 要用得節儉照李傑脫氏 Richet 和其餘學者的立說。食物裏面天然含着人身所需要的綠化鈉。所以加食鹽於食物不過合乎一種造作的食味罷了。最穩健的規則。就是越少越好。 還有應當注意的。就是凡害水腫病。腎臟病。動脈變硬症。胃弱。多酸症。肥胖症。和癲癇症的。應當棄絕食鹽。

九、食物的調合。 最好將蛋白質。脂肪。炭水化物諸質。調合時有適當的比量。 水菓、蔬菜、以及別的食物。要是放在嘴裏咀成水質那麽他們融合起來。卻是非常的有益

十、食物的額量。應該合乎人身的大小。和他所做的事工。不要單爲口腹求飽足。 尋常的人。大概需要二百卡路里(食量單位)的蛋白質。(係佔全部需要品十分之一)六百卡路里的脂肪(係佔全部需要品十分之三)一千二百卡路里的炭水化物(係佔全部需要品十分之六)總共是二千卡路里。就足夠人身一天的用度。

我們須要定一張物量適當的食單。最要緊的。就是我們的食量。求足以維持體重爲止—要試驗體重最好每月秤一次。肥胖的人要減輕體重只有減少食量多多的體操。 在做肌力生活的時候。應該比平常多喫三分之一。做腦力生活的時候不

必多進食物恰同開遊的時候一樣。

十一、食物必須使有美味叫喫的人容易消化。 照柏羅氏（Pawlow）所說的『食慾的汁液』——就是因美食刺戟味神經而發生的——乃是胃部消化最重要的要素。

十二、蔗糖不該多喫。過多能發生酸味。成胃部感冒。和不消化等症。 甘甜的菓實如乾葡萄、無花菓、蜜糖、和麥芽糖、乃是有益身體的甜性物。可以隨意取食。

十三、凡做坐的生活的。容易發生內腸的不活動——如消化遲緩便道祕結——所以應該喫些合量的弛緩食物。（Laxative Foodstuffs）如鮮菓等物。其中更要算無花菓、梅實、酸菓、菓汁、鮮菜、糖麩、和穀類食物為最適宜。

十四、每次進餐的時候。應該有幾種新鮮的未煮的食物——如鮮菓、菓汁、生菜、椰菜、（生的）黃瓜、和別種的生菜——令身體可以得些新的質料。 烹煮大燕麥粉的時候。不要多於十分鐘。過久就要煮得太熟了。

十五、鮮菓和穀類食物。能供給人體內所需要的石灰質。鈸輕養和別種的鹽類。但是多喫蔗糖和肉品。足以引起人體內石灰質的恐慌。因為這些東西裏面是缺少石灰質的。 又當注意不要喫白的麵包。

十六、我們若把牛乳和蛋都棄絕了。便當多喫殼菓。叫蛋白質的量可以充足。

十七、每次進餐的時候。花樣不要太多。也不要太雜。但當天天更換。照我們的食慾所指示的。

十八、進餐要有定時。叫腸胃可以按時動作起來。 倘腸胃的動作。違反常態。寧可減少一餐。 在饑餓的時候。方可進食。然不可肆意大嚼。如已飽卽不可勉強吞嚥。 我們的進餐若有定時。飲食若有定量。腸胃的動作也就有程序。那饑餓的時候也自然有定時了。 每次進餐。勿將下一次的一併喫下。做那愚笨的省時手續。 又胃部若沒有將前一次的食料完全消化。就不該再進飲食。

十九、進餐的計劃。最好每天兩次。上午八時到九時。下午三時至四時。也可改為上午十一時下午六時。 若把早餐廢除。或是遲喫。最好在起床以後喫些水菓。 倘三餐都喫了。那麼在中午的那一餐。應最注意。早餐。晚餐。不必過多。戒食脂肪。和那些濃味。專喫煮熟的水菓。流質的穀類食物。——如粥類——就夠了。

二十、戒除冰凍的食物和飲料。要是喫也不該多。最好慢慢兒的嚥下去。免得胃裏受寒。

二十一、食時每口都要細嚼。必俟嚼成液體爲止。 充分的細嚼、能叫胃部發生『食慾的汁液』並能減殺腸部的醞毒。—卽滋釀疾病的最大原因。 當知細嚼的功效。能使養身的本能得到機會。可以選擇人身所需要的食料。教他在一個時期裏很覺夠足。人有咀嚼的能力可以多喫乾物。但飲液汁的時候。也不可隨意吞嚥。應當緩緩兒啜教他與口唾混和纔好。

二十二、進餐的時候。應當棄絕工作。憂念。雜務。忿怒。和煩腦。因爲這些事情能夠阻止消化的功用。反過來說懽欣和樂觀能夠促進消化的功用。

二十三、凡不清潔和無滋養料的食物應當禁絕。 那些豐脂的食物雖然適口總嫌不易消化。

二十四、每天當飲適量的水。但在進餐的時候。不要多飲。卽在食後也不宜急切的多飲。因爲貪一時的暢快能使消化受礙。早晨起床的時候。當飲清水一杯。晚上休息的時候。也當這樣。

（二） 體操……爲了健康的緣故

一、在空曠的空氣裏過活。時候越多越好。如果不得已關在戶內做事。總要使室內空氣。時常有新鮮的繼續。 室內的熱度要越低越好。但須維持人身的暖氣。 呼吸冷的空氣。好似常服補劑一樣。所以每一回深呼吸。像一回有益的沐浴。加增許多活力。 深呼吸關係很大。能令人健康也能令人害病只要看空氣清潔和不清潔。涼快和鬱蒸。就決定了。

二、在空曠的地方做事。乃是一種最優美的運動—例如在園裏做工。—掘七。割草。修翦樹枝。—卻是很有益的運動。 每天應當在戶外。做些用力的生活。令肌部略覺疲倦發汗也可暢適。但是切弗過勞。

游泳若在溫度適當的清水內行之。（法倫表七十六至七十八度）乃是健身運動中最有益的—疾走。爬山。攀梯。也是有益身體的。

三、凡做坐的生活慣了。他的身體也沒有衰弱的必定。只要他坐得正直。胸部挺張。背的一小部分。靠在椅背上就是了。 坐的時候。自然越少越好。因爲直立和仰臥。比坐的部位更加自然也更加有益。 坐的時候。也能行深呼吸。各部的肌肉。都可運動起來。

四、深呼吸能助消化。促進肺部和腸部的活動。發展肺部。和滌清血液。 在行深呼吸的時候。要將胸膛挺張。深深的呼吸。每小時大約行十次或二十次。或更多些。最優美的呼吸運動要算是游泳。爬山。走梯。疾走。或奔跑。但運動的時候要用鼻去呼吸。

五、行路的時候。要把頭頸挺直。胸部向前。全臂輕搖。腳步疾走。使呼吸的次數加添。這是於肺部有益的。壯年的人。尋常每天約需行走九英里。速率每小時可三里。很覺相宜。大概管理家務的和做工的。他合計行走的路。比這還要多些呢。

六、用些簡單的體操。把腹部肌肉發展起來。這種體操的法則。就是把胸部挺高。腳尖提起的行走。或用四肢伏在地上繞室爬行。或仰臥在地。將兩腿輪換向上伸直。與身體成直角形各三四十次。還有一種操法。就是把身體仰臥在地。兩手纏在頸後。慢慢兒把上身仰起來。直到坐的地位為止。每回十次至二十次。每天三回。以後來逐漸增加。

七、倘腹部肌肉柔弱。膨脹高凸在前面。便當用絨布或別種綳帶把他束緊。總使直立的時候。腹肌不致下垂。然後再用健身的方法使他強健起來。

(三) 人體內外的潔治

一、每次進餐的前後。或在早起與睡眠的時候。總要把口齒完全的洗滌。污穢的舌和腐爛的齒。表示口的感染腸的醞毒和低抗力的減低。

二、在溫暖的時候。每晚當洗澡一次。在寒冷的時候。每禮拜可洗兩次。洗澡之後。皮膚若覺乾燥。可用橄欖油或凡士林(Vaseline)搽上。

倘皮膚受了刺戟。可用勃雷克博士 Dr. Buckley 的皮膚膏搽上。這膏的成分。我且把他寫在下面。

羊毛脂(Lanolin)………一厥賴姆(Dram 英兩 Ounce 之八分之一。正合中國一錢)

硼素酸與甜油之化合物(Boroglyceride)………二厥賴姆(Dram)

冷的乳皮(Cold Cream)………六厥賴姆(Dram)

倘皮膚受利害的戟刺。便可在上列的成分內。再加石炭酸(Carbolic Acid)五英釐(Grain)薄荷(Menthol)十英釐。用這膏的時候。最好在冬天。用硬水(Hard Water 含石灰及別的礦質)洗澡以後。

論到頭皮。我們也該用手浸在冷水裏。每天磨擦兩次。

三、每天早起的時候。要洗一個短促的冷浴。這是最好的健身劑。還有二個法則。就是每天早晨和晚上要洗一個冷空氣浴用乾燥的毛巾擦擦皮膚。

四、我們的手、鼻和頭皮也必須要有衞生的看護。論到那手。我們可用好的肥皂在軟水裏細細的洗濯。倘手皮粗劣就可用上文的皮膚膏搽上。

五、內腸須要每天清除三次最好在每次進餐以後。有好多人在起床以後也是很好的習慣。

六、含着腐敗臭味的便溺。恰是表示腸部的醞毒。他的原因是爲了多喫含蛋白質的東西—如肉與蛋。—或者爲了結腸裏面（大腸之一部分）淤積物腐敗的緣故。人身有了這種腐臭的糞味。便時常要害病。但一方面卻能叫我們知道有趕快改變蔬食的必要。

（四）　睡眠與休息

一、每晚需睡眠八小時。若身體不健。或神經衰弱。最好在中餐以前。短睡片刻。可於身體上的發長。予以補足。

二、晚間的環境最要清靜。因睡於擾雜的地點。於身體無甚補助。　睡眠。大概以側身。爲最好的部位。但要時時反覆不可專側一面。

三、床褥無須過軟。也不可過硬。祇求乾燥。和暖。輕便通氣爲主。枕頭要低。被勿太厚。以防過熱。

四、睡眠的時候。當吸戶外的空氣。這種空氣。可從窗戶或簾幕中流入。睡眠宜在進餐以後兩小時。

五、當利用星期作爲完全休息的日子。更能於每星期中。抽出半天專事野外遊歷。那就更好了。

（五）　衣服的衞生

一、衣服要寬鬆安舒。輕便通氣。凡緊束的衣服。天然有害於身體。因人身的形式與大小時常改變。不能用緊束的衣服去限制他。　貼膚的下衣要用棉製的或麻製的。但總以多氣孔的爲合宜。

二、橡皮衣不可多著。祇可作暫時的防水物。　衣服但須能保護體熱。不必過多。

（六）　心神的衞生

一、不要愁悶。我們有什麼愁悶的必要呢。　愁悶是殺人的在我們的信仰上。應該快樂。

二、不要以自己爲中心。　去想到疾病和別的不快活。而且連談話的時候。也不要提起。　我們當常存利他的意志。和健全的樂觀。

三、常用自治和檢束的能力。對付性慾與感情。

四、不作幻想實行做事以外。就應該還此作休息的時間。

五、棄絕捲煙酒精補藥和別種混亂腦筋的東西。因為這些東西都可說是毒物。能減少人生的勝利。和人生的壽命。

六、棄絕祕製和專利的藥物。因為用這種藥物的習慣是很有害的。

（七）關於衛生的建言

一、腸部若有鬱積可用手磨擦下腹。日夜如此。　時常操練腹部的肌肉。　多喫弛緩的東西。如水菓。穀菓和完全的穀食。晨起與眠的時候。當各飲冷水一大杯。　如在需要之時。可於每天早餐以後。（一小時以內）運用涼快的灌腸法。（法倫表八十度）每次進餐以後要按時上廁。以便訓練胃腸。更宜卽刻行之。倘若遲延。恐有他事牽纏。

二、患感冒的時候。宜在睡眠以前洗一個電光浴。或別項發汗的沐浴。　多飲清水。　食物須減少。多喫些成熟的水菓。多住戶外。吸些新鮮空氣。可以防免感冒。

三、如睡眠不佳。或神經衰弱。便常洗一個熱浴。最先的一二分鐘。熱度可一百零二度。（指法倫表）以後可涼至九十五至九十三度。　洗浴的時間。可從半小時至兩小時不等。像這種的浴法。鮮有不發生效力的。

四、若患膽質病。可用數次的灌腸法。叫腸胃完全出空。　每天須飲兩三大杯的水。又須多喫水菓和蔬菜。（指新鮮的）在這幾天以內。須要禁絕脂肪。以後每日進餐。亦須將脂肪類減少。　牛乳亦須禁絕。　服用糖麩和礦蠟油（Paraffin Oil）教腸胃每天排洩三四次。　若係必要。每天可行灌腸法一次。熱度當在法倫表八十度。

總而言之。無論喫喝。睡眠。體操。都要為着勝利（Efficiency）去實行。　保羅（Paul）說得好。凡你所做的。都是上帝的榮耀。　只要遵依那所賦與我們的人生生活的天然程序。就不致於負我們的『創造者』了。（青年進步）

衛生問答

(內政部印發)

(一) 衛生意義的總說

問什麼叫做衛生。

答衛生的眞意義就是保護我們的康健享受天年。

問一國衛生程度的高低拿什麼作標準。

答調查民衆的平均壽命。

問歐美人的平均壽命是多少。

答大概都在五十歲以上。

問我國人的平均壽命是多少。

答至多不過三十餘歲。

問民衆的平均壽命怎麼樣才能提高。

答人人注意公共衛生。少患病保護身體強健夭殤冤死的極少。大衆的平均年齡就可提高了。

問衛生事業怎麼樣才能效力擴大。

答要人人團結起來努力去實行。換一句話講。衛生事業務必要社會化國家化。

問衛生社會化是什麼意思。

答譬如種牛痘。務必要人人實行。若行一箇人不種。天花就不能絕跡。凡百衛生事業。社會上無論男女老少。都要負着責任去做。

問衛生家國化是什麼意思。

答衛生社會化的範圍推廣起來。就是衛生國家化。舉一個例來講。譬如替人看病的醫士。必要國家來聘用。來分配。使人人有得到適宜診療的希望。否則富者生病。有錢請醫。貧苦者便只得待死而已。

問清潔是衛生的要素麼。

答清潔本是人生的一種美德。也可算爲衛生的要素。

問怎樣去實行衛生。方能收最大的效果。

答須用科學的方法。

問實行衛生的方法有幾種。

答個人衛生。家庭衛生。城市衛生。鄉村衛生。國際衛生。

(二) 個人衛生

問個人衛生的要點是什麼。

答着重在養成衛生習慣。
問室內的衛生應該怎麼樣注意。
答要常通空氣。多透日光。冷暖適宜。
問什麼樣的衣服才合衛生。
答衣服有四樣要件。透空氣。輕暖。舒適。和清潔。鞋帽腰帶要稍寬大。勿使血脈阻滯。
問衣服爲什麼要常換常洗。
答一因衣服髒了。不容易通空氣。二因發生臭味。三因妨礙皮膚的清潔。
問戶外生活有什麼好處。
答農夫樵子。常在曠野做工。因空氣好。所以他們身體何等強壯。這就是戶外生活的結果。
問每天應該睡多少時間。
答成人務必睡足八點鐘。小孩子越小。睡眠的時間應該越長。
問睡的時節。最應該注意的是什麼。
答開窗通空氣。睡時呼吸新鮮空氣。和吃飯一樣要緊。
問露宿有害麼。
答露宿是呼吸新鮮空氣的最好法子。不過要避去風雨。和注意寒冷。
問飲食最應注意的什麼。
答要有一定時間。不可暴飲暴食。
問食物的成分要注意麼。
答平常食物可分作三種。就是澱粉。脂肪。和蛋白質。米麵五穀水菓所含的澱粉最多。猪油肥肉等類。都屬脂肪。鷄鴨牛羊和猪的瘦肉。以及鷄子等類。都是蛋白質。我們天天吃的東西。大概澱粉占其大部分。脂肪和蛋白質占其小部分。很適宜。不要偏重了一種。或短少了一種。
問粗菜鮮菓有害腸胃麼。
答絕對沒有害處。粗菜鮮菓。養身之外。還有磨練牙齒。和疏通大便的功用。不過吃生鮮瓜菓的時節。務必用涼開水多多冲洗爲要。
問爲什麼人人都說生水不可喝。
答生水裏頭常常有許多病菌。煮沸了。都立刻死滅。或喝。或用。就無危險了。
問疏通大便有簡單的方法麼。
答大便天天得有一次。每天務必按一定時候去登廁。想大便的時節。立刻去便。多吃菜蔬。早起空腹時可喝一杯微溫的鹽水。久而久之。就能養成天天通便的良習慣了。

問烟酒和一切嗜好品都應戒除麼

答烟酒和一切嗜好品。對于身體有損無益。千萬努力戒絕爲要。

問身心應該怎麼樣鍛練。

答一、早起早睡。二、天天實行相當的運動。或至少走二三里路。三、姿勢挺直。四、胸襟瀟洒。度量寬宏。五、樂天安命。做事要有趣味。

問一年半載的不洗澡有什麼壞處。

答一、皮膚積垢。排泄不佳。二、皮膚不受刺激。抵抗力非常薄弱。三、血脈的運行不良。四、易生皮膚病。

問預防疾病。應該從何處做

答一、勿用公共茶杯手巾。二、勿隨地吐痰。三、要嚏咳必蒙手帕。四、飯前便後必洗手。五、勿吃冷食及切售的瓜菓。六、早起臨睡必刷牙。每飯畢必用熟水漱口。七、常剪指甲。八、定期種痘。九、常受腸熱症等預防注射。十、勿宿娼。

(三)　家庭衛生

衛生問答

問住房的構造應該怎麼樣注意。

答一、多開窗戶。使光線空氣充足。二、地基穩固。屋頂和牆壁堅實。使蟲鼠不能藏躲。三、廁所的屋頂和周壁。多開窗洞。外蒙鐵紗。絕對不讓蒼蠅飛入。四、門窗滿裝鐵紗。拒絕蚊蠅。五、院內疏過溝渠。勿令穢水鬱積。

問住屋內應注意的是那些事情。

答一、多備痰盂。二、添設浴室或置浴盆。三、棹椅稱身。四、蚊帳通氣。五、整齊潔淨。六、掃地時先洒水。勿令塵土飛揚。七、沒有臭蟲蚤虱。

問應怎麼樣注意飲食衛生。

答一、要廚房潔淨。遠離廁所和骯髒的地方。二、要廚房內不見鼠類蒼蠅。三、要食物新鮮。殘羹冷菜。不可隔宿留存。四、每人每天的食物要均勻。米麵居十之五六。菜蔬二三。魚肉菓品各居其一。六、要規定吃飯時間。七、要用開水冲洗食具。

問家庭生活應該注意的是什麼

答操作休息遊戲三件事。是應該並重的。一家之中。無論老少。都應勞逸平均。也操作。也休息。常常運動散步。唱歌或演奏音樂。

問家庭的主婦應該有看護的知識麼。

答看護知識非常重要。大半的病症全靠養的得法。病人身體上精神上可減去許多苦痛。若有傳染病人。尤要注意傳到別人身上。

問看護傳染病人應特別注意的是什麼。

答第一、是隔離。有了傳染病人。若無醫院可送。千萬另住一室。少使人接近。以免傳染。第二、是消毒。痨病人的痰。患痢疾的便。霍亂病人所嘔吐的東西。和其他一切傳染病人的排泄物。和他用的食具。穿過的衣服。被褥等等。都應該用消毒藥水消毒。或煮沸。或燒燬。千萬不可因循誤事。

（四）　城市衛生

問城市衛生應該辦些什麼事情。

答城市衛生應該設立一個衛生局。來辦理衛生教育。生命統計。防止疫病。保健事業。清潔衛生。管理飲食物。成藥。衛生化驗等等。

問衛生教育要怎麼樣去實行。

答用圖書。標語。電影。雜誌。衛生陳列。報紙的投稿。和公共的演講。竭力去宣傳公共衛生的意義。而市民也應該負着以一傳十。以十傳百的責任。

問生命統計是什麼意思。有什麼用處。

答生命統計。就是調查民衆的生死。疾病。和婚姻。可以知道人民的增減。這是和做買賣的記賬一樣。明白了盈虧出入。才能設法去改良。

問瘟疫應該怎麼樣預防。

答某家有了瘟疫。便趕緊把病人送到醫院去治。家裏就去消毒。平時打預防針。撲滅蚊蠅。改良飲水等等。都是預防傳病的法子。

問保健事業最緊要的是那幾樣。

答小孩子是未來的國民。保健事業應該注重在小孩子身上。婦女受孕和生產的時節。務必有醫生。護士和助產女士去替他診察看護。并新法接生。小孩出生以後。一直到小學畢業爲止。必要好好的養育。使他強健無病。長大成人。

問清潔衛生是那幾樣最重要。

答市場。菜市。屠宰場。飯店。茶樓。酒館。旅館。理髮舖等。都得改良。合乎衛生。道路的整潔。溝渠的疏通。家家戶戶內穢物的搬除。和蚊蠅的驅除。都要切切實實的去實行。

問蒼蠅有什麽危險。

答蒼蠅由厠所飛到廚房。帶了糞便。沾汚了飲食物。可以媒介霍亂。痢疾。傷寒等種種腸胃的傳染病症。

問蚊有什麽危險。

答最重要的是媒介瘧疾。蚊吸了瘧疾病人的血。飛到健康人身上再去吸血。就把瘧虫傳上了。

問厠所應該怎麽樣改良。

答一、按裝門窗。滿蒙鐵紗或紗布。以防蒼蠅飛入。二、厠坑務用瓦缸。或以洋灰嚴密做成。以免蚊蛆留存。三、屋頂或牆外多做通氣孔洞。四時常將糞便掏盡。多多冲洗。五、出糞的時節。盛糞的器具。務必嚴密掩蓋。勿使狼籍。

問街道的淸潔。應該由市民大衆來負責任麽。

答人人不拋棄齷齪的物件在街道上。豈不是長久可保淸潔麽。家裏的垃圾穢水。務必各用器具盛貯。叫辦理衛生的人員。搬到市外去設法處置。

問那幾種飲食物最當留心。

答一、露售的熟食。二、切售的瓜菓。三、不潔的冰水飲料。或有蒼蠅落過。或用生水製成。非常危險。務必嚴重取締。

衛生問答

問生水很危險。應該怎麽樣去改善。

答一、最好是創辦完美的自來水。二、改良井的構造。三、河水務用細沙濾過。或加漂白粉等消毒。最簡單的法子是先煮沸了再去喝用。

問藥房所賣的現成藥品。五花八門的廣告很動人。究竟有多大效驗。

答吃藥務必問醫生。那市上所售現成藥品。騙錢的居多。不可爲他所欺。

問衛生化驗是做些什麽事。

答衛生局應當立一個衛生化驗所。我們喝的水。吃的東西。生病時節的大小便。痰涎。和血。有無病菌。都要化驗明白。俾得趕快改良預防。

問城市衛生還有應該辦的事情麽。

答多的很。譬如工廠裏的衛生。學校裏的衛生。都要辦理衛生的。和校長教員。學生。廠主工人。大家聯合起來。努力去進行。

問公立的醫院診所。應該設立多少處。

答大概的標準。是我們住在市內的。至遠在三里以內的地方。總得有一個診所。可以去看病。醫院裏養病的床位。對於每市民千人總得預備着兩張才能夠用。

問為什麽行醫調藥接生看牙等等的營業。都得向官廳去註册。

答註册的時節。有一定的標準。本領不夠的。可以不許行醫。註册之後有了種種法令和義務來限制。不但可警戒他們誤殺人命。還可以請他們來幫同大衆改良衛生。

（五）鄉村衛生

問鄉村衛生應該辦些什麽事。

答鄉村衛生應該辦的事情。和城市衛生差不多。

問鄉村的錢少。住的又散漫。那幾種應該先着手去做。

答衛生宣傳。種痘。滅蠅。注意飲水。處置糞便。和撲滅地方病等等。

問衛生宣傳應該先從那樣做起。

答最好先從小學校裏做起。國立和省立的衛生。民政。或教育機關。聯合公私的團體。組織衛生宣傳隊。輪流到鄉村去宣傳。村制實行的地方。可先教練自治人員。請他們幫同辦理。

問各種瘟疫很多。為什麽先去種痘

答種痘是預防方法的唯一法子。切實可靠。應先着手普及。風氣一開。其餘的預防方法。就容易逐漸推行了。希望鄉村的先進者。趕快起來提倡。

問滅蠅很不容易有最簡單的法子麽。

答蒼蠅的發祥地多半是糞缸廁所。所以處置糞便的法子最要留心。

問有河流的地方。一邊洗菜淘米。一邊洗馬桶。很危險麽。

答危險極了。可以傳染霍亂。赤痢。傷寒等病。

問處置糞便的簡易法子有那幾樣。

答一、貯糞的池。最好上口極小。底盤極大。令其自己融化病菌容易死滅。蒼蠅也難滋生。二、糞便務必貯藏了相當的日子以後再用。三、糞缸糞池必要嚴密掩蓋。四、霍亂。赤痢。傷寒等病人的大便。務必加入石灰。

問什麽叫做地方病

答因為氣候。習慣。和其他種種關係。某種病在某地方連續不斷。常常有許多人同患此病。這種病症就叫做地方病。

問請你舉一個例來說明。

答譬如鈎虫病。在江浙各處培植桑樹的地方。泥土鬆溼。糞便內虫子容易發育。人到這等地方。幼虫潛入脚上的皮膚。就招上這病。而白心悸。觸目皆是。總要竭力去撲滅才好。

問鄉村裏還有應該先做的事務麼。

答設法訓練舊式接生姥姥。改良接生。大可保全產婦和嬰兒的生命不少。

（六）國際衛生

問國際衞生那幾樣最重要。

答海港檢疫和國際聯盟會的衞生事業。

問海港檢疫是什麼。

答現在交通便利。輪泊往來的很多。這海口的瘟疫。極容易送到那海口去。再展轉傳入內地。所以各國均在海口設防。不護外來的瘟疫侵入。也不讓內地瘟疫往外輸送。

問國際聯盟會做些什麼衞生事業。

答國際聯盟會有個衞生股。常常調查各國所辦的衞生事業和方法。大家來研究改良。又常召集各國衞生官吏。一國一邦的去實地查看衞生狀況。交換知識。幷且組織衞生調查班。到世界各地去實地研究預防方法。供給各地人士的參考。

衞生集義

徐相任

衞生所以求健康。健康足以致長壽。故衞生學與長壽學。眞可謂之一物也。

唐虞以上。人心古樸。元氣內充。知有道德事功。而不知有智巧詐僞。人壽過一二百歲。數見不鮮。周秦而還。日趨智巧。元氣漸薄。不特道德事功。每況愈下。創制精神。完全消滅。人壽亦更短促。年登百歲。已爲人瑞矣。由此論之。智巧詐僞。實道德事功之大害。亦人類壽命之大敵。人情莫不好壽而惡夭。何習於智巧詐僞。而莫之知返哉。

自科學發達已來。物質明文。一日千里。生活程度。亦隨之而繼長增高。非集思廣益。不足以泛應曲當。非出奇制勝。不足以出人頭地。思想方面。大有日不暇給之勢。來日方長。方十百千倍而未有已。然而身體之奉。則日益利便。手足之勞。則日益減少。識者以爲幾幾乎有坐待人廢之既。非過慮也。人有恆言。物質文明愈進步。人類壽命必愈短促。此果何爲言之哉。蓋衞生之道。以身心平均調和爲原則。一有畸輕畸重。卽末由維持其現狀。人之用心多用力少者。強可變弱。用力多用心少者。弱者可以轉強。故以人事言。身體發達。自不逮心腦發達。以人壽言。則又適得其反。學無論中西。對於此點。則固已公認之矣。以其隨在足以證明之也。使循是以往。心腦之應用。日形不足。身體之能力。日卽無用。欲求合於衞生原理。不亦難乎。至因科學而發生種種妨害生命之事物。尙指不勝屈。不在此例。吾爲此說。非有意反對科學也。蓋發達科學。以求滿足生活。實絕對的無可非難。惟欲藉科學之力。以滿足慾望。則自衞生學之目光觀之。多見其得不償失而已。

關於保養者。不早婚。多獨宿。男女不同室。以時入房。不起淫念。不看淫書淫畫淫戲。不聽淫聲。不納妾。不宿娼。不煩勞。不多言。不多睡。不久視。朝不動怒。夜不用心。

關於心理者。不動心。天性厚。人欲淡。識見超脫。性情和平。無退轉心。無愛憎心。無得失心。無競爭心。無計較心。不作僞。不妄想。不違心。不懶惰。不餒怯。不偸薄。不急遽。不忌妬。不發疑。不吝嗇。不固執。不留戀已往。不希望未來。不沉溺現在。不羨慕他人。不欲速見小。不取快一時。不爲己甚。常留餘地。無惡念。無悲觀。無機械。無城府。能割捨。少嗜慾。少營求。少思慮。不惱怒。常快樂。常前進。謙恭和易知足。知止。安分守己。隨遇而安。學有恆。心事有結果。好勸他人。好扶助人。常存善念。多行方便。因物付物。所容心。年事雖增。興復不淺。自忘其老。

關於飲食者。愼食。少食。不急嚥。不忍飢過度。取精華棄糟粕。不食胃所不喜之物。不食胃所難堪之物。不飪不食。不時不食。變色之物不食。變味之物不食。水不淸潔不食。有危險性質不食。不食生冷。不食靱硬。不食酸辣香燥。不飲酒。不吸烟。少飲茶。少食糖。少食鹽。少壯中年。多食蔬菜。老年虛羸參以肉類滋養。熱體參以水果煮取汁食。火重便閉每早進開水一杯以疏淪胃腸。暑令素食。酷暑不飲冰。食物無所偏嗜。食不消化減至知飢爲度。勿服消尅之品。無病不服藥。外感病完全忌口。內傷病應忌者。亦勿悍然不顧。

病後宜少食多餐。

關於起居者。早起得卯風。所居乾燥淸曠日光充足饒有花木山陽最勝。居次之城市之僻靜者又次之。疾風暴雨毒暑沍寒瘴氣煤氣夜露濁霧穢氣病氣尸氣必謹避之。不入人多氣濁之所。不入危險不測之場。多見風日。多漱口擦牙。多洗沐。多濯足。不久坐。不博奕。多游覽山水。多養花木。多看字畫。衣服寬舒淸潔乾燥。履襪勤易勤晒。所居洒掃淸潔。常開窗戶以納淸氣。嚴寒不圍爐。西北方不得已以水鍋調節之。早睡。每臨睡必活潑其身體快樂其神志。

關於運動者。呼吸以鼻不以口。以徐不以疾。五官四肢無所偏用偏廢。不強力。不疾趨。不使多汗汗閉不出。飲後緩行五百步。以手輕摩腹部。多行動。每日三五里不間斷。每日行八段錦之類柔軟運動一二次以爲常。每臨睡舒之以音樂。膜拜與趺坐動靜交養。有連帶關係者。一心空洞洞。通身活潑潑。不勞心。不勞腎。不勞脾胃。精神勿合勞。肉體勿使逃。作事用心不勉強勿令疲乏。先運動後運食。飲食工作起居有常度。不矯揉造作純任自然。

無病講衛生。有病講醫藥。但虛不病講食養。是謂寶貴生命之三大要義。不知此義。平日不講衛生。健康之人。馴至虛弱。馴至疾病。不應服藥而服藥。應服藥而不服藥。既應服藥矣。猶不知正反。不識輕重。不分緩急。不明先後。不守禁忌。是非所以求長生。直求短命耳。知識不足。往往有所行與所求相反之謬誤。我見甚多。因輯長壽學說問世。並以附告。

兒童之衛生

天德

甲　住所

人生寄世。不問老幼。衣食以外。住所亦應講究。住所必須空氣流通。光線充足。天氣溫和。土地乾燥。諸要件具。方爲適宜。凡寄居人口稠密之都市者。常不能滿足此點。而小兒之幼稚者。既不能遠離住家。爲保姆者宜時時攜往庭園等處及市外園遊地。以壯其精神。俟稍成長能步行者。則攜之散遊。使得活潑運動。今欲選擇住居。可分高山海濱二種。以小兒之體質。與山海之氣候相宜而定之。在氣候療法上。其大綱有二。一曰內地氣候。一曰海洋氣候。內地氣候又可分爲高山平地二種。海洋氣候又可分爲海外海岸二種。各種各有特長。茲詳述之如左。

(一)高山之氣候　空氣稀薄。缺乏酸素。(卽養氣)而富于臭養氣(Ozon)天氣淸潔乾燥。而少塵埃。氣壓氣溫較低。而日光之力甚強。地土之溫度和緩。故四季之溫度。無大變化。其在夏季。朝則岩谷之處比山上先熱。谷風向上而吹。暮則山上之地比岩谷早冷。山風向谷而流。風往來終日不絕。若在嚴冬或雪之際。則發風反而靜少。故高山氣候之衛生上要點。在空氣稀薄與天氣壓力低少。生理上能強健皮膚。增進血液循環及食慾等。然幼稚小兒生理上之作用甚旺。刺戟過度。反受其害。大概一年內小兒以生活於三百乃至四百迷達高處爲適宜。若至千迷達以上之高山。則失其度矣。療養上若患神經過敏之小兒。宜于深林密茂之中等高山住居之。有鎭靜神經之益。若患貧血、心臟病、胃腸病、肺氣腫等症者。不但小兒不可住居高山。卽大人亦不適宜也。

(二)平地氣候　在生理上無甚刺戟。若乾燥地則具有緩和之作用。若濕潤地稍有鎭靜神經之效力。

(三)海岸氣候　其特長之點。爲空氣新鮮。富于酸素。(卽養氣)及鹽分。並多濕氣。而缺少炭酸。天氣之靜細砂溫暖。於小兒遊戲休憩。最爲適宜。凡患佝僂病。(柔骨症)腺病質、慢性呼吸器病等。皆有功效。故衛生上適于小兒居住。但外海濱因風浪激烈。易受刺戟。若神經過敏之小兒住居之。常起不眠、夜驚、遺尿、食慾不良、及頭痛諸症。故非體質強壯已成年者。不宜久居。

(四)大洋氣候　大洋氣候。與海岸大略相同。唯風浪大。故多刺戟性。

此外關于旅行。每多勞動身體。興奮精神。以及蒙犯塵埃飲食不定等弊。幼稚小兒。或患疾病者。皆須禁避。即健康之小兒。亦不甚宜。

乙　居室

(一)身體發育上關係　小兒之物質。新陳代謝機極盛。吸酸呼炭之分量。亦比大人爲多。故居室宜向南。房間亦宜廣闊。務使光線容易射入。空氣容易流通。試置小兒于暗室中。則體溫下降。是即物質交換減退之證。凡生活于濕潤暗黑空氣交換不良之室內者。易罹腺病貧血等諸症。漸致身體衰弱。而色憔悴。精神朦朧。略受刺戟。即發驚風症。其原由雖多。大概爲幼稚之期。父母愛之過甚。不使外出以活潑其精神。爲大原因。願愛子女者戒之。

(二)室內之溫度　小兒三歲以內者。冬季則以攝氏十八度乃至十九度(合華氏六十四度半乃至六十六度)之暖室爲適宜。三歲以上者。以攝氏十四度乃至十五度(合華氏五十七度乃至五十九度)爲宜。但溫和之季。則無關係。

(三)室內之光線　室內燈光。以電燈爲最佳。火油燈易濁空氣。煤氣燈易害眼目。俱有弊也。

(四)寢具　小兒最好獨睡。若同床則被具亦不可共同。因母子共床。幼稚乳兒。常有窒息壓死之危。且有吸入母體皮膚上所蒸發濁氣之弊。又因母體搖動。不易安眠。實有害無益。

(五)搖籃　吾國之用搖籃。爲使小兒睡眠之一魔法。其實有害神經。無大利益。不如用外國式之保姆車爲佳。小兒若終日抱負。身體各部。受壓迫緊縛。亦非所宜。若用保姆車。則可去此弊。但保姆車須擇構造堅固。不易搖動。並有彈簧及可避強烈光線者爲佳。

丙　衣服

小兒之衣服。以保溫度避皮膚刺戟爲目的。不宜過狹。過狹則體被壓迫。致障礙呼吸血液循環及四肢運動等。衣服又貴清潔乾燥。材料則麻棉等柔軟之品爲良。生後數月。幼兒應用棉紗布之三角形襁褓包纏胴脚。再用長布蔽其腰之陰部以及上腿。但不宜用帶緊縛。至四個月後。可着稍長之襁褓及襪履。滿一年後。可着衣袴。並柔軟之鞋履。以便于練習步行。惟滿三四歲後。則小兒服裝與大人無異。但亦須寬大爲宜。此外帽子以防嚴寒溫氣及日光爲目的。不可壓迫。夏季用闊邊麥草帽。冬季用毛絨製之帽。但材料不宜過緻密。過密則不易換氣也。又頸部圍巾爲出外時防冷風之用。滿六歲之小兒以勿用爲宜。因常用圍巾則頸部皮膚之抵抗力減弱。偶除去之。卽易受感冒。無益也。且頸部過于溫暖。又易發頭痛眩暈諸症。

丁　沐浴

沐浴可淸潔皮膚。流通血液。於小兒發育上極有益處。出生時卽行產浴。以除去胎脂。滿一年則最好每日一回。以後隔二三日一回。浴水初起幾月以攝氏三十五度（合華氏九十三度）爲最適宜。至第六個月後減一二度。滿二年後減三四度。（卽華氏八十八度至八十九度半）以後每年可減少一二度。若冷水浴須滿七歲以後。但我國家庭多缺暖室之裝置。小兒在低溫室。浴後易罹感冒。所以無暖室者。不能依歐洲之例。因是不可不用高溫浴。其浴法先以熱水濕潤顏面頭部。弛緩腦部之血管。以避其貧血。此外入浴時間。最長以十分鐘爲限。浴後又宜拭乾全體。用溫衣服包之。數時間內。不可外出。及吸冷風。故臨臥前沐浴者。受感冒最少。若晝間以午後二時左右爲宜。而在夜晚。天氣漸寒。實不適宜。又小兒如發熱有病者。易罹感冒。不宜入浴。若久病臥床者。祇用溫水拭其全身可也。

哺乳之兒皮膚。如頭部、頸部、顏面等處。分泌皮脂甚多。若不時時洗滌。卽成瘡痂。變爲皮脂漏症。常惹起濕症。宜注意之。又頤下腋窩股間及膝膕等之皺襞處。最易糜爛。浴後宜撒滑石酸化鋅粉爲最妥。此粉藥房皆有出售。但小兒用香氣少者爲佳。因香氣多者。容易刺戟皮膚也。又哺乳兒之口腔。最易生白色之鵝口瘡。宜時時以硼酸水用棉花拭淸之。至二三歲後。可用軟牙刷以溫湯加薄荷水洗之。

又歐美盛行之空氣浴（又名日光浴）卽小兒裸體晒於日光中之法。於衛生上能強壯皮膚。活潑精神。大有益處。其法避去強烈之日光。初次晒十分鐘。乃至二十分鐘。復漸增長時間。但在嚴冬及雨天。當然不宜。

戊　睡眠

凡健康之小兒。多仰臥睡眠。常屈其兩腕。放置手拳於頸部。閉鎖眼瞼。但亦有俯臥而睡者。今舉小兒生理上應睡眠之時間如左。

初生兒　除哺乳外卽安睡

第三四星期　哺乳後能醒覺十五分鐘

第二三個月　哺乳後能醒覺三十分鐘

第五六個月　哺乳後能醒覺一點鐘
第一歲　其醒覺時間尙比睡覺時間爲短
第二三歲　夜間睡十至十二點鐘晝間睡二三點鐘
第三歲後　可廢晝眠
第七歲後　睡眠十點鐘
第十二歲　睡眠九點鐘
第十四歲　睡眠八點鐘

又華弗氏所揭在學齡兒童內應睡眠安靜運動等之衛生表如左。

年齡	睡眠時間	安靜時間	運動時間	精神勞動
第七歲	九至十	四	十	一
第九歲	九	四	八	三
第十一歲	八	四	七	五
第十三歲	八	四	五	七
第十四歲	七	四	五	八

又據陳氏之研究。第六七歲小兒每日最遲須在午後七點半鐘就床。第十至十五歲。最遲須在九點鐘就床。

吾國風俗用搖籃叩打及唱歌等催幼兒睡眠。爲魘睡法之一種。於精神上有害無益。已如上述。然成長之兒童。日課不宜過苛。責罰不可過嚴。晚餐不可過飽。夜間不宜勤學。否則起神經過敏症。夜間就眠後卽發啼泣、夜驚諸症。於衛生上不宜。應注意之也。

己　坐立及步行

生理衛生上。欲小兒筋骨之發育。第一衣服不可緊縛。以妨礙自然之運動。第二不能步行者。不可試行坐。否則常誘起骨格之畸形。大槪小兒生後六個月。除抱擁更換衣服外。多宜靜臥。以後雖自能起立出行。然不宜久時直立。若在學齡兒童時。又須預防其脊柱之彎曲。學校家庭。皆宜注意。例如桌前坐時。不可將上身過于前屈及偏斜肩胛等。椅子之高低。以小兒坐後之臂與卓面成水平爲度。

庚　視覺聽覺

保護幼兒之眼目。每朝用微溫湯（加硼酸少許尤佳）淸洗之。日常應避去急烈之日光及燈光。若一歲半或三歲之小兒。漸能識別彩色。可教示之。又預防後天近視。當學齡兒童期。最好常出野外散步。遠望天空。又不可在晚間黑暗處寫字看書。

幼兒之聽覺。因構造微弱。宜避去峻烈之音響。若吐乳溢乳及浴水等。不可流入耳中。又不可妄除耳中耵聹。致起外傷。至于幼兒聽覺之發育皆由唱歌音樂以啓發之。而唱歌之關於小兒。不但能使聽覺銳敏。且因唱歌時由深呼吸得增加肺量。強健呼吸筋。增盛呼炭吸養之力。又可活動橫隔膜腹壁之運動以補助消化能力。其利益極大。

辛　言語

小兒言語之發。由生理上約可分爲三期。

「第一期」發音　在生後三個月中。如發『姆姆』『伯伯』等之唇音。以此之音。皆作爲父母之稱呼。各國皆然。此外小兒之啼泣。不但爲一種呼吸之練習。亦爲將來言語之預演。故凡小兒啼泣時。如與以乳汁。或使其安睡。實大誤也。

『第二期』模倣時代　小兒如聽覺漸次發達。復同時起模倣之慾望。聽日常普通之言語。而漸模倣。凡小兒之能模倣言語比理解力爲早。但理解言語。又比自己談話爲早。故當此期應注意接近談話之人。須有正確之言語無缺點者。爲最緊要。爲父母者。往往因小兒不解言語。特以喃喃之兒語時談之。實足阻礙言語之發達。不可不愼之也。

『第三期』發表自己言語時代　此期之小兒。意志極敏捷。但因言語拙劣。語不達意。常起吃吶。故教語以靜氣緩慢爲目的。此期之小兒。有發音困難。而多錯誤者。一爲體質不康健。二爲天性狂躁。三爲注意力理解力缺乏之故。育兒者。宜靜心觀察之。

壬　精神之發育

第一年之小兒。欲令精神之發育。不可妨害其安眠。第二三年之小兒。宜避去精神之興奮。勿妄行責問。而此年齡內精神上之發育。又賴五官之感覺。故應勵行衛生法。

第三四年之小兒。智識漸發達。喜歡與人交際而模倣之。此時小兒如有疑問。應確實解釋之。須不陷於誤謬之空想。並宜禁其浮躁之遊戲。猥褻之談話。凡父母及接近者。卽爲小兒之模範。小兒之禮義品行。以此期關係最大。宜注意之。

學齡兒童　此期應授以相當之教育。以鞏固小兒之志向。選住音樂戲劇等。以養成良善之感情。陶冶不正之志趣。按歐洲大國之戲演劇。未成年者。皆不准坐。因年青者。志想未定。不能了解戲中主點而判斷之。故幼年者另有專爲幼年之演劇所。此爲社會教育上必不可少之要點。邇來都市小兒。品行日劣。願國人注意之。

又日常之衣服玩具。不可過于奢侈。得以抑制其慾望。俾養成質樸之性質。

學齡兒童之疾病　此期兒童常罹頭痛、倦怠、食慾不良、不眠、精神不安及貧血等症。醫學上名爲學校病。其原因之大半爲體質柔弱。然校舍之衛生上設備不完全。及學課過繁。亦大受影響。故是等小兒宜常出室外游戲。防其精神之抑鬱。又睡眠亦宜充足。應早睡早起爲最要。又早餐不可過于急速。否則輕者患消化不良。重症者發神經過敏症等。當戒之。

校外功課　如小兒有天才之嗜好者。可練習音樂、圖畫、及手藝等。但須顧及體質年齡。又須限定相當之鐘點。若小兒過勞精神。常致誘起終生不治之神經病。成一生之痛苦也。

春情發動期　此期可嚴行一般之衛生法。及教育、飲食物、辣刺戟性、及肉類過多品、酒類等。皆不適宜。又保護生殖器。須避接觸生殖器之器械物件。寢衾不可過溫。柔遲睡遲起。聽劇、看不正小說、不良之交際、及獨居等。多不佳。否則引起早期手淫惡癖焉。

癸　種痘

世界上種痘之最早者。首推中國。蓋距今一二千年前。已施行種痘法。其法取他人天然痘瘡之膿汁或痂皮。塗于棉花或布上。而插入健康者之鼻腔。由是得發輕症之痘瘡。以免強劇之天然痘。大概三歲至六歲之小兒。多施行之。俗稱曰種花。此種種花法。由中國傳至英國。但因病毒不免劇烈。而傷生命亦多。後來英人發明種牛痘法。約百餘年前。傳入中國。方知此安彼危。功效又佳。故至今日。除僻鄉外。大概皆盛行種牛痘矣。種此牛痘學理上約可分二期。但吾國尚無具體之規定也。

第一期種痘　在生後六個月內行之。倘發生不盛時。至翌年六月以內。應再種一次。

第二期種痘　在十歲內行之。倘發生不盛時。至翌年再種一次。

種痘前之注意。第一須愼審小兒之健康與否。如有左列之各症者。最好延期。但除第四項外。若天然痘流行時。則不在此限。又所用痘苗。亦須擇新鮮者。

一、生後未滿三個月者

二、罹重症之營養不良症者

三、罹蔓延性難治之皮膚病者

四、罹發寒熱病及重症疾病者

勞働的時間與衛生

尙彬

無論怎樣強壯的人。若長時間從事於勞働。必定會發生健康障礙。因爲無論肉體勞働或是精神勞働。要恢復疲勞都同樣需要充分休息的時間。從前的人。多以爲勞働時間的延長可以增高生產的速率。於是有使役工人。要他們每日工作到十四小時乃至十六小時之久。的便是一般無知識的勞働者自己也願意如此。爲的想多得點工錢。然而這種每日長時間的勞働之不合衛生。是用不着何等說明的。且事實證明。單延長勞働時間。生產率也決不會增高的。人們從前的想像是很錯誤。

近代工業生產方法之一、大進步。便是利用機械。但我們使用機械也要調節他的速率。那麼使用勞働者的肉體與精神。我們能夠說不應當予以適當的休息嗎。可見勞働時間的縮短。實在是正當的合理的最迫切的要求。

長時間的勞働。於勞働者的身心。確有莫大的影響。要恢復健康。必須要有充分休息的時間。這是毫無疑義的。因爲由一日工作所惹起的疲勞。到第二日工作時必須完全消失。工作的能率才能恢復。若因過度勞働所引起之疲勞尙未消失而又繼續作業。長此繼續便會發生所謂「慢性疲勞」的現象。

什麼是「慢性疲勞」的現象呢。便是全身很容易倦怠。做事感覺着吃力。久久更發生睡眠障害、消化不良、貧血、等症狀。精神也常在憂鬱的狀態。心身諸機能也均歸衰弱。遂陷勞働者於頹廢之境。使對於一切疾病及毒物抵抗減弱。容易死亡。不用說工場也當然蒙其影響了。

從事於長期產業勞働的多數勞働者。其病的程度雖有差等。然總多少現出上述的症狀。在操夜作的更爲多見。尤其是小孩子同婦人。像這樣的長久下去。勞働階級實在有退化成低能動物的危險。這實在是關係民族的一件極宜注意的事。

爲得防止過勞狀態。改良勞働者的環境。同短縮勞働時間都極重要。在勞働作業時間。必須插入休息的時間。而勞働與休止時間之短長及其分配方法。與疲勞是有密切關係的。也就是說勞働作業終了時。直到第二日作業開始時。這種休憩期間之內。必須使身體上被消耗物質充分恢復。而同時疲勞產物被血流運去。方能復業。而在每次勞働經過於長期間之後。也必須有短時之休息。

在歐美對於短縮勞働時間之努力已有較好之成績。據說自勞働時間減少到十時至十二時之後。生產率已有五%之增加。在日本勞働者每日工作也還在十小時以上。我國更不必提。可憐的勞働者因過勞而體質衰弱。而無犧牲。幾乎還是全世界很普遍的現象。短縮勞働的時間。實在是一種最要緊的根治的救濟辦法。深夜工作。尤其是應當在禁止之列。

在這樣工作八小時休息八小時呼聲很高的今日。我實在有無限的感觸。雖然有些人以爲勞働者是不應當講求衛生之道的。但我並不如此想。在吾黨領導之下的一切的一切。都是應當可及的求其合理的。那麼將來勞工法之訂定的時候。關於勞働時間的問題。實在是要特別注意。至於其餘的要如何才能使勞働者的衣食住行四大問題。得到適當的解決的問題。那不在本文討論之列了。

妊婦之衛生

胡佩芬

妊娠爲生理之現象。非疾病也。然其康健情形亦不能與不妊娠時同時並論。故妊婦須實行妊娠時所應守之衛生。否則能使生理的各種妊娠徵候之增進。而變爲病態。甚至併發各種傳染病。例如流行性感冒肺炎天花等。染及之後旣損害母體康健。更累及胎兒以致於死。其結果兩方不良。可憂孰甚。顧生理的妊娠。亦非絕無痛苦。每在妊娠初期之二三個月。往往有惡心嘔吐。殊於早朝空腹時尤甚。此外流涎好食酸性物。或發神經痛。及至末期因腹部增大。於是障礙行動。不眠。腹壁緊張。下肢浮腫。靜脈瘤等。以上各症。在輕度者爲生理的妊娠徵候。然痛苦甚者。則不可不請專門醫師診治。施以適當之處置。或投以藥劑。以防患於未然。故妊婦對於自身之症狀。及一般之衛生常識。不可玩視焉。玆特將妊婦須守之衛生各要點。列舉于下。

一、禁忌　過度之運動。下腹部受冷。其他風邪。及有障礙胃腸等。均須禁忌。殊在妊娠初期之二三個月。及末期尤然。故如遠途旅行。登山。乘車。騎馬。跳舞。競技運動。提舉重物。伸手於高處。冷水洗浴。海水浴。坐浴。及其他長時間之坐立。洗濯等。均有害也。

二、衣服　宜寬大清潔。不可緊束下腹及胸部。及至第五個月時。可於腹部。纏以適當長短之腹帶。（以洋布冬天或用絨布爲之。闊約七寸長約七八尺。）可向定胎兒位置。豫防腹壁過度伸展。唯不可束縛過緊。

三、飲食物　選擇容易消化。富於滋養之食物。有刺戟性之物。如芥子胡椒山葵等。均不可濫用。即酒與濃厚之茶咖啡等。亦以不飲爲宜。

四、清潔身體　清潔身體。在妊娠時尤爲必要。因妊娠中。往往有分泌多量之白帶。使外陰部容易起炎症。故爲妊婦者。宜常常入浴。但普通家庭之入浴。熱水僅能侵及下腹部。如此坐浴。反有誘起流產之危險。不如時時以微溫水洗滌外陰部爲良也。

五、運動　宜時常散步於園中。呼吸新鮮之空氣。使精神爽快。對於母體胎兒均有益。惟過度之運動。則不可。

六、大小便　宜使順利。若有便祕之傾向。則使行適度之運動。在每朝空腹時可飲冷開水一杯。并使多食青菜水菓等。尤須於每日一定時間通便。以養成習慣。如爲頑固之便祕。則可行灌腸或服用瀉劑。惟用何種瀉劑。須經醫師之指定。否則亦有誘起流產之危險。

七、乳房　每日當以清水或酒精淨拭乳房乳頭。可使其抵抗力強大。若乳頭發育不良。向內陷沒者。可用清潔手指。時時牽引之。

八、精神　宜安靜。使睡眠充足。過度之喜怒哀樂及疲勞精神之事。均應禁忌。并宜限制房事。（衛生週報）

食粗糲之當勉

雲台

郭涵齋居士見予所撰飯後漱口之研究篇。卽將數十年習慣卽日改去。可謂從善如流者矣。日前謂予曰。尙有一事可書以勉衆者。卽食飯時勿揀棄穀粒及稗子也。穀及稗子中皆有飯粒。棄之可惜。能全食之最善。否則食其米去其殼亦愈於全棄也。在他人家食飯揀棄穀稗。尤使主人難堪。且在飢荒之時。求稗子食之而不可得。自修之士及有敎家之責者。宜於平日練習刻苦。使喉舌能慣粗糲。爲天地惜物。卽爲個人惜福也。杰按。飯中偶雜穀稗爲數極少。和飯嚼吞。初無所難。此等處卽克己工夫之實驗。且其粗糲在腸胃中。固毫無流弊者也。近日西人發明。凡粗食反衛生。如糙米粗麵之類。皆能增人之消化力。而致健康。而精食能使脾胃漸變衰弱。鄉民身體較强。此亦其一因也。又植物養料及生命素多在其皮。米糠麥麩一切穀食皆然。多數水果及山芋薯類。皮亦有益。養生家不可不知。

精神上之衞生

清

吾人知道人是有二部分。一部分是精神。一部分是肉體。肉體是重要的。但是精神更比肉體重要。還是人人承認的。然而談衞生者則往往偏於肉體一方面。而可不知道精神之衞生。尤爲急務。吾人無論作什麽事。總離不了精神。如果精神不好。則辦事亦决不能好。所以培養好精神。講求精神上之衞生。亦是一種重要知識。談到精神上之衞生。須分消極積極二項。下面分列細說。

一消極。　求精神之衞生。其消極的唯一方法。是避去斲喪精神之事。對於此種方法。從前倫理學家道德學家都極講究。其實此决不屬於道德問題。而屬於精神上之衞生。此種手續。言之極易。行之極難。下列三種。便是此項之重要者。

一、克怒。　怒是最傷人精神之一種東西。然而差不多個個人容易犯。往往功夫不好的人。一遇小爭執。便肝火上衝。面紅頸赤。渾身發熱。當時實不可遏。及事過之後。細思之殊亦何必。西哲有言。怒毒於砒。中國古人亦有用二十年功夫克去怒氣。蓋怒之一事。粗看似亦無甚壞處。不知暗中斲喪精神最甚。吾人欲對人發怒時。須存一是亦狂人。不足與校之意。實行聖人犯而不校之行爲非特增進道德。亦是講求精神上之衞生。

二、散愁。　不如意事常八九。吾人不能常常處在順境之中。往往有逆心意之事起。吾人便不勝煩惱。其實細想。愁亦何必。當自尋消遣事物。不必徒使精神上受打擊。最好遣愁之法。便是回想快樂之事。勿抑鬱於逆境。眼光望前。找將來之希望。或是求得一二朋友。聽其慰勸。則最能散去愁思。

三、制慾。　人生之奢望無窮。而世間之引誘至夥。吾人不可放縱自己之慾念。不顧精神。以博一時之快樂。聲色貨利。皆足賊人。當極力避去。以養我精神。淡然寡欲。便無煩惱。否則不遂所欲。必生幽怨。精神永無美暢之時矣。制愁之方。當多觀道德倫理之書。以培養學力。且慎擇交游。勿朝夕涉足聲色利祿之場。此爲談道德者之扼要一點。亦是言精神上衞生之最關緊要者。

二積極。　求精神上之衞生。其積極方法。不外休養一端。約略分之。可得下之二種。

一、養神。　吾人工作之後。覺精神疲乏。故休息腦力。滅盡思慮。最爲緊要。睡眠當按時刻。每日散步。亦當行之有恆。於極用腦力之工作後。斷以輕便之工作。亦是培養精神之一法。斷不能因欲愛惜光陰。便置精神於不顧。須知腦傷神疲之後。得不償失也。

二、陶情。　欲常得健良之精神。則更須陶養性情。能善自陶養性情。則所謂愁怒慾三者。亦能減少。稍習音樂。多游山水。略求美術上之知識。皆極有益。古人講保眞養性。卽指此端。求精神上之衛生。此爲最廣泛而最重要之一端。

以上所說消極積極二種。吾人當注意於消極一方面。蓋消極手續眞能辦到。自能收積極方面之效果也。

International Medical Journal

Vol. 10　March　1930　No. 9

中西醫學報

第十卷第九號目錄

肺癆病學（未完）……沈乾一（一—二六）

▲譯著

療治敗血症所用各種化學藥品經驗叢錄……陳光樺（一—五）

產褥之病理及療法……劉雲青（七—二二）

麻瘋的病象診斷和治療……高克瑞（二三—三七）

身體檢查法……吳羽白（三九—五五）

▲附錄

國立中山大學第一醫院概況……（五七—六七）

國立中山大學第一醫院規章（六七—六八）

肺癆病學

沈乾一譯述

第一章　原因及病理

結核菌 Bacillus tuberculosis 侵入人體之某部。其部卽生結節狀之炎症性新生物。名曰結核。Tuberculose, Tuberculosis 結核之症頗多。吾人臨診時所遇之患者大半多屬結核性病。亦非過言。就統計上觀之。吾人死於結核者。占八分之一。故在實際上。染有結核者。自必更多。結核之中。尤以肺結核（卽俗稱肺癆病）爲最多最悲慘之病。茲就年齡之關係言之。一歲及二歲之死於結核者。數已不少。自三歲起卽逐歲漸減。至二十歲前後則又加多。約以十八歲至三十歲之間。爲最多。四十歲以後。急性進行性型已甚少。但老年人亦仍有患此病者。

就職業之關係上觀之。石匠與鑛工之死於結核者。約倍於鞋匠縫工。而農夫樵夫及教師則約居鞋匠縫工之半數而已。又富者之死於結核。較貧者爲少。因起居飲食豐美之關係也。

若將死於他病者之尸體。在解剖上觀之。則見多數之人。其肺或淋巴腺。生有小結核性病竈。或結核性病竈瘢痕。或其包被遺物。此種結核性傳染痕跡。在哺乳兒甚少見。年齒愈增。則隨之而增多。至老年之屍體。約有百分之八十至九十。皆可證明生有結核性之病竈。由此觀之。則大多數之人類。皆經結核性傳染。但多已自愈。或治愈。或病竈之四周。有石灰質圍繞。不再擴大之故。

結核菌

結核之爲傳染病。已於西歷一八六八年。經威魯列明氏舉行動物試驗。證明結核之可以接種矣。至一八八二年。德國古霍氏始發見結核菌。證明爲結核之病原。卽將結核菌之純粹培養。移植於天竺鼠。可使該鼠發定型的結核。凡結核菌雖皆可培養於含有甘油之肉汁。涼菜或凝固血清。但其發育頗遲。異乎其他各種細菌。且僅繁殖於約三十度至四十度之間。故知結核菌在人體或動物體之外。不能十分繁殖。又對於日光。頗乏抵抗力。如爲强烈光線所照射。極易死滅。若日光直射培養之結核菌。約數分間至二三小時內。卽完全死滅。否則需五日至一星期方死。又在腐敗處。因他細菌之繁殖。甚爲强烈。故結核菌反被撲滅。結核菌若在塵埃中。乾燥處。或空氣不流通之密室中。能得長時間之生存。該菌因溫度之影響。與時間之長短。頗有關係。大抵置該菌於五十五度。經六小時。卽死滅。六十度。一小時。卽死滅。九十度。二分間。卽死滅。若逢低溫。則並不死滅。對於許多化學藥品。其抵抗力之强。出於意外。痰中結核菌對於千分之二之昇汞水。經二十四小時。尙不死滅。但若加入百分之五之石炭酸水。攪拌一次。則於二十四小時卽行死滅。又於痰中加純酒精約痰之十倍量。置二十四小時。亦死滅。

據近來之硏究。結核病原。並不僅向來所見所謂抗酸性桿菌一種形態。有時並有小顆粒及顆粒列（一卽所謂嘿甫氏顆粒。Muchsche Granula) 存在。但用吉魯氏法。不能染色。須用格拉姆氏法。方能染色。瘰癧症（卽結核性腺病）及骨結核之寒性膿瘍之膿中。用吉魯氏法染色。不能證明定型的結核菌。但可移植於動物而證明之。故知此中當然有結核病原存在也。

菌型。　結核亦見於人類以外之動物。尤屢見於牛。從前以爲牛之結核。與人之結核。係由同一種類結核菌而起。但據古霍氏所證明。從人類結核所培養之結核菌。不能使牛起全身傳染。反之。從牛類結核所培養之結核菌。移植於他牛。常能引起進行性全身結核。就形態言。從牛類結核所培養之牛型結核菌。Typus bovinus 亦比人型結核菌 Typus humanus 其桿狀爲略短。不特此也。在肉汁培養。亦各有異。牛型者。徐徐於薄層發育。人型者則厚而有皺襞塊。頗能繁殖。

若於雞及他鳥類之結核。亦由結核菌之特別型而起。然其毒力頗微弱。又如冷血動物之龜。亦由特別種類結核菌而起一種病症。

今將人型結核菌。移殖於牛或兔。或全不發病。或僅發局部病竈而治愈。其附近淋巴腺亦不起結核性乾酪性變化。若天竺鼠及猿。對於人型結核菌。頗富感受性。又牛型結核菌。對於牛、羊、山羊、猿、兔、豚、天竺鼠、有高度之毒性。於天竺鼠、兔或犢之皮下。注射牛型結核菌。則先發生局部病竈。次則附近淋巴腺發結核性腫脹。從此處擴大於身體他部。該動物漸次瘦削。卒至倒斃。

又將牛型結核菌。使上記之動物吸入之。則起乾酪性肺炎。將其培養之結核菌。使犢食之。則由腸而及腸間膜腺。終而起全身結核。結核菌從胃腸管侵入。而起結核性傳染。卽連同食物吃入而傳染也。例如稚齡動物中之犢。其傳染較老牛尤易。此爲可注意之事實。據白令氏之意見。吾人在小孩時代。腸亦極易受結核菌傳染。凡長成後所發結核之大部分。(肺結核更無待論。)皆由小孩時代。含有結核菌乳所傳染者。據近代研究家之經驗。亦言稚齡動物結核菌易於從消化管吸收。不但侵入腸間膜淋巴腺。並可進而侵入血管內、肺及氣管枝腺中云。

免疫關係

結核菌含有强烈毒素。將死菌浮游液注射於動物或人之皮下。則於注射部位發生强烈之炎症。往往化膿。或發熱發重症全身症狀。又將殺菌之結核菌培養。注射於血管內。使分布全身。則於死菌停留處。發生等於真結核性結節之小結節。該動物先由瘦削而終斃。

又將培養結核菌數星期之甘油肉汁濃液。除去其菌體。卽得毒性液。此卽古霍氏之舊「杜白克林」也此毒液僅對於曾染有結核菌之人及動物有毒現出頗危險之作用。此重要事實亦爲古霍氏所發見。人或動物之染有結核者。或有舊結核性病竈者。用其一密瓦或其幾分之一注射之。已於該局部發炎症及疼痛。(穿刺反應Stichreaktion)又於舊結核性病竈周圍。起充血及炎症。(局部反應)Lokale Reaktion 此外之全身反應 All gemeinreaktiou 有發熱及起重症全身病感覺者。反言之。若其人未嘗染結核者。注射「杜白克林」雖注射大量。亦絕不起症狀。由此事實觀之。可知動物與人類若以前曾染結核。則由其反應體中生出一種防衛產物(卽抗體。)對於結核菌毒。呈大過敏性也。「杜白克林」之用於診斷。卽根據此事實而定。

曾一度染受結核之生體。不僅對結核毒性物質現出反應。卽對於活結核菌。亦與未受傳染之生體現相異狀態。發見此事實者。亦爲古霍氏。用結核菌之純粹培養。注射於全然健康之天竺鼠皮下。則二星期後。於接種部位生小硬結節。附近淋巴腺亦必腫脹。陷於乾酪樣變性。結核從此經淋巴系及血管而漸次擴於身體他部分。別換一法證之。若用更少量結核菌。約在六星期後接種。或於以前已經傳染結核之天竺鼠。則一二日後。於第二傳染部位發生炎症性大硬結。次則陷於壞死。作潰瘍性破壞。其病變不侵及淋巴腺。祇限於局部而治愈。若對於同患結核之天竺鼠。注射大量活結核菌。或死結核菌者。則於二三小時內。卽行倒斃。

此事實除古霍氏之外。幷爲洛美魯氏及其他研究者所公認。由此觀之。而知其已染有結核之生體。對於新侵入之結核菌。其反應迅速而强烈。新病竈陷於壞死而排出。爲强烈炎症所局限。不使擴大於他處。卒治愈而成瘢痕。與過敏性相關聯。現有一定保護作用。成某程度之免疫性。惟此時對於第二次接種之結核菌。後來如何。不甚明瞭。又患結核之動物。對於少量結核菌之再傳染。雖有免疫性。但最初病竈仍著著進行。故此非完全眞正之免疫也。

人有結核病之免疫性。其程度雖各不相同。可於事實證明之。就文明國人。以應用「杜白克林」之反應觀之。則知多已於小孩時期。染有結核菌。其情狀恰如經過不完全之豫防接種。雖受結核菌侵入而比較的少起進行性結核。卽患結核。亦不如野蠻人未嘗染結核者之作惡性經過也。未嘗受結核菌侵襲之人種。一患結核。卽現非常惡性經過。幾於全斃。此爲極確實之事。但亦有同爲文明人種。或則結核急性進行。並無何等抵抗。擴大於全身。生成無數病竈。或則徐徐慢性進行。限於局部。在病竈周圍。生頗顯著結締織性瘢痕。可知免疫之程度。亦各各不同也。此外身體對於結核之抵抗力。或後天性防禦力。在傳染性疾患如痲疹經過中。或糖尿病等新陳代謝病。或過勞及營養不良時。則大爲減弱。前歐州大戰役之末年、及其後德國人之患結核者變爲惡性。死於此病者極多。蓋由營養不良衛生狀態不宜。及過勞之所致也。

結核如何傳染

結核之傳染。多由直接。惟傳染後。有潛伏數年者。至發現結核症狀。經時頗久。故不能確實證明傳染之地方、時日、及機會。每有前曾住過結核患者之不合衛生家屋。後入居其中之若干人。亦前後沾染結核。又工廠中。有一工人染有結核。他工人亦因而受傳染。此等事實。屢有所聞。在醫院中。醫士、看護婦或護士之患結核者。其數亦不少。又有乳母患有結核。而傳染於嬰兒者。又夫婦間之互相傳染等。已久爲人所週知。夫傳染於妻較妻傳染於夫爲多。要之。常與結核病人持續接近者。極有受傳染之危險。

結核菌。並非如其他許多化膿菌之普遍散在。係由患者之痰及他分泌物而散播。患者之周圍。卽所居室中寢床塵埃中、壁席器物碗箸等。皆有該菌存在。故患者若不注意於痰之處置。則結核菌極易散播。唾在地上地板上之痰。一經乾燥。則其中所含之有毒結核菌。卽隨塵埃而飛散。結核患者之呼吸氣。固然不含結核菌。但當咳嗽時則有含有結核菌之細痰飛沫。飛散於四處而起所謂飛沫傳染。Tropfchen infektion 據符留諸格氏等之研究。結核菌之傳染。從氣道吸入。較連同食物入腸管內而傳染者尤爲容易。而且祇須少數結核菌。卽足傳染矣。

市中所售牛乳。屢含有結核菌。此因結核散播於牛之體中所致。並不僅限於乳房結核。身體他部分患有結核時。結核菌亦可移至乳中。試將含有結核菌牛乳。不加煑沸。以之飼犢或豚。多由腸管發結核而斃。因此凡結核性牛之牛乳。對於小孩。其危險程度若何。發生種種意見。有研究者以爲此種牛乳。極其危險。據云結核之起於小孩時期。概由飽含有結核菌牛乳所致。但古霍氏及其他學者。則頗疑此說。以爲流入牛乳中之牛結核菌。對於人並無若何危險。猶人型結核菌之於牛。然至此見解之所根據。則以含有結核菌之牛乳。銷路頗廣。但由經驗上。小孩之患腸及腸間膜淋巴腺之原發性結核者。殊不多見故也。

然據許多研究者之證明。死於肺結核者。雖大多數係由人型結核菌。但人之結核。發見牛型結核菌者。亦復不少。尤以小孩爲然。在小孩結核之確自腸發生。尤以腹腔內淋巴腺被侵時。其頸部淋巴腺。亦相繼被侵時。或延及全身。侵及胸膜。且多數小孩之屍體。約有百分之五至二十。或全體結核性之小孩。約有三分之一。皆爲原發性腸結核。而其中之半。幾由牛型結核菌而起。故據此亦可謂小孩由飲食有結核菌牛乳而受傳染也。爲避免此危險計。以牛乳飲小兒。必經煑沸方可。一經煑沸。則牛乳中之結核菌。確實死滅。祇將牛乳煑沸五分間至十分間。卽可。但從牛乳而傳染結核之危險。成人遠少於小孩也。總之。人之身體。有一定防衞機關。卽一度接觸傳染危險。亦並不卽盡患進行性結核。隨食物入體中之菌。一部分爲胃液所殺滅。或通過健康之腸。復出體外。不起傳染。又吸入之結核菌。或從鼻粘膜再被逐出外部。或由健康氣管枝粘膜之纖毛運動。再驅出外部。但若有多量結核菌侵入時。則可破壞此保護機關。或粘膜患病。則受傳染之危險亦大。故慢性氣管枝疾患。或氣管枝肺炎。常能與肺結核以發生之機會。其特別危險者。莫如吸入足以害及氣管枝及肺組織之塵埃。或結核菌附塵埃而吸入。或助長其散播。例如石匠。煙草工人。金屬工人。往往在少年時代已死於播種性肺結核。卽由於此。

最後應注意者。卽結核菌之侵入體內。與進行性結核。應全然分別視之是也。有極少許結核菌侵入體內後。並不卽起進行性結核。有終不發何等臨床的症狀者。亦極多也。

遺傳問題

有結核性父母之小孩。較健康者之小孩。易患結核。又有家族爲此病受害極慘。人皆知之。惟此係因有結核性父母之小孩。多與父母同居一處。故極易受傳染。因之有年齡尚輕。已傳染結核者。據向來之觀察。有結核性父母之小孩。若於產後。卽與父母隔離。則其染結核比例。與有健康父母之小孩。並無大異。

世間每視遺傳爲有重大之意義。卽小孩從父母先天性傳染結核。在實際上就人與動物所得之經驗。證明母腹中之胎兒。亦可患結核。又結核菌亦可從胎盤傳於胎兒。惟此種子宮內之胎兒疾患。僅間或偶見。又胎盤亦不過間或證明有結核菌。或結核性病竈而已。此種結核之子宮內傳染。祇見於母體所患結核。已甚進行之時。又結核是否亦如梅毒可從父之精蟲傳染於母卵。則並無何種證明。於此所應注意者。卽精蟲內之結核菌。不祇見於睪丸精囊患有結核之男子。卽生殖器無恙。而他官臟患結核者亦見之。由經驗上。父患結核。其小孩亦極危險。

要之。所謂遺傳性結核。結核菌之由先天性傳染者極少。實際上祇遺傳弱於抵抗結核之體質。而更屢見者。則爲與患開放性之父母同居。其小孩於第一歲已患結核是也。又結核性家屬子孫。結核屢屢持取惡性經過。但以爲結核係祇有遺傳性素因者。患之則大誤。蓋以全家之人十九健康。而偶有一患者。則其他健康者均可傳染。

對於結核之素因

對於結核之感受性。由動物之種類而異。已如上述。例如犬較兔或天竺鼠爲難受傳染。人類亦有個人、或家族、種族、對於結核以外之傳染病。特富於感受性。其疾病迅速擴大。取惡性之經過。但對於結核傳染完全具不感受性。但能完全免疫者則未之見。卽本來對此病之感受性屬輕度者。倘若一切全身狀態。或某器官發生障礙。則可由其影響而提高其感受性。例如酒精中毒。糖尿病。懷孕。其他如患窒扶斯。痲疹。百日咳。流行性感冒。梅毒等。不但可增高其傳染結核之危險。更往往可使從前潛伏之結核增惡。

所謂肺癆質 Habitus phthisicus 者。爲結核素因之外觀的徵象。卽顏面細長。容貌柔弱而蒼白。眼銳。齒美而白。頸長。胸廓細長而扁平。與身長比。其發育甚劣。肋骨斜傾下方。如呼氣時之位置。鎖骨上窩深陷。吸氣時筋肉之力薄弱。心臟及血管系易於奮興。易潮紅。又易蒼白。腕脚細長。筋肉及脂肪組織之發育不良。此種之發育不良者。肺易於受病。皆爲無可疑之事實。但此種體質。亦有由從前患結核而造成者。其時結核爲潛伏性。自不待言。尤其在發育時期有因患結核害及發育而生成此體質者。

此外又有與前述相類之體質。如腹部甚長。腹部官臟下降。致胸廓發育不完全。內臟下垂症 Enter optose及屢有不患結核之虛弱者。卽司鐵魯拉氏所謂無力性體質 Habitus asthenicusvon Stiller是也。又肺之結核及淋巴腺之結核。常見於有幼稚病徵象者。患此病時。其身體發育甚遲、往往十八歲至二十歲。尙矮小如十二歲至十四歲。其生殖器之發育。亦往往不良。宛如小兒。幷無續發性生殖徵象。卽腋下及陰部無毛。無鬚髯與乳毛。音聲不改。與其謂此幼稚病。爲能助長傳染結核。不如謂爲因患結核數年。致害及其生殖器之發育也。

此外符洛因篤氏言患肺結核者。其第一肋軟骨皆早期化骨而短縮。此爲屢見之事。據氏之意見由此而胸上部變狹。肺尖部受壓迫。因之易受結核性傳染。

結核從身體何處傳染

結核之傳染。可由種種經路侵入。其侵入部位。多因早期經臨牀的觀察。或由病理解剖方能知之。結核菌一入體內。屢於其部位。發生結核性乾酪性病竈。但亦有並不常如是者。其於小孩時有結核菌經過其呼吸器或腸之粘膜。而並不留顯著之痕跡者。又結核菌常從原發性傳染病竈。經淋巴路。而至附近淋巴腺。停留於其中而播殖。而生結節。使淋巴腺腫脹。並有陷於乾畧樣變性者。

結核性傳染所最屢現最初結核徵候。或結核惟一徵候。爲肺尖及氣管枝腺。由此而觀。足知結核之特易侵入部位。爲呼吸器。而最小氣管枝及其連於肺組織部分。較上氣道（卽鼻、喉頭、氣管）尤多。肺結核在其最初時期。卽付諸病理解剖時。極常見從肺門部向上方肺尖部之細長氣管枝。有小結核性病竈。足知吸入之結核菌。最易附於肺尖部之細小氣管枝而起傳染也。

據近時學者之研究。入肺中之結核菌。概附於小淋巴細胞結節中而繁殖。此小淋巴細胞結節。散在於肺組織中肺胞之間。直至肋膜之下。並存在於氣管之側。比原發性病竈。多於肺胞及其壁。起極小炎症性浸潤。其小結節中心部。陷於乾酪樣變性。周圍繁殖有多量結締織細胞及淋巴球。結核菌卽從此原發性病竈。經沿氣管枝之淋巴管。進至肺門部之淋巴腺。於此發炎症及乾酪樣變性。此際從解剖上或用愛克司光線檢查。皆可見有因浸潤及增生結締織。而變粗大之淋巴管線。從原發性病竈。隨氣管枝走向肺根部之淋巴腺。在氣管枝根幹。與氣管分岐點之淋巴腺。大概常發炎症。呈乾酪樣變性。此處淋巴腺之病變。多比肺之原發性病灶爲大而易見。將肺門部氣管枝腺。呈結核性病變之小孩。付諸病理解剖時。試注意檢查之。多可於其肺部。證明有非常細小之結核性病竈云。若由結締織增殖而包被時往往含有石灰鹽。又肺根部之附屬淋巴腺。亦沈積石灰。故原發性肺尖病竈。及其淋巴腺。用愛克司光線拍照。可現出顯明之限局暗斑。

但氣管枝腺之結核性疾患。及乾酪樣變性。並不僅屬於淋巴領域。因氣管枝及肺發結核性傳染時。其結核性傳染。往往隨同食物。起自腸及腸間膜腺。或起於咽頭器官時亦有之。故不能謂一切肺結核或氣管枝腺乾酪變性。悉係吸入之結核菌。從氣道而傳染也。而一切呈慢性經過之結核。不論其本來係起自腸。咽頭器官。皮膚或其他部位。終則必侵及於肺。尤以肺尖爲最易。

肺之結核。往往發於二十歲左右或稍遲。此正如白令氏所謂病已始自小孩時代。偶至其時期而發出耳。但亦可謂爲因在小孩時代。受結核性傳染。起有一定之免疫。卽一定防衛作用是也。故後雖受第二次傳染肺結核亦比較的取良性慢性之經過耳。惟經過第一傳染所發之防衛作用。如上所述。不如他種傳染病之痘瘡。百日咳。猩紅熱。或窒扶斯之强烈。故在小兒時代雖經過結核性腺病及骨病。皆極緩慢。及至晚年。乃仍有患肺結核或兼患粟粒結核而死者。

從經驗上。肺結核之大多數。多發於成人之肺尖部。其理由因肺尖位置之關係。參與呼吸運動較少。比肺之底部。空氣之更替爲難。因此吸入肺尖部之塵埃及細菌。難於排出於外部。其次每當咳嗽時。輒有分泌物之一二部。從運動强烈之肺下部。衝入肺尖之氣管枝中。此外肺尖部。較肺下葉爲少受血液之供養。故血液之循環不充足而起貧血。凡此皆易助長結核之發生及進行也。從經驗上如患僧帽瓣閉鎖不全症時。肺持續充滿血液。極少見患肺結核者。反之如患血液少流通之瓣膜障礙。卽肺動脈口狹窄症。其肺常患結核。皆可爲其明證也。

此外之傳染。又可於腸間膜淋巴腺。證明其有最陳舊之結核性變化時。自可想像其病原菌係隨同食物從腸侵入者。此種情形。在實際上概見於小孩。

若最初呈乾酪樣變性之腺。發現於下顎角及頸側部時。則可想像該菌從咽頭扁桃體口蓋扁桃體。齲齒而侵入。或從頭部及顏面濕疹部。皮膚剝離傷。由附有結核菌之手所傳染。所以小孩有許多瘰癧症。（卽結核性頸腺腫脹。）多從此種傳染之徑路而來。但一切慢性頸腺腫脹。並不悉爲結核性。亦有係發於頭部濕疹。或咽頭腔腺增殖之後者。此外又有自鼻而發顏面及粘膜之結核性狼瘡者。此皆由於用汚穢指爪屢屢搔爬而傳染也。

手有傷時。與痰或他結核性物接觸、則發皮膚結核。其腋下腺有起乾酪樣變性者。惟皮膚對於結核大抵少感受性。醫士及看護婦。或由解剖結核患者。或由看護結核患者。時有發生所謂屍體結核 Leichentuberkel 者。但經過二三個月後、皆自然治愈。

結核症能否從外陰部由性交而傳染、近代尙未有確實之證明。凡副睾丸、精囊、輸尿管、腎臟、卵巢、子宮、膀胱之發生結核者。亦並不少。大抵皆由血液之傳染而來。

結核在體中之傳播情狀

最初在體中之某處。起結核性傳染時、即從其最初之病竈。由種種經路。擴展於他部分。例如初有小病竈在肺尖部時、則由該菌之移動而擴大。於其周圍發生新結節。羣以成其融合病竈。由此而及肺之他部分。愈益擴大。但此種原發性病竈之直接擴大。非普通皆如此。大多數係治愈而爲堅硬結締織囊所包圍。而陷於乾酪樣變性。萎縮而爲石灰化。故在解剖時。往往發見此種舊瘢痕組織中有石灰竈。可由此而知其人在數十年前。曾經結核性傳染。時有結核菌經長久期間尙生存於其中者。

繼原發性傳染而起結核性疾患者。概爲所屬之淋巴腺。此由於該菌從淋巴管進入其中之故。由此而淋巴腺腫脹。其網狀結締織繁殖。生出多量幼稚結締織細胞。此結締織細胞之核。作水胞狀。故通常呼爲表皮樣細胞。Epitheloide Zellen 此物日後變化爲纖維樣結締織。受結核菌傳染。發生炎症之腺組織大部分陷於乾酪樣變性。而從淋巴路傳染於鄰接之淋巴腺。因此往往有生出一大羣之陷於乾酪樣變性之淋巴腺者。其部位隨原發性部位而生。或生於肺根部之周圍及縱隔竇中。或生於腸間膜或頸部。淋巴腺之結核性病變。尚未停止。未生結締織性包囊及石灰化而變成無害時。有從此處擴大於他部分者。因結核菌由淋巴管流入於鎖骨下之靜脈。或直接破壞靜脈而流入於其中。如有多量結核菌。從陷於乾酪樣變性軟化之腸間膜腺排泄入於胸管 Ductusthoracicus 中時。則此管之全體。悉受傳染。終而結核菌流入左側鎖骨下靜脈。以散於全身。即擴充於兩側之肺。漿液膜、腦膜、肝、脾腎中。而起全身粟粒結核。此病通常經數星期即死。此爲急性型結核。死後解剖之。幾乎一切器官。皆有細小堅硬之小結節散在。

結核菌由血管而散佈。於數星期間。即起粟粒結核。未死時。有元來之小結節。長成而爲大結節者。此時用愛克司光線檢查之。見其兩側之肺。布滿多數之陰影。有此病型者。普通概二三個月後即死。大抵此時之結節。不但見之於肺。並散佈於其他官臟。

又有少數之菌。自淋巴腺而入血管中。時則結核菌隨血流而附於某官臟。發生限於該部位之結核性病竈。例如該菌皆可於血管中移行於腎臟、脊髓、副睾丸、卵巢、肺而發結核性結節。遲至數年後。遂發出獨立官臟之疾患。此種情形。如於生前欲證明其何處爲原發性病竈。或從何淋巴腺有結核菌入血流中。而侵入某官臟者。此爲甚難之事。即死後之解剖。亦仍難於明瞭也。

肺結核有時亦如腎臟結核。或小腦結核結節由血路而起者。有時由結核性氣管枝腺。以他方法而散佈於肺者。如陷於乾酪樣變性之肺門部淋巴腺。有傳染於鄰接氣管枝、結核菌從其內腔。達於最小氣腔。肺胞。亦起浸潤。由此而有種種大小種種形狀之浸潤竈。以散佈於全肺之小葉。此亦與一切結核性炎症相同。有陷於乾酪樣變性而軟化之傾向。(葡萄狀結節型 Acinos-nodose Form) 其始卽生小空洞潰瘍。繼而則其空洞互相集合。其壁漸次作潰瘍性破壞而合成大空洞 Kavernen 焉。

結核性組織爲炎症性組織及健康組織所包圍時。謂之閉鎖性結核。Geschlossene Tuberkulose 反於閉鎖性者。其軟化之乾酪樣物質與外部相交通。如肺結核通於氣管枝腔。腎臟結核。通於腎盂及尿路時。結核菌卽隨空洞潰瘍之乾酪樣物質及膿。皆排泄於外部。此種病狀。謂之開放性結核。Offene Tuberkulose 其排泄物中。易於檢出結核菌。而其菌易於由痰而傳播於他部。或傳染於他人。夫全然閉鎖性結核。則對於接近者。一無危險。惟開放性結核。因與外界交通。故易受他種細菌之傳染。例如連鎖狀球菌。四聯球菌。流行性感冒菌等之傳染是也。此種混合傳染。又謂之續發性傳染。能與病竈以惡影響。此不但肺之結核性空洞爲然。泌尿生殖器等之結核。亦往往發生大腸菌之混合傳染。又骨、關節、淋巴腺結核。亦屢有續發性傳染。所以結核性病竈不宜切開。宜於閉鎖治療者。其理卽由於此。

從肺之結核性空洞潰瘍所排出之膿汁。當排出外方時。有傳染於氣管。喉頭。咽頭者。或將痰嚥下。則在腸管中。尤於包賓氏瓣周圍之貝愛魯氏線。往往發生結核性浸潤及潰瘍者。此種開放性結核。如腎臟結核。亦有起輸尿管及膀胱結核者。副睾丸結核。亦有起精囊及膀胱結核者。苦夫氣管枝及肺之結核性空洞潰瘍。含有結核菌之膿汁。有不能完全排泄於外部時。而流入他氣管枝以趨於下方之下葉氣管枝中者。或有由咳嗽及吸引運動而散佈於肺之他部分者。如是則病變經氣管枝而愈擴於肺內。以侵及於肺之他部分也。

最後又有從陷於乾酪樣變性之氣管枝腺。由淋巴管而傳染於肺者。淋巴之流。從肺組織流向肺門部之淋巴腺。雖爲僅見之事。但淋巴流並不如血液之整然。常祇向同一方向流動。又有由肺之吸氣及呼氣運動而動搖者。又有咳嗽時。因被驅而向於周圍者。故結核菌在肺中。由淋巴路而散佈。其情形可以想像而得之。有時可藉愛克司光線照相及組織的檢查而推察之。

核結之傳染。或由上述之某方法。使肺組織之大部分。起結核性病變時。大抵不發生萌芽性增殖之固有細小之結核結節。而現廣汎性炎症。即肺組織之滲出性病變是也。夫發此肺炎性浸潤之肺部。於病理解剖時切斷而觀之。其最初爲平滑作膠質樣。肺胞內充滿纖維素及脫落之多量上皮細胞。巨大細胞若干白血球。(膠樣肺炎 Gallertige pneumonie 落屑性肺炎 Des quamativpneumonie) 此種結核性肺炎。不論遲早。多陷於乾酪變性。(乾酪樣肺炎Kasige Pneumonie) 此乾酪樣物質軟化。肺組織於廣大範圍內而融解。有生一定之空洞者。肺組織間有僅因結核菌所發生毒素而融合時。呈肺炎性浸潤部分。有於數週後融解。再含有空氣者。

如此之結核性病變。或於乾酪樣肺炎型。或於廣汎性乾酪樣氣管枝周圍炎型。有突然擴大。每繼肺之大出血而來。此蓋由於有大量結核菌。從出血空洞。隨同血液。流入肺下部之氣管枝中。而起傳染耳。

肺結核進行時。兩側之肺。概皆被侵。肺尖部中最舊病竈。其處必有空洞。其他則變爲堅硬結締組織。又下肺葉有新鮮氣管枝周圍炎。及乾酪樣肺炎性病竈。時其能營呼吸之含氣性肺組織。往往僅留少許而已。

肋膜亦大概有病變。以結核性病竈。近肺表面時。則於肋膜發生炎症。或僅沈積纖維素或於肋膜腔中滲出漿液性液。於是肺與胸壁。遂以堅硬結締組織相連結。有時肋膜表面見有無數結核結節之散佈。此時肋膜腔多兼滲出有血液漿液性之液。亦間有帶膿性者。

於此章之末而欲附述者。卽藍圭氏對於結核之經過。別之爲三時期是也。第一期爲最初病竈及屬於淋巴線被侵時期。第二期爲結核菌由血路散佈並漸次現出過敏反應及保護作用時期。第三期則結核由血路散佈者反甚少。皆由氣管枝腸及其排泄路而散佈。肺癆之定型的病變。卽現於此期。如起進行性乾酪性肺炎。生成空洞。結締組織增殖。生成瘢痕、萎縮等。但亦有結核性病變。自第一期卽從原發性病竈突然擴大者。例如一歲小孩之有惡性經過者是也。

顯微鏡下之所見

結核性結節 **Tuberkel** 概由巨大表皮樣細胞 **Epitheloidzellen** 繁殖而成。此細胞約從結締織細胞及血管內皮細胞生出。此小結節中央多有一個或數個巨大細胞 **Riesenzellen** 此細胞係從表皮樣細胞所生。持一列之胞狀核。其間含有結核菌。爲常結核結節之中。除此表皮樣及巨大細胞外。尙有細小圓形細胞 **Rundzellen** (淋巴球)及原形細胞。**Plasmazellen** 又血管已於早期陷於結核性病變被塞。故結核結節內部。未有血管。因此結節缺少血液之供給及營養。夫缺少血液之細胞。又爲結核菌中所含之毒素傷害致結節中心部組織陷於一種特別之壞死狀態。通常呼此爲凝固壞疽。Koagulation snekrose 卽細胞之核有變化。失却染色力。細胞及他種組織。遂變成微細碎片狀。帶黃白色之乾燥乾酪質而終陷於此乾酪樣變性部分。不能判別其固有組織之構造。但彈力纖維。其存在爲最久云。

第二章　症狀及經過

初發症狀

臨床上所見肺結核之初起。多極緩慢。患者大抵僅能言約在某時覺如染病而已。而症狀多直接與呼吸器有關。多特別注意於咳嗽及喀痰。但有時僅發乾性短咳而無痰者。往往胸部有疼痛。此疼痛或爲胸側部刺痛或痛於胸部前面或肩胛骨間。初期結核之背部疼痛。恐係由氣管枝淋巴腺結核而起。此外患者屢覺呼吸促迫。尤以身體勞動時爲甚。

除此等與呼吸器有關之症狀外。屢現顯著之全身症狀。就中尤爲觸目者。卽患者之羸瘦是也。其羸瘦之原因一部分可歸諸食慾減退。但亦有不能祇以此說明者。此外屢見皮膚蒼白。呈貧血狀。婦女有月經不順者。此外患者漸覺全身倦怠及衰弱。並漸厭勞動。又在病之初期多有輕度之體溫上昇。患者時覺惡寒及發熱。又往往在早期已有顯著之盜汗者。脈搏雖無熱亦概頻數。

若有此種全身症狀。更當注意於同時所有之輕度胸部症狀。固可疑及患有初期之肺結核矣。但往往雖有如上記之全身症狀。而未有肺之症狀者。患者亦有全然未加置意者。因此每有初期肺結核。暫作單純貧血或胃加答兒治療者。此時亟宜細心注意。行肺及痰之檢查。爲早期之診斷。

若肺及全身症狀。見於有結核性素因者時。則其意義頗爲重大。此因實際上。肺結核屢發於其父母兄弟曾患肺結核者故也。又平素身體虛弱並蒼白。每易患呼吸器加答兒及他病。例如肺炎等者。或所謂瘰癧質（慢性淋巴腺腫脹慢性眼病或耳病）者。或嘗患肋膜炎等者。其患肺結核尤易。

此種肺結核之初期症狀。雖屢發於平時不甚健康者。但亦未必盡然。亦有以前全然健康强壯。而亦現出肺及全身症狀者。並非罕見。操練各種武藝之筋骨强健者。其死於結核。亦有之矣。

結核亦有不如上述之徐徐發生者。有時初發症狀。即急激發現。此時患者能知其病始於何時。往往先有一定之障害。爲其誘因。於該障害之後。發生病之初期症狀。障害之中。可得而舉者。如風邪、過勞、過度之精神興奮。胸壁外傷等是也。又胸部外傷。過度勞動。亦有引起咯血者。急性發病時之初期症狀。有呼吸器方面之症狀。如咳嗽、胸痛、呼吸困難等。最爲顯著。亦有全身症狀顯著者。年幼患者。突然發生重症熱性全身症狀。初時不明熱之原因。時或疑爲腸窒扶斯等。及至一時期後。始現出胸部症狀。經物理的檢查。乃診斷爲肺結核。此種病多作急激經過。　粟粒結核。或肺結核之肺炎型。其發病皆爲急性。又有繼數種之傳染病起者。如痲疹。百日咳。腸窒扶斯流行性感冒等後。而續發氣管枝炎。尚未治愈。而移行於肺結核症。此爲臨床上屢見之事實。

在實際上。有特別重要之點。即以咯血爲肺結核之先兆是也。此時肺中之結核性疾患。早已存在。自不待言。或外狀健康。或先有多少全身違和。其後遂有咳嗽及血痰。以繼此初期咯血。而發爲肺結核之症狀焉。

此外如結核最初之徵候不發於肺。而發於喉頭者。亦間有之。

此後之經過

此後之經過。有種種不同。略舉如左。

在極初期時。卽個個小浸潤竈。尙散在於肺尖部或肺之他部。此時診視患者。僅可知其不甚確實之症狀而已。卽由打診音及呼吸音之輕度變化。而知該肺部分空氣含量之非正常。倘該部分同時有水泡音之存在。卽爲有分泌物之明證。此時可知病的作用。並非全然停止進行。在該部分已起有一定之炎性現象。在物理的所見。雖未有著明之變化。然輕度之體溫上昇。往往已持續數個月之久矣。在此中間。祇覺身體易於疲勞。不勝勞作。因而患者自覺身體不健。在此種早期時。其病變大抵以瘢痕完全治愈。故體溫卽再恢復於正常。氣力亦再復元。惟此種治愈。非可永久而安枕無憂者。每有經過數月或數歲後。其病又重發矣。

又有不趨向於治愈。而結核性病變益覺進行時。多可以體溫之上昇知之。此時肺有浸潤徵象。卽現出濁音。Dampfung 呼吸音變爲銳性。Scharf 終而氣管枝音 Branchiclatmen 漸見顯著。水泡音 Rasselgerausche 亦增多而顯著。且變有響性。此時多可以水泡音之擴大。而最可明瞭其病勢。若以水泡音爲結核性氣管枝周圍炎 Peribrouchitis tuberculssa 徵象。已及於肺下部時。則豫後將極不良。尤其在惡性時。有多數之病竈。散在兩側之肺。概不能證明其濁音。但能由水泡音之擴大而知有多數浸潤病竈存在而已。又屢屢有疾病急激進行者。此時可由捻髮性水泡音。濁音。以及氣管枝音。而證明其有新浸潤之病竈。有時已於病之初期。起廣汎性乾酪樣肺炎。並有高熱。廣汎性捻髮性水泡音。及氣管枝音。此等又有見於疾病以後之經過中。例如在喀血之後是也。此時病竈急激陷於乾酪樣變性。患者因發高熱而體力大形衰弱。故豫後甚爲不良。

一度顯明現出結核徵象之濁音。氣管濁音。及有響性水泡音。而病變已擴至他側肺及肺下葉時。病勢大抵已不可停止。此時之咳嗽。喀痰或發熱。絕不稍退。盜汗愈多。兼有併發症狀。身體因熱而益形衰弱。一方則食慾缺乏。消化障礙。尤其因下痢而羸瘦不堪。終至於病死。此種患者容貌概極瘦削。但患者往往至最後仍抱無窮之希望。對於咳嗽。謂從某病而來。目下病狀之危險。大抵不自覺也。

要之肺結核之經過。頗爲緩慢。大多自數年有至數十年之久者。但亦有起急性播種性病變。或乾酪樣肺炎。雖數月而卽死者。幸此種病狀。概不多見。

最後之死。或由於全身衰弱。或由於不能十分呼吸。此死於直接之結果也。或有死於併發症者。例如因腸結核或喉頭結核結核性腦膜炎肺出血氣胸等而死者是也。

局部症狀

局部症狀之主要者。爲咳嗽及喀痰。此外並宜注意及胸痛。

咳嗽。 在病之初期。有時全無咳嗽。故雖無咳嗽。亦不能卽斷爲非結核也。但咳嗽全無者。毋甯爲例外。通常則其病自始至終。皆有咳嗽。故咳嗽在患者極感苦痛。咳嗽之强弱。由病而異。卽同一患者。亦由時期而大形變異。又咳嗽屢在夜間最烈。有時則在晚刻或早朝。咳嗽之發作頗久。通常咳嗽。概有多痰咯出。但亦有概係乾咳者。又結核侵及喉頭及氣管時。咳嗽多甚形激烈。

痰。　在病之初期痰皆甚少。大概純粹爲粘液性。此時尙屬於閉鎖性結核。其痰則在結核性肺門腺附近之肺門部氣管枝起加答兒時所由生也。在爾後之經過中。尤以開放性結核爲劇。其痰爲粘液濃性。而且不如氣管枝炎及氣管枝擴張之融合。發自空洞潰瘍之痰。本甚稀薄。但當排出外方經過氣管枝及氣管時。爲粘液所包因而成爲個個之膿性線條或球狀或貨幣狀塊而排出。因其形狀而名之爲球形痰。Sputa globosa 或貨幣狀痰。Sputa nummalaria 從空洞排出之膿。其中屢有無數結核菌。大多數並含有其他多數之細菌。尤以釀膿菌(卽葡萄狀球菌)或連鎖狀球菌及四聯球菌。肺炎球菌。流行性感冒菌。及其他細菌爲最夥。

痰咯出時。須注意檢查有無結核菌。倘發見結核菌。則診斷已確定。若該菌萬一未曾發見。則仍可有結核性病竈存在。此時或由於病竈未與氣管枝交通(閉鎖性結核)或由於祗有些少分泌物。故未能發見之耳。若患者絕不咯痰。或如許多小孩之將痰嚥下。自亦無從行細菌檢查。若爲粘液膿性痰。經再三反覆精密之檢查。仍未能發見結核菌者。可疑及非結核性疾患。凡將痰行顯微鏡檢查。證明結核菌頗多時。皆可視爲重症。若病症甚輕。或趨向治愈時。則結核菌概極少。但亦有許多例外之事。如痰中已不見結核菌。亦不能卽謂病已全愈。卽痰中之結核菌消失已久。亦不可視爲治愈也。

咯血。Haemoptoe.　在肺結核之各時期。皆可發生。往往祇以小血線混於膿性痰。但時亦有多量泡沫狀純鮮血。屢隨短咳咯出者。大概出血極多。致患者因此死者則甚爲少見。但患者有因屢次小咯血 Hamoptysis 而致大貧血者。凡患者一見血痰。概極驚愕。是宜告以此並非直接危險物。使之安心爲是。一度發生咯血。在二三日間。痰中繼續混有血液。此乃最普通之常例也。

在肺結核初期。發生咯血。卽所謂初期咯血 Initiale Haemoptoe 是也。其豫後並非不良。因此時患者在病之初期。已知其病之非輕。得於適當時期延醫。行根本治療。故多可望其治愈。

肺出血。多由於血管未生血塞而閉鎖之前。受乾酪樣組織融解所侵蝕而起。但亦往往有空洞壁之動脈外皮。漸漸變薄。生出小動脈瘤。終而破裂。其血液流入空洞內。次則流入氣道中而起者。

發生大出血時。血液之一部分。有不咯出而吸入該側肺下葉氣管枝及肺胞內者。此時在肺後下部。可聞捻髮性水泡音。又可證明濁音。但此血液鬱積。多於二三日間卽再吸收。在大咯血後。通常有一時性之體溫上昇。(咯血熱 hamoptoisches Fieber) 及脈搏數增加。此蓋由流入肺胞內之血液吸收而起。又結核往往於出血甚多之後。於肺下葉起急性播種。以乾酪樣肺炎病狀經過。此蓋由空洞內容物(卽結核菌及其毒素)隨同血液傳播於肺下葉之毛細氣管枝內所致。此時之病狀。繼咯血而大形增惡者。卽發熱不退是也。此外間有因出血而直接危及生命者。或由出血過多。起急心重症貧血。因而致死者。或由血液溢入氣管枝及肺組織中而致窒死者。

胸痛。　疼痛大抵在一邊。宛如針刺。或在肺尖部有疼痛性壓迫之感。已屢見於初期結核。及其後經過中。此種疼痛。皆不發於通常氣管枝炎。此係由於肋膜刺戟 (多爲肋膜炎肋膜炎性連結) 而起。故有診斷之價値。有時在診視時加壓力於患側鎖骨上窩卽頗覺疼痛者。此外疼痛者起於胸部前面或背部者。又咳嗽劇烈時有於甚形緊張之腹筋或橫隔膜附着部感覺疼痛者。但亦有肺雖有甚顯著之病變而絕不疼痛者。

全身症狀

發熱。 爲最重要全身症狀之一。在病之初起。體溫卽大概上昇。但因通常甚輕微。故患者多不自覺。真正發熱。常見於肺結核病勢進行之時。結核急激擴大則熱亦愈高。病勢停止則熱亦消失。故熱爲測知病勢最重要標準之一。此病有最急性者。如發所謂奔馬性肺癆 Galoppierende Schwindsucht、乾酪性肺炎 Kasige Pneumonie、粟粒結核 Miliartuberhulose 時。宛若患腸窒扶斯時然。呈稽留熱。Febris Continua 體溫有一日中稽留甚高者。但較此爲尤屢見者則爲間歇性熱。intermittierender Fieberverlauf 病勢在中等度時皆見之。此時體溫於午後上昇。夜間再降至常溫或在常溫以下。而當熱下降時常兼發汗甚多。此盜汗 Nachtschweiss 甚礙及患者之睡眠。患者又因發汗而自覺甚衰弱者。有於醒覺後向以己病爲氣管枝加答兒者。今乃疑及或爲結核。有時朝熱高而於晚刻下降。此謂之顚倒型。Typus inversus 多爲豫後不良之徵象。在消耗熱經過 hektischer Fieberverlauf 者日日有熱上昇及不快之解熱。故其體力甚受高度之損害。 有急性病初起時。其始則爲稽留熱。至後漸次轉爲通常之消耗熱者。

有與發熱相關連者。卽混合傳染 Mischinfektion 是也。如與連鎖狀球菌之混合傳染。對於結核患者之弛張性熱型。及組織之膿性融解。尤大有意義。但結核菌卽無混合傳染、亦可發熱、觀注射「杜白克林」時。或起粟粒結核、及結核性腦膜炎、時。卽可明瞭。雖發生空洞之乾酪樣組織變性。祇由結核菌而起、他細菌不能發此、而發熱浸潤乾酪樣變性。及組織融合與其他全身營養狀態障礙。皆概由結核菌而起。但結核菌以外之細菌。能起別種炎症者。如混在氣管枝空洞及肺組織中。亦非全身影響也。試觀肺結核患者。兼患流行性感冒。或傳染連鎖狀球菌。或肺炎球菌。而患傳染性氣管枝炎。或肺炎時。則肺結核必因此而甚形增惡、

營養狀態。　營養狀態佳者。患結核者極少。然在結核經過中。亦有不甚損及營養狀態者。但通常一患結核。其身體概形羸瘦。此所以有癆瘵之名也。致羸瘦之主要原因。確由於食慾減退。間有由於腸管內部不能十分吸收食物者。此則屬於腸結核。僅見於發重症下痢之時。與患者以充足之營養。而體重仍不易增加。似乎此病有新陳代謝之病的亢進也。究其實際。因發熱時。可證明蛋白分解及全燃燒作用之亢進。卽炭酸之排出。及養氣需要之增加焉而已。

循環器。　結核患者之心臟。往往甚小。脈搏通常不特較熱爲急速。卽無熱時亦多急速而不安定。血壓低。通常健康者爲一二〇—一四〇 mm.Hg。結核患者祇有八〇—一〇〇 mm.Hg。心臟及血管系異常易於奮興。因此有患者覺心悸亢進。又脈搏數持續增加。當奮興或勞作時。尤爲顯著。此種脈搏數增加。通常表示豫後不良。

消化器。　胃向來極少患結核性病變。但在肺結核經過中。頗多發諸種胃症。食慾缺乏之外。有食後

感覺壓迫、膨滿、噯氣。在咳嗽時而起嘔吐者。檢查胃液時。或見有過酸症。Superaziditat

腸因病痰之嚥下。故屢受傳染。患慢性潰瘍性肺結核時。腸之不受侵及者甚少。結核性潰瘍。尤多發於貝愛魯氏斑及孤立濾胞存在部分。此時即發生頑固難治之下痢。糞中有時混有血液。可證明其中有結核菌。但單證明糞中有結核菌。不能作爲腸結核確實證據。因該結核菌亦有自嚥下之痰而來者。結核有時從腸粘膜侵及腹膜。在盲迴腸部屢現慢性腹膜炎之症候。又往往有起廣汎性腹膜結核者。

腎臟。患結核。其病進行時。屢見腎臟症狀。尤以蛋白尿爲最著。有血尿者亦不少。又尿沈渣中。有多數之圓柱及細胞者。此時有屢起全身水腫者。惟腎臟結核。與他腎臟病異。血壓不上昇。亦不起心臟肥大。此顯然因結核之毒性產物而起之腎臟實質之廣汎性損傷也。但此外尚有由於腎臟之結核性局部疾患者。此時尿多溷濁。含有輕度血液或蛋白。其沈渣中可檢出結核菌。

此外在發熱重症時。尿中屢次可證明強度「狄阿曹」反應。Diazoreaktion 此反應可視爲預後不良徵象。

血液。結核患者。多漸次變成蒼白色。呈貧血性顏貌。檢查血液。則見赤血球之數及血色素含量已減少。白血球尤其以淋巴球之數。概有多少增加。據最近之研究。此淋巴球之增加。或當視爲身體對結核菌之防衛反應之一云。

淋巴腺。爲最易起結核性變化之物。已如上述。尤以頸部及腋下所見。所謂瘰癧性乾酪樣淋巴腺。者幾皆爲結核性。又內部器官之結核。其所屬淋巴腺。亦頗易腫脹。並易陷於乾酪變性。例如肺結核時

譯著

療治敗血症所用各種化學藥品經驗叢錄

陳光樺

Rudolf Fleckseder 原著

吾人對於普通傳染病。凡用萬克醒或血清療治者。大半皆能應手而愈。惟對於敗血症。則每不見十分功効。因之醫者遇敗血症皆傾向於化學的刺戟療法。近來發明療治敗血症之藥品頗夥。依其功用可分爲二類。(一)增强身體中之抵抗力。(二)直接殺絕微菌。屬於第一類者。如重金屬製劑。安林林色素製劑。及各種蛋白質製劑。屬於第二類者。如碘製劑。幾何蘇製劑。及圭那製劑。下述諸藥品。皆最近五年來在德國魯道夫 Rudolf 第二病院。療治六十個血中毒症所得之經驗。

克利特（Crede）氏首倡用化學藥品療治敗血症。最先發明者爲膠樣銀 Neusser 醫院用膠樣銀靜脈注射。曾治愈無數敗血症如敗血性心臟內膜炎等。歐戰以前多用 Elektrargol。近則多用狄司派根(Dispargens)。是藥用量小而功効大。用法以漸大量爲最佳。起始用二西西靜脈注射。以後每隔二日或三日注射一次。每次四西西至六西西或十西西。依其感應之强弱。用輕重之量。統計治十四例敗血症中。三例爲敗血性心臟內膜炎。一例爲重症之迴復關節性心臟內膜炎。用狄司派根注射後。熱度均低降。其餘十例如葡萄狀球菌性敗血症。鍊狀球菌性敗血症。及肺炎球菌性敗血症。則不見功。

G.Singer氏謂由膿性膽道炎所發生之敗血症。用 Choleval "Merk" (按 Choleval 爲膠樣銀及膽酸鈉之化合劑) 注射從 0.1 漸加至0.3行靜脈注射。曾治愈一例。但尙有四例則未能治愈。

Ad. Feld氏用 Solganal "Schering" 從 0.1漸加至 0.25 0.5至 1.0 行靜脈注射。於一十例重症敗血病中。三例完全治愈。一爲小產後敗血症。曾用狄司派根未見効者。一爲膿性葡萄狀球菌敗血症。一爲敗血性關節炎。(連續發高熱。膝關節膿腫。) 另三例。雖療治時間較長而終於治愈。餘四例爲鍊狀球菌性。葡萄狀球菌性。及肺炎球菌性之敗血症。用 Solganal治之。未能奏功。十例中有一例爲葡萄狀球菌敗血症。用 Solganal 之後。發現大洩瀉之副作用。停注射後。瀉亦止。有一例爲肺炎球菌性之敗血症。注射 Solganal數次後。腎炎現象增重。此外各例。注射後均未發現腎炎洩瀉及金性痲疹等副作用。

艾利氏(Ehrlich) 用安林林 (Anilin) 色素製劑。 Methylenblau 曾治愈許多隔日瘧。及 Trypanosomen 蟲病。余用 Methylenblau 治愈傳染性黃疸病及普通膽道炎者。逾三十餘人。日服三次至五次。每次 0.1 至 0.2g。惟常排腸窒扶斯菌之人。服之未見其有殺菌能力。因之可斷 Methylenblau 止有增强Kupfer氏星狀細胞之力。至於敗血性膽道炎。及普通敗血性。不獨Methylenblau 不能治愈之。卽怡默克廠所製之 Argochrom(按 Argochrom 爲 Methylenblau 及硝酸銀之化合劑。)治之。亦未見有何功効。卽 Trypaflavin 及 Argoflavin 亦然。

有三例。一爲重症葡萄狀球菌敗血症。一爲壞死性口膜炎及心瓣膜炎。又一爲慢性迴復心臟內膜炎。用Trypaflavin靜脈注射。均不救。

另三例爲鍊菌敗血症。用 Argoflavin（按 Argoflavin 爲 Trýpaflavin 及銀之化合品）治之亦無效。

由此而觀之。安林林色素製劑對於平常膽道炎及尿道病。爲極有價値之藥品。而對於普通敗血症。則無甚用處。

蛋白質製劑。如注射牛乳劑，乾酪素劑，歐姆納丁，馬血清，人類血等。屢經諸醫家試用於重症敗血症。均完全無用。惟遇慢性症。如風濕性關節炎及心內膜炎。連用牛乳劑自五西西至十西西。每能見功。倘併用 Atophanyl 靜脈注射。其結果尤佳。惟遇敗血性腎絲球炎。及肺結核症。須禁用蛋白質製劑。因腎絲球炎用之。每易釀成水腫。因之而致腦水腫症。對於肺結核。則防其因刺戟過甚有咯血之虞。

屬於第二類之藥品，（卽能直接殺絕微菌者），首爲碘劑。對於重症風濕性多關節炎幷發心臟內膜及外膜炎之患者。用膿度 pregel 碘溶液。卽色保多碘Septojod，靜脈注射。自五西西逐漸加增至十西西二十西西。間併用 Melubrin 或 Causyth。於十例中。完全治愈者達八例。卽普通敗血症經色保多碘治愈者亦復不少。有時遇重症敗血症。未見甚効。如一例爲肺膜腔瀦膿釀成之敗血症。（斷爲鍊狀球菌膿。三星期前曾行開胸手術者）。一例因面部丹毒釀成之敗血症。一例爲肺炎球菌性敗血症。幷發潰瘍性心內膜炎。一例爲扁桃腺炎轉成鍊菌敗血症。均未見功。最後之一例。注射後曾發惡寒。屬於碘製劑者。尙有藥特靈Yatren。此藥最近爲治原蟲性痢疾之良藥。但以 Septo-yatren 治三個鍊菌敗血症。均無効。又有一次用 Yatrencasein（自零五至八西西靜脈注射）治一長期之風濕性心臟內膜炎并微有出血性局部腎炎之病人。亦完全無效。注射後毫無退熱之能力。

最近出品之 Kresol製劑。Jsotol "Norgine" 對於敗血症誠較其他諸藥爲優。O.kurz氏報告在 Wiener 心臟療養部曾用此藥治愈敗血症不少。Jsotol 可行皮下或靜脈注射、最好每日注射一次。先由一西西漸增至三西西以 Jsotol 治九個敗血症。四例完全治愈。五例未見功。

茲將各例詳述之如次。治愈四例中。第一例因扁桃腺炎釀成之敗血症。皮膚已發血中毒的浸潤。並出血。曾注射狄司派根五次。未見瘥減。後改用 Jsotol 一西西行皮下注射。注射後。當時熱度微升至攝氏四十度五。但次日即下降。第三日熱度遞降至普通度量。後此逐漸痊愈。第二例爲產後鍊菌性敗血症連發高熱。經第一次皮下注射 Jsotol 一西西後。即降至三十七度。終未再升。連續注射十六次後。全愈。第三例爲葡萄狀球菌性敗血症。並發壞疽性扁桃腺炎。連續注射 Jsotol 二十次。每次二西西後。全愈。其間曾並用Solganal。故Solganal 對於此例之功。亦未可沒。第四例爲因扁桃腺炎釀成之肺炎球菌性敗血症。併發潰瘍性心臟內膜炎。及血中毒性局部腎炎。發高熱。經第一次注射後。立即低降。未曾再升。是後連續注射約一個月。尿中蛋白質逐漸消滅。尿中紅血球初起時顯微鏡檢驗。在一視面中約三四十個。以後止有二三個。治至半年。未全愈。病人即離院。中間雖亦曾試併用Solganal。然於此病人。似不若第三例之有効也。五例用 Jsotol 療治未見功中。一例爲鍊菌性敗血症。併發心內膜炎及出血性腎絲球炎。二例爲鍊菌敗血症。三例爲葡萄狀球菌敗血症。各內臟中均生無數傳達膿瘍。此四例其病症實爲於無可救藥中。姑用之。雖不能應手。然未足謂非 Jsotol 之力所能及者。由此而觀。重症敗血症。

荀用 Jsotol 治之。每能令人有極滿意之結果。圭那製劑如 Solvochin"Homburg"。遇肺炎球菌敗血症。行肌肉注射。頗佳。有一例爲肺炎後肺膜腔瀦膿。(肺炎球菌)連續用三期(每星期作一期)後。全愈一例爲流行性痒症之肺炎。症狀甚重。經連用 Transpulmins "Hombusg"。每日行肌肉注射一次。每次一西西至二西西。亦經治愈。(按 Transpulmins爲基性圭那與樟腦合溶於以太油中)Morgenroth 氏及其徒等發明各種Hydrokupreder-ivate 極有殺肺炎球菌及其他球菌之力量、

歐戰時有許多醫家用 Optochin 療治肺炎球菌各種傳染。均未見功。且有人用Optochin療治肺炎。後來雙目竟盲。因之近來爲人所揩惟Leschke, 氏謂渠療治多例傳達性肺炎球菌的腦膜炎。用$\frac{1}{2}$%鹽酸 Optochin 每日行肌肉注射二十至四十西西。確有救命之功。

九一四對於血中毒症。則無功效可言。有三例爲口腔及咽喉壞疽。及顎扁挑腺壞疽。用九一四療治不獨普通症狀。卽局部症狀。亦未見有何變更。對於療治病的發源地。(卽先期病竈)及療治傳達病竈。則非此篇所及。惟療治時須決斷其應行內科療法。抑應行外科療法。蓋病人之命運。每繫乎此也。倘須用化學療法時。則宜早期治療。並須強厲的療治之。依上述各節觀之。則屬於第二類者之dispa-rgen 及 Solganal 屬於第二類之 Jsotol 及 Septojod 爲吾人療治敗血症時所應三注意者。

產褥之病理及療法(續)

劉雲青

四　產褥潰瘍性心內膜炎 Endocarditis ulcerosa puerperalis

主繼發於膿毒症。間有爲敗血症之一症候而來者。乃因浮遊於血中之病菌。沉著於心臟瓣膜而起。陳舊性心內膜炎。既往之風寒濕痺 Rheumatis。及萎黃病。似爲其素因。

病理解剖　病菌集落。多存於左心瓣膜。初於局處生帶黃白色之斑點及肥厚。須臾卽崩壞而成潰瘍。而本症屢續發傳染性血栓。因之於諸般之臟器。生許多之小膿瘍。此等膿瘍。於肉眼上認爲白斑。周邊顯然發赤。或有來出血者。又於本症殊屢見者。爲網膜出血。間有因血栓而來眼球化膿者。其他有併發化膿性腦脊髓膜炎者。

症狀　(一)反復頻囘之惡寒戰慄。(二)發弛張性高熱。但於間歇時之體溫下降。不如膿毒症所見之著明。(三)脈搏當初連續頻速且細小。達於一〇〇或其以上。屢帶重複性(Olshausen)。(四)重篤腦症狀。早已現出。卽患婦成不穩。訴不眠。發譫語。遂陷於昏睡。又於併發腦膜炎之時。則來頭痛項部疼痛及强直。反射機亢進。瞳孔不同等。(五)其他若據利天 Litten 氏謂本症於八〇%見網膜出血云。心臟自己之臨牀的徵候。全缺如者有之。偶認爲唯一之症狀。收縮期雜音者。然於健全之褥婦。亦多有聽取之者。故毫不足以之爲特徵也。

診斷　依反復襲來之惡寒戰慄。持續性之脈搏頻細。腦症狀。眼底所見等。得診斷之。雖然。亦非必常容易者。有症狀全與腸傷寒酷似者。然如熱型之不定。脈搏之頻細。及來網膜之出血等。將之見於傷寒者。蓋爲異數。故可得鑑別之。

豫後　殆可謂絕對的不良。

重症產褥熱之療法 Die Therapie der schweren puerperalfieber.

豫防法 Prophylaxis　關於產褥熱豫防法。已在產褥熱原因之條下論之矣。(其詳細可參看分娩及產褥生理編)　今雖不必再述。然尤須戒者。則爲醫師或產婆手指之媒介。將產褥熱患者之分泌物。送致於他之產婦者是也。故若發於醫院內。則速將之隔離。於其處置所使用之器械手指等一切。不可轉用於他之產婦或褥婦。

療法 Behandlung.　與(甲)局處療法。不可不併行(乙)全身療法。

(甲)局處療法 Locale Behandlung.

因局處療法。能將病菌。於其侵入部撲滅。以防止爾後之吸收者也。就其各別。既如上所述矣。卽(一)若認產褥性潰瘍。則腐蝕之。(二)若呈惡露異狀。則行洗滌。(三)若訴子宮疼痛。則貼以冰囊是也。又(四)於發病初期。投以多量之麥角劑。而有奏効之事。諸家均已認之。蓋於本症殆常伴子宮復舊不全故也。

(乙)全身療法。Allgemeine Behandlung.

因全身療法。(一)能使既吸收之病菌及毒素爲無害。兼(二)期望對於疾病。使身體之抵抗力增進者也。

一。已被吸收於血中之病素使爲無害。尙未得確効而現今多使用者。大概如次。

(一)血清療法 Serumtherapie 爲全身療法中最理想者之一。依製白喉血清同一方法。製出抗連鎖狀球菌血清 Antistreptokokkenserum. 用之。此血清不含抗毒素 Antitoxine 以中和病菌產出之毒素 Toxine。或存之亦極少量。且亦無將病菌滅殺溶解之溶菌素 Bacteriolysine。連鎖狀球菌能發育於此血清中。從而對於傳染不得直接作用。然其所以能奏効者。乃與連鎖狀球菌相會之時。與之營特殊之結合。以減弱病菌之抵抗力。白血球得任意逞其喰菌作用 Phagozytose。卽由間接而殺滅病原菌者也。(Denys, Leclef. v Bordet, Neufeld. Rimpan.)

今試將連鎖狀球菌之致死量。接種於二動物之腹腔內。其一於接種前或後。處置以血清。他者不爲此處置之時。則於前者。立卽來喰菌作用。認病菌被白血球所攝取。於後者則不見起喰菌作用。速來敗血症而仆。

據本姆氏謂血清療法。於動物試驗。殆常齎以好結果。而在人體則其成績。尙未得良好。依此僅得防遏傳染機轉之進行。不能使已來變化之組織爲復舊。因而於既發汎發性腹膜炎。膿毒症。骨盤結締織炎。其他化膿性炎症者。雖注射以一五〇—二〇〇—三〇〇克 Gramme 亦全無効也。反之在重症連鎖狀球菌性子宮內膜炎。白股腫。及純敗血症。尙未來局處之變化者。則以五〇—一〇〇克之注射。屢因之得奏卓効。而病症著明輕快。速爲解熱。全治癒者有之。血清乃以一回二〇—五〇克爲皮下注射者。全量得達三〇〇克。有時注射後五日乃至八日。來紅斑性發疹及關節炎。更新有發熱者。然其自行消退。不足介意。因無其他何等不良之副作用。故常有試用之價值也。

(二)接種素療法 Vaccintherapie。對於產褥熱。接種素療法之價值。今日雖尚未決定。然以自家接種素 Autovaccin 處置之者。則不論何時。不失爲根本的原因療法。惟其製法。尤於嫌氣性病菌 Anaeroben 者。爲繁雜。故臨牀上常不得應用。之尚待將來之研究頗大也。

(三)人工的白血球增殖法 Kunstliche Vermehrung der Leukozyten. 卽依此而使身體防衞力增進者。於發熱當初。行二%「奴克林」酸 Nucleinsaure 或「法戈乞津」液 Phagozytinlosung 之皮下注射者也。顧因此雖得白血球之增殖。而對其病機之効果。則不免極不確實。然至近來「奴克林」酸注射。不僅能惹起白血球率殖。且來 Opsonine 率之增加。若於分娩初期行之時。則發於產褥早期之傳染。可得防遏之。

(四)克雷的氏銀療法 Silberbehandlung. nach Crede. 應用「科耳拉耳戈耳」卽可溶性銀。Kollorgol s. losliche silher. 以殺滅血中之病菌。或注入於靜脈內。或直腸內。或使之內服。或爲膏劑塗擦於皮膚。然較靜脈注射。其効果皆遙不確實。

(一)可溶性銀

〇・九％食鹽水　一〇〇・〇

右施煑沸消毒每回以五—一五・〇。注射於靜脈內。在重症者。每日行一—二回。否者每一兩日反覆之。

於注射之際。若漏出於血管外之時。則惹起劇甚之炎症。有生膿瘍者。故不可不注意。

(二)可溶性銀　〇・五—一・〇

蒸餾水　五〇—一〇〇・〇

Gelatin 或卵蛋白　少量

右爲一回量。灌注於直腸內。但須豫由灌腸排出腸內容爲要。而每日一・二行之。持續一二週間。

(三)可溶性銀一、〇—二、〇

卵蛋白　一、〇

蒸餾水　一〇〇、〇

自此中一回取五—一五、〇。混於牛乳或咖啡。使之一日三、四回服用。

(四)可溶性銀　一、〇

乳糖　一〇、〇

甘油　適宜

右混和爲一〇〇丸。一日二—六粒服用。

(五)可溶性銀　一〇、〇—三〇、〇

Lanolin　三〇、〇

豚　脂　七〇、〇

右混和爲軟膏。一日一—三回。每回以三乃至八克。一五—二〇分間持續塗擦局處皮膚。豫以石鹼酒精洗淨消毒。次以醇精 Aether 除去脂肪爲要。

又可以「愛列克忒拉耳戈耳」Electrargol。同樣使用之。因比可溶性銀。刺戟症候少。故雖施皮下注射。疼痛亦輕微。惟自大戰勃發以來。供給漸不充分。遂有代此而用日本製品「愛列克羅依得」銀 Elecroidsilber 者。

(五)安替芷林 Antipyrintherapie。因「安替芷林」Antipyrin 有能中和毒素 Toxine 之作用。故往往於產褥熱應用之。而其一回量爲〇、五克。使一日二乃至四回服用。

又以「阿斯芷林」Aspirin 〇、二—〇、三克。每三時間服用。有奏効者。

二。將吸收於血中之病毒。使爲無害之方法。今一言以蔽之。不可不謂之猶夢空中樓閣者也。故就重症產褥熱。吾人所當爲之事。乃對於疾病。努力維持身體之抵抗力外。無善法也。卽將腎臟腸管及皮膚之機能。使成旺盛。以促排出身體內所存之毒素。同時講榮養增進之途者是也。

(一)看護法　看護法之良否。關於患婦心身之安危頗大。從而影響於治療之効果亦甚。故醫者。亦須專心於是使從於看護之事。卽使患婦居適當之位。保身體之清潔。防臥褥衣服之傳染。務勿缺室內換氣、採光、保溫等之一般。

（二）食物　使攝取多量食物之一事。亦爲治療上之要件。卽選液性而易消化者。且隨時變換之。以不使患者厭煩爲宜。肉類無禁忌之必要。輕者可漸以少量與之。但在腹膜炎者。不可不行飢餓療法。

（三）醇（酒精）Alkohol　不惟用爲心臟刺戟劑爲有効。且以其抑制蛋白質之分解。得節減身體組織之消耗者也。然解熱及殺菌作用。則僅微而敗血症患者。槪耐大量之醇。雖不易酩酊。然若見中毒之徵。患者自感知之。至嫌惡飲用。欲用之者。可於「白蘭地」酒 Cognac 混以卵黃。或可爲赤酒劑與之。

（四）食鹽水注入　與以多量之液體。使腎臟機能興奮。以稀薄血中之毒素者。乃最爲得策。近時對於此目的。頗稱揚以生理的食鹽水注入皮下或直腸內之法。卽每日用一〇〇〇—二〇〇〇之時。不僅腎臟機能旺盛。且脈搏强實。口渴輕減。尤於腹膜炎有卓効。

（五）全身浴　衰弱增進。食慾缺損。加之陷於嗜眠狀態者。使每日一二回。沐浴於攝氏二五—三〇度之微溫湯內。三—七分間之時。則腦症狀輕快。呼吸及血行機旺盛。食慾亢進。因之身體細胞新增加抵抗力。然有因他事情而全身浴不可能之時。則可行全身或身體一部之微溫濕性纏絡法。或冷水摩擦等。而此等水治療法。乃於重篤敗血症爲不可缺者。起初雖有患婦厭之者。然於强使行之時。則因此顯有自覺症狀之輕快。故終自進而爲之矣。

(六)下劑　於無腹膜炎症狀者。投以蓖蔴子油。或甘汞。以計通利爲良。

(丙)對症療法 Symptomatische Therapie.　與全身療法及局處療法相俟。對症療法亦固不可缺。

(一)腹部疼痛　對於腹部疼痛持續冰罨法。若認腹膜炎症狀。則投以阿片劑或「嗎啡」。

(二)於不眠及興奮狀態之時。可依頭部之冰罨法。全身浴等。若「克羅拉耳」Chloral 以其障礙心臟。故不可使用。

(三)高熱　對於發熱其物。不要特殊之療法。加之解熱劑能來胃障礙。及起心臟衰弱之故。不可不深注意也。故因高熱持續之時。僅爲一時緩解之要者。可用之通常多應用「安替疋林」「阿斯疋林」「疋拉密洞」Pyramidon。「規甯」等。

(四)下痢　雖不足憂。然恐因之而來虛脫時。可投以阿片Opium劑。

(五)鼓腸著明。因之使患者苦悶時。則以彈力性橡皮管插入腸管內。以計氣體之排出。或依直腸之高位灌注。有得使之輕快者。

(六)嘔吐　因頻回反覆之故。攝取食餌困難者。可以液狀食冷却。漸以少量分與之。或以生理的食鹽水注入於直腸或皮下。

(七)諸臟器之轉移　對於肋膜炎及肺炎。可施以胸部之濕性罨法。若發膿瘍。關節炎等。則宜切開。或消炎法等。適當行之。

(八)虛脫　現此徵之時。則與以多量醋飲料。行醋精 Aether。樟腦Campher。及狄加林Digalen之注射。而在甚衰弱。脈搏不良者。可於入浴前後。必施樟腦注射。

其他臥床亙久者。則有生褥瘡之虞。不可不豫依適當之處置。以防遏之。

若體溫既下降。一般狀態良好之時。則對於子宮之復舊不全。施以治療。卽麥角劑之服用。下腹之溫罨法。膣灌注法等是也。

(丁)手術的療法 Operative Behandlung. 對於限局性膿瘍。蜂窩織炎等。施外科的療法固宜矣。此外猶就產褥熱。有推獎手術的療法者。今摘錄其二三示之。

(一)於產褥性汎發性腹膜炎。施開腹術。裝置排膿管。有得卓効者。尤於續發於限局性膿瘍之破裂者爲然。

(二)而於發病期。病機尚限局於子宮內者。則依膣式子宮全剔出術。有奏効者云。又近來封黑耳弗 V. Herff. 氏稱揚依開腹術而行膣上部切斷術。燒灼其斷端之法。然此等之効果。皆不免極不確實。蓋多爲病機已波及於子宮外故也。

(三)於膿毒症者。將有化膿性血塞之靜脈結紮之。有能奏効者。忒連爹連布耳格 Trendelenburg. 氏將精系靜脈結紮。本姆 Bumm 氏將兩側之下腹及精系靜脈結紮之。有得治癒者云。而因罹患靜脈爲索狀。呈蚯蚓樣硬度之故。可得識別之云。

甲　產褥性丹毒 Erysipelas Puerperalis.

原因　菲耳愛真 Fehleisen 氏之所謂丹毒菌 Erysipelaskokken。畢竟不外乎羅真巴哈 Rosenbach

氏之連鎖狀球菌。故丹毒者。亦與產褥敗血症。依同一原因而起。多自陰部創傷進入。惟亦有時自乳房損傷而入者。加之亦有發顏面丹毒者。

症狀　於從來之健全褥婦。突發者有之。或起於已呈多少創傷傳染之症狀者有之。而其傳播甚迅速。乃自陰部直波及上腿臀部。

豫後　臨牀的經過。概與發於產褥時以外者無大差。但豫後顯然不良。尤於病原菌與敗血症菌發自同一幹。從而侵身體內部組織者爲然。在如此者。則於內臟之解剖的變化爲顯著也。

療法　守一般對於敗血性創傷傳染療法之法則。且不可不對於疾病。盛維持身體之抵抗力。若認有新疹時。則塗以「凡士林」Vaselin 或硼酸「凡士林」

乙　產褥性破傷風 Tetanus Puerperalis.

原因　破傷風菌、介以手指或器械。情於生殖器創面。因之繁殖而發。與平時之破傷風無異。於施墮胎。流產。早產。人工胎盤剝離。膣栓塞等。多來之。雖爲最危險之合併症。然幸來於產褥者極罕。

症狀　以四乃至十四日之潛伏期發之。初起不快之咬肌緊張感。須臾因顎骨肌之强直性痙攣發作。而成開口困難。次於他之顏面肌亦被侵。因而顏貌至呈所謂痙笑 Risus sardonicus.。鼻翼舉揚。額皮皺縮。多瞑目而成擬做。不能上下顎骨相緊接。而不能攝取食物。因呼吸及咽喉肌之痙攣。而來呼吸困難及嚥下不能。更痙攣若及於他諸肌。則頭部屈曲於後方。軀幹亦反張於後方。腹壁緊張如板。上肢密接於軀幹。且爲强直性伸展。下肢亦同樣延伸。足端向下方。而此等肌肉痙攣。以甚疼痛來之。然神識全明瞭。故苦悶頗著，發作以號叫而至此。雖因舌及咽喉頭肌之痙攣。亦因患者不堪劇甚之疼痛所致也，發作之頻度則全不一定。重症者一時間及於數回。由於輕微之外界刺戟。亦有發者。有時來排尿困難，又屢於尿中認少量之蛋白。睡眠全被障礙。伴著明之發汗，脈搏雖來頻速。而於輕症者。多不起著明變化。體溫雖亦不脫常規。然多在三七・五—三九度之間。於死前成過熱性。加之有時至死後猶能達四三乃至四四者有之。

豫後　殆常不良。顯者於發病後二三日。有歸於死者。在經過持久者。因營養攝取不可能之故。則頓瘦削。而發作益近末期。從而亦愈強劇。遂至於仆。而死因則爲呼吸肌痙攣。聲門水腫，腦出血。嚥下性肺炎及虛脫等。於死前期多陷於昏睡。

療法　雖可注射北里及別林格 Behring 氏血清，然其効果不確實。其他依對症的療法。輕減患者之苦悶。亦最爲必要。即一日二—五回行「嗎啡」(〇・〇一—〇・〇二)之皮下注射。在嚥下可能者。則與以五—六食匙之溴化鉀阿片合劑(溴化鉀一〇・〇水一五〇・〇阿片泊芙蘭二・五)其他嚥下不能者。不可不依滋養灌腸而維持體力。

丙　產褥性白喉 **Diphtheria puerperalis.**

原因　近來往往接於產褥創傷發見白喉菌之報告。此蓋因從事於白喉患者之處置醫師或產婆之中介所致。間有因罹患小兒接近產婦而起者。

症候　初於創面。生光輝白色膠狀之義膜。此義膜乃成自纖維素者。其蔓延速。及於創傷外。遂至全掩生殖器管腔內面者有之。與病機進捗之同時。又發稽留性高熱。又續發的有於母兒之鼻腔及咽頭發白喉者。

豫後　而於真性白喉。不混他病菌。尤爲無連鎖狀球菌者。豫後佳良。義膜與多量之分泌物同剝離。不貽瘢瘍而治癒。

療法　別林格 Behring 氏白喉血淸最爲有効。

丁　產褥期淋毒性疾患 Die gonorrhoeische Krankheiten im Wochenbett.

於產褥期之生殖器。其組織不僅鬆疎柔軟。且有許多之創面。加之因惡露不斷濕潤。以故自妊娠期所持續之淋毒。無論矣。卽雖於分娩後初感染者。其繁殖迅速。因而比平時。其症狀常劇烈。且因子宮頸管哆開。子宮顯爲移動性。淋菌易蔓於上方。而發子宮內膜炎。喇叭管炎及骨盤腹膜炎。間惹起子宮周圍炎。汎發性腹膜炎者有之。而腹膜炎者。似多由既存之淋毒性喇叭管炎而來之。

症狀　淋毒性產褥疾患。以其發生遲爲特異。尤來於離床者多。屢以中等度之發熱。與輕度之疼痛到來。亦於早期且以劇甚之症狀而來者有之。尤於發腹膜炎者爲然。然不起如敗血性腹膜炎之腸管麻痺現象。中毒及虛脫之症候。亦不著明。不來意識溷濁。體溫雖有達四〇度以上者。而脈搏超一二〇者稀。從而豫後多佳良也。

診斷　在發病初期。往往與產褥熱誤診者有之。然若顧(一)既往症。與(二)發病之遲。(三)鑑於喇叭管炎。或初生兒膿漏眼之存在。更又(四)其急性期短之一事。亦得爲參考。(五)若於惡露認淋菌。則診斷確實而來於產褥末期之發熱伴限局性骨盤腹膜炎者均有淋毒性之疑而熱性療法雖於無發熱者亦務使之長就褥且促病菌上昇於生殖器之洗滌及其他處置須禁忌之若既經過急性期則施與平時者同一之療法。

第三章　生殖器異常及附近臟器之疾患

Die Anomolein der genitalein und die Erkrankungen der anliegenden Organe.

第一　發於產褥期之生殖器異常

Die Anomalein der Genitalien im Wochenbett.

一　生殖器復舊不全

Die mangelhafte Ruckbildung der Genitalien.

生殖器復舊機轉之障礙乃於子宮最著此際子宮之縮小遲延因而子宮底頗高其壁亦柔軟而弛緩職斯之故於胎盤附著面之血管不能充分壓迫血塞形成亦不全而爲鬆疎加之子宮腔亦廣闊將此謂爲子宮復舊不全症　Subinvolutio uteri puerperalis

原因　子宮復舊不全症從其原因得將之分爲(一)單純性者(二)繼發於胎盤斷片之殘留者二稱。(一)前者於1頻產婦2多胎分娩3羊水過多症4早產5分娩時强出血等續發之尤於6褥婦不能自從事於授乳者爲然又7重症產褥熱常伴本症其他8有因產褥之不攝生而誘起者例如膀胱及直腸充盈早期離床而從於勞役之事或遭遇身體劇動等是也(二)由於胎盤殘留者屢因胎盤用手剝離或克列的 Crede氏壓出物之濫用而來之間有續發於自然分娩者。

症狀　子宮大且柔軟子宮底頗高惡露多量而至第二週猶混有血液且往往有見純血液之漏泄者。將此謂爲晚期出血 Spatblutung。又於子宮腔內因異物之存在者則於分娩後數日來頗多量之出血。且因子宮異物之刺戟屢於產褥第一日已起劇甚之後陣痛者有之。此際行雙合診自既哆開之子宮口。送入以手指則常立卽觸知異物。然亦有時更深探至胎盤附著部始得認之者有之。一般子宮口哆開愈甚子宮腔之擴張亦愈大。從而殘留之異物亦彌大也。如此之異物多謂胎盤片常被包以凝血。往往有卵膜斷片者有之。然若止爲卵膜片之時。來劇甚之出血者頗罕。如斯之斷片乃於分娩後數日偕多量之惡露而被排出爲普通。胎盤片殘留。若於適當之時期除去之則豫後極良好。倘其排泄遲延。出血持續之時。則纖維素沈著於此。而於子宮腔內有爲高隆起者所謂胎盤息肉 Placentarpolyp 者是也。

豫後　關於生命。雖毫無虞以危險然若委之於自然經過則繼發種種之生殖器族患而奪生活上之快樂。不堪勞役。且有至使長苦於痼疾者。

療法　(一)在單純性復舊不全症者使長就褥而其取背位或側臥。可任患者之意。同時與以大量之麥角（麥角浸三·〇—四·〇一〇〇·〇一日六回分服）或投以「愛耳戈汀」Ergotin 「采卡科甯」Secacornin 且一日二—三回行熱性膣灌注。

(二)在殘留胎盤斷片者則不可不速除去之。其方法與不全流產之除去毫無異。卽先使患婦於橫床居於臀背位。臨於必要時。或施痲醉，行外陰部消毒人工排尿。以消毒液洗滌膣及子宮內。如斯而後。以一手送入膣內。更將食中二指使到子宮膣內。同時以他手貼於腹壁。將子宮壓迫固定。而以內指將胎盤斷片。剝離除去之。除去既畢。可用五〇%酯Alkohol液。再行子宮內洗滌。若子宮口不得通過手指之時。則依「沃度封」紗布 Jodoformgase。以圖頸管擴張。若如斯操作全完。則爾後可與單純性復舊不全症。同樣處置之。

胎盤斷片。人工除去之豫後。乃專關於子宮內容之分解與否。倘惡露不放惡臭。不認發熱。無子宮壓痛者。則豫後佳良。然若分泌物已有惡臭。體溫亦已爲昇騰者。則不可保其効果確實。蓋因其腐敗菌傳染之時。雖由子宮內容之除去。可速治癒。然往往誘起敗血性傳染而有來膿毒症故也。雖然爲重篤之敗血性傳染。亦有能爲治癒者。故不論何時。於要人工排除。乃不可躊躇者也

二　產褥性子宮變位　Deviatio uteripuerperalis.

就發於產褥之子宮變位。乃屬於婦人科學之範圍。雖本書所不能盡。然欲稍述之。

一、子宮前屈前傾症　Anteflexio Versio uteri.

產褥子宮。以其頸部顯爲柔軟。與腹壓專作用於其後面。再以子宮自己重量之增加時。則來前傾前屈。甚者妨惡露之流出。而發所謂惡露蓄積症Lochiometra。伴惡寒戰慄。而有來發熱者

二、子宮後屈後傾症　Retroflexio Versiouteri.

存於妊娠前之子宮後屈後傾症。雖於妊娠中多輕快。然至產褥第三乃至第四週再發者。殆常見之。否

亦產褥中不得善攝生。當生殖器復舊機尚未完全之際。偶爲身體過度之勞役時。則於產褥中有特發者。在見於婦人科本症之大半。實以基因發於產褥。而子宮後屈後傾。無來於產褥第一週者。若既發者。則惡露再帶血性。且其持續亘久者多。

三、子宮之下垂與脫出症翻轉症 Descen sus et Prolapsus uteri. et Inversio Vaginae.

膣前壁於妊娠中肥大。其下端多少突出於膣前庭爲普通。入產褥更爲著明者有之。然見後壁之翻轉。則頗屬稀有之事。而由於膣壁之牽引。子宮亦下垂。甚者有全脫出於陰門外者。或於產褥有來原發性子宮下垂或脫出症者。於分娩後。陰裂之甚哆開。且呈子宮後傾症者尤然。其他於妊娠前既有本症者。則常至產褥第三週前後再發。

療法　在惡露蓄積症者。可舉揚子宮。促惡露之流出。

對於後屈後傾症者。可專講豫防之策。且可及的早期診斷。以期無誤治療之機會。卽經分娩後二週日。必藉內診以檢子宮變位之有無。若既見後屈症。則先投以麥角。且施熱性膣灌注。以促子宮縮小。常戒膀胱及直腸之過度充盈。如斯分娩後經四—五週。整復子宮。依 Pessarium 將之保持於正位。更可持久以麥角服用與熱性膣洗滌。

而子宮之下垂及脫出症及膣翻轉症。已於妊娠前存在者無論矣。若於分娩後有發生之虞者。可命安靜身體。禁怒責及其他一切之腹壓。使內服麥角。且依 Pessarium 將之保時於正位。以熱性膣洗滌持長之時。有能奏効者。否則俟產褥之經過。可施手術的療法。

（未完）

麻瘋的病象診斷和治療(續)

高克瑞原著

(乙)結節麻瘋病

關於結節麻瘋病用不着說許多因爲診斷起來並不困難。特殊的分佈獅狀的關節面以及神經增大的現象都是使我們認清是麻瘋的徵狀。

第二期的麻木麻瘋症

麻瘋到了這個地步肢體往往殘廢知覺完全喪失因爲無論淺深神經都失去了效力所以很容易使人辨認出來。

麻瘋的診斷

麻瘋到了末期。決不難診斷清楚。但是若到了這個地步。那完全治愈最好的機會已經失去了。前面的一節。對於麻瘋的表狀和徵候。以及分別診斷的問題。都討論過了。所以爲簡明起見。現在再把幫助診斷早期麻瘋的幾點。撮要記在下面。

(一)剝色——剝色斑、或應稱爲減色斑。往往發現在四肢的外面。面部、臀部、背部等處。好像總是些常和衣服接觸的地方。常有銅器的色彩。和光滑的平面。起初輕觸。仍能覺得。後來就麻木了。

(二)麻木——麻木有時就在剝色的地方。有時却又無關。普通最受影響的是尺骨、和腓骨神經。和他們的皮上分佈區。知覺喪失與否。我們應當有統系試驗出來。不過要記清楚。神經麻瘋者的剝色斑區域。是找不到麻瘋病菌的。

(三)麻瘋桿菌——先前已經說過。大多數印度的麻瘋病患者在皮膚上的表狀未發現以前。已經入了早的神經期。可是也有少數很可疑的病者。未經過早的神經期。皮膚上已有顯明的徵狀了。在那種族的抵抗性很薄弱的國家。麻瘋尤其發展得異常迅速。以至於結節的麻瘋病。也明顯的發現了。總而言之各種的皮膚麻瘋。在鼻黏膜、或者皮膚損害地方。都可以找到麻瘋桿菌。但是神經麻瘋者的鼻黏膜裏。就不一定可以找到。如果也被發現。那皮膚的損害。必已漫延全身了。

麻瘋桿菌、喜集衆成爲雪茄式的束狀物。有抗酸性。而且還有薄膜。中包含的多數紅色粒狀物。這些特徵都可用作辨認的方法。包皮垢桿菌短一些、厚一些、沒有粒狀物。結核桿菌要長一些、細一些。並且常常小一些。這兩種桿菌、都是通常易於誤會的。

直到現在。只有這些臨診的表狀。可以認爲診斷早期麻瘋能信任的方法。許多人試驗着、想發明一個特異的血清反應。庶幾可以比現今所用的方法更加可信。但是結果却十分不好。到了中期麻瘋。纔可以有肯定的反應。然而那時有了上說臨診表狀。也很足以診斷淸楚了。

許多人聲稱麻瘋若不與梅毒同時生在病人身上。可以得到肯定的華色曼氏反應。可是有一個缺點。就是麻瘋不在發熱期內。不能有這種反應。

麻瘋的結局

關於麻瘋的結局。我們應當從另外一個觀點來觀察。不可和他種病症用同一的眼光。麻瘋的後期往往使人面容更改。肢體殘廢。痲瘋病人實是社會的汚點。所以最要緊的。我們的目標。不僅是除盡病根就完了。因爲倘若治療的結果依然遺留下了肢體的殘廢。那病人在社會上的地位便依然不能更改。於是他就也不能有常人的生活了。所以我們要注意。必須把這病完全止住。不使他遺留下一點殘廢。若能如此。便可以用一個比較的名詞叫他「絕對痊愈」不過同時要曉得到現在還沒有人發明一個方法。可以使此病完全離身。卽使痲瘋得愈。肢體卻已殘缺。無能爲力了。

（二）不治療者的結局

除去少數的例外。痲瘋病者的結局。總是死亡。病到了後期。照感染病毒的深淺。而有多少的殘傷肢體。至於不加治療者。病期的長短。却也不易斷定。皮膚痲瘋者尤其是結節性的。往往屈伏於痲瘋的反應。或者屢次定期發熱的來襲。有時因爲他也和肺結核、腎臟炎、痢疾等症的、有間發性。以至制於死地。少數的結節痲瘋者可活十至十二年以上。這種人大半沒有顯著的痲瘋現象。病期的長短和神經痲瘋的相似。神經痲瘋者。不加治療的終期現象。是由纖維組織而影響到神經的損害。結果是營養失調。而至於肢體殘廢。變成所謂「痲瘋殘廢者」。到了這個地步。病人却仍可生活許多年。痲瘋或者自然而然的好了。並不留下殘廢的肢體。那是最少的例外。不加治療而「絕對痊愈」是很少看見的。雖然「絕對痊愈」是十分罕少。可是神經痲瘋者。到了某一個時期。忽然停止住了。到也並不少見。這種結果最常看見的、是純粹的神經痲瘋、局部的生在一肢上的時候。留下一個爪狀的手。或者殘廢的脚。作爲痲瘋病患惟一的表狀。病却就此停止住了、總括不治療者結局而言。我還是錄一段漢生博士（Dr. Hamsen）的話在底下罷。「痲瘋按他的病程走去。必至於死亡。但是若斑點痲木痲瘋。也有不少不治自愈的。不過痲瘋雖愈。却遺留下不同的現象。間或也看見完全痊愈精神健康。一切恢復了常狀。那究竟是少數。最普通的總是留下了一個悲慘的人。或者多少痲痺殘廢的手足。或者角膜變爲不透明。眼不能閉。以至眼淚不住的掛在頰上。或者面部筋肉痲木。口不能閉。以至口涎四滴。在這些情形之下。那人倒可以得到一種利益。就是往往享得高壽。」……「結節痲瘋症中。往往痲瘋桿菌成爲肉芽。而行消滅。除了留下的疤痕之外。沒有別的東西。使人認爲痲瘋的了。若影響了神經。結果遂至於廣佈的痲木。這是斑點痲木痲瘋一定的結局。這兩種情形。若只就痲瘋本病而論。都已全愈了。

（二）治療者結局

預判痲瘋病治療者的結局。是很難的。第一、不知道病人開始治療時痲瘋已到第幾期。第二、不知道各病人不同的健康狀況。還有許多他種原因。要看一切痲瘋在治療之下能「完全痊愈」的百分數。最好是收集一些大的痲瘋病院。治療結果的統計。高麗光州的威爾孫博士（Dr. Wilson Of Kwangju Korea）說到他病院裏治療的病者。有百分之三十很顯明的治好了。平均治愈的期間是三・三年。不過有一層。那裏大多數的病人。是急性的結節痲瘋症。所以比印度普通的慢性病容易治好。斐列濱羣島的顧良（Culion）地方。是個很大的痲瘋區域。那地方的威特博士（Dr.wade）說。有百分之十五到二十。可以恢復健康。印度狄區迫里的開爾博士（Dr. Kerr of Dichpall,India）聲稱在一九二六年有百分之十九脫離了一切的痲瘋表狀。由此看來。近年改良的治療法。對於痲瘋病人。的確大有貢獻了。

（三）按期判斷的結局

痲瘋大體可分爲三個時期。（一）侵入期。這時身體被侵入部分。尙無抗毒的功能。（二）抵抗期。（三）屈伏期。

（一）侵入期——在這很早的時期，病的徵象只有幾塊剝色斑。或者稍微失去了點淺知覺。所以只要治療得法。大多數總可以「絕對痊愈」這時期的治療應當十分小心。竭力避免過分的反應。因爲萬一有了劇烈的反應。很容易擊破了痲瘋桿菌的聚集團。而散佈到其他部分去。

（二）抵抗期——病人到了這期。大多數是皮膚痲瘋。在那病程之間。經過不少次的反應。體中業已得一種相當的抗毒素。足以撲滅侵入循環系中的病菌。所以無論何種治療。只要能促起反應。便與病人有益。因此在這個時期。無論何種藥劑的效率。都很難斷定。譬如蛋白震動治療法等。都可以促起反應。所以也都惠及病人的。不過有些劇烈性痲瘋。尤其是結節性的。要止住那病。非費數月功夫不可。在這數月的期間。第二期的痲痺和毀形。依次發生。以致痲瘋的特徵都顯露了出來。雖然在這時期中的結局。有注意的必要。然而大多數的病人。我們仍可希望他得到很好的結局。

（三）屈伏期——到了這個時期。痲瘋業被人體戰勝。而漸歸消滅。然而纖維組織早已屈伏於痲瘋。而變爲萎縮。以致於他種組織和神經。都受了損傷。或者肢體殘廢。而不能希望痊癒的了。治療僅能促進這種結局。而不能弄好已經破壞的部分。所以痲瘋到了這期。病人若不死於開發的反應。一定要受了那所留下的肢體的殘廢。或者面貌的改變。治療不過可以減輕病人的痛苦。促快這病自然的步驟罷了。

由上數點而論。治療下痲瘋的結局。預判起來。决須鄭重的思索。因爲病期不同。結局便各自兩樣了。皮膚痲瘋。尤其劇烈性的。更須注意治療損害的時候。第二期反應。也可以發生使病人留下了疤痕。話雖如此。皮膚痲瘋現在和六年前的情形。比較起來。還是十分有希望。現在對於他的智識、和治療的確進步得多了。按自然的步驟。病人病痲瘋愈久。形體自然愈受殘傷。雖說按現今的時代。前途十分有望。我們依然要記在心裏。醫生常說的一句話。就是痲瘋是個最愛騙人的病症。所以萬不可太樂觀了。然而反過來說。也不可以爲毫無希望。十分悲觀。因爲使病人精神健旺。是戰退這疾病一個重要方策呢。

痲瘋的治療

痲瘋是個慢性的。而且長時期的疾病。所以要治療成功。除了特種藥劑的服用之外。對於病人康健的維持。也應加以同等的注意。痲瘋的治療。按下列節目討論之。

（一）普通的治療

（二）特殊的治療

（甲）常例

（乙）藥劑的忌用

（丙）注射後之併發症　一普通的　二局部的

（三）局部的治療

（四）併發症和後發症的治療

（甲）麻瘋反應

（乙）潰瘍　一麻瘋的　二榮養的

（丙）癆病與麻瘋

（一）普通的治療。

病人普通情形的治療應注意下列各點。

（甲）適宜的環境——治療麻瘋適宜的環境佔一重要部分。他也可以阻止病的進行。所以除去他種病。如梅毒、鈎虫、瘧疾等同時併發外。特殊的治療竟很少機會可以成功。注射大風子油。可以給一個同時的幫助。不過要注意用安愛皮藥劑的時候。N.A.B.（Neo-arsenobillion）最好不注射。因爲這藥是要發生反應的。至於隨後用水銀劑的時候注射就不要緊了。

（乙）良好的食物——要治療麻瘋成功。良好而適合的食物是非常的重要。食物中應有多量的新鮮蔬菜、水菓。陳腐的食物和東方人喜食的含有多量香料的食物。必須免用。

（丙）通暢的大便——這應當特別注意。因爲普通人對於麻瘋治療。大半不注意這件事。便祕是麻瘋病人的常事。而便祕的麻瘋病者。決不能得到良好的治療。

(丁)充分的運動——痲瘋和肺癆相似。充分的運動也是一個最重要的治療的附屬物。痲瘋病者尤其是那種早期的人。並不能算是病人所以能使他們漸漸的去練習比較劇烈些的運動。譬如走路。由少而多。直到一天走十至十五英里。靑年人可以引導他們玩足球。或者克立開球。柔軟體操也是一種很好的運動。在覺到疲倦以前。應把運動停止。

(戊)新鮮的空氣——這個條件。在治療肺癆和治療痲瘋。都是同等的重要。

(己)洗澡——如果還方便。應當常有多量的冷熱水浴。浴後應摩擦全身。或者使病人們交互的摩擦。

(庚)交性——性交應絕對的禁止。因爲可以剝奪病人的生機。而減少抵抗的力量。

(二)　特殊的治療

(甲)常例——最近數十年來。對於痲瘋所用的藥品很多。裏面最有功效的一種。就是大風子油和多到百分之四的二次蒸溜的木焦油。（Creosotl）的混合物。還有一種比較貴一些。用起來也很有效力。叫做依西喔（E.C.O.）混合物。是印度加耳各搭城熱帶藥物學校裏所用的。混合物的成分。是五十分大風子油的二烷醯。(Ethyl Ester of Hydnocarpus Oil) 五十分的橄欖油。(Olive Oil) 和四分的二次蒸溜的木焦油。(Creosote) 這種混合物可以促進起比較强烈的反應。所以用時當十分注意。

加耳各搭熱帶藥物學校用油所取的方法。是皮下注射。施行詳細的手術如下。用二個十西西(C.C.)的注射器。和大小適用的針。把病人的身體分成八個分部。就是

一、左臂的外方。　二、右臂的外方。
三、左前臂的外方。　四、右前臂的外方。
五、左臀。　六、右臀。
七、左股的外方。　八、右股的外方。

注射時。須注意不要在四肢的內部也不要在近骨的地方。一切預備好在上述各處。擇一適宜的地位。把針刺入淺深兩層筋膜之間。（針在皮下。應能自由活動。）注射半個西西。然後抽出針的一部分。脫離了筋肉的組織。再刺入另一方向。注射半西西。這樣繼續着。以第一次之針孔做中心點。把四周都注射到了。像這樣子刺入皮中一次。可注射五西西以上。兩星期注射一次。由一西西起首。（壞的皮膚痲瘋。用半西西起首。）一次增加半西西。最多可到十二西西。治療期間應十分注意着有無反應發現。若有反應。究應如何停止注射。雖無嚴密的規則。然而以下這幾條。却還可以做一個遵守的原則。

一、注射後。溫度二十四小時不退。藥量不可再加。
二、四十八小時不退。藥量減半。
三、若七十二小時仍不退熱。當停止注射。

按已得的經驗。若所用的藥量很小。雖然溫度略有增高。仍可繼續注射。可無損害。

（乙）藥劑的忌用

一、肺結核——這是治療時最主要的忌用藥劑的病。如果肺結核和痲瘋併發大風子油和他的轉化物。可發生劇烈的反應。所以大風子油的治療術。便當忌用反應對於肺癆。可以使他病勢突然增重。所以很危險的。

二、腎臟炎——腎臟炎往往與痲瘋併發。顧林（Culion）地方的名醫。曾說在這種情形之下。用大風子油劑對於病人很是有害。

三、眼的損害——虹膜炎和虹膜睫狀體炎。——若病人在治療期間。發生虹膜炎。或眼中其他部分發炎。大風子油注射。應即從速停止。另行治療眼部的損害。候眼部完全恢復。纔可繼續此種治療法。

——視線不清——注射大風子油劑以後。病人有時發生此種徵狀。這或是藥中略含毒素的關係。注射應即停止。著者發現每日三次服五喱（Grain）的錄化錏。(Ammon nm Chloide) 很是有益。

四、虛弱——虛弱或者羸瘦的人。不應施以大風子油治療法。有時巨量的藥劑。（十西西以上）繼續用得太久了。病人的體重漸次減少。若仍不停止。病人定必很快的虛弱了下來。所以用藥的時候。最好慢慢的增加。到十二西西之後。就依次減少。直到五西西。然後再增加上去。或者繼續注射了幾個月之後。停止兩三個星期。也是很有益的。

（丙） 注射後的併發症

一 普通的

（A）即時的——有些病人注射後。立刻覺得頭昏目眩。氣息窒塞。胸膈悶緊。這是不要緊的。只要偃臥休息一會便可好了。倘若醞劑注入血管。可以發生劇咳。所以注射之時。應當小心的看一看針尖曾否刺入血管。這是很容易的。只要注射針刺入皮中而未注射之前。把活塞向上輕輕一提。倘若血入器中。那便刺入血管的明證。還有一種。就是脂肪拴塞的危險。也不可忽視。大半注射後立刻的併發症。是不要緊的。頗有些胆小的病人。利用這一點。要求停止治療呢。

(B)遲延的——倘若病人不斷的報告痛苦、咳嗽。體量又逐漸減輕。醫生就得格外小心看護。因爲或者潛伏肺癆。有活動的可能。倘若病人覺得頭痛昏眩。並有間發的寒熱。那我們必須檢查小便中有無蛋白質或者他種異常之化合物。

二　局部的

(A)疼痛——注射若以合宜的手術施行。數分鐘後。應毫無痛楚。倘若並不發炎。亦無硬結。惟覺繼續的疼痛。這一定是針尖太鈍。或者注射太近骨面。以致傷了筋肉的組織。

(B)硬結——若同一地點注射了一西西以上。往往要發生腫脹的硬結。這應以罨法治療。

(C)膿腫——多量的藥劑注射在一處。最易引起膿腫。這可以將腫液抽盡。再注射淡的碘酒。除降膿腫甚大。或者膿液屢抽屢生。可以無須開刀。因爲這種膿腫。是沒有毒質的。若是因爲針頭不潔。生了腐敗性的膿腫。可以用普通外科手術治療。割開而排泄膿液。

(三)局部的治療——三綠醋酸治療。(Treatment with Trichloracltiacil)——對於痲瘋治療。有許多種相反的刺激物。曾經用過。其中最好的一種。就是三綠醋酸。所有的剝色斑。都可以塗敷面部。用一比五沖淡。身上用一比三就行了。一次只可塗幾個地方。同一的地位。不可在十天以內。塗第二次。三綠醋酸是猛烈的刺激物。若用得不得當。容易引起潰瘍的結節性的痲瘋。酸和水可用一比一的成分。不過一次也只能塗抹幾個地方。

（四）　併發症和後發症的治療

（甲）痲瘋反應——痲瘋反應利害一點。就叫做「痲瘋熱」。這是很重要的一個情形。治療痲瘋的人。都應該認識他。無論治療者。或不治療者。都可以有。不過在治療者反應要多一些。治療的目標。是打破痲瘋桿菌的聚集團。所以易生反應。痲瘋反應。大半一開始是溫度增高。其次是皮上續發新斑。這在皮膚痲瘋特別利害。新斑也有紅斑狀的。也有丘疹狀的。或者皰狀結節狀。依病期的深淺。或和反應的强弱。而各有差別。攻擊漸平。病人漸漸到了抗毒素發生期。所以因反應而得劇熱。也頗有益處。但是反應太烈。尤其是初期的病人。體中倘無抗毒素。那就有害處了。若是反覆不已。經過幾個星期。還沒有中止。血中就要中毒了。痲瘋反應。不僅增進皮膚上的病狀。也可以發生風溼性疼痛。神經炎、睪丸炎、腺炎、等症。有時睪丸炎十分的利害。以至神經腫大而痛苦。甚至生了濃液。對於痲瘋反應的性質。也曾有不少的理論發表過。他們的解釋如何。不必去管。最重要的是去認清他治療他。慢性的反應。可用定期的溫度表來查出他。四小時記一次就夠了。而注射的多寡。就可以依表而訂定之。比較劇烈一點的病人。應當使他睡在牀上。並且用鹽類的輕瀉劑。清理他的臟腑。若是頭痛。風濕性痛。或者神經性痛得很利害。可以給他吃斐那昔汀。（Phenacetin）或者阿斯匹林。（Aspirin）多量的重炭酸鈉也很有益。有時用

十量滴 (Minim) 的一比一千的腎上腺素 (Adrenalin) 溶液。和在三十量滴的當量鹽溶液 (Normal Saline) 內也有顯著的功效。倘若身熱一星期不退。注射・○二至・○四格蘭姆的酒石酸銻鉀。(Potasium antimony taot ate) 有時可以使反應中止。在身熱時間內應用柔和而半流質的食物。若同時發生睪丸炎。以致神經增大緊張痛苦。可將神經鞘割開而封閉傷口。

(乙) 潰瘍——潰瘍大致可分爲兩類。一、直正麻瘋性潰瘍。二、神經損傷後的榮養性潰瘍。

一麻瘋性潰瘍——這可以用粗的大風子油治療。小心的看護並注意全身的清潔。大多數就可以好了。鼻黏液膜的潰瘍。有時很討厭。的底下的藥方可以用。

處方——樟腦 Camphu 二英錢 (Drachm)

木焦油 Creosote 二英錢 (Drachm)

大風子油 Hydnocarpus 一英兩 (Ounce)

橄欖油 Olive oil

用法——用兩三滴滴在鼻內。每星期二次。

日夜用小塊紗布浸透流體石臘。敷在患處。可免結痂。

二榮養性潰瘍——小部的傷損。可用碘洗淨。再塗三安思香化鈷。(Tr. Benzoin w) 巨大的潰瘍。可用紗布浸透碘酒。或者一比一千的鹽基性夫克新 (Fuchsin) 溶液塗抹。腐敗性的潰瘍。用熱的過錳酸鉀洗淨表面。弄乾了。再用紗布醮碘酒塗抹。有時亘大的腐敗性潰瘍。有人用熱罨法。或者溼敷法治瘵。希望腐肉可以早日脫離。我們千萬不要相信這種辦法。組織的生活力既被剝奪。皮膚於是水腫。而變爲紅色。腐肉脫離無幾。那種熱溼的罨敷物。反而做了膿毒發展的媒介。潰瘍的表面。並未弄乾淨。四周的組織已受了傳佈的毒害。若是生了溼性的惡疽。甚至於還可以有生命的危險呢。對於巨大的腐敗性潰瘍。最好的方法。是用熱的過錳酸鉀洗濯。或者用他來洗澡。不過要注意。肢體浸在藥水中。不可過十分鐘。洗好之後。潰瘍面拭乾。再用一個鑷子取去一切的腐肉。吸乾之後。全面上施以碘酒。再撲上一比三的硼酸埃朵芳粉末。(Boroiodoform) 一切弄妥。最後用乾紗布把肢體纏好。若是利害的時候。必須四點鐘更換敷藥一次。若有壞死的骨骼。必須取去。病人若不住痲瘋病院。無人管理。有時因多時的榮養性潰瘍。而生蛆虫。在這種情形之下。最有功效的法子。是用哥羅芳 (Chloroform) 殺蛆。再用鑷子一一鉗去。有人用松節油。然而不能滿意。因爲不能如同哥羅芳立刻殺死蛆虫。有時潰瘍生管。尤其是這種管生在手、或者脚上的時候。毒性最有沿筋鞘蔓延的趨勢。倘若能其自然。便不好收拾了。若非毒性蔓延。漏管可以不必開刀。沿他的全長注射碘酒。可以很快的治好。這種手術應當每天施行。一直到漏管收口。因爲第二期痲木痲瘋。已失去了痛苦的感覺。所以碘酒可以隨便用火酒溶液。極易蒸發。所以也可不發生溼敷藥的危險了。

(丙)肺癆——以前已經說過。利害的肺癆。忌用大風子油治療法。可以用一分的鱉魚肝油的二烷醯 (Ethyl ester of cod-einer oil) 四分的橄欖油。(Oliv-e oil) 四分之一分的碘。每次服四分之一至四西西。或者服用三成的魚肝油化鈉。(Sodiummoupu ate) 在這種方法治療之下。肺癆痲瘋。二十病可漸漸痊愈。不過到了這般地步。病勢已重。恐非藥石所可爲力的了。

幾年以前。惟一可實用的方法。就是把每一知道的痲瘋病人。强迫隔離。居住在病院裏。不過這種方法。有兩個缺點。

痲瘋的防阻

(一)只能把容易辨認的痲瘋病人。放在管束之下。那種早期的。更有希望的人。却仍藏匿起來。早期的皮膚痲瘋。很難診斷清楚。所以大多數的病人。在能隔離以前。却又經過了不少受毒害的時期。甚至於過了好幾年也說不定。

(二)增加各地方的負担。每年要繼續的耗去鉅量的金錢。因爲這些緣故。所以無論那種方法。若要阻止或者撲滅痲瘋病。必須根據同一的原則。就是吸引早期的痲瘋者前來就診。在他成爲社會的恐怖物以前。把他的病完全治好。這應當對於門診病人。有一種相當的良好組織。含有毒性的皮膚痲瘋。在可能範圍以內。應使他們入好的痲瘋病院。在亞非利加洲。有的地方沒有足量的痲瘋病院。那麽對於早期病人。更當特別注意了。因爲惟有把來醫的早期病人。完全醫好。纔可以鼓勵起那多數未來醫的早期痲瘋者的勇氣。前來就診。

身體檢查法（續）

歙縣吳羽白撰

第三章　體格判定法

體格判定者。卽判知其人身體之發育是否均等調和。換言之。卽心身機能之調和否。蓋爲健康診斷之一助。對於體質判定上。一極有力之參考資料也。

判定法甚多。茲述其主要者如左。

準據身長體重與胸圍之判定法。

◉一、波翁哈特氏（Bornhardt）法。氏定一公式如左。

$$體重(kg)=\frac{身長(cm)\times胸圍(cm)}{240}$$

若得數相符或相差不逾一公斤(kg)。可看作合格之體格。若眞正體重比之理想體重（卽得數）大在一公斤以上者。可看作體格特別發達之徵。若眞正體重比得數小在一公斤以上。可看作體格薄弱。

譬有某君。重量五八公斤。身長一六六公分、胸圍八四公分、則。

$$58(kg)=\frac{166(cm)\times 84(cm)}{240}=(58.1kg)\cdots合格$$

若某君之體重僅五六公斤。則此人筋骨必甚薄弱。若此人體重在六〇公斤以上。則此人體格必特別發達。不過此式僅對於成人適用。凡十八歲以下者。其二四〇之係數。因胸廓之尙未發達。卽不甚適。茲據日人竹岡氏之補正如下。

七歲……三一六（係數）八歲……三三二　九歲……三一
六　十歲……三〇六　一一歲……三〇三　一二歲……二
九五　一三歲……二七六　一四歲……二六五　一五歲…
…二六二　一七歲……二四八　一八歲以後……二四

二、披累氏(Pignet)法。本法爲法人披累氏在一八九〇年發表於Du coefficint doro nsticite.Bullmed.其式如下。身長(cm)—【胸圍(cm)十體重(kg)】

以其所得之數作爲係數。由此係數以察知其體格之關係如何。

該氏製定一表如左。

係數在一〇以下	一六—二〇	二一—二五	二六—三〇	三一—三五	三五以上
甚強	強	中等	弱	甚弱	不合格

本法亦係二〇歲以上之成年男子適用。在各個人之實用價值較遜。以此法僅根據多數人之平均體格製成。

準據身長與體重之法。

◉(一)布羅加氏(Proca)法。 本法甚簡。據氏之定式謂成年期(三〇歲)之男子概須有如左之體格

身長(cm)—100=體重(kg)

但不合實用。如日本民族身長甚小。據多數統計皆與此式不合。

◉(二)奧埵氏(Oeder)法。 本法蓋由變化前式而來。代身長以「比準身長」(Proportionelle Lauge) 若被檢者爲女子。則變波翁哈特氏法如次式。

正規體重(kg)=比準身長(cm)—100……………男子

$$正規體重(kg)=\frac{比準身長(cm)-100\times}{2}\frac{比準身長\times平均胸圍}{240}……………女子$$

所謂「比準身長」者。蓋就其上體之長增加一倍之數也。其故因歐洲人下體較長。(五二—五五%)而日本人下體較短。故布羅加氏法不合實用。而今改用比準身長頗能祛其弊。而女子之身長胸圍皆較男子爲不發達。故須改良波翁哈特氏法。而所用之平均胸圍。係指乳嘴直上之吸氣及呼氣時胸圍之平均數。

◉(三)遠藤氏法。 以體重爲法數。以除身長。由其商數之大小而判定體格強弱之方法。俱有不能普遍適用之嫌。

此外之判定法尚多。但以波翁哈特氏法及披累氏法爲較能普遍應用。餘法俱不過聊備一格耳。要之在同一年齡之人。其體格已有不少之差異。況欲以一成不變之法而謂能適應多數人。不俟言而知其不可能也。

第四章 學校之身體檢查

茲我國尚無此項規定。經愚參照先進國成規略述如左。

(一)檢查日期。凡文明國衛生設施進步者。必於一定之期間內。舉行全國之學生檢查一次。由主管教育行政之高級機關。釐訂一定之時期。及詳細檢查規則。頒布全國學校。一體遵行。其時期大約俱在每年之四月間。並須有一定之表式。藉以記載檢查所得之成績。每年皆得比較統計。一則以覘該校之體育情形。一則明瞭全國學生之體格狀況。誠爲學校

衛生之要着也。除每年例定時期之身體檢查外。倘校長認爲必要並得臨時舉行身體檢查。如學校附近發生傳染病。或學生中有已罹傳染病之疑者。校長得令校醫舉行一部或全部之身體檢查。藉以維持公共健康。預防傳染。其每年招收學生之入學試驗亦須舉行身體檢查。一切檢查之法概與本文所述相同。

(二)檢查者。 凡學校中施行身體檢查。概由校醫施行。其無校醫者。皆聘由其他醫師擔任之。倘被檢之人數甚多。必分工檢查。各任一職。由數醫師中之一人主任其事。

(三)檢查項目。 學校身體檢查之項目如下。

一身長、 二體重、 三胸圍、 四脊柱、 五體格、 六腿力、 七眼疾、 八聽力、 九耳疾、 十齒牙、 十一疾病。在小學校之幼稚生徒。其視力聽力兩項。無檢查之必要。但顯有障害者。亦須一檢。

(四)身體檢查之注意事項。

1.度量標準。 如上文所述。採用萬國通用之度量標準。即長度用米突計(公分爲單位)重量以啓羅格蘭姆計(以公斤爲單位)並用四捨五入法。以算其零數。

2.身長。 測定時概須脫除靴帽。使兩踵密接直立。上肢垂直。頭部直保持正中。不可稍偏。餘如體格檢查法所述。

3.體重。 倘穿着衣服測定時。則衣服之重量必須除去。此點往往爲一般人所忽略。致不能得確實之體重。

4.胸圍。 兩臂下垂。取自然位。測定時使卷尺繞乳頭間之水平線測定之。先測安靜呼吸時之常度若干。再測其最強呼氣。及最強吸氣若干度。其盈虛之差。即胸圍之縮張差。但在小學校生徒測定常位即可。

5.脊柱。 須檢其正否。有無左彎右彎、前後屈等情形。並就彎屈之度而區爲強、中、弱三者而記載之。

6.體格。 別爲強健、中等、薄弱三項區分。由前文所述之體格判定法以判別之也可。由吾人之直覺以區分之亦無不可。惟若嚴格判定。終以用前文所述之法爲宜。

7.視力。 就兩眼之中心視力而各別檢查之。

8.聽力。 檢其有無障害即可。

9.齒牙。 檢其有無齲齒、如小學校生徒、並須檢其齒牙出生之情形。

10.疾病。 學生中最多發現之疾病。如 腺病、 營養不良、貧血、脚氣、肺結核、頭痛、衄血、神經衰弱、鼻疾、咽喉病、傳染性皮膚病、其他慢性病等。皆應注意檢查其有無罹此。

11.身體檢查表。如左表、檢查之際。必須填記。另有身體檢查統計表一種。係供學校當局愼寫呈報。以俾每年比較統計之用。

學生身體檢查表

校名（何科）				檢查號數		
姓名	出生年月日	身長	體重	胸圍 常度	胸圍 縮張差	脊柱
體格	檢查年月					

籍貫	年級	視力 左	視力 右	眼疾	聽力	耳疾
齒牙 上顎齲齒數	齒牙 下顎齲齒數	疾病	對於本人之注重事項	備考	檢查醫姓名	印

某校學生身體檢查統計表（男或女）

年月日製

年齡			幾歲	幾歲	幾歲	幾歲	幾歲	幾歲	幾歲	幾歲	幾歲	幾歲
身長		總長										
		最大										
		最小										
		平均										
體重		總重										
		最大										
		最小										
		平均										
胸圍	常度	總長										
		最大										
		最小										
		平均										
	縮張差	總長										
		最大										
		最小										
		平均										
脊	正											
	左彎	強										
		中										
		弱										
	右彎	強										
		中										
		弱										
	前屈	強										
		中										
		弱										

柱			體格			眼力												眼疾		聽力	耳疾	齒牙	疾病			
後屈			強健	中等	薄弱	兩眼				左眼				右眼				痧眼	其他	有障害		有齲齒者				
強	中	弱				正視	遠視	近視	其他	正視	遠視	近視	其他	正視	遠視	近視	其他									

檢查人員	備攷

填注本表之注意事項

一、本表須分別男女及學科門類而各自填記之。

一、年齡以四月一日爲計算期如屆此期已滿六歲以上則填爲七歲如已滿七歲以上則填爲八歲餘類推。

一、身長胸圍之總長及體重之總重係該同年齡者之身長或體重之總和數。最大最小亦係就該同年齡內者而言平均之意亦同。譬如同年齡之三人一則身長一四〇·〇cm一長一五〇·〇cm、一長一六〇cm、共平均數卽一五〇cm也。

一、兩眼一欄係就兩眼皆係正視遠視而言。（或亂視斜視等）左（右）眼一欄則就該被檢者之僅左（或右）眼之正視近視而記其人數。失明者須區別其單眼或雙眼。

第五章　軍隊中之身體檢查

軍人身體檢查法。關係重要。如徵兵檢查入伍檢查陸軍學校入學試驗之身體檢查。每年一度舉行之健康檢查及施行某種體育運動前後之身體比較檢查。皆須細密施行。手續較爲繁重。檢查至少須有二人以上。然軍隊中固自有軍醫。在無慮不能擔任。將來我國軍醫事業進步。衛生發達。更須時時施行身體檢查。則檢查方法之規定。檢查程式之一致。尤須早日製定。亟待頒布施行。以冀全國一致。得供比較統計。茲我國尙未頒定此項章程。懇參考各國成法。及經驗所得。並蒐訪各人所擬訂之表格。爲之採長截短。製成下列各表。及檢查時之注意事項。一一條列如下。

(一)陸軍身體檢查表

部屬	姓名	年齡	籍貫	性別	婚否

體重	身長	視力		聽力		頭圍	胸圍
		左	右	左	右		
		辨色		耳病			
		左	右	左	右		

身體健康狀態					
呼吸器病	循環器病	消化器病	泌尿器病	生殖器病	皮膚病

關節運動	呼吸差	握力	體質	備考

精神健康狀態		
智	情	意

中華民國　年　月　日

檢查軍醫　章

(二)陸軍體格檢查評判參考表

身長	以法國一六〇 cm 約英五尺三寸爲最低限度
體重	以法國五〇 kg 約美國一一〇磅爲最低限度
肺活量	以三〇〇〇C.C.M.爲最少限度
呼吸差	以五 CM 約英尺2 inc 爲最短限度
握力	以左手三〇kg右手三五kg爲最小限度
視力	以視力長20/20或鉅離六公尺能1—0視號字碼爲生理正規視力
眼力	弱視近視遠視色盲不治之夜盲眼臉內外翻淚囊漏膿淚管閉塞睫毛倒生眼臉缺損臉球癒着直視眼筋痲痺羞明之顆粒性結膜炎
聽力	氣導骨導俱無障礙者爲健全聽力
耳病	耳聾一耳或兩耳難者耳殼大部或全部缺損中內耳之慢性病耳性腦礙其他新生物鼓膜穿孔妨力聽力者

呼吸器	鼻之畸形鼻腔及副鼻腔之慢性病妨礙呼吸及言語者啞口吃及失音者不治之喉頭氣管慢性病胸廓畸形妨礙呼吸者不能速治之肺及胸膜慢性病
循器	心臟及心囊之慢性胸大血管之病性病各動脈硬化下高度靜脈怒張動脈瘤等
消化器	口唇癒着缺損兎唇多數齒牙之疾病缺損妨礙咀嚼者舌之腫瘍扁桃腺肥大妨礙機能者扁桃腺之腫瘍唖瘻口蓋之披裂及穿孔食道窄狹不治之腹內臟器慢性疾病脫腸脫肛痔瘻重症痔核胸門畸形
泌尿生殖器	尿道畸形陰莖大部缺損半陰陽尿器慢性疾患膀胱結石蛋白尿睪丸副睪丸之慢性疾患高度精系靜脈怒張
皮膚花柳	癩病全部禿頭不治之慢性皮膚疾病梅毒重病淋病重症下疳魚口之重症不治之潰瘍惡性腫瘍過大之良性腫瘍不治之慢性腺腫不治之骨膜及骨慢性炎症此外瘢痕姊斑等醜形過甚或妨礙運動者

關節及運動	神經及精神系統	一般體質
中指環指與小指之癒着第一趾之末節或他二趾之缺損強剛除第一趾外二趾以上之癒着妨礙着靴之贅趾扁平足內外翻足馬足下顎關節直強斜頸過甚常習脫臼各關節之慢性病畸形及強直骨節灣曲脊柱骨盤之畸形一肢缺損及四肢瘦削失其功用者	不慢之眼筋痲痺及顏面痲痺癡鈍癡白癲癇等慢性腦脊髓疾病不治之神經及精神系統疾病	全身發育不全身畸形筋骨過度薄弱脂肪過多肥胖病糖尿病白血病惡液質惡性貧血甲狀腺腫

附記

一、在上述最低限度以下者認爲不合格

一、在上述健康標準以下者認爲不合格

一、上述疾病爲最輕限度有上列疾病之一或更高度者俱認爲不合格

一、握力以 Collen 氏計力器爲檢查標準

一、關於腫瘍骨炎等屬外科範圍於便宜上列入皮膚病欄內

一、關於運動器障礙便宜上列入關節運動欄內

一、關於發育榮養血液內分泌凡屬於全身體者列入體質欄內

一、全身梅毒便宜上列入花柳欄內

一、傳染病隨其主要侵襲之器官而類分之

陸軍身體檢查表等次表

全	乙等	丙等	丁等
一	—	—	全身發育不全
二	—	—	全身畸形
三	筋骨稍薄弱	筋骨薄弱	筋骨薄弱過甚
四	脂肪過多妨礙乘馬及行步	脂肪過多症	

身及各部

五			惡性腫瘍
六	輕度外因性炎症潰瘍	不能速愈軟部之疱潰瘍	不治之潰瘍
七	妨礙動作之良性腫瘍	稍大之良性腫瘍	過大之良性腫瘍不治之良性腺腫
八			不治之骨膜慢性炎及其繼發病
九	瘢痕母班而無機能障礙及醜形	瘢痕母班等醜形過甚者	運動妨礙之瘢痕
一〇			動脈瘤
一一			精神病
一二		癡鈍	白癡
一三			不治之慢性神經病
一四			慢性腦脊髓病
一五			癲癇
一六			營養失常糖尿病白血病
一七			象皮腫
一八			癩病
一九		重症梅毒	
二〇		不治之慢性皮膚病	
二一	腋臭		

頭

二二	頭蓋變形而無妨戴帽及輕度禿頭	頭蓋變形及禿頭頗甚者	
二三		顏面痲痺或痙攣	不治之顏面痲痺
二四			不治之唾瘻
二五		眼瞼內外翻淚中濃漏淚瘻淚管閉塞睫毛倒生	瞼球癒着眼瞼缺損
二六		結膜痧眼頗着者	
二七	角膜虹彩之疾病而無妨視力者	角膜虹彩疾病而視力在百分之廿以上者	弱視而視力不滿百分之廿者
二八		弱視視力在百分廿以上	角膜虹彩疾病視力不滿百分之廿者
二九		近視遠視亂視裸眼視力在百分廿以上	近視遠視亂視裸眼視力在百分廿以下
三〇	斜視較輕	斜視一眼直視他眼無變者	不治之眼筋痲痺
三一			不治之夜盲
三二			兩眼或一眼失明白兒眼
三三	偏耳難聽	兩耳之難聽一耳聾	兩耳聾
三四	耳殼一部缺損或畸形	耳殼大部缺損	耳殼全部缺損
三五	外耳中耳之慢性病及聽力不甚妨礙之鼓膜穿孔	中耳慢性病新生物或鼓膜穿孔而機能障礙不甚者	內耳慢性病及慢性腦疾患
三六	鼻畸形而機能障礙甚少者	鼻畸形時機能障礙不甚者	鼻缺損
三七		鼻腔副鼻腔之慢性病	鼻腔副鼻腔慢性病而呼吸言語妨礙者
三八	吃語輕者	口吃	

部位	號			
部	三九	—	—	啞聾啞
部	四〇	—	輕微之口唇癒著缺損或單兔唇	重病之痊癒著缺損或單兔唇
部	四一	—	—	複兔唇口蓋之披裂穿孔
部	四二	輕微之齒牙疾病雖缺損而言語及榮養之維持無妨者	多數齒牙之疾病及缺損而咀嚼妨礙者	齒牙全缺或將全缺者
部	四三	—	扁桃腺肥大而機能障礙	舌扁桃腺大腫瘍
部	四四	—	—	高度下顎關節強剛
頭部及脊柱骨盤	四五	—	斜頸	斜頸過甚者
頭部及脊柱骨盤	四六	—	—	食道狹窄
頭部及脊柱骨盤	四七	—	喉頭氣管支慢性病	不治之喉頭氣管慢性病
頭部及脊柱骨盤	四八	輕微之脊柱側彎前後彎等而姿勢運動及服裝無妨者	—	脊柱骨盤之畸形而運動妨礙者
胸部及腹	四九	輕微之胸廓變形而呼吸無妨者	—	胸廓畸形時妨礙呼吸者
胸部及腹	五〇	—	不能速治之肺胸膜慢性病	不治之肺病及胸膜慢性病
胸部及腹	五一	—	—	心及心囊大血管之慢性病
胸部及腹	五二	腹輪擴張	輕度脫腸	重度脫腸
胸部及腹	五三	—	—	不治之腹內臟器慢性病
胸部及腹	五四	輕度痔核	脫肛痔瘻及重度痔核	重度脫肛痔瘻及肛門之畸形
胸部及腹	五五	輕度尿道畸形而排尿無妨者	—	重度尿道畸形陰莖大部缺損半陰陽尿瘻

部				
部	五六	偏睪丸	睪丸副睪丸之慢性病	兩睪丸缺損
部	五七	精系靜脈怒張	高度精系靜脈怒張	
	五八	輕度四肢瘦削		肢之瘦削而大失其用者
	五九		輕度關節慢性病強剛及畸形	重度關節慢性病強剛畸形及習癖脫臼
四肢	六〇	下肢靜脈怒張	下肢之重度靜脈怒張	
四肢	六一		骨幹部彎曲蹉跌等而無障礙者	骨幹部之短縮彎曲蹉跌或假關節
四肢	六二			一肢以上之缺損
四肢	六三	中指環指小指末節缺損剛強	中環小指缺損強直及示指姆指末節強直	拇指末指或二指以上之缺損強直
四肢	六四		中指環指癒着或環小指癒着	末指與中指或其以上之癒着
四肢	六五		駢指	
四肢	六六	除第一趾外一趾缺損強直	第一趾末節或他二指之缺損強直	二指以上之缺損強直
四肢	六七	除第一趾外三指以下之癒着	除第一趾外二指以上之癒着	
四肢	六八		妨礙穿靴之贅趾	
四肢	六九	扁足	高度扁足	翻足馬足
四肢	七〇	足汗		

軍人身體檢查之規則及其注意事項一一分述如下。

身體檢查法

第一　身長體重等已如前文所述無俟贅言。

第二　視力及辨色力。

視力以視力表檢查之視力表種類甚多以萬國視力表爲最通

用我國有仿製者。擇一購用可也。法以視力表懸於室內光線明瞭之處。高與眼相當。使受檢者立於距表二十尺之處（或六公尺）然後指表中符號問之。先用偏眼次用兩眼。檢查既畢。其各眼之視力如何。以表之符號之數爲分母計之。其式如 20—30、20—40、等。如有視力障礙者須爲分別近視遠視。其種類及度數可依理學之方法檢查之。然當時檢查之際只令其除去目鏡。一檢其裸眼視力如何已足。倘爲考驗鐵路工人、舵工、及必須檢知有無色盲時。並須檢其辨色力。法以種種顏色之絲線分爲若干組。而令被檢者辨認何者互相近似。何組爲何種顏色。或令其揀選某種顏色之絲線而呈於檢者。以視其錯誤否。

第三 言語精神及聽力之檢查。

視力檢查既終。使受檢者。側立於醫生（檢者）之前。距離約六尺處。令一人以浸濕之手指或手掌閉其一耳。其他一耳恰與醫生相對。此時醫生以低聲錯雜試問其住所、職業、年齡、姓名、數目、等。依其應答。察其言語精神聽官之如何。一耳檢畢再檢他耳。檢查聽力時須令受檢者兩眼閉合。俾免目擊醫生口唇之運動。致易推測。

第四 一般檢查。

前項檢查既終。再行檢查一般體格。使受檢者脫去衣服。立於醫生前約二三步之距離。正其姿勢。並使注視醫生之目。然後審視其顏面、頸胸腹部及四肢之前面。次乃令轉身外向。再審視其頭、項、脊、腰、臀及四肢之後面。同時並觀察其皮膚有無疾病。且查問其既往及現在有無疾病。

第五 關節檢查。

關節運動之檢查。可先視頸部之俯仰、顧盼、側屈之有無。脊柱之反張、前屈、左右屈、如何。及四肢之內外轉、諸轉、諸運動如何。其次視其步行之姿勢。並令以趾尖支其體重。檢其支柱之力如何。

等六 各部檢查。

各部檢查之順序如左。

一頭顱檢查。 先觀察其大小及變形之有無。其有髮部突隆凹陷。腫瘍外傷等之有無。尤宜注意。至於面部則視眼瞼之形狀。及其開閉之難易。睫毛之存否。與夫位置方向。淚液分泌及排泄之關係。結膜之健否。兩眼球之大小硬度。位置形狀等之異常。瞳孔之開縮屈折體之清濁。顎骨及其近部之狀況。鼻道通氣之良否。鼻腔腫瘍膿漏異狀之有無等。均須詳加檢視。次檢口及口腔。如口唇之健否。及其癒着之有無。又下顎關節運動之難易。口內部之舌齒口蓋齒齦咽頭等。依次檢舉。再檢其呼氣有無惡臭。及呼吸困難與否。次檢查聽器。先注意耳輪之周圍。然後再檢外聽道內狹窄排泄新生物之有無。鼓膜之健否。歐氏管之通塞。

二頸部檢查。 須注意其形狀之如何。位置之正否。及腫瘍、瘻痕、瘢痕、之有無。

三胸部檢查。 如胸廓之長短、廣狹、厚薄、胸骨、鎖骨、季肋骨、之有無畸形疾病。均須細檢。

次使受檢者行深呼吸。視其呼吸之難易。及胸廓運動之狀況。又心臟之轉動。亦須注意。倘疑有病變。應卽施理學的診斷測胸圍與呼吸縮張之差。與前章相同、不再贅述。

四腹部先行腹壁檢查。 然後再及腹腔。須檢其有無腫瘍。胃振水音。脫腸等。

五背部及骨盤。 先檢查其位置方向之正否。次注意椎骨、髂骨、尾閭骨、有無異常。

六四肢檢查。 其形狀大小長短。皮膚及皮下脈管之性狀等。上肢先使兩臂向前方伸展。使兩掌相接。視其有無長短之差。及肥瘠。發育有無不同。手掌、手背、手指等有無異常。然後使兩臂預舉。檢其有無腋臭。

下肢亦應檢其長短肥瘠。發育之異同。膝關節運動如何。靜脈怒張之有無等。足背足趾有無異狀。足部最宜注意者。爲足蹠之檢查。

檢脫腸之有無時。須命其努責。

第七 附記。

一、檢者須二員以上分擔之。檢訖各於分擔項下蓋章。

二、身體強健身長合格者。爲甲等。因身體變常依體格等次表之規定別爲乙等、丙等、或丁等。

三、甲乙兩等爲合格。丙等以下除有特別規定外。爲不合格。如因身長不足。不能列爲甲乙等者。其視力以下之檢查。可以從略。特以徵兵檢查身長須有一定之標準。

四、凡受檢者。雖曾罹病而斷定不患再發者。或雖有疾病而斷定其爲輕症可以治愈者。得註明意見而定爲合格。

（完）

安福消腫膏 Antiphlogistine 治療潰瘡之神效

美國紐約登佛化學製藥公司 The Denver Chemical Mfg. Co. 163-167 Varick Street. New York, U. S. A. 之安福消腫膏能治任何潰瘡痛苦立減醫生若能持久信用之必收美滿之效果曾有醫師以安福消腫膏治楊梅遺毒所發之潰瘡而獲良效某醫士報告謂有人患潰瘡三十四年後得安福消腫膏而痊癒又一醫士云有一患潰瘡歷二十年者敷用安福消腫膏後其患全消是患者雖常行走並年復發此種報告實常有之安福消腫膏治療之用法已詳於說明書中若初次敷用時疼痛過甚則可敷此膏於患部之四周俟瘡稍癒乃敷于患部某醫士曰彼于醫治潰瘡時先塗以碘後敷以安福消腫膏亦有于施是膏之先以硝酸銀摩瘡之四周然多數醫生則純用安福消腫膏而已至於治潰瘡時患肢宜高舉潰瘡愈後應穿橡皮襪等則均隨醫生之便

附錄

國立中山大學第一醫院概況

本院係由廣東新公醫院蛻變而來。建造于民國五年。完成于民國七年。佔地六十四畝。位置在廣州市東郊百子崗。院宇宏壯高凡三層。共有房舍三百四十八間。最初院長爲美國人達保羅醫生。辦理尚稱完善。惟內容設備。殊感缺乏。民國十四年經政府收回後。卽隸屬于廣東大學之醫科。斯時院長則爲李奉藻醫生。迨至民國十五年十月。中山大學成立。乃改稱今名。院長爲陳元喜博士。其後經共產黨暴動。院內損失不小。十七年春。德國人柏爾諾阿博士。繼任院長。始逐漸興革。十七年夏。翁之龍博士來長本院。竭力規劃。復得大學戴朱兩校長之贊助。及諸同事之熱心。院務乃日漸蒸上。設備亦益臻完美。邇來病人與收入。皆較前驟增數倍。茲特將三年來進行中之犖犖大者。臚述于次。

(一)醫務

在前公醫與廣大時代。所有醫務。僅分內外兩科。主任醫生。亦僅二三人。迨至中大接辦後。實行分科診治病人。計分內科。兒科。外科。婦科。產科。皮膚花柳科。眼科與耳鼻喉科等。七科。各科聘主任醫生一人。又一等助教或助教醫生二三人。凡病人來院。應屬於何科者。卽由各科主任診治之。茲將各科情形。略述如下。

(甲)內科兒科

主任醫生——最初爲陳元喜博士、十六年春聘到德人柏爾諾阿博士担任。

一等助教醫生——十七年夏。添設一等助教醫生。聘余鴻康博士担任。至十月。余博士改調外科。遇聘張致果博士担任。十八年二月。張博士辭職。改聘歐陽慧總博士担任。

助教醫生——十六年春。聘胡嘉醫生爲內科兒科助教。十二月辭職。十七年六月。聘英延齡醫生担任。十八年九月英醫生辭職。改聘王士成醫生與葉少芙醫生担任。

(乙)外科

主任醫生——共有二位。一爲德人烏禮士博士。係前廣東大學時代聘定者。一爲桂毓泰醫生。烏禮士因在醫科担任教授。並兼第二醫院外科主任。故本院外科主任爲桂毓泰醫生專任。十六年冬。烏禮士博士辭職。十七年春。桂毓泰醫生被調往第二醫院。由婦科主任德人伏洛尕特博士代理。十月改爲余鴻康博士代理。十八年夏。聘到奧國卡那華博士專任外科主任。

一等助教醫生——十八年七月。添設一等助教。由余鴻康博士担任。十八年九月。余助教辭職。改聘徐緒博士。

助教醫生——十六年春。聘侯健民醫生爲助教醫生。十二月辭職。十七年六月聘周燁昭爲助教醫生。

(丙)婦科產科

主任醫生——十六年春。聘到德人伏洛尕特博士爲主任。

助教醫生——十六年春。聘王乃劉醫生担任。九月王醫生因病逝世。十七年六月。聘沈蕙貞女醫生。八月加聘羅棨助醫生爲助教。

(丁)皮膚花柳科

主任醫生——初由第二醫院皮膚花柳科主任醫生崔元愷醫生兼任。十七年七月。聘到翁之龍博士專任。

助教醫生——初由本院醫生兼任。十八年七月始聘鍾汝幹醫生爲助教醫生。

(戊)眼科與耳鼻喉科

主任醫生——初由陳翼平博士專任。十八年秋。陳博士因赴歐洲參加荷蘭世界眼科大會。經聘得李騰彪博士代理。

助教醫生——原由本院醫生兼任。十八年夏。聘林天鈞醫生爲助教。嗣因林醫生請假往北平協和醫學校。經改聘陳序圖醫生代理助教。

本院除收容病人留醫與應特別門診及出診外。並每日午後贈醫一小時半。每一病人僅取掛號費半毫。一月以內復診。不再取費。十八年四月。爲便利病人起見。特將掛號費取銷。凡在贈醫時間來院求診者。分文不取。並定此後每星期三日。送種牛痘。十七年二月起。院內設免費病牀十位。凡窮苦病人。得完全免費留醫。

本院向例。對中大教職員學生工人本身來院診症留醫。所有各費皆五折優待。十七年七月。大學頒佈中大教職員工人親屬來院留醫。予以八折優待章程。十七年八月。大學准中國國民黨貧民醫院之請求。囑本院每星期派醫生一名。前往該院診治病人。又凡該院送來之病人與產婦。皆完全免費收留。十七年十月。與廣東省黨務訓練所。訂立診治該所學生之優待條件。又與廣九鐵路管理局。訂立診治該局職工之優待條件。十八年三月。全廣州市女車衣工會商定。凡該會之工友來院留產者。一律免費優待。十七年八月。特備生再室一間。並委一助產師陳若蘭担任該室工作。十八年六月陳若蘭被調爲婦科研究所技術員。改委區慕歧充當。十七年二月。製定免費留產章程。凡依照該章程入院留產之產婦。皆一律免費。十七年十一月起。對於醫科學生來院診症。免收藥費。本院爲研究科學起見。於十七年春。特設婦科研究室。並蓄養動物室。七月設內科研究室。及皮膚科研究室。並向德國定購皮膚科臘人標本數十種。又設眼耳鼻喉科研究所。內分眼科診症室一間。耳鼻喉科診所室一間。驗眼配鏡室一間。候診室及贈醫室各一間。十八年九月。設外科研究室。十七年七月。設皮膚花柳科診症室。十月設外科診症室。各室醫具儀器等。皆從德國美國各大名廠購來。雖不敢稱完美。然亦差堪足用。又本院爲力求新式治療故。於十七年秋。添設電療室。並擴充人工日光室。及無菌割症室。及向德國西門子廠定購該廠一九二八年所出最新式之X光機。此機爲輸入中國之第一部。十八年春。又添置X光治療器。專治一切皮膚病症。本院爲注重病人衞生起見。特於十七年六月購置病室消毒器一具。凡遇傳染病人住過之房舍。則燃燒福爾林於該器內。將房內消毒後。方容住新病人。九月。購到衣被消毒爐一具。凡病人之衣被等物。一經換洗。則先用該爐消毒。至留醫病人。十六年度每日平均約八十八。十七年度。每日平均約一百八。十八年度。每日平均一百三十八。門診病人與贈醫病人。亦皆隨年增加。十八年春因病人驟增。各病室常皆住滿。甚有數日前即來預定者。乃將前住院內職員醫生等。移入新建之宿舍。以便多收容病者。

(二)事務

本院事務統由院主任主持。下設會計一員。庶務一員。書記一員。藥劑師一員。藥劑助手二員。第一屆主任爲陳元喜博士兼任。會計員爲趙湛若。庶務員爲黃克明。書記員爲黃劍飛。藥劑師爲丘秉銓。助手爲孔劍青與何耀文。十六年七月。丘秉銓與兩助手辭職。乃調第二醫院藥劑師張慶麟來院。並請委湯仲堅爲助手。同時招收藥劑練習生一位。名馮汪波。庶務因事務紛繁。一人不能辦理。嗣後加一幫辦庶務委梁培充當。十六年十二月。廣州共產黨之亂。本院因遠在郊野。無兵保護。致被共產黨徒、佔作赤軍醫院。公私物品損失不少。同時幫辦庶務梁培。亦被共產黨徒殺於院內辦事處。此後委鄧玉華充當。十六年十月。趙會計辭職。委陳佐𡡉充當。十六年十二月。大學因鑑共亂。特派警察十名前來防守。十七年二月。陳主任辭職。聘內科主任柏爾諾阿醫生代理。同時因院務紛繁。加設管理員一名。管理院內一切事務。委姜壽椿充當。十七年三月。陳會計停職。委沈同璟充當。是月幫辦庶務鄧玉華辭職、因節省經費。遂將該職裁撤。又藥房因辦事人過多。特裁撤藥劑助手湯仲堅一名。又練習生馮汪波練習期滿。委爲藥劑助手。十七年四月起。所有賣出藥品。統由藥劑師定價。凡取免費藥者。須經院主任簽字。十七年五月。將大門口之房舍收理完好。左邊作爲贈醫所。右邊作爲傳事房。又留醫掛號處。並調查全院傢俬。十七年六月

起。每日出院入院及現在留醫病人。由護士長查明塡表報告院主任。十七年七月。聘翁之龍博士爲院副主任。十七年八月奉校令修改院章程。是月十五日起。實行新章。將前管理員改爲總務員。仍委姜壽椿充當。庶務黃克明停職。調書記黃劍飛充當。書記暫未委人。所有事務暫由總務員兼代。自是月起。凡院中每日進行事務。由總務員記錄於冊。翌日報知院主任。月終由院主任呈報大學。又每日收支若干。亦由總務員列表報知院主任。十七年十月。柏爾諾阿主任辭職。改聘翁副主任爲正主任。並取銷副主任。同時院內各辦事處及治療室之洋文名牌。一律取銷。改用中文。前公醫時代之捐款人芳名紀念牌。係在各醫舍門額上。現則改刊於二大雲石。置於醫院大門口左右牆壁上。藉便景仰。國慶日組織救護隊。參加廣東各界慶祝大會閱兵及運動會。十七年一月。招收X光部技術生一名。新置留醫病人紀錄冊一本。凡留醫病人之科別。姓名。年歲。住址。病狀。費用。及是否醫愈出院等。皆詳細紀錄。總務員因事務繁忙。不能兼理書記事務。另委李敏仁爲書記。自是月起。每月開院務會議一次。商決院中一切事務。十八年二月。製木牌數百個。將醫具傢

俻存查表貼於上面。十八年三月。定製載運病人汽車一輛。十八年五月。將本院全景及院內病房檢驗室治療室等攝影數十張。又X光照片百餘張。送陳西湖博覽會。藥劑助手馮汪波辭職。另委梁新榮充當廣東省黨部民衆訓練委員會組織救護隊。救護傷兵。請本院派醫生担任治療。經派外科助教周爗昭前往。是月藥房招收練習生一位。名林餘慶。十八年七月。庶務員黃劍飛停職。改委吳麗潔充當藥劑助手梁新榮辭職。改委黃吉意充當內科檢驗室委何家俊為技師。送警察五名至大學訓練。由大學另調五名來院。是月廣東各界對俄示威大會遊行。本院組織救護隊前往參加。十八年八月。改用自動電話。九月加雇女工四名。專為病人開飯冲茶等工作。十月編纂本院三年來之概況。訂印一千册。分送各機關。並重行調查像俬。本院伙食。最初由一大廚房招人辦理。十六年秋。特設小廚房一間。專辦病人所食之粥與牛奶及醫生指定之特別食品等。十七年八月。將小廚房擴大。並辦理西菜。十七年十二月起。凡六毫以上之伙食改由小廚房辦理。十八年八月。因恐招人辦理之伙食不清潔衛生。乃收回自辦。本院工人。女工佔三分之二。所有病房工作。統由女工服役。現有男工十二人。女工三十八。

(三)設備

(甲)研究室之設備

公醫及廣大時代。僅有小規模之檢驗室一間。對於各項研究設備。異常缺乏。自十七年起。始以原有檢驗室重行整頓。改為內科研究室。至是年秋方設備完善。十七年春。產婦科研究室成立。是年秋。眼耳鼻喉科研究室成立。十八年春。皮膚花柳科研究室成立。十八年夏。添設外科研究室。

(1)婦科產科研究室

十七年春。婦科產科研究室由德國購到顯微鏡。蠟箱。顯微鏡標本薄切機。切片器。及一切研究所用器械等。百數十餘種。十月又添購化驗器械數十件。

(2)內科研究室

十七年秋。擴充內科研究室。添購顯微鏡。及各項化驗器械等三百餘件。

(3)眼耳鼻喉科研究室

十七年秋。眼耳鼻喉科研究室成立。十二月購得儀器二百餘件。十八年一月自德國購來眼科檢驗器九十六種。共一百三十二件。

(4)皮膚花柳科研究室

十七年秋開始籌備皮膚花柳科研究室。十八年春。自德國購到臟箱切片器。驗血器。及一切試驗器械等。百數十種。十八年三月添購組織器械二十餘種。

(5)外科研究室

十八年九月開始籌備。

(乙)醫具之設備

十五年以前。本院各種醫具設備。本感缺乏。在共產黨暴動時損失尤巨。故自十七年度起。大加擴充。並添設X光室。電療室。人工日光室。割症室。生產室。消毒室。皮膚花柳科診症室。外科診症室。眼耳鼻喉科診症室。內科診症室。及產婦科診症室等。茲將成立以來各項設備。分述如左。

(1)X光室

本院於十七年夏。向德國西門子廠定購一七二八年出品。最新式X光器械全具。及各項附屬用品多種。並添設相片沖洗室一間。而舊有之X光器。乃遷移入第二醫院。十八年

春。更添購各種最新式之皮膚治療X光器械。綜計各項X光診斷及治療器械。共去銀約一萬七千元。

(2)電療室

十七年秋。設立電療室。由德國購到電療器二具。(Diathermie)及(Multostat)及一切附件數十種。

(3)人工日光室

十五年度成立。有 Bach 氏太陽燈一具。Sulox 氏日光燈一具。及電浴箱一具。

(4)割症室

公醫時代。原有割症室一間。後因病人驟增。割症時間。不敷分配。乃於十七年春。另添無菌割症室一間。並向德國購得割症器械數百件。

(5)生產室

本院留醫產婦。向來極少。自十七年度。漸次加增。乃於是年冬。將新三樓病室三間。改建為生產室一大間。並添購生產用器械及嬰兒用具數百件。

(6)消毒室

十七年八月將護士寢室三間。改作消毒室四間。並由德國

購置蒸氣消毒爐。及消毒器等。以備全院病人衣服器具更換後消毒之用。

(7)皮膚花柳科診症室

十七年以前皮膚花柳病人向隸屬于外科。並未另設專科。至十七年秋。始將一零三號辦事室改爲皮膚花柳科診症室。並向德國訂購醫具九十餘件。又續漸購買三十餘件。並在廣州恆利工廠購買所製國貨手術檯。割症小棹。洗滌器等數件。十八年七月。又購買治療器數十件。

(8)外科診症室

前此外科診症室異常簡單。十七年十月始將一零五號室改爲外科診症室。至十八年九月。由德國購到外科器具二百餘件。始稱完備。

(9)眼耳鼻喉科診症室

十七年十二月。由德國及美國購到大宗醫具約一百餘種。並添設配光室一間。候診室一間。及贈醫室兩間。

(10)內科診症室

內科診症室向在一〇三號房。自十六年起。始遷入一二四號房。至十七年夏。更增設一內科辦公室於一二五號房。各項醫具。堪稱完備。

(11)婦科診症室

婦科診症室向來即在一二二號室內。十六年夏。更添購手術檯一具。及一切產婦科診症器具多種。

(丙)病房設備

十七年五月。新置被蓆。被套。枕袋。衣袴等。約二百件。蚊帳六十張。八月將病房章程配製木架懸掛於各病房內。十月在杭州買回絲織西湖風景片四十餘張。並配架分懸於各病房內。並置棉被四十張。十一月定製衣鈎板手巾架各五十個。安放於頭二等病室內。十二月在魯麟洋行購得洋磁大小便盆。痰罐。面盆。量杯。及一切病房器具等。一百五十二件。十八年二月。婦科病房作布窗簾。三月購電熱治療器一具。各頭二等病房內置柚木牀檯四十四具。四月買珂羅版古畫屏二十四幀。懸於頭等病房內。逐漸買白洋布四十疋。製病房被單。被套。枕袋。窗簾布。病人衣服。割症室消毒布等。五月二等病房內購瑞典磁水桶。水勺。面盆。口盅。及暖水瓶等。各六十件。購體溫表百餘支。購哈爾濱國貨毛毡一百張。蚊帳十張。七月置自來水面盆二十五個。三一九號頭等病房置沙發椅一張。

(丁)傢俬設備

十七年四月院內圖書室添置書報並置大書櫃一個。六月。內科檢驗室置柚木大櫃一個。柚木大櫈長櫈各一。七月皮膚檢驗室內置什木大櫈一。長櫈二大櫃一。八月購沙發椅四張分放於電療室。候診室。皮膚科診症室與外科診症室。購花盆及花盆座各五十個。放於院內各樓院正副主任室。各置電風扇一把。九月置柚木長椅六張。分放各樓甬道以便病人休憩。十一月辦事處新置鐵保險箱一個。各科診症室內置電爐七個。花園內置長鐵椅六張。十二月皮膚花柳科診症室置柚木醫具櫃一個。十八年一月。置電氣掃塵機一副。辦事處置儲藏衣物柚木大櫃一個。生產室內置大便柚木椅一張。柚木圓櫈四個。鐵圓架一個。柚木小櫃一個。柚木小櫈一張。二月置鐵質藥棉槽二十四個。眼科研究室作醫具柚木櫃二個。三月皮膚花柳科檢驗室。及外科診症室。各置柚木小書櫃一個。四月皮膚花柳科檢驗室內置冰箱一個。婦科檢驗室內置冰箱一個。置大木牌一個。將本院各科醫生姓名刻上安放醫院大門口。割症室內置四百枝光煤氣燈一盞。X光室內置柚木放燈櫃二個。皮膚科檢驗室內置柚木寫字櫈一張。園林內種花木百餘株。五月二樓及三樓各置儲衣服大櫃一個。護士宿舍置什木牀十張。婦科檢驗室內置柚木書櫃一個。六月藥房內置冰箱一個。X光暗室置電扇一把。七月割症室置養氣機大小各一副。置備運病人紅十字汽車一輛。八月護士長住室置洋磁浴盆一個。洋磁便具一個。各廁所置小便漏斗十個。職員宿舍置柚木牀柚木櫃。柚木方櫈柚木寫字櫈各九張。又柚木方椅二十七張。X光室置柚木櫃一個。沙發椅一張。

(四)修建

十六年培修殮房及護士宿舍。

十七年四月培修四樓水塘及割症室屋漏。

五月將新地下另闢一門。為傳染病人往來。並將新地下一三三號起至一四八號房止。劃為傳染病室。又將大門口之房改建為贈醫所並僱工油漆各病房及所有病牀。

六月將二一七號病室改建為婦科研究室。

七月將三號病室改建爲皮膚花柳科研究室。

八月將醫院側之第一座小洋房改建爲眼耳鼻喉科研究所。及診症室。內有專門驗眼配鏡暗室一間。樓下爲贈醫室。

將三樓三四六與三四八兩病房改建爲生產室。

原有西菜廚房。狹隘不堪。特將其間壁之房劃入。另行修造。並築洋磁磚灶。又建消爐毒房四大間。

九月將二樓原存之護士膳堂。改建爲X光冲晒相片之暗室。並造洋磁磚水槽兩個。將護士膳堂移至新地廬下。並將牆壁粉飾一新。院前花園內向無坦平道路。特築英坭路。成一土字形。寬六尺長三百餘尺。

十月將院內從前之眼科室改建爲電機治療室。又將一〇三號房原電機治療室改爲外科診症室。

十一月僱工修理全院自來水管。

十二月僱工洗刷醫院四圍牆壁。

十八年一月僱工修理全院溝渠。及培修護士宿舍。油漆四圍牆壁窗戶。

二月將三樓三三三號房改建爲三等產婦室。四圍牆壁置溜水筒二十餘條。在院前大門建築贈醫所及職員宿舍。

三月培修大廚房爐灶。及傳染病室。建洋磁磚浴池一個。

四月院內電燈線發漏電。經通知電力公司派人前來更換火箱。

六月醫院前門花園內築花壇二個。

七月修建汽車房。二月興工之職員宿舍完工。

八月僱正光商店改換全院電燈線。

九月電力公司改換X光室電表。及電燈總火箱。又將購回之自來水盆。安置於各病室及診症室。辦事室。增築花園道路。用臘青鋪面六百尺。將三一八號病室改爲外科研究室。

(五)經費收支

本院醫生職員護士工人薪貲原係直接由中山大學會計部支付所有收入每三日由會計員呈報大學會計部一次。並將收得之款。繳存大學會計部。至一切支付則每日由庶務員將應購物品列單呈報主任查核後轉報大學經校長批准然後在會計部領款支付故每月終及年終之報銷。皆大學會計部辦理。十七年七月奉校令劃分津貼。每月津貼本院銀一千二百五十元。所有薪工及購物等開支皆在此數之內。若每月收支有餘則留存院內。不足則自行設法挪借。惟購物在百元以上者須由院主任先行呈報大學批准後購買每月終由醫院造具收支表呈報大學十八年八月奉校令。此後每月之報銷亦由本院自行造報計十六年度每月收入平均約四五千元。十七年度每月收入平均約六千元十八年度則每月收入平均約八九千元。至各項支出則十七年度超過收入三分之一。蓋是年購置醫具儀器等設備費太多。十八年度之設備支出費則約佔收入費二分之一。

(六)護士

本院原附設有護士學校一所。定名爲國立中山大學醫科附屬護士學校。每年招生一次。新生訓練一年後。並派往第二醫院實習。此後則每年更換一次。十七年春因第二醫院自辦護士學校。遂停止更調。護士學校最初主任爲蔡松如醫生兼任。十六年冬改聘桂毓泰醫生兼任。十七年春。改聘柏爾諾阿醫生兼任。十七年九月。柏主任因事繁辭職。改聘翁之龍醫生兼任。至各護士在院服務時由護士長督率。十五年度護士長爲方少章姑娘。十六年夏爲湯合平姑娘。十六年冬爲梁懿芳姑娘。十七年春在上海寶隆醫院聘得德國人祁姑娘爲護士長。是年五月招生一次取錄十三人。嗣因病人加多。原有護士不敷分配。於八月又招生一次。取錄九人。十七年三月。加設高級護士十八人(卽聘已畢業而有經驗者充當)凡病房內一切重要工作皆由各高級護士担任之。此後每星期開高級護士會議一次。討論病房工作。十七年八月。奉大學校令。修改護士學校章程。十七年十月十日舉行第二屆畢業典禮。計畢業者二名。十七年十一月起。加聘値夜高級護士一名。十七年十二月。在北平德國醫院聘來護士長歐麗蓀姑娘助理祁護士長並担任割症室生產室及產婦科一切工作。同時並聘一俄人羅姑娘爲高級護士。担任內科部分工作十八年一月。羅姑娘辭職。十八年三月。第二醫院停辦護士學校。將一年級生四名轉學本院。十八年六月。因留醫病人驟形增加。特招收新生。計取錄十一名。十八年七月。祁護士長辭職同時裁撤高級護士三名。十八年八月。聘歐姑娘爲護士長並與之訂立合同十八年十月十日。舉行第三屆畢業典禮。計畢業者五人。

國立中山大學第一醫院規章

第一醫院組織法

第一條　本院直隸於國立中山大學。關於研究學術。如上課。實驗等。直接受中山大學醫科主任之監督與指揮。關於調治病人。則由本院自行處理。但在可能範圍內時須盡量供給病人。爲醫科學生作學術上之研究。

第二條　醫院設主任一人。由校長聘任之。

第三條　院主任總掌全院醫務事務。護士。及藥房事宜。

第四條　本院醫務。暫分內科。外科。皮膚花柳科。產科婦科。眼科。兒科。及耳鼻喉科。共七科。每科設科主任一人。由校長聘任之。

第五條　分科主任管理該科醫務事宜。

第六條　每科主任醫生之下。設助教醫生。由院主任呈請校長委任之。

第七條　助教醫生承分科主任之命。助理該科醫務。及研究科學。

第八條　凡本校醫科畢業生。得入本院實習。實習醫生。不得自選科目。須由院主任分配之。

第九條　本院事務。設總務員一人。司理全院事務。如審核銀錢賬目。掌理文牘。及監察工人服務等。下設會計一人。庶務一人。書記一人。事務人員。由院主任呈請校長委任之。

第十條　本院護士。分護士長。高級護士。學習護士。其人數臨時酌量醫院情形定之。護士長及高級護士由院主任呈請校長委任之。學習護士每年由醫院直接招考之。

第十一條　本院護士長承院主任之命。管理全院護士。高級護士承護士長之命指導學習護士一切工作。(另有護士服務條例)

第十二條　本院藥房。設藥劑師一人。助師一人。由院主任呈請校長委任之。藥劑師承院主任之命。掌理全藥房事務。助手則承藥劑師之命助理藥房事務。

第十三條　全院辦事細則。及服務條例。另定之。

第十四條　本條例自呈報大學批准後。公佈之日施行。

按該院辦事細則、診症留醫章程、留醫收費章程、病房章程及附屬護士學校章程等、均於下期續刊。

編者識

本報歡迎投稿

◢本報以融合中西醫學。介紹衛生常識。彼此發揮思想。研究學術。而促進醫藥界之進步。及公共衛生建設之實現為宗旨。如蒙諸君投稿。不勝歡迎。特訂簡章如左。

一、投寄之稿。或自撰。或翻譯。或介紹外國學說而附加意見。其文體不拘文言白話。均所歡迎。

二、投寄之稿。望繕寫清楚。

三、凡稿中有圖表等。務期明瞭清潔書於白素紙。以便直接付印。譯外國名詞須註明原字。

四、投寄譯稿。請將原文題目。原著者姓名。出版日期及地點。詳細敘明。

五、稿末請注明姓字住址。以便通信。至揭載時如何署名。聽投稿者自定。

六、投寄之稿。揭載與否。本報可以豫復。原稿若預先聲明並附寄郵資者。可還原稿。

七、投寄之稿。俟揭載後。贈閱本報為酬。

八、惠稿請寄上海梅白格路一百廿一號醫學書局中西醫學報編輯部收

International Medical Journal

Vol. 10　April　1930　No. 10

中西醫學報

第十卷第十號目錄

肺癆病學（續）……沈乾一（二七—四八）

▲譯著

改良食米之研究……呂鵬搏（一—六）

各國醫學教育之現狀……宋國賓（七—一二）

雅片史略……陳邦賢（一三—一八）

大蒜之研究……晉陵下工（一九—二〇）

產褥之病理及療法……劉雲青（二一—三〇）

當歸確有調經種子之偉功……荆武蒙（三一—三二）

▲瑣聞

教衛兩部會呈限制中醫案經過……（三三—三五）

▲附錄

國立中山大學第一醫院辦事細則……（三六—四四）

國立中山大學第一醫院診症留醫章程……（四四—四八）

之氣管枝淋巴腺腫脹。又如患腸結核者卽繼之以腸間膜Mesenterial及腹膜後方Retro peritonal之淋巴腺腫脹是也、其間尤重要者爲氣管枝淋巴腺結核、有時卽可成爲身體中之原發性之結核病竈。但實際上恐此症仍係肺有極小病竈而淋巴腺仍爲續發性也。總之、無論其屬於原發性或續發性。而此種氣管枝腺皆可再由淋巴流傳染於肺、尤以小孩之氣管枝腺結核爲有重大之意義、而其於成人也亦然。　又有原因不明之持續性發熱、係由此氣管枝腺結核而起者。欲證明之、須用愛克司光線檢查卽得之矣。

關節。　結核患者。有時於一關節或多數關節。發頑固之腫脹、疼痛、及運動障礙。但骨或肥厚性關節囊、尚未能證明其有特殊之結核性變化。此結核患者之僂麻窒斯狀疾患、有時宛似慢性多發性關節炎狀態、有起關節硬化者。

甲狀腺。　初期肺結核患者。有甲狀腺腫脹及甲狀腺機能亢進症 Hygrerthyreose 症狀者不少。其中以婦女爲尤多。其症狀爲脈搏數增加、心悸亢進。神經性奮興及疲勞性震顫、血液中淋巴球增加等。甲狀腺機能亢進症。在無結核性疾患時亦概有輕度體溫之上昇、體力減退、脈搏數增加、發汗等。故初期結核與甲狀腺機能亢進症之鑑別、頗非易易。

神經系。　時或發頑固之神經痛、尤以坐骨神經痛爲甚。又間有起亞急性神經炎及多發性神經炎者。

關於肺結核患者之植物性神經系緊張。其初期卽交感神經之緊張亢進也。及病勢增進、卽迷走神經之緊張亢進也。

精神狀態　多爲過敏性、易於奮興。往往變成利己主義、其思想常往來於過度之悲觀與無理由之樂觀之間。患結核之輕症亦有抱極悲觀之人。患重症者。亦多有絕不自覺至最後仍以爲不難卽愈者。又往往色慾易於亢進。結核性男子結婚。在彼往往未有甚何影響。倘生下小兒。則其小兒頗爲危險。女子之懷孕及臨盆。大抵使結核之經過增惡。故結核性處女以避免結婚爲宜。若已結婚者。則宜使行避孕法。

第三章　病型

肺結核之經過。有種種狀態。已如上述。今大別其病型如次。

纖維性型

經過非常慢性。或有輕度體溫上昇。或往往長期間無熱經過者。謂之纖維性結核。Fibrose phthise 據向來之經驗。肺結核爲可以治愈之病。已有確實初期肺結核之徵象。並證明有結核菌患者。而後再恢復其健康體者。並不少見。又解剖因他病死之屍體時、屢見其肺尖部有舊病竈瘢痕。又屢見有以前陷於乾酪樣變性氣管枝腺之被包裹痕跡。亦可見病肺結核復愈者之多也。又此病之經過良時。概於結核病竈周圍。新生許多纖維性結締組織。而將陷於乾酪樣變性物質包裹之。以阻遏結核菌之擴散。肺尖部處處生有大小堅硬如煤塊所結成之黑色結締織。(卽瘢痕)其中有以前陷於結核性乾酪樣變性物質之石灰化遺跡。與氣管枝交通之空洞。乾酪樣物質脫離咯出。其空洞之壁。生出肉芽組織。

漸次變爲硬固結締組織之囊。此種空洞。往往有狀若氣管枝擴張然者。

肺結核之完全治愈者。多在其病變尙未擴大時。所謂治愈者。卽於以前病竈處生瘢痕性結締組織是也。惟肺結核之治愈。大都不甚完全。卽於瘢痕組織中。尙潛伏具有毒性之結核性病竈。其後再能得勢發病。自不待言。故所謂結核已治愈者。是否永久治愈。殊未能確言。例如有在數年後重陷於乾酪樣變性之氣管枝淋巴腺、又有結核性物質破裂而入血管或淋巴管中。以起粟粒結核或腦膜炎者。又有肺之一處病雖治愈。而他部分則又增惡者。故患者在此種狀態之下。宜永久避免一切有害身體之條件。力求衛生生活。其體溫宜永遠恢復正常。並須反覆檢查。已不見有結核菌時。乃可謂之治愈。　結核性病變。雖生瘢痕而完全治愈。其萎縮狀態、仍可由打診及呼吸音之變異而知之。若用愛克司光線照相。其異狀尤爲顯明。蓋以結核性病變治愈時、用愛克司光線照像。必生出頗明顯限局之强度陰影。此因從前周圍浸潤擴大。生有許多之新病竈處。今已生出顯明限局之硬固結締織性結節及腺索故也。

肺結核徐徐經過。肺之廣大部分。新生纖維性結締織時。該部分通常甚形萎縮。鎖骨上窩及下窩陷沒。胸壁亦陷沒。若由舊肋膜炎。生纖維性瘢痕、肺與胸壁連結爲一時。則肺之活動能力。必大受阻礙。而起顯著之呼吸促迫。纖維性瘢痕組織、替代肺組織部位。有多數血管破壞。因而肺循環爲之縮短。右心室爲之肥大。第二肺動脈音變强。終則發如慢性肺炎之鬱血症狀。

急性播種性型

此性型適與上者相反。病變自初起卽爲惡性。其結核病竈不爲硬固結締組織所包。時時增大。結核立卽經氣管枝發爲結核性氣管枝周圍炎而擴大爲發爲多數氣管枝肺炎性結節而散佈於全肺。此時廣大濁音及氣管枝音之大浸潤。尙未及生出祇因水泡音頗形擴大。而知結核性病竈已散佈於四周，並由高熱及全身症狀。已知病情之重篤矣。若高熱不退。患者經半年或一年卽死。此爲急性播種性結核。Akute disseminierte Tuberkulose 或云奔馬性肺癆 galoppierende Schwindsucht（開花樣肺癆。Phthisis flodida）概見於二十歲或三十歲左右之人。或父母患結核者。或患窒扶斯、痲疹、流行性感冒等身體衰弱者。此外又見於嗜酒者、患糖尿病者、及懷孕產褥時。又有向患慢性經過之肺結核。因新患痲疹、百日咳、流行性感冒或傳染性氣管枝炎等而突然變惡性者。

肺炎型

最危險者，爲肺結核之肺炎型。卽所謂乾酪樣肺炎。Kasige pneumouie 其症多如急性肺炎。其初卽以惡寒戰慄而起。此廣大肺部急性結核性炎性浸潤。或起於發病之始。或起於肺結核潛伏經過中。尤多繼發於大咯血後。此病型能於二三日或數週間。發生廣大之濁音、氣管枝音。有響性水泡音之廣大浸潤。此浸潤亦有發於肺上葉者。普通以發於肺下部爲最多。此時並有稽留性高熱。痰爲鏽色或綠色而透明。故此病型與格魯布性肺炎極相似。惟此病之熱。不分利而下降。其痰爲膿性。屢於二三週後。可由精密之檢查。發見其結核菌。有於其後經過中。肺之陷於乾酪樣變性部分處處軟化咯出而生大小空洞者。　此軟化作用。可由多數有響性水泡音及彈力纖維。及痰中之多數結核菌而知之。此種乾酪樣肺炎。通常於數個月後。身體突然衰弱而死。　凡結核性患者。有時仍有廣大肺炎性浸潤。再見吸收者。

此可與有時注射「杜白克林」後。起局部反應。於結核性病竈周圍。發一時性浸潤病竈者相類似。有因結核菌或其毒素而起肺炎之外。更有於肺結核經過中。由他病原菌（如肺炎菌）而起肺炎者。自不待言矣。

氣管枝肺炎型

凡患痲疹、百日咳、窒扶斯、流行性感冒後。有續發氣管枝肺炎。往往尙未治愈。而濁音、氣管枝音、水泡音尙繼續存在。且持續發熱。患者體力日見衰弱。此爲臨床家所常見者。此時將痰檢查。遲早可發見其結核菌。患者通常於二三個月中卽死。此概見於從前已患有結核性病變之人。（如患有氣管枝腺結核等者）、尤常見於結核性或瘰癧性小孩死後解剖之。多見其新鮮結核性播種之傍。有乾酪樣之舊病竈。此蓋因以前所有之保護作用（卽免疫）因傳染病而破壞。本來係由他傳染病而起之肺炎。爲舊結核性病竈所傳染。因而成此死症耳。

老人之結核

從前以爲老人少有患肺結核者。實則老人患肺結核者亦多。大抵以慢性纖維性硬變病症經過。但亦有患急性者。

小孩之結核

小孩之結核。與成人大有異點。

在小孩。結核菌多侵入淋巴腺。而起腫脹。又屢陷於乾酪樣變性。但結核菌侵入淋巴腺。並未一定卽起。

結節。或起乾酪樣變性。有祇見淋巴腺腫脹及增殖。往往潛伏數年之久。而最易被侵者。為肺根部及氣管分岐部之淋巴腺。此外腸間膜腺及頸部淋巴腺。亦往往有非常腫大成塊者。

頸、腋窩、鼠蹊部及其他部位之皮膚下。觸之有多數硬小淋巴腺時。在診斷上為極重要之徵候。倘此時有輕度之體溫上升。肉體精神。皆極易疲勞。顏貌甚怯弱。此於小孩之發育頗遲時尤甚。但此種淋巴腺之腫脹。並不盡為結核性。小孩有體質異常時。則淋巴腺及他一切淋巴機關有增殖者。例如扁桃體、咽喉腺狀物、腸、脾、胸腺之濾胞增殖等。此謂之淋巴性體質Status lymphaticus. 應與結核性有區別。惟此時對傳染病之抵抗力頗弱。普通至二十歲以後。此淋巴器官之增殖即就衰。漸次萎縮。

淋巴腺之結核性疾患。尤以頸部之淋巴腺腫大成塊時為最顯。有陷於乾酪樣變性、化膿、終而皮膚破裂成為大瘢痕者。從前以此為特別瘰癧 Skrofulose 現象。今日更於此瘰癧中證明其有結核菌。因而有兼發結核性之骨及關節疾患者。又以前對於小孩所發之頑固濕疹(尤以顏面濕疹為多)眼結膜炎、角膜緣水泡及易發鼻加答兒、口蓋、咽頭、扁桃體腫脹等病。其顏色頗惡。皆謂之瘰癧質。今日則已知此等症狀。並非結核性。有一般小孩。對於些微之刺戟。皮膚即易發疹。或粘膜易起炎症。或淋巴腺易起腫脹者。蓋由對於疾病有特別之素因故也。此謂之滲出性體質。Exsudative Diathese 此體質異常。或由遺傳。或由營養不良而起。此滲出性體質與上述淋巴性體質。有共通之點。例如咽頭淋巴器官之腫脹。雖兩者皆有。而並不同一。　又在兒時有滲出性素因徵候者。其後則往往起氣管枝喘息。

如上所述。淋巴性體質。並滲出性素因。雖與結核有別。但此種狀態之小孩。同時屢患結核。或後日易患結核。故當知此種小孩。有特別易患結核之傾向。

此外小孩結核與成人結核之異點。卽小孩屢起於骨。尤以骨端及關節之骨髓炎爲最多。又脾臟甚形腫脹。此時倘並有淋巴腺腫脹及貧血者。有時易誤爲假性白血病。

又小孩結核較之成人。其侵及肺臟者極少。成人雖屢發定型的肺結核。而小孩則殊在例外。此概由於病之成熟。須經多年之故也。但小孩之自初傳染卽起肺結核而死者。亦非絕無。惟小孩之肺被侵時。其病竈不如成人之概限於肺尖局部。多擴大於肺之全體。其浸潤及乾酪樣變性病竈。大抵頗小。故亦無顯明濁音及氣管枝音。祇處處聞有水泡音而已。故甚難下正確之診斷也。且小孩卽有咳嗽。亦不能將痰吐出而呑下之。故診斷上更加困難。此時宜檢查其大便。往往亦可發見其呑下之痰之結核菌。

此外小孩結核。易於散佈於身體各部。例如腹部器官。與漿液膜。腦膜等是也。　小孩結核屢以氣管枝加答兒症狀爲始。並有輕微不規則之發熱。經數閱月後卽現出非常倦怠之狀。顏色蒼白。漸次瘦削。又經一二月後卽死。或起結核性腦膜炎而死。但小孩結核。亦並不皆爲惡性。其結核停止進行而治愈者亦多。　小孩之患氣管枝腺結核。常有輕度之體溫上昇。身體之發育。大受妨礙者。有經過數年後。至青春期忽恢復健康者有之。又結核性淋巴腺之巨塊。亦有再吸收者。

第四章　合併症

肋。膜炎。　肺結核合併症中。最屢見者爲肋膜炎。乾性肋膜炎。有纖維素沈着。致後肺及胸壁相連結。尤其於咳嗽時。有激烈之胸側刺痛。及摩擦音。可以知之。　又漿液性滲出液。其分量之多少。各不相同。

大抵起於肺結核之初期。在外觀上以爲是原發性滲出性之肋膜炎者。往往經數年後。現出肺結核之徵候。此爲吾人經驗之談也。從前以爲有肋膜炎性滲出後。留下結締織性連結。致減少肺之擴張力。故易患結核。而不知在外觀上似乎原發性肋膜炎。其大多數已於肺之近胸壁部分早有結核性之病竈。惟因病竈過小而隱伏。不易診斷故耳。

此肋膜結核有漿液纖維素性滲出液外。又屢有膿性及血液性滲出液。

氣胸。Pneumothorax　空氣之侵入肋膜腔。蓋由於近胸壁之空洞穿通肺肋膜所致。此因肺結核之組織突然融解時乃屢見此症。由肺結核而起之氣胸。屢兼滲出之炎性液體。其液體有時而爲膿性。(膿氣胸 pyopneumothorax)　普通多爲漿液性。(漿液氣胸 SeroPneumothorax)　夫肺結核而兼氣胸時。其豫後概不佳。氣胸而不引起惡結果。能完全吸收者甚少。大都能促短其死期。

腹膜結核。　腹膜結核可由二種方法。從結核性腸潰瘍發生。即間有潰瘍破裂。腸內容物。漏入於腹腔中。致發化膿性或腐敗性滲出物之穿孔性腹膜炎 Perforationsperitonitis 者。又有雖未穿孔。其結核菌從深潰瘍而傳染於腹膜。而起腹膜結核。或結核性腹膜炎者。此二種在臨床上有時頗難鑑別。

間有結核患者由鬱血而起腹水。誤爲腹膜結核者。

此外在肺結核經過中。有時結核性肋膜炎。穿通於橫隔膜。以傳染於腹膜。而起腹膜結核者。

心囊炎。　亦時見之。此概由結核從肋膜傳染心囊而起。間亦有由結核性淋巴腺或空洞穿通心囊中而起者。

喉頭結核。　喉頭因時常與咯出之結核菌接觸。故肺結核之總數內。約有三分之一。其喉頭有結核性浸潤或潰瘍者。一有喉頭結核。則肺結核之豫後。益形險惡。夫喉頭結核由原發性發生者甚少。大多數係由肺結核而續發。喉頭一切部分。皆可發生結核。而尤多者爲喉頭後壁或聲帶。一發廣汎性結核性浸潤。則起激烈之嚥下疼痛。飲食難於下嚥。或起呼吸困難。時或須行切開氣管手術。　患喉頭結核。多發嗄聲、咳嗽、刺戟、疼痛。但亦有不發出此種症狀而經過者。迨其後用喉頭鏡檢查。乃始發見。此外結核間有發於咽頭、口腔、亦有發於舌者。

諸器官之澱粉樣變性。　肺結核進行時。多數器官起澱粉樣變性。Amyloiddegeneration　此時肝臟脾臟皆增大。以手觸之。皆平滑而堅硬。又腸粘膜起澱粉樣變性時。則食物之吸收大受阻礙。先下粘土狀脂肪糞。後起難止之激烈下痢。患者經二三星期卽死。腎臟起澱粉樣變性時。則撒高度之蛋白尿。尿多透明而多量。此澱粉樣變性。發於骨及關節結核者。例如脊柱結核性骨髓炎（骨瘍）等時。最屢見之。

此外有時肝臟腫大。成所謂脂肪肝。Fettleber狀態。脾臟有時亦爲發大結節型結核。全體甚形增大。在小孩尤甚。

腦膜炎。　往往有繼肺結核而起結核性腦膜炎者。間有中樞神經系中生極大之孤立性結節者。

上述各症之外。尚有非結核性諸病。如脚氣、流行性感冒等。皆可與肺結核合併發生。自不待言矣。

第五章　診斷

肺結核能得及早診斷。則多可望治愈。故初期肺結核之診斷。極宜注意。爲之若病已現出顯著物理的徵候時。可以治療時期已失之過遲矣。若診斷錯誤。將非結核者以爲結核。則又不免使人在長期間內枉費巨價之醫金。或停歇其職業。更加以無謂之杞憂。蒙巨大之損失者。可謂無妄之災矣。

診斷肺結核時。第一須證明患者有病。第二須證明肺臟有稠密性病變。第三須證明肺之病變爲結核性方可。　而最後應確定者爲肺之結核性病變。屬於何病型。或其擴大之範圍如何。　是否爲初期肺結核。病變祇有一側。抑已侵及兩側。擴大至若何程度。又是否屬纖維性。（即有結締纖性萎縮傾向之良性慢性型）　抑係多數結節作廣汎性擴大。有突然增惡之傾向。或爲乾酪樣肺炎。皆應加以確定。

第一、患者有病　患者確有病。可由患者減退工作能力。停歇職業。或不能不改易職務。極易疲勞。或苦於盜汗。患者外貌甚惡。體重減輕等而知之。而尤有意義者。爲體溫之上昇。故若有可疑時。至少應於一星期中。逐日檢查其體溫。每日二次或三次。檢時應稍距餐後或身體勞動後稍停片時。惟體溫計置於腋下。則極輕度之體溫上昇。不能知之。若置於口腔及直腸內而檢視之。朝間在三十七度以上。午後在三十七度三分以上。亦不可視爲正常。此外若朝間及午後之體溫差至一度或一度以上者。或散步後經半小時。體溫尚在三十七度以上者。亦不可視爲正常。此時所當注意者。即甲狀腺機能亢進症。或肥胖者。或患有慢性非結核性病者。（如副鼻腔化膿或腎盂炎時）　亦有輕度之體溫上昇。不可誤以爲結核也。

第二、肺有稠密性病變　次爲肺之結核性疾患。與氣管枝炎相反。組織由滲出性及增生的病變。有成爲稠密性質。爲其特徵。即患處之肺組織或空氣之含量減少。或竟至於全無，故該肺部之打診音。短而濁。且呼吸時。亦不聞有如健康肺之純粹呼吸音。肺結核大抵始於肺尖部。故打診及聽診時。對於肺尖。最當注意。但肺結核之始於肺之他部分者。亦非罕見。故常以精密之檢查施於肺之全體爲宜。

(一)打診　打診須於肺之兩側對照位置互相比較而打之。若胸廓之左右不同，如脊柱彎曲或筋肉發達不同時。則難得確實之比較。又或兩側之肺尖部有同樣被侵時亦然。但從實際上言之。大抵初期結核。兩側打診音必皆互異。但在兩側之肺尖上。尚不能確知其打診音之減弱也。　凡對於各人。不能知其打診音之實際如何時。祇能知肺尖上較下肺葉之厚肺層上。應更爲濁音而已。若在背部。因有厚肩胛肌覆於肺部之上。其爲濁音亦然。故對於各人。或謂其肺尖與肺下葉間之打診音相差。在正常相差以上者。實全無根據之談也。所以兩側肺尖。除有絕對的濁音之結核甚進行者外。概須將左右對照之部位互相比較。方能判斷。(司鉄歇林氏)有從經驗上言打診無論或於胸部前面或於背面。皆以自下而上爲佳云(司托留姆波魯氏)

初期肺尖結核。往往其患側上僅有稍高之打診音。即打診音較打診健康肺時之低音減少也。夫所謂低音者。其音大抵拖爲長音。而病肺部之打診音則爲短音　Verkurzt　又往往有絕不稍呈明顯之濁音者。又有當注意者。即右側之鎖骨上窩及棘上窩。在肺健康之人。亦有打診音較左側稍高而且濁者。並非少見。故以打診音略有差異。即診爲肺尖結核者。恐有謬誤。不可不深思而愼重之。尤以見解不能確定。及各醫生之見解不同時。更應注意。此外如肺尖位置之低下。或克列尼熙氏打診音之狹小。亦不足爲初期肺尖結核之證據。肺尖之萎縮及低下。概於病勢進行之結核。及治愈之結核見之。夫治愈之結核。因有生成瘢痕。故其肺尖有極著明之濁音也。

(二)聽診　聽診時。應注意有呼吸音Atmungsgerausch 及水泡音。Rasselgerausch 若於肺尖部聞有强而低之肺泡音時。或者尙未有動性之浸潤性肺病變存在。若有動性之浸潤性病變存在時。則其吸氣音多不純而弱。但往往亦有粗而高者。又有呼氣音爲銳性。卽異常之强高而且長也。惟此際所當注意者。卽右側鎖骨上窩及棘上窩。在健康人亦屢有呼氣音較左側爲稍長且强者。　呼吸音不定。卽不能知純粹肺泡音之性質。近於氣管枝音時。則大有浸潤性病變嫌疑。欲檢查呼吸音。可使患者或張口、或閉口。以避免深呼吸之影響及咽喉雜音之障礙而爲之。

水泡音。概爲氣道有分泌物之徵候。其故恰與咳嗽相同。咳嗽在閉鎖性結核。有全無分泌物者。若在開口性結核及合併氣管枝炎時。則分泌物必多。　水泡音祇限於肺尖部局部。且常可聽得。尤以朝間爲易聽。其時大有肺尖結核嫌疑。非結核性之氣管枝炎。其水泡音在兩側肺上。自上部至下部。散佈極廣。又有限局於肺下葉者。　有將水泡音誤爲嚥下食物之嚥下雜音者。又有以聽診器(聞症筒)與病人之皮膚或毛髮相摩擦。或與醫士之耳相摩擦。而誤爲水泡音者。此際以耳直接貼而聽之爲宜。凡肺之聽診。如用耳貼近而聽之。當比用聽診器爲更有利也。此外有將水泡音誤爲肩或筋肉之音者。欲避免與肩之雜音相混之最良方法。當使患者將肩固定於後方。宛如兵士立正之姿勢爲是。　聽取水泡音時。可使患者作短咳。次則作深吸氣。由此可使分泌物移動。於聽診最爲相宜。

水泡音可別爲二。(一)泡性 Blasige。 (二)類鼾性及吹笛性。 Schnurrende und pfeifende 後者概見於氣管枝炎及喘息時。不足爲結核之證。多散佈於全肺之上。泡性水泡音。更可別爲小泡性、大泡性。或有響性、無響性。有響性水泡音。發於與氣管枝音同一要約之下。表示肺臟之稠密性病變。概見於大浸潤時。又有鏗響性 Metallklingend 水泡音。單見於有空洞或氣胸時。

臨床家有時在鎖骨上窩聽得鎖骨下動脈中之雜音。謂此係初期結核之肺尖萎縮脈管屈曲。故可聞此音。實則此音在健康肺有時亦可聞得。故在實際上毫無價値。

肺尖上具有三種之症狀者。如打診音呼吸音之變化。及有水泡音是也。此時卽可下動性浸潤之診斷。已甚確實。若祇有其中之二種。如有輕度打診音及呼吸音之變化。而無水泡音。或有打診音之變化而有正常呼吸音及極少數水泡音時。雖或可診爲肺尖疾患。但非確實。若三種症狀之中。僅有其一種時。雖有肺尖疾患之嫌疑。而診斷之尙未真確。自不待言。故欲行正當診斷及治療者。至少尙須參考其他之症狀。例如體溫上昇。及用愛克司光線診查等是也。

播種性肺結核 Disseminierte Lungentuberkulose 有時行物理的檢查。難於證明其有肺結核。此時雖有多數氣管枝周圍性病竈散佈於肺之全體。但是等病竈之間。尙有多量含氣性組織存在。故打診不呈濁音。聽診亦祇可聽得廣汎性氣管枝炎性雜音。患播種性肺結核時。往往易誤爲慢性氣管枝炎或肺氣腫。此時之診斷。宜勿憑物理的檢查。而宜憑其他之症狀。例如發熱、羸瘦、皮膚蒼白、痰中有結核菌等。又行愛克司光線檢查。以知肺之實在狀態。亦屬必要。此播種性肺結核。雖亦有作慢性之經過者然普通多爲急性。通常多見於老年人而小孩則間有患此者。

(三)愛克司光線檢查　當由熟練之醫生爲之。對於診斷上大有帮助。即病竈之小者或病竈在肺中央部打診及聽診所不能明瞭者。一用愛克司光線檢查立可明瞭。肺之浸潤部分。愛克司光線難於透過。故生陰影。　凡行愛克司光線檢查時。除用螢光板直接檢查外。並以拍照檢查爲最宜。用螢光板檢查時。祇可知著大之變化。故此時可使患者行深吸氣及深呼氣。以便檢查肺及橫隔膜狀態。有肋膜炎性連結者。其補腔Komplementarraum 在吸氣時不能張開。橫隔膜運動不充足。亦可藉此知之。使營深吸氣或咳嗽時。其肺尖部空氣之含量當增加。故較通常爲透明。若肺尖已爲炎性浸潤性病變所侵。則肺尖必現出暗影。且吸氣時及咳嗽時。亦不如健康肺尖之透明。惟此徵候亦可由檢查者之感覺而輕重之。難免不能確實。所以欲行精密之檢查者。終以拍照相爲最要。其拍照相時。以用強度佳良之愛克司光電機爲尤善。　其小病竈如粟粒結節。須拍照後始可確實檢出之。照相板宜於暗室置在照光箱注意檢查一切微細之點。

結核性之浸潤病變。概呈小結節及結節形。故若見有大小圓斑之陰影。及此種陰影羣集者。多爲結核。

粟粒結核。其兩側之肺。滿布多數微小之斑影。從肺門部向末梢部作放射狀。　急性播種性結核之大結節型。雖現出不規則之大斑點。但在打診及聽診上皆少有所得。故祇可藉愛克司光板以知其病變之輕重及擴大之情形而已。　乾酪樣肺炎。現出密集之大陰影。與格魯布性肺炎時之攝影相同。

初期肺結核。可由肺尖部之原發性病竈。及屢有限局性斑影。或小結節羣集而知之。並有粗大影線。從此連於肺根部之腫脹氣管枝腺之大圓形。　陷於乾酪樣變性之氣管枝腺。其周圍之組織若發炎症、而變成稠密時。則屬於肺門之全周圍、滿布廣汎性之陰影、　舊時所沉著石灰之氣管枝腺、其陰影尤暗、而界限亦極顯明肺之浸潤病灶由生成瘢痕及沉著石灰而治愈時。亦現出此種陰影、舊時之纖維性病變、較新病變所現之陰影爲黑。故新病變往往不易明瞭、　肺循環之鬱血狀態者。卽肺動脈及靜脈之充滿血液也。例如由心臟瓣膜障礙而起此症時、所現之陰影亦恰如張開之手指狀態、且異常暗黑。而分枝亦廣、故不可以肺門陰影之明顯卽謂爲一切皆係氣管枝腺之結核。　肺根部淋巴腺腫脹所特有者、其陰影爲圓形而突向於外方、　此外時常見於愛克司光照相之肺血管及其分枝之微細線狀。亦不可視爲病態、

空洞之診斷　空洞之理學的診斷祇可用於少數空洞。故並不如從前所視之重要。小空洞卽結核性氣管枝潰瘍、雖屢次發生於早期、但通常毫無顯明之症候、若空洞增大。已達於某程度。並封鎖在浸潤之無氣性肺組織內時。則可得而診斷。反是、若空洞生在肺之深部。並爲含氣性肺胞組織所圍繞時。則不能由打診或聽診以證明之。若空洞爲不含空氣之組織所包圍。其浸潤達及肺表面時。則該局部常有高鼓性濁音。及氣管枝音有響性之水泡音。且胸振盪極强盛。惟此等症狀。係由肺組織之浸潤而起。故未有空洞之肺炎性浸潤亦可見此、　空洞漸次增大時。本來不含空氣之浸潤性組織、今則代以含氣性空洞。故濁音反可大爲減少。而稍稍變爲淸音。惟高鼓性音。則愈見顯著。所以肺組織融合愈進行。含氣性空洞增大時、本來有强度之濁音。漸次再變成淸音。而且愈帶鼓性也、　又威托里熙氏音響

變換。Wintrichscher Schallwechsel 即由於口腔之開閉而鼓性打診音有高低者。爲僅見於空洞與氣管枝、氣管、口腔交通時之症候也。但此種症狀、亦並非僅見於空洞。此外如肺炎性浸潤其肺尖部發炎時。或有巨量肋膜滲出物壓迫肺時。由打診於氣管枝內之氣柱。亦有現出此症狀者。

可證明有平滑洞壁之含血性大空洞存在者、祇有鑛性音現象 Metallklingende Phanomene 而已。即打診時之鑛性音、（此須用所謂板棒打診法 Plessimeterstabchenperkussion 即用打診板置於胸壁該局部上。而用打診槌柄輕敲其上、同時置聽診器於其旁聽診之最能明瞭。）鑛性呼吸音鑛性水泡音是也。惟此等鑛性現象、祇見於空洞甚大且其壁平滑之時、

用愛克司光檢查。屢可證明其空洞。此時所現出者。概屬圓而透明之影。其境界則有極清之黑界線。並屢有膿性之內容物。居於其下部。現水平線狀。

此外凡有軟化作用之部分、皆可生出空洞。故痰中有彈力纖維、亦可視爲空洞之症狀、又痰中證明有結核菌時。亦可視爲潰瘍性破壞之徵候。惟此彈力纖維、在一切肺組織破壞時皆有之。如患肺膿瘍肺梅毒時是也。此所當注意者。

彈力纖維檢查法.　取痰之可疑部分。塗於載物玻璃上。加一〇%加里滷液一滴混和之。覆以覆物玻璃。用顯微鏡檢查。尚有較此更佳之法。即於多量之痰。加入痰量容積之半額之一〇%加里滷液而煮沸之。置於尖底盃。Spitzglas 使之沈澱。或用遠心器集其沈渣。而用顯微鏡檢查之。其彈力纖維可由其紆曲形狀及重複線而知之。

第三、病變爲結核性　最後證明病變爲結核性。可由檢出之結核菌或由「杜白克林」試驗而證明之。

(一)結核菌檢查法　先於暗色物體例如黑色皿或黑色紙上。置玻璃器。置痰於其中。從其中搜求小膿性塊。用鑷子取出置於拭淨之二片載物玻璃間壓潰之。將二玻璃互相剝開。使成爲薄之均等層然後將此標本完全於空氣中乾燥之。用適當之速度使穿過火焰中三次。次則滴下吉魯氏液 Ziehlsche Losung (五% 石炭酸溶液一〇〇 ccm 酒精一〇 ccm 弗克辛一 g 合成) 於標本上。若豫先將吉魯氏液置銅網上或試驗管內燒熱之更佳。經五分至十五分鐘後。取出標本浸置稀釋鹽酸 (用醫藥用濃厚鹽酸一分稀釋於水或酒精三分者) 中一二三秒間。次卽用酒精洗過。次用水細加洗滌。若標本呈强赤色。可再一次或數次反復浸於酸中。使之留弱赤色。後再用「麻拉熙托」綠或「梅吉連」靑之濃厚水溶液複染之。再用水細加洗淨後。高持於火焰上烘乾。用坎拿太樹脂封之。倘此時欲用油浸 Immersion 檢查。則不必用坎拿太樹脂。卽可點下洋杉油 Zedernol 一滴而以鏡檢之。惟結核菌染成赤色。其他皆呈綠色、或靑色。結核菌如放大三百五十倍。已明顯可見。但欲精細之檢查。須用油浸法。

烏連胡托 Uhleuhuth 法　此法在痰中之結核菌數甚少時。屢用之。卽以二〇—三〇 ccm 之痰。加一五 ccm 安知福爾明液。(次亞鹽酸鈉液及苛性曹達液之混合液) 再加蒸溜水使成爲一〇〇 ccm 振盪數次後。放置二小時至五小時。至已化成同質爲度。然後將該液置於遠心器內而旋轉之。取其沉渣塗於載物玻璃上。照上述之吉魯氏法而染色之。蓋「安知福爾明」能不傷及結核菌而溶化一切有形物。故便於檢査也。

墨夫氏顆粒染色法　將細菌標本浸置四分之三石炭酸弗克辛、及四分之一梅吉魯紫石炭酸液混合液中二十四小時至四十八小時、次用魯戈魯氏以碘溶液脫色五分間。用五%硝酸處理一分間。次用三%鹽酸處理十分間、用阿塞頓酒精脫色。最後用「沙夫拉甯」或俾斯麥褐複染色卽可。或用格拉姆染色法以代此法亦可。用格拉姆染色法則墨夫氏顆粒染成黑色。屢作桿狀排列。但此不能作爲結核之證據。因有一種球菌及其核之崩壞者。或色素沉澱。亦呈與此相似之外觀故也。

(二)「杜白克林」試驗　不能證明結核菌時有行「杜白克林」試驗者。此蓋根據古霍氏所發見之事實。凡患過結核之生體。對於「杜白克林」有過敏性故也。故「杜白克林」試驗只表示在某時期曾染受結核。而不可爲病變尙爲動性之證明。結核性傳染有在臨床上早已治癒全被封鎖者。如行「杜白克林」試驗。則尙呈陽性。如在試驗病症進行之重症結核患者時。反有呈陰性者。故「杜白克林」試驗通行者有二種方法。

第一　卑魯圭氏皮膚反應　行此試驗時。可於前膊皮膚上。用鈍種痘針。劃二小裂傷。祇止於皮表。以不出血爲度。其一點水一滴於其上。一則點未釋薄之舊「杜白克林」一滴於其上。試驗如爲陽性時。則於二十四小時內。發生硬固赤色之丘疹。或約一ccm直徑之蕁痲疹。如爲陰性時。則點「杜白克林」之部分。不起反應。與點水者相同。倘若點「杜白克林」之裂傷。祇呈半ccm以下直徑之輕度潮紅。未發生可以觸知之丘疹時。則陽性之成績不確。

此試驗成績。在小孩頗見確實。用於成人往往有外觀全然健康。而亦有呈陽性者。故用作有動性病變之證明。無大價値。反是結核在非常進行時。而卑魯圭氏之反應。反全爲陰性。可誤爲或無結核之傳染。

第二、古霍氏法　用舊「杜白克林」〇・五—一・〇 mg 溶於半 ccm 或一 ccm 之水。注射於背或腕之皮下。此試驗爲陰性時。則不起何等症狀。若爲陽性時。則現出三種反應。即

(甲)穿刺反應 Stichreaktion　於注射部分發稍疼痛之浸潤及潮紅。與卑魯圭氏皮膚反應。有同一診斷之意義。

(乙)全身反應 Allgemeinreaktion　起全身病感。如頭痛、四肢痛、一時性體溫上昇等。此等症狀中。以體溫上昇爲最重要。故注射祇可行於未有發熱之患者。或有極輕度之均等體溫上昇之患者。而體溫之經過。至少須於行此試驗之前。豫先測定繼續三日。此試驗若爲陽性時。則其體溫於注射後二十四小時內。至少比前日上昇半度。若未有著明之體溫上昇時。可於三日之後反覆注射「杜白克林」至一 mg。若仍不見體溫之上昇。可視爲未有結核性之傳染。或以前雖曾傳染而今已靜止。故試驗而爲陰性。亦較陽性爲大有診斷的意義。但病變進行之重症結核。亦有行此試驗而呈陰性者。重症時之「杜白克林」反應何以反現陰性乎。其故在可以引起過敏反應之原因物質。因結核菌毒之多量存在。全失却其作用所致耳。

(丙)病竈反應 Herdreaktion　指注射「杜白克林」後。於結核性之患部。現出炎性作用者。此在狼

瘡Lupus或結核性腺病時。現出腫脹、潮紅、疼痛、最易明瞭。此病竈反應在結核性肺疾患處。可由捻髮性水泡音或水泡音之增加及濁音之擴大而知之。

注射「杜白克林」後。能現出如此明顯之病竈反應。故由此而明瞭之病竈可視爲或爲結核性。惟此時之病竈反應須爲著明而且確實者方可。反是若水泡音全未增加。尤其絕不起捻髮性水泡音。祇覺稍增加濁音者。皆不足爲結核性之證明。

此「杜白克林」之皮下注射試驗法。祇可行於別無他種方法可以確定診斷之時。但行此法而仍不能知其病的作用爲動性與否。又病竈反應之證明。常不確實。故此法不能盛行。

第六章 類症鑑別

凡肺結核之稍進行者。通常甚易診斷。但全身症狀比肺症狀爲顯著時。往往未及注意於結核。尤初期爲甚。有將結核誤作單純貧血萎黃病慢性胃加答兒單純氣管枝炎等者。又在結核早期尚未現出顯著之肺症狀前。發稽留熱或間歇熱時。又有誤爲腸窒扶斯瘧疾等者。反是有並非結核而誤爲結核者。如重症胃病或貧血糖尿病慢性腎臟炎等是也。又甲狀腺機能亢進症、蓄膿腎盂炎等有輕度之發熱。往往誤爲初期肺結核者。此外患者之言。亦應注意。凡神經質患者。患所謂熙波昆麗里性結核恐怖病。Hypochondrische phthiseophobie有訴胸痛。神經性咳嗽。衰弱等者。又有咽喉或齒齦等出血而誤作咯血者。

最後肺結核有與他種肺疾互相誤診者。故臨床家對於應與肺結核區別之他種肺疾。亦常宜加以考慮爲是。

首爲慢性氣管枝炎 Chronische Bronchitis 有與肺結核互相誤診者。尤以患者爲老人。發氣管枝擴張症及肺氣腫時爲甚。又結核與慢性氣管枝炎兩者合併時。每易斷定其病名之一。而遺其他。故逢慢性氣管枝炎時宜常將結核置於意中。若有可疑處。應檢查有無結核菌。反是雖下結核診斷。亦宜常念診斷是否確實。若痰中已檢出結核菌則已無可疑。否則用愛克司光檢查。大可資爲參考。

氣管枝擴張症 Bronchiektasie 有許多點與肺結核相似。若注意診視。極可區別。兩者雖皆取慢性之經過。而氣管枝擴張症其經過尤爲緩慢。直至後來始羸瘦如結核患者。又兩者雖皆咯血。但患氣管枝擴張症者之痰。大抵其量頗多。因分泌物漸次集積於空洞中。在一時中咯出。故其量頗多。其痰往往發惡臭。與結核患者之球形痰異。且吐於壺中。其痰分爲三層。但此仍不能作爲確實之區別。又其手指之末節。爲鼓桴狀膨大。較患結核時爲多見。其最重要之區別在於病竈之部位。結核係自上而下。漸減其强度。而氣管枝擴張症則喜侵肺下葉。侵上葉者爲例外。必用愛克司光拍照。可知其分布之情狀。

吸入塵埃疾患 Pneumonokoniosen 與吸入塵埃疾患之鑑別。亦往往不明。其初起時亦屢有於肺尖部現出症狀。漸次向肺基底部進行。且有發與慢性結核同樣之體溫者。在初期可詳查其既往症。又往往祇可由「杜白克林」反應而想像其非結核症而已。其後屢次未能發見結核菌。而兩側之肺。同時皆被侵。有强度肺氣腫。及下肺葉發有慢性氣管枝炎等。而診斷爲概非結核。　塵埃吸入疾患。往往有起肺氣腫者。其最要者爲愛克司光拍照。惟塵埃沉著肺。與肺結核亦往往互相合併。故診斷亦因之而困難矣。

真性肺炎 Kruppose Pneumonie　初以爲係真性肺炎。後有因結核而變爲乾酪樣肺炎者。慢性肺炎 Chronische Pneumonie 與結核亦難於鑑別。若有慢性肺炎之症狀。久久未能檢出結核菌者。不妨假定爲慢性非結核之肺炎。但一時雖未發見結核菌。而其後仍證明爲結核性者。亦往往有之。

膿胸 Empyem　一加注意。不難區別。

喘息 Asthma　喘息與肺結核區別之本不甚難。喘息患者每向醫生詢問是否結核。但喘息發作之後。雖歷長時間。尚可證明肺尖部有乾性加答兒者。凡肺尖部之乾性雜音。爲單純非結核性加答兒之徵候者甚多。如患流行性感冒後。亦往往見之。

次爲鬱血肺 Stauungslunge 由心臟瓣膜障礙或心筋衰弱而起之狀態。亦應與肺結核加以區別。凡年幼患者之由瓣膜障礙而起之鬱血肺。多易誤診爲結核。老人之結核性肺疾患。則每易誤爲心筋變性之續發症狀。皆應加注意。

此外尚有一見面卽似結核若痰中久久不能檢出結核菌時。則宜念及以下各症。

肺膿瘍 Lungenabszess.　屢於他部分。並有氣管枝肺炎性浸潤。故臨床上甚似結核。惟此時其發生爲急性。漸次現出膿瘍分界。痰爲多量純膿性痰。通常富於彈力纖維。其最重要鑑別之點。則爲肺結核從未有不能檢出其結核菌而咯出肺組織破片者。又用愛克司光拍照。大抵亦可鑑別。

肺壞疽 Lungengangran　時。全身症狀頗重篤。肺症狀多限於局部。痰中未有彈力纖維。愛克司光

譯著

改良食米之研究

呂鵬摶

曩任中法國立工商專校講席時。學生中有病脚氣而死者。據法醫診斷云。是因食精米故。蓋精米中米質不全也。夫米所以養生。人之命脈繫焉。今有改良之必要。安得不表而出之。以告我國人。

米未碾時。可分爲三部份。第一層爲糠。第二層爲米皮。又名米麩。其色黃。亦有黃而帶紅者。其中心一層爲米心。色純白。即吾人所食之精米是也。糠之中含有燐質。惟粗糙太過。去之宜也。米皮據化學家考驗。中有維太命(Vitamin)質。按拉丁文字義。爲强而有力。米皮與米心。本屬一粒完全之米。皆爲人之食料。自俗尚奢侈。富者覺米皮之質粗硬。不若米心之質柔細。於是將米皮略爲碾去。以求適口。至今日變本加厲。遂至將米皮碾之淨盡。僅賸米之中心一小粒。稱之曰精米。不知米中之重要滋養料。不在細而柔之質內。而在粗而硬之部份也。取擇愈精。而去養生之道愈遠。適成一反比例。惜哉。

天予人以食品。人未可取擇太苛。太苛則近於暴殄。昔有雄於財者。居頤氣養頤體。猶以爲未足。冬季將牀上所懸之布帳。易以灰鼠。自以爲溫煖華美。曾幾何時。而大病作矣。彼蓋不知空氣流通之理。物之宜於粗者。實未可易爲細耳。富貴之家。其子女體質多弱。動輒生病。未始非嬌養太過。習慣性成。有以致之。天下事貴乎得中。得中則順乎自然。過與不及。其弊相等。天所産一粒完全之米。外粗硬而內柔細。物之

情也要皆爲吾人養生之原料外面一層之糠亦既去之矣今又必擇食其中之至適口者其餘復悉去之所取既屬太苛無怪乎所獲亦僅矣

美國康氏所著 Physiology and Hygiene 有云『設集世界上各處之兒童開一郊遊宴吾想其食籃之內所珍藏者各有不同美國兒童所有者必散得味其 (Sandwich即現所謂夾肉土司) 德國所有者必黑麵包與香腸中國所有者必米哀斯基馬人(居於美洲之極北部及格林蘭島之一種居民)所有者必魚或海狗肉各處所有之食品不同而皆足以養生此實由於天氣與風俗之關係耳』歐美諸國與中國所食各有所宜我國以米爲主蔬菜魚肉爲輔日本亦然謂之混食此法最善極合衛生而一餐之費價亦甚廉不似歐美之奢耗我國人民數千年來之儉德亦足稱也

歐美人多肉食偏於蛋白質一方面取之有太過之弊其國之格言曰『疾病之種類隨烹調之進步以並增』又曰『以其齒牙掘其墓穴』歐美諸國民因貪多食而致死者不知凡幾有識者乃提倡少食主義著爲論說大聲疾呼我國伍廷芳博士曾親身實驗減食之效並主張素食此皆於衛生之道研究有得人人所當奉爲圭臬者也竊以爲我國之筵席肥濃太多品類又雜食之積於腸胃間卽足致病宜乎大加裁減若農家所食者僅米脂肪質又似嫌太菲此兩種食法支配之間實有過與不及之弊歐美食法肉多於麵亦未盡合蓋養生之道澱粉須約占十分之六其餘四分爲蛋白質膠質脂肪此外仍需有數種礦質(如鹽與石灰琉璜等質)及酸素所需之量雖無取乎多而要皆不可缺少米爲吾國人食料之主體其質地大部份爲澱粉八分之一爲膠質又有蛋白質皆爲養生要素奈何僅食其中心而棄

其四週之米皮不詳加以考察耶

今祇有農人所食之糙米上帶米皮市人則以爲鄉間之所食而不屑食之不知農家所享之盤餐雖不逮市人惟所食之糙米其質强而有力較勝於市人之所食此所以農人多康强而市人多文弱食米上不無有多少之關係也

或曰我國向以米皮喂豬人所不食此無非因其粗劣耳昔歐州人專食細麥而以粗麥喂馬後察知粗麥之質較細麥爲能養人於是皆喜食粗麥矣今吾人棄米皮而專食米心與昔之歐人食麥相類科學至近代而始顯人當擇善而從況米皮與米心本屬一體安得謂米心爲人類之所食米皮非人類之所食乎世俗之見不可狃也

或又曰如糙米不宜於腸胃何且又不適於口何不知腸胃常需此粗糙之食料若常食之物非精細之品不可則多金者日日以參燕代三餐矣律以養生之原則庸有合乎蓋人之所賴以生存而不可一日無者不在精細之品而卽在此粗糙之食料旣於身體上合宜則於腸胃間自無不宜也至適口與否都由習慣而成擁狐裘者猶覺其寒披敗絮者未必盡凍此安有定論哉

香山楊子辰先生與余談論衛生之道不謀而同後論及食米改良一事楊君曰余一家已兼食米皮多時矣法以米皮磨碎煑熟時和以牛乳及糖用作早餐如西人之食西米粥然旣適口而又有益於衛生余以爲世之能食糙米者食糙米不能食糙米者亦不必强行之卽仿照楊君單食米皮之法其功用與食糙米一也總使天之予我作食品者我將完全領受之而不敢有所拋棄也順乎天卽所以適乎人矣

又有食蒸飯者。其法實不及煑飯之爲佳。昔余應武昌國立商業專校之邀。初到時飯後易飢。余甚訝消化之速。後察知係蒸飯。先將米置於鍋中。煑至半熟。卽提出放入籠內。其鍋中所餘之米湯。悉棄去。且蒸時熱度沸騰。米汁多流溢於籠外。此所以食之不能耐久也。夫食肉者。必嘗其羹。啖蔗者。必重其汁。奈何煑飯。而遺其湯乎。此理至顯淺。不待煩言。而自解。亦亟應改良者也。

人於食米改良後。又應注意二字。(一)食毋太快。吾國普通習慣。食時僅三四分點。卽草草完畢。咀嚼不盡。嚥下了事。急則澆湯。迫不及待。若甚忙碌者。相習已久。不知有礙衛生。若食米改良後。米質較硬。養料較強。食時必當細細咀嚼。庶腸胃不勞。卽能消化。(二)食無太多。大凡物質薄者。多食之。而力猶未充。物質厚者。少食之。而功足相抵。譬如平日每餐兩碗半者。自食米改良後。兩碗卽可。因其質較厚也。北方食麵飯者。一日兩餐。南方食米飯者。一日三餐。因麵之質較強。而消化之時間亦較緩也。人之食量。至七成而止。爲最適當。若至十足。恐有傷食之虞。此衛生家所公認也。

食米改良一事。又不僅裨益於個人而已。更有及於一國之生計焉。裕國之道。不外開源節流兩大政策。開闢荒蕪之地。成爲沃田。歲可增多若干糧食。以養千萬人。此國家開源之一大政策也。改良食米。使人人知米皮之有益。當與米心幷食。而未可偏廢。歲亦可增若干糧食。以養千萬人。此國家節流之一大政策也。米皮約占米中五分之一。食米改良後。至少五人中能多養一人。一省約三千萬人。除農人一半食糙米外。此一千五百萬食精米者。皆改食糙米。或兼食米皮。卽能多養三百萬人。合全國食米之十數省計之。其關係於國民之生計爲何如也。今開源政策。或限於財力。一時未能卽行。而此節流政策在吾人。

一轉移間卽收莫大之利益昔墨子兼愛摩頂放踵利天下爲之今食米改良有益於箇人者旣如此有益於國家者又如彼奈之何狃於習俗而不克自拔耶

國民生計第一要義民食是已歐州諸國近世幾次大戰爭所爲者果何事耶麵包之問題而已食料供不應求非兼併無以圖存亦迫於勢之不得已也今日我國國民之生計可謂窮蹙達於極點矣以今日之米價較之二三十年前相去奚啻倍蓰然則此後之米價必有增無已不難推測而知吾民將何以爲生耶蓋一國中之土地有限所出產之物品亦有限而人民生生不已加增無限以有限之土地及物品供給此增加無限之人民此所以有時而窮也故今日留心一國國民之生計者非注重民食上之開源節流兩大端終無以挽救將來之時局

事有關於一國之大計者非一人之事乃一國中人人之事必策羣力以圖之庶克有濟食米之應當改良滬上風氣先開早有知之者特知之而不能言言之而不能詳人故莫之信耳余於民國前到滬時曾寓一商號中其肆主對人云糙米較爲有益此後盍改食之其肆中人皆不悅竊竊私議曰彼自爲惜費計欲在飯食上薄待同人耳後果不能遵行今我國科學知識尙未普及轉移風俗誠非易事是以十餘年來雖有知其弊者而積習如故也暴殄天物損失至鉅米質不全弱及種族其影響及於國家者非細事也安可忽諸吾甚望有大力者身先提倡知行合一普告社會力挽頹風其有益於人羣者實大造福於國家者至宏豈僅可免個人之脚氣病一端而已耶

食精米有礙衞生久爲醫界所公認今呂君發揮其義深切著明更推而至於國計民生諸問題所

見遠大足以益人足以藥國

留美日醫學博士蔣仲彥朱蓉鏡同註

▲新流行的鸚鵡病

履冰

近來歐洲諸國。新流行一種怪症。其病稱爲鸚鵡。我國報紙。亦多記載。惟略焉不詳。玆覓得西國雜誌。節譯若干。俾明眞相。

▲病之起源 此次鸚鵡病之發生。最初患者爲司丹坡爾地方湯墨士醫藥師。病烈時經醫命診斷。久久不能定其起因。嗣偶問其是否蓄有鸚鵡。始瞭然於該鳥之傳染。因此鸚鵡病之名。亦轟傳一時。

▲病之蔓延 現在德之柏林。因有南海羣島載來鸚鵡入口。據各處報告。傳染甚烈。死者三人。已證實確患鸚鵡症。故當道對於輸入鸚鵡。概須嚴查。且在必要時。嚴禁其登陸。至豢養之家。亦令其勿與接觸。

▲病之現象 鸚鵡患有流行性熱症。卽能傳染及人。發時肺部起炎。體熱奇增。惟人與人間。並無互防染及之必要。

▲從前記錄 考查以前歷史。英國至一千九百二十七年止。曾患鸚鵡症而死者祗三人。又一千八百九十二年。有鸚鵡五百頭輸入巴黎。其中三百頭先後病死。結果傳染人民。有四十六人同時患病。死亡者竟達十六人之多。

（錄自由談）

各國醫學教育之現狀

宋國賓

——我國醫育建設之標準——

醫育之建設。固當適合國情。順應環境。然亦不可不明白世界各國之趨勢。俾知取長補短。去舊謀新。而不致過落人後也。四十年前英美法德之醫育。簡陋不亞今日之中國。英法以教會關係。取醫院制。學者在醫院中隨師實習數年之後。即出而問世。德國行大學制。醫院實習甚鮮。美國則以新建之邦。人口衆多。醫生甚少。設立二年畢業之醫科速成學校。今則互有進步。醫育宗旨。羣趨一致矣。

醫育宗旨有二。即一方應社會之需要。造就科學化的醫學實用人才。(開業醫及衞生員)一方謀學術之發揚。造就盡瘁科學之研究份子。然欲達此目的。有當注意者數事。即師資之規定。中等教育之設備。醫科教授之方法。不可不加之意也。

(一)師資

醫科教授。負責綦重。不僅在造就學生。尤當致力於個人之研究。以促醫學之進步。故各國教授資格。規定極嚴。德國注重專門之研究。個人之發明。英法則注重競試。層層階級。絕非一蹴可幾。美國乃校長校董之任命。多數即該校之畢業生焉。

(二)中等教育

有良師矣。學生之基本教育不固。猶不足以領會也。遍攷英、美、法、德中等教育設備之精神。不外(一)師資嚴格。(二)基礎科學外。尤注重本國文字之訓練。(三)卒業考試嚴格。(升大學極不易。法國中學生畢業考試。及第者百人中僅五十四人。)

(三)醫科教授法

(甲)醫預科(P.C.N.)

按各學制。學者於習醫之前。當研究物理化學博物三科以爲預備。法德兩國以此三門列入醫預科科目。而英國新制。則附入中學課程也。各國雖用本國文字教授。而同時學生仍須研究他國文字。因醫學日有進步。各國互有發明。苟能讀他國醫報。亦求新知之一道也。

(乙)醫本科

(子)基本醫學教授法

教授方法有三。(一)課室演講。(二)實驗證明。(三)學生實習。此三法並行不悖。各門教授均宜引用者也。

(甲)解剖學

課本講授之外。尤重尸體解剖。但尸體解剖僅能見死後狀態。故尤宜利用X光照像。關於骨骼關節之形狀。學者當能於照片上從事認識也。

英國、組織學及胎生學。均包括於解剖學內。

法國、尸體解剖甚多。同時有教師指導。

美國、解剖指導員極多。幾於每一學生有指導員一人。

（乙）組織學

英法德制。授課外有切片之認識。及圖畫之模寫。美國則有進一步之工作。學生須親自做切片也。

（丙）生理學

英國生理學教授方法最爲良善 Cambridge-Edimbourg-Glascow 三大學。俱有極完備之器具。專門家之教授。學生實習極多。

美國亦有同一之進步。課室教授。一變而爲種種之動物試驗。矣法國以經濟關係。除巴黎大學外。各省醫大生理學甚少實驗云。

（丁）藥療學

藥療學包括藥物學。處方術。毒物學。實驗藥療學而言。藥物學除課室講授。當練習辨認藥物。處方學應在醫院隨師實習。毒物學及實驗藥療學均應行動物試驗。以明藥物與生理之關係。英國於藥療學之教授。祇有口頭講授。甚少實驗之證明。

法國　亦待改良。毒物學附於法醫學院。藥療實驗學則僅有司太師堡醫大教授也。

德國　藥療學與生理同其重要。凡醫科大學均有一設備完美之藥療學院。藥物學家與臨床學家合作。其中。兼任教授。此所以新藥出品。惟德爲多。而教授方法亦至完善。講述、實驗、實習、三法併用。凡習於此邦者。均知稱頌不已也。

(戊)病理學

病理學之重要。實不亞於臨床實習。德國所有醫大均附設一病理學院。從事研究。然教授學生。乃不注重實驗。似爲遺憾。法國亦有同一之誤解。注重研究。而不注意教授。學生除聽講外。甚鮮有切片之研究。尸體之剖驗者。然司堡醫科。則爲例外。有獨立之病理學院。設備完美。實習亦多。足資模範。英國則病理學不視爲獨立科學。然刻在改良之中。

(己)微生物學

英美教法均佳。法國則有巴斯德學院。每年造就之人才。遍於全球。

(庚)法醫學

法國法醫學教授。係由法庭檢驗醫官充任。故經驗豐富。足資取法。

(辛)衞生學

在法國衞生學有合併於微生物學之傾向。

以上各門基本醫學教授方法。各國雖略有不同。互有優劣。然均具一共同目的。即使學者能用其所學以實施於病人。此即臨床學也。

(丑)臨床學教授法

臨床學。一實用科學也。理論實際間之樞紐也。爲用之宏。不僅在治愈病人。造就學生。實有促進醫學之勢。

教授臨床學。當先有一完備之醫院。直接隸於大學。而有選擇與研究病人之可能。又須有各種試驗室。(化學、細菌、病理、光射、實驗醫學、實驗藥療學等)每室有主任一人負責而總其成者則一富有經驗之專任教授也教授方法有二。(一)病人逐日之診察。而記錄之。而研究之。(二)教授公開之臨床學演講。而以已研究之病人爲例。各國臨床學之教授不外此兩種方法。特輕重之間。略有不同耳。

英國　臨床學教授以開業醫充任。故其所造就之學生。長於診病。絀於研究。實習開始於醫科第三四年。工作則病人之診察。病情之記錄。教授時作臨床演講。然大都陳義平庸。鮮高深的科學辯論。誠爲憾事。實習共三年。畢業後百分之七五開業。百分之二五則繼續研究焉。

德國　第三年開始實習。學生在醫院隨師診病。而不負絲毫責任。唯一之教授法。卽大規模之臨床學公開演講。人謂德國學生之學醫。不在病人床前。而在課室之內。非過論也。

美國　臨床學教授。近年來較有進步。然學生功課繁重。考試重重。無暇專心實習。甚鮮個人工作。未免遺憾。

法國　臨床學教授方法。以法國最臻完善。主其事者。爲一年高學富之教授。佐以副教授數人。臨床主任三人。化驗室主任若干人。院內助醫二人。院外助醫七人。上自教授。下至學生。分工合作。從事研究。生受院內助醫年之指導。爲病史之記錄。簡單之化驗。報告教授。教授復周詳診察。反覆辯論。繼以各種精密之檢查。按其報告彙集而研究之。於是診斷乃得。治療乃施。如遇有研究價值之病症。則提出而爲大規模之公開演講焉。故法國臨床學教授方法有三點特長。

(一)學生於入醫科之始。卽入醫院實習。四年內外產三科之實習。爲必修的。最後一年可隨意習一專門。實習之開始。較他國爲早。說者謂學者於未明正常的生理解剖現象之前。卽從事病理的觀察。未免虛擲光陰。其實不然。蓋觀察者雖屬病人。亦未必各種器官俱呈病態。學者茍得師友之指導。不難辨別生理狀態或病理狀態也。且觀察力須得長期之練習。始克養成。初年觀察。印象最深。不能謂虛擲光陰也。

(二)學生入院實習。並非視如木偶。而實負一部分之責任。每生均有其負責治理之病人數人。諮詢診察。逐日爲之。有小手術。亦彼等處理。實習固甚多也。

(三)學者於病人床前。親見其師若何診察。若何辯論。若何推想。而得診斷。於以得深切之印象。猶之學治庖者。口嘗不如目擊也。

綜觀上述。可知各方醫育方針。不僅在造就科學的醫師。以福利一國一方之人民。而尤注意於醫學之探討。以期有所發明。而兼善天下。故設備務求完全。師資務求嚴格。『工欲善其事。必先利其器。』無良師。無設備。而談醫育。非根本之論也。明乎此。始可與談我國醫育之建設，　（錄新聞報）

鴉片史略

陳邦賢冶愚

唐貞元時代　西歷八百年頃

鴉片輸入中國。

按鴉片舊爲藥品。產於印度。唐時阿剌伯商人以鶯粟輸入中國。所謂阿芙蓉者是也。

明萬歷十七年　一五八九

關稅表載鴉片二斤值價銀條二個。

按鴉片貿易之通行已久。但此時僅用以治痢藥劑。醫書中恆見其名稱與製法。如李時珍之本草綱目。李挺之醫學入門。朝鮮人許竣之東醫寶鑑。均載此物。明成化癸卯令中貴收買鴉片。其價與黃金等。明人所著書如續紺珠集。逌客談。本草綱目等書。均足證明其時已有此物。大明會典載暹羅爪哇榜葛剌貢物。俱有烏香。明四譯館同文堂外國來文八冊。有暹羅貢表所貢有鴉片一百斤。烏香即鴉片。故今北語及內地僻處。尚有稱爲烏煙者。神宗倦勤政事。即棲神於此物也。觀臺海使槎。澳門紀略。物理小識。諸書。知明代人民之沉迷鴉片。其情況有類近世。至所用槍斗。據海東賸語。言咬嵧吧呂宋爪哇吸阿片之法。以竹爲管。圍八九分。中實棕絲頭髮。側開孔。以黃泥做成葫蘆空其中。以火燒之。吾國吸鴉片煙之法。殆即倣效於此云。

清雍正七年　一七二九

公布吸用鴉片之禁令。販者枷杖。再犯邊遠充軍。

按當時吸食鴉片者。輒混合煙草而幷用。福建巡撫劉世明奏摺有云。藥商僉稱此係藥材爲治痢必需之品。並不能害人。惟加入鴉片煙同熬。始成鴉片煙。故當時有鴉片非鴉片之說。傳爲笑談。

乾隆四十六年　一七八一

鴉片輸入之數日增。

按英國東印度公司自本國政府襲斷得中國貿易特權後。而印度孟買剌地方。又爲鴉片出產地。於是輸入日增。

嘉慶元年　一七九六

禁鴉片入口。

嘉慶十年　一八〇五

鴉片於此時盛行。

嘉慶十五年　一八一〇

嚴禁鴉片。

嘉慶二十一年　一八一六

禁令愈嚴。私賣愈盛。

道光十八年　一八三八

鴻臚寺卿黃爵滋御史朱成烈痛論鴉片與社會經濟之關係。
詔林則徐實行杜絕鴉片貿易之策。
道光十九年　一八三九
正月林則徐斬煙販數名於英商館前限英商三日內盡出所蓄鴉片。
四月林則徐銷燬鴉片二萬二百八十三箱。
五月諸王臣議禁煙新律三十九條。
道光二十年　一八四〇
中英鴉片之戰。
咸豐九年　一八五九
鴉片弛禁。
同治十年　一八七一
九月諭四川省嚴禁私種鴉片。
同治十三年　一八七四
七月詔各直省督撫禁種鴉片。
光緒二年　一八七六
八月定禁栽種罌粟例。

光緒三十二年　一九〇六
七月。發布鴉片禁止令。限十年以內禁絕。
十月。頒行禁煙章程十條。
光緒三十四年　一九〇八
派溥偉鹿傳霖景星丁振鐸充辦理禁煙（鴉片）大臣。
宣統元年　一九〇九
正月。開萬國鴉片會議於上海
二月。申諭禁止鴉片辦法。
民國元年　一九一二
十二月九日。駐京英公使。向外交抗議禁煙事。
民國二年。一九一三
三月六日全國禁煙聯合會閉會。
民國四年　一九一五
二月十一日。駐荷公使在荷京簽字於萬國禁煙會議決書。
十月十日。內務部公布限制藥用鴉片嗎啡等品營業章程。
十一月二十五日。雲南石屏縣民反抗剷除煙苗。

十二月二十三日申令嚴禁鴉片。
民國六年　一九一七
五月三十日駐京英使抗議陝西破壞鴉片禁止條約。
民國七年　一九一八
十二月。政府下焚燬煙土令。
民國八年　一九一九
正月十七日。萬國禁煙會在滬開會。
政府派張一鵬伍連德至滬監視焚燬煙土。
民國九年　一九二〇
六月十五日。駐京英使抗議陝西違禁種植鴉片。
民國十年　一九二一
四月一日顧維鈞電告國際聯盟理事會通過雅片禁絕案。
十二月。派唐在復參與萬國禁煙會。
八月六日駐京英使要求會勘煙禁。
民國十一年　一九二二
三月八日。派朱兆莘參與國際聯合會禁煙委員會。

六月四日廣州當局向葡領提出澳門嗣後永遠禁煙。

民國十二年 一九二三

十二月九日。福建龍岩一帶人民繳餉五百萬。要求當地軍官。勿强迫種煙。

民國十六年 一九二七

六月二十日。財政部準備組設禁煙局。公賣鴉片。限年禁絕。

民國十七年 一九二八

九月。設立禁煙委員會。以張靜江爲主席。勵行煙禁。

民國十八年 一九二九

二月。林則徐焚燬鴉片。九十年紀念。政府擬鑄銅像表彰之。

大蒜之研究

晉陵下工譯

(異名)胡葷　天師胡

(基本)係屬百合科之蒜 **Allium scorodoprasum** 之球根。

本草綱目曰。家蒜有二種。根莖俱小而瓣少辣甚者。此小蒜也。根莖俱大而瓣多辛而帶甘者。大蒜也。

蒜。槪爲暖國園圃所栽植。係多年生草本。臭氣强烈。地下有大鱗莖。謂之大蒜。供藥用。葉類水仙。細長扁平且頗柔軟。夏月於葉間抽花軸。開類似葱花之白色小花。作繖形花序排列。後結球形之實。莖之外皮作淡紅色。簇生六七瓣。作鐘狀。葉枯時採掘大蒜。將莖相結成束。懸貯室中。

(成分)含有揮發性之含硫油及大蒜油 $(C_3H_5)_2S$

(效能)用作利尿祛痰殺蟲藥。

(能)辛溫有毒。治霍亂。腹中不安。葉亦能治中冷霍亂。及時氣溫病。止截瘧疾。

(單方)腹腫大叩之如鼓鳴者。用大蒜。去根皮。裹棉使溫。放入肛門。冷則易之。如此數次。大便不通之病。亦可用此法。衄血不止。用大蒜搗爛如泥。作成厚二分許。大一寸四分。貼於脚底。拔除雞眼。用大蒜搗碎。貼局部。每日取換。隔日用灰洗。陰門頻癢。用大蒜煎湯。時時洗之。

荷蘭藥鏡曰。球根味辛熱。刺戟有不佳葷臭如阿魏。貼於肌膚則炊腫發泡○此根含酷厲揮發油內服之其氣鑽透迅達全身稀釋疏解排泄發汗利小便惟乾則油氣消失失却效力過用之則衝動血液焮熱而生酷厲液凡體質脆弱者易於觸動或惡液壅鬱刺戟各部或多血壯熱而生焮熱症故用之有害惟一切寒性粘液質人之虛冷症用之良佳○此根爲殺蟲良藥殺蚘蟲蟯蟲尤能驅除條蟲取根之扁切者二三片不須嚼碎空心嚥下或浸水服或細剉用水或乳汁送下或乳汁煮服或細剉摻於飲食物中服之此根用於諸藥罔效之蟲症能將蟲驅泄勝於各種苦味殺蟲藥多獲殊效○小兒蟲症用此根搗爛取一盎斯（即一英兩）浸入乳汁十二盎斯內空心服二盎斯至四盎斯或置乳汁中煮之加糖使甘美可口每次服一二碗能殺蟲驅泄於大便中或用此根水煮搗爛成泥貼臍及胃部亦下蟲○服殺蟲劑後如腹起劇痛而發搐搦者於局部擦石腦油或用大蒜亞爾鮮牛膽和麵粉爲餅以灰布烤溫貼患處則速治○條蟲用此根一二個細剉每日空心用茶湯或冷水送下連服數日則其臭氣鑽透刺戟條蟲且增腸之蠕動致條蟲不能吸附於腸而隨大便泄下○或云有於七日中服大蒜二三次至四次後服瀉劑則蟲下者或每朝服大蒜二三個十日而下條虫者○一男子患條虫諸症多年服大蒜六個月一日下其死塊甚夥而治此類傳說頗多惟服此時宜時時兼用瀉劑將蟲驅除○蟯蟲搗此根進湯中用其蒸氣時時薰肛門則蟲死下泄

產褥之病理及療法(續)

劉雲青

三　產褥期子宮腫瘍

Die geschwülste des uterus im wochenbett.

於產褥期中。所發之子宮腫瘍。雖見有肌腫癌腫及惡性脈絡膜上皮腫等。然極罕。肌腫生於實質間或粘膜下之時。則妨子宮之收縮。甚來出血。又肌腫結節。屢於此期來脂肪變性。被吸收而來腫瘍之縮小。不止此也。小結節有因之全爲消失者。又其表面陷於壞疽。或與子宮實質同受急性退行變性之時。則有示類似敗血症之症候者。癌腫若發於產褥子宮之時。其蔓延殊爲迅速。則分泌增加。來出血。至速發腐敗惡臭。惡性脈絡膜上皮腫。於正規分娩流產。尤於葡萄狀鬼胎分娩之後。早者一週日。遲者一乃至數年發生之。其來持續性出血。且爲極惡性。容易發轉移。

四　產褥期生殖器出血

Die genitalblutungen im wochenbett.

就自分娩直後。起於產褥經過中之出血。前曾反覆詳論之矣。原來出血者。其意義頗重大。從於產科之事者。不可須臾去此念頭。故於茲更綜合之。以新記憶。而出血者。可將之分爲內外二者爲便。

A　外出血　Die äusseren Blutungen.

一．外陰部出血 Blutungen aus d. vulva。自外陰部及會陰裂傷。其量常僅少。

二．膣出血 Blutungen aus d. Scheide. 自膣裂傷。靜脈瘤破裂。間來自潰瘍者。

三．子宮出血 Uterus blutungen.乃最屢見且爲重要者。而其由來之所以不止一端。其主要者如次。

(a)子宮創傷 Uterus wunde。見於前置胎盤之子宮口緣創傷。子宮破裂。頸管裂傷。胎盤附著部之血管破裂等。

(b)子宮弛緩症 Atonia uteri。最爲危險之繼發症也。

(c)殘留卵膜或胎盤 Retention d. Eihaute u placenta。爲產褥子宮出血之大原因。一因此等異物之存在。而妨子宮收縮。一因異物漸次腐敗。使既形成之胎盤部血塞。而爲破潰故也。尤屢於流產後。有因脫落膜之殘留。而來出血者。

(d)於復舊不全症及位置形狀之異常 Subinvolusio et Deviatio uteri。尤在後屈症者。由於壓迫靜脈叢。而妨其還流。

(e)子宮之炎症及腫瘍 Entzundungen u geschwulst des Uterus，爲產褥性子宮內膜炎。肌腫。癌腫。惡性脈絡膜上皮腫等。

(f)過早、及過劇、腹壓、 Zu fruhzeitige oder zu starke Bauchpresse。便通時怒責。早期勞動等是。蓋因此能來子宮之轉位。同時起下腹之靜脈性鬱血故也。

（g）膀胱及直腸之過度充盈 Starke Fullung d Blase und d Rectum.。將子宮押壓於下側方因以妨害其收縮及血行。尤於產褥第一日來後出血者多。

（h）無上記之諸原因伴惡寒戰慄而來子宮出血者有之。此恐於胎盤附著部所起之充血所致也。

（i）劇烈之精神感動。

症候　出血少量時不呈特殊之症候。惟其量增加。則偕發種種之貧血症狀。尤爲强度之頭痛。殆於貧血性褥婦必發之。其他來皮膚蒼白。顏面四肢厥冷。惡心嘔吐、耳鳴眼閃、眩暈、流汗、胸內苦悶等。甚者終卒倒。或發搐搦。若因卵膜或胎盤之殘留而來之出血者。多於八—十四日後始至有陣痛樣疼痛。下腹部或薦骨部疼痛。且屢伴尿意頻數。體溫若子宮內異物不來分解之時。一般不昇騰。惟脈搏則常頻速。

豫後　於出血之原因部位及其量有關係。由於子宮內異物之殘留者。不僅爲出血量大。且又易感染病毒。故豫後不良。其他子宮弛緩症者危險大。

療法　主取原因療法。若可得直視出血部位者。則依結紮或壓迫法以止血。對於實質性出血者。可以 Tampon 蘸一半氯化鐵液壓迫之。約一五—三〇分間。其他使就安靜。行灌腸排尿。矯正子宮變位。除去殘留之異物。猶關於子宮弛緩症療法。可參照分娩病理篇。

後療法　務使之心身安靜。尤戒早期起坐。於貧血不甚者。於止血後經一〇乃至一二時間。不妨使之授乳。若貧血高度之時。則待一兩日後。患婦元氣稍爲恢復時。使爲之授乳。固能促子宮之收縮。以故殊有義意者也。

B內出血 Die inneren Blutungen.

一·膣及外陰部血腫Haematoma Vaginae et vulvae.

可看分娩病理篇

二·子宮血腫Haematoma uteri·

分娩後。子宮口充分縮小。反之子宮體以弛緩之故。血液瀦溜於子宮腔內而起血液多凝固。附著於胎盤剝離面。其愈增大而擴張子宮。因之出血亦愈多。或因外來之刺戟。而來子宮之收縮時。則血塊自可排出。又間爲息肉狀。而附著於胎盤部。至成維耳秀Virchow氏之所謂遊離性息肉狀子宮血腫 Haematoma polyposum uteri. 者有之。其他於子宮壁。或子宮口唇實質間。有來出血者。然極罕。

症狀 主要症候。爲有劇痛之後陣痛及貧血。子宮過大而其壁弛緩。若壓之則往往見血液或凝血之逸出。倘持續出血。子宮益爲增大之時。則誘起對於近隣臟器之壓迫症狀。其他有爲息肉狀而懸垂者。則脆弱而易破碎。可得與真性息肉鑑別之。若依顯微鏡的檢查時。則更得確實矣。

豫後 一般佳良。然在息肉狀血腫者。往往來劇甚之出血。有脅迫生命者。

療法 擴張子宮口。以麥粒鉗子。除去異物。或有時須使用鋭匙者。術後以二—三%石炭酸水洗滌子宮腔。使內服麥角。其他實質間血腫。可與外陰部及膣血腫。爲同樣治療。若不得止血之時。則截除子宮壁之一部。洗淨腔洞內。次縫合創緣。插入一沃度封一紗布壓抵之。

五　產褥性子宮萎縮

Atrophia uteri puerperalis.

產褥子宮。有時營過度復舊 Hyperinvolution. 遂陷於萎縮者有之。將之分爲原發性與續發性。

一・原發性子宮萎縮 Primare Atrophie desuteri.

其萎縮常爲輕度。卵巢全健全。或微被侵襲。故爾後不見月經閉止。惟爲不正。且其量顯減少。有時休歇者也。如斯者。能保留受胎機能者有之。並概爲自然治癒。

又授乳過長時。亦有能誘起子宮之過度復舊者。將此謂爲授乳性子宮萎縮。Laktationsatrophie des Uteri. 若中止授乳。圖榮養增進時。則得恢復。

二・續發性子宮萎縮Secundare Atrophie des uterus. 乃續發於原發性卵巢萎縮者之謂。而如斯之卵巢萎縮。有來於健康婦人之平穩產褥者。或由於產褥性子宮周圍炎。或骨盤腹膜炎等之滲出物。或因炎性癒著。而爲卵巢之榮養障礙者有之。在屬於此種者。則月經全休止。於子宮尤於其體部。成細小貧弱。內腔僅算五乃至六糎 Centimeter。卵巢亦自萎縮焉。

第二　發於產褥期之泌尿器疾患

Die Erkrankungen der Harnorgane im wochenbett.

一　排尿之機械的障礙

Die mechanische Storung der Harnentleerung.

一・尿閉症 Harnverhaltung.

於產褥初期屢有見尿閉之事。已如產褥生理篇所論。間有於第一週以後發來者。即或由於尿道口。及膣之炎性腫脹。或爲膀胱炎。子宮後屈症。或併發腹膜炎者有之。

二・尿淋瀝症 Incontinentia urinae, unwillkürliche Harnentleerung.

在產褥之尿淋瀝。由於膀胱頸部之萎弱。？否則因尿瘻者也。於前者決非不斷的漏出。惟當怒責咳嗽等之際。則微漏泄而已。並多自然就治。倘以兩三回 Catheter 之插入。刺戟膀胱頸部之時。則將其弛緩得使之恢復。

三・尿瘻 Fistula urinac, Harnfistel.

當行分娩手術時。因鉤穿顱器鉗子葉間爲胎兒骨片等損傷產道及膀胱尿道而起者有之。然多數爲在分娩第二期遷延者。尤於狹窄骨盤。及後顱頂定位等。膀胱膣有時子宮頸部甚被壓迫所致由於分娩而來之尿瘻中最多者。爲膀胱膣瘻。Fistula visicovaginalis, Blasenscheidenfistel。而在其大者。分娩後。雖立即來尿洩。然否者多在產褥第一日已呈頑固之尿閉。或膀胱炎之徵。至第一週之終。及於膀胱與生殖器管壁之壓迫性壞疽組織脫落。始來尿失禁也。

既生尿瘻之時。自陰門見尿之漏出。可得診斷之。欲確診其位置及大小者。宜待至產褥末期爲之。不可濫加操作。若尿瘻小時。有時依肉芽形成。而爲自然閉鎖者。然其大者。則不可不待產褥之經過。用手術的治療之。

二 膀胱炎 Cystitis: Blasenkatarrh.

原因 發於產褥期中之膀胱炎。多因使用消毒不完全或被惡露汚染之 Catheter 所致。間因存於尿道內病菌之蔓延。或因周圍組織之炎症波及者有之。而主要之病原菌。爲葡萄狀球菌。由於連鎖狀球菌及大腸菌者稍罕。雖然因產褥創傷或因 Catheter 插入等。倘膀胱粘膜無損傷者。雖偶有病菌之侵入。亦不易感染也。

症狀 傳染後數日來尿意頻數。殘尿之感。恥骨縫際上部之疼痛。時於排尿時有來穿刺性疼痛者。尿初呈絮狀溷濁。混以粘液。經時則排泄多量之膿樣沉澱。時有伴中等度之發熱者。

豫後 待於適當之療法時。雖多治癒。間來腎盂炎或膀胱粘膜之壞疽者有之。

療法 於初期者使之安靜就褥。溫保身體。給以無刺戟性之食餌。於膀胱部施溫罨法。使攝取多量牛乳。炭酸水麥湯等。以令尿稀薄。而在裏急後重甚者。可使內服阿片劑。或爲坐藥用之。輕症者使之內服「午羅忒羅品」Urotropin「黑耳米妥耳」Helmitol（一日量二・〇）。頗能奏効。尙尿甚分解而放硇精 **Ammonia** 性臭氣之時。則與以水楊酸鈉。或「薩羅耳」Salol（一日量二—四・〇）可也。若發病後已經一週日。尙未全治癒。而入慢性期時。則以微溫消毒藥。行每日或隔日一回膀胱洗滌。而此際多使以二%硼酸水〇・三%水楊酸水〇・〇二—〇・〇一%硝酸銀液等。

附 腎盂炎 Pyelitis 來於產褥者。續發於膀胱炎最多。或爲膿毒症之一症候而來者有之。或於他之疾患有繼發者。猶如於妊娠期中。因之來惡寒發熱尿溷濁腎臟疼痛等。在初期者。施與膀胱炎同一之療法。初於腎臟部。貼以冰囊。後則可貼以溫罨法。又有要腎盂洗滌者。

第三　產褥期糞便蓄積症

Die koprostase im wochenfett.

姙娠期中。腸管蠕動機。頗爲緩慢。因而集積多量之糞便。雖入產褥。依然持續。偶於第三乃至第四日。雖投以下劑。而奏効不充分之時。遂發所謂糞便蓄積症。而於產褥中所發之便祕。不僅障礙子宮之復舊機轉。且發腹膜之刺戟症狀。下腹部膨滿鼓脹。壓痛。屢伴發熱、惡心、嘔吐、一見有誤爲重症疾患者。然於子宮及其兩側。毫無疼痛。於盲腸部及下行結腸部有壓痛。且得觸知存於其內之硬固糞塊。雖依內診。亦於直腸內可認已集積之糞便。

療法　投以數回多量之蓖麻子油。同時施灌腸時。則來便通。症狀亦同時消退。其他亦可用「他嗎林德」Pulp Tamarindo。大黃「先那」Senna 等。

第四　產褥期下肢疾患

Die Erkrankungen der unteren Extremitaten im wochenbett.

一　下肢之良性(無菌性)靜脈血塞

Die gutartigen (aseptischen) Venenthrobosen der unteren Extremitaten.

原因　產褥中。見下肢之良性靜脈血塞。非屬於罕有。而其已發生於姙娠中。入產褥而增大者有之。或入產褥始生者有之。其由來之所以。迄今尚未得明。恐於身體安靜。增大子宮之壓迫。而因之血流緩慢。

爲其誘因、然思血液性狀之變化。亦似爲其一助、雖然、以之單爲血管擴張性血塞歟、抑歸於靜脈內面之變化歟。則全未明瞭也、

原發於下肢靜脈內者有之。或由於子宮靜脈之血塞蔓延而來者有之。而被其侵者則爲股靜脈。薔薇靜脈。腓骨靜脈等。同時亦發於骨盤內靜脈。下腹靜脈及精系靜脈等不罕。而在後三者不惟臨牀上不得診知。且因其屢爲肺動脈血栓之原因故爲不快之合併症。

症狀　發於產褥第一週之終者最多。初於足踝部生浮腫漸次蔓延於上方。同時罹患下肢來疼痛。知覺鈍麻。運動不如意。脈搏多稍頻數。既而經數日則一切症狀自消退。爲普通。僅留輕度之一時的運動障礙。有時經過緩慢。亘數週乃至數月貽運動障礙者有之。其他繼發靜脈及其周圍之炎症。屢生小膿瘍者有之。又反覆起肺血栓之時。則胸廓一部覺疼痛。生血痰。且來發熱者有之。

豫後　一般雖豫後佳良。然血塞之一部剝離而起肺血栓時。多不能免於死。又有因長時之就褥而來氣管枝肺炎者。

療法　命絕對的安靜。攏下患肢於膝關節使微屈折。將之置於高位。且貼以濕性罨法。如斯至少須經二週—三週。雖至得離床。猶須使之持續纏絡繃帶。又於留運動障礙者可使營受動的運動。施按摩法。惟失於早期之時。以其有來肺血栓之虞。故於發病後經二乃至三週。始可試之。

二　下肢之神經痛並不全麻痺

Die Neuralgie und parese der unteren Extremitaten.

來於產褥之下肢神經痛及不全麻痺。於分娩後立卽來其症狀者。乃於分娩之際兒頭甚壓迫薦骨神經叢。及閉鎖神經所致繼發於鉗子遂娩者最多。於一般狹窄骨盤之自然分娩後亦屢見之。若據歇內耳滿 Hünermann 氏謂來於腓骨神經最多云。此蓋其神經纖維。發自第四及第五腰髓神經。於骨盤入口部。易被壓迫故也。此種神經痛及不全麻痺。通例數日消退。惟間亘數週乃至數月。且伴下肢肌肉之榮養障礙者亦有之。

反之於分娩後數日或週餘而初發者有之。此多因產褥性子宮周圍炎之滲出物壓迫。或因靜脈炎及靜脈周圍炎。傳播於近接神經。或爲生於子宮周圍膣周圍之瘢痕萎縮之故也。於此種者。其經過緩慢且主來神經痛及知覺異常。缺不全麻痺者多。而其可來之部位。雖不一定。然屬於坐骨神經股神經閉鎖神經等之領域焉。

療法　若有滲出物。則施消炎法。可促進其吸收。對於陳舊者。以入浴及電氣療法爲最良。

附　美覓午斯 Moebius 氏之所謂產褥性神經炎 Neuritis puerperalis 云者。多發生於產褥中。有時於妊娠中已現出末梢神經之麻痺。常疼痛知覺異常。及伴肌肉萎縮。所謂產褥性麻痺 Wochenbettslähmung. 者是。繼發於產褥熱非罕。雖其爲限局性。多侵上肢。然有時下肢亦現者有之。其預後佳良。反之爲汎發性者。亦侵襲腦神經。屢有類似蘭德利氏麻痺症 Landry'sche paralyse 者。預後多不良也。

(未完)

當歸確有調經種子之偉功

荊武蒙述

拙荊戴英。生來健康。向無經病。民國十四年春。曾舉一子。臨盆非常困難。經施種種注射手術。母子得慶俱全。然已衰憊不勝矣。嗣後竭力調護。母體漸臻健康、小兒亦强壯活潑。越六閱月而經再行。覺下腹部發牽引性疼痛。下紫黑色錠狀血塊。經淨痛止。展轉不愈。已兩越寒暑矣。婦人畏羞。靳而不言。嗣經覺察、堅詢所苦。答如上稱。并謂心身康泰時痛少瘥。憊倦時則增劇。且躐前移後。甚不規則云云。當投以强壯劑。及治經痛最新製劑。如「佛里爾珠」"Valyl" 安濟室悶 "Andysmen" 凡拉蒙 "Veramon" 等等。或則收効一時、或則効力毫無。訴之新醫藥。伎已窮焉

病者謂余曰。子曷不以中藥療我乎。余唯唯。因思當歸一物。中國古醫籍上。盛稱能調經種子。有補血補氣之功。婦科產科方上。鮮有不用當歸者。乃不雜他藥。于舊藥鋪中單購當歸若干。每日煎煮五錢。數次分服。約十餘日。紅潮旋至。痛苦大減。因更持續煎服一星期、其後準期經至。痛苦若失。纏綿頑疾。一旦而除。驚喜莫名。詎料第三月經又停止。心滋疑焉。以爲藥性已失。越數星期。而現全身疲乏暈眩嘔惡之象。知又撤下孳根矣。去年春。欣然復舉一男。因更嘆當歸之真有調經種子之偉功也。

按當歸一物。中醫固奉爲補劑。怪品最近。據外人報告。亦謂婦人月經失常。當歸能統治之。可知當歸確有調經之主要功能。種子則爲偶然之結果耳。凡因經病而患嗣續艱難者。殊有試服之價值矣。

聞德國怡默克 "E.Merck" 大藥廠。將當歸運諸中國。經精良化學的操作。去其渣滓。存其菁華。製成藥

劑。名之曰當歸精。想其効力偉大。當更倍蓰矣。

醫學新談

玉・良・

霞飛療養院院長吳天民博士語予。去臘其院中來一病婦。面黃似蠟。骨瘠似柴。而腹部隆然。曾遍請滬杭粵諸名醫診斷。或謂膨脹。或謂有妊。吳醫探其病源。則天癸停止。口發奇臭。按即中醫所謂之停經。西醫謂之 Kaum Aza 係一英國名醫在印度所發明。吳醫乃爲注射 Tarfal Strilros. 及 Goldparaepart 即金屬藥。腹部漸平。而右頰從浮腫。漸致潰爛。乃更奏以刀圭。出球狀腐肉二。審其創處。深可見骨。後越兩月而瘥。此病印婦患者爲夥。吾國婦女之患者亦不少。每以不明病名。馴至枉死。不佞因錄吳醫之言。俾作婦女界之寶筏。而亦醫界之貢獻也。

（錄自由談）

瑣聞

限制中醫案經過

●教衛兩部會呈

教育衛生兩部日前會呈行政院。報告辦理改定中醫學校名稱。中醫參用西械醫院改爲醫室各案經過情形。行政院當即轉呈國府。奉令准照所擬辦理、茲錄原呈如下。「案奉鈞院第四六五三號訓令開。案准國民政府文官處等開、逕啓者。奉主席交下全國醫藥團體總聯合會臨時代表大會請願團張梅庵函呈。爲請願撤銷禁錮中國醫藥法令。擯絕消滅中國醫藥之策略。以維民族而保民生一案、奉諭據呈教育部將中醫學校改爲傳習所。衛生部將中醫醫院改爲醫室、又禁止中醫參用西械西藥。使中國醫藥事業無由進展。殊違總理保持固有智能。發揚光大之遺訓、應交行政院分飭各該部、將前項佈告與命令撤銷。以資維護。並交立法院參考等。因除函知外。相應抄同原呈。函達查照。轉飭遵照辦理爲荷等由准此。除分行外。合行抄發原呈。令仰該部即便遵照辦理此令等因奉此。查上年三月間職部據浙江民政廳廳長朱家驊呈請核示私立中醫學校備案辦法一案。關於蘭谿藥業私立中醫學校原呈內開。前於民國八年奉前教育部令開。中醫學校向由內務部主管。旣不在本部管轄之內。自未便照常辦理等因。遵於民國十二年十三年暨十六年正科學生畢業。均呈請前浙江省長派員監試。其畢業證書。均由省長蓋印等語。嗣又據國立浙江大學。(是時行大學區制)呈請核示處理中醫學校辦法一案。關於杭州市私立中醫學校應須處理事項。由浙江大學函准浙江民政廳函復內開。該項專門學校。由廳先後呈奉內政部暨衛生部令復。該項學校應歸教育部分管理等語。據以上各緣由。當此政治革新時代、職部雖不應沿襲前教育部之舊制、將管理中醫學校事項。諉之他部。但以教育部向未管理之學校。一旦移歸部管。既不能敷衍從事。對於該項學校之請求立案請求准予學生畢業等事項、一律照准。又不能捐棄現行教育法令。另求一適當辦法。以滿該項學校願望。此職部最初處理該項學校之困難情形也。又上年三月間。據國立中央大學呈稱。據無錫教育局轉送該縣中醫研究所學生王冠西等三十五名成績表。請求准予畢業等情。查該所學生長幼不齊、少者僅十六歲。在所授課時間不滿一年。據稱所習不過十六學分。嗣後該學生出外懸壺。雖各有業師負責保證、惟現在關於中醫研究之訓練辦法。以及成績考核標準。均未釐定。各該學生所習學理。是否足以應用。無從考核。爲此呈請將前項辦法及標準訂定公布。以便遵循等情到部。據原呈所稱、係指中醫研究所而言。至中醫學校更不應如此。惟查全國學校自研究院以迄初級小學。莫不以科學爲基礎。中醫高談玄理。或矜經驗。設立學校。向未以科學爲根據。又所有訓練辦法。以及成績考核標準。均未有統系。此實無可諱言。職部處理是項學校。勢不能不另爲計畫、此職部擬改中醫學校爲傳習所之經過情形也。至職部第八號佈告。意在提高醫士程度。俾於開業後得有良好成績、并期研究中醫學術者以科學爲根據。實未挾有禁錮消滅中醫藥之意。茲奉主席明諭。職部自應遵將前項布告撤銷。惟查大學及專門學校入學資格。限高中畢業生。倘設中醫專科以上學校、所有高中畢業學生未必願入此類學校。倘爲設中等學校、亦未必招有高小畢業且有科學知識之學生。如不問資格。遽准設立學校。現行教育法令幾同虛設。何以管理其他私立學校。就事實論。中醫設學校。徒受入學資格之限制。似不必爭此虛名。茲爲中醫改進計。似應就固有之學術。及診病之經驗。加以科學之研究及改進。使逐漸成爲一種合科學之學理。所有習中醫之學生、先使具此基礎、再求深造。在此過渡期中、中醫應趨向科學、自由研究。職部現擬將研究中醫處所之組織。稱爲中醫學社。俾成爲學術團體。依照教育行政機關管理學術團體辦法辦理。此項辦法。非擯棄中醫於學校系統以外。實欲中醫有自由發展之機會。不受教育規程之限制。將來中醫由學社之研究。成爲精密有系統之學說。學校且爭爲採用、似無庸汲汲於目前設立學校、此教育部改定中醫學校名稱之詳情。至衛生部禁止中醫參用西械西藥一節。前據南京特別市衛生局呈稱。案准首都公安局函開。查醫生職務。關係人命。理宜愼重將事。所以衛生部對於西醫之取締條例。業已明令頒佈在案。惟對於中醫如何辦法。尚未有明白規定。近聞有因衣食所需。而冒充西醫者。以爲社會上西醫盛行。非模仿不可。於是做聽筒購注射器。謬稱精研中西醫術。實則人體之生理未詳。注射之手續多誤。視人民生命爲兒戲。此種不法醫生。爲害社會。實非淺鮮。自應嚴加取締。以保社會安寧。等由。准此。查醫師之用聽筒。原係根據學理。爲診察疾病之助。既經診察。然後乃能分別施以藥品。或行注射。學有由來。責非淺鮮。而一部份舊醫冒效新醫學理。既不明瞭藥性。更屬罔知。無意識之聽聞。究不知其用意何在。針藥亂施。尤覺有關生命。實有取締之必要。理合據情轉請鈞部可否明令禁止。伏乞鑒核示遵。等情到部。查該局所呈各節。確有查禁之必要。故由本部通令禁止。以防止冒充西醫者危及人民生命。但中醫參用西械。可不至發生十分危險者。本部決不加以禁止。例如中醫之使用寒暑表。以測病人之熱度是也。但查使用寒暑表以測病人之熱度時。必須嚴行消毒後。方可轉用於他人。否則白喉癆病等傳染病。隨時均可因之而傳染。未始無危險之可言。不過其危險程度。不若針藥之甚。中醫稍加注意。自可預防。故甯波中醫協會呈詢中醫可否使用寒暑表以測病人之熱度。當經明白批示。准其使用在案。至中醫醫院改爲醫室一節。係根據奉院令八九三號公布現已施行之管理醫院規則之規定。必須有相當之人員規模及設備。始得稱爲醫院。並非西醫一律得稱醫院。且自管理醫院規則公布施行後。各地原有之西醫醫院。因不合管理醫院規則之規定。勒令改稱診所者。在在皆是。決非僅中醫不能稱醫院也。至中醫不能稱醫院之原因。因中醫習慣。向只診脈開方。如管理醫院規則第十二條至第十五條之消毒方法。第十八條之使用大手術。第十九條之屍體解剖。在西醫爲必具之技能。在中醫則皆非所素習。若必襲用同一名義。則管理規則中之各規定。執行則枘鑿不相容。不執行則全等於虛設。非特管理上深感困難。且恐有危險之發生。因設立醫院之目的。在病人之集中。若聚集數千百病人於一院。而管理醫院者又無消毒之智識。一遇急性傳染病發生時。危險實不可以言狀。故有改定名稱之令。決非如原呈所稱醫院改爲醫室。卽令降低名稱之意。至於醫室之名。如以爲不妥。則改稱醫館醫社。或別項名稱。亦未始不可。如果現在之公立中醫院具有相當規模。且係稍能知消毒隔離之大意者。亦可准其稱爲某某公立中醫院。以資區別。此衛生部辦理中醫參用西械。中醫醫院改定名稱之詳情也。奉令前因。理合據實陳明。懇請轉呈國府核示祇遵。」

附錄

國立中山大學第一醫院辦事細則

第一章　總則

第一條　本院辦公時間係每日午前八時起。至午後五時止。但遇必要時得提早或延長。

第二條　凡遇星期例假除上午及值日人員照常辦公外。得隨意休息。

第三條　本院醫務、事務、護士、及藥房、四處。均設值日值夜人員。俾在辦公時間外辦理一切事宜。

第四條　本院醫務、護士、及藥房值日值夜人員姓名。每日掛牌於辦事室前。以便查覽。

第五條　本院在辦事處設考勤簿。各辦事員每日來院。皆須簽名每晨八點半。送呈院主任查核。

第六條　本院主任。每兩星期舉行巡視一週。視察院內一切情形。屆時總務員護士長及庶務等均應隨同巡視。俾可隨時指導及改良一切。

第七條　本院人員如因病或其他重要事故。必須請假時。須依照中山大學職員請假規則辦理。

第八條　本院爲謀職務上之利便起見。得酌量情形。允許醫生、職員、在院住宿。惟該員親友。不得在院住宿。

第九條　本院人員在辦事時間。概不見客。但因公務接洽者。不在此限。

第十條　凡來院參觀者。暫定每星期日上午十時至十二時。由總務員引導。其餘時間來院參觀者。本院因事務甚忙。恕不招待。

第二章　醫務

第十一條　凡來院留醫者。先由值日醫生診視。然後交護士派送各科。（另有值日醫生服務條例）

第十二條　分科助教醫生。接收病人後。須詳細診視。將病狀書於病歷紙上。然後由主任醫生覆診開方。倘夜間來院留醫。助教醫生可開方診治。惟次晨須報告主任。

第十三條　助教醫生。高級護士及護士等。應隨同主任醫生巡視病室。主任醫生命用之藥。與一切治療法。應由高級護士一一紀錄。至主任醫生及助教醫生之服務情形。另有條例。

第十四條　本院實習醫生。在院實習時。未經主任醫生許可。不得隨意開方或施行其他手術。

第十五條　本院門診。皆由主任醫生診治。門診時間。本定爲每日上午十時至十二時。因各主任醫生在醫科担任功課。故各主任醫生。每日診症時間。另定之。(詳載醫院章程。)

第十六條　本院出診。不規定時間。隨時可以出診。(收費另有醫院收費章程。)

第十七條　本院爲利濟貧民起見。特設贈醫所。就診者。概不收費。俾得本校學生之實習。又每星期三下午。施種牛痘。

第十八條　本院爲利濟貧民起見。特設免費病床十具。凡貧苦者。得在院留醫。免去一切費用。

第十九條　本院各科均備有實驗室。以便研究學術。發展醫學。每一實驗室。得用技術員一人。助教醫生及實習生。均須在實驗室工作。

第二十條　本校醫科學生。於寒暑假期內。得各科主任醫生之允許。准在病房或實驗室實習。但不能予以津貼飯食與住宿等。

第廿一條　本院X光室。人工日光室。石英燈室。電療室等。由各專門技術人員或護士承院主任之命管理之。非指定人員。不能擅自動用。

第廿二條　本院設有消毒室。凡全院器具、儀器、及一切衣物被褥等。遇有傳染病者。均須消毒。由總務員派人管理之。

第廿三條　本院設有圖書室及閱報室。所有書籍雜誌及一切報紙等。由總務員派人管理之。

(一)分科主任醫生

第廿四條　各科主任醫生。對於該科醫務。應負完全責任。

第廿五條　該科助教醫生。實習醫生。男女護士及服務人員均。須承主任之命辦理一切醫務。

第廿六條　主任醫生。應注意本院所定之規則。處分該科醫務。如助教醫生之診察及治療病人等。主任醫生。應時常監察之。

第廿七條　主任醫生。應於每日上午臨床診察。此外遇必要時。如重病等。須再往診視。又病人之出院或遷移等事皆由主任醫生入病室臨床診察後解決之。

第廿八條　主任醫生。除服務醫院外。須指導醫生等研究學術。

第廿九條　各科實驗室與室內之器物。應由各科主任負責保存。如欲修改或添置傢俬服裝儀器均。須先通知院主任。

(二)助教醫生

第三十條　須助教醫生。關於診病一切事務。皆須承分科主任之命。並負全責料理。

第卅一條　凡有該科病人來院。助教醫生有接收留醫。與診察及療治病人之責。

第卅一條　助教醫生。每日午前與午後。皆須入病室診察病人各一次。倘病狀較重者應診察多次。

第卅三條　凡主任醫生入病室臨床診治時。助教醫生應與之同往。

第卅四條　除以上診察及臨床診治外。倘有急症來院。或其他要事時。經護士通知後。雖在深夜。亦須立刻前往診治。

第卅五條　病牀臨診時。助教醫生。應將病人病狀詳細診察。對於病狀之變遷。及一切經過情形。皆須鄭重不得忽視。

第卅六條　助教醫生。對於局部檢查。如化學細菌。及一切顯微鏡檢查等。無須專門研究所檢驗者。皆在本院實驗室舉行之。

第卅七條　助教醫生。臨牀診症時。須有負責高級護士在側。助教醫生所用之方。須與主任醫生之意見相同。若主任醫生在院時。須預先商得主任醫生之同意。

第卅八條　凡助教醫生診治病人後所處之方。及治療法。係屬尋常者。可使護士辦理一切。

第卅九條　凡主任醫生規定病人。須特別換繃帶。或取血刺孔。

血管注射放尿及洗胃等不得委託護士須由助教醫生臨床診治時親身爲之。至嗎啡或樟腦等皮下注射得命高級護士爲之。但助教醫生須時常稽察及證明該護士確能勝任者。方得允許。

第四十條　凡對於病人各種病體檢查所得結果須確實記在病歷紙上。至所開之方與一切實驗結果。亦須詳細登記。

第四一條　助教醫生所處之方。及一切治療法。應登記於熱度表紙上。同時並須通知護士。

第四二條　凡助教醫生所處之方。皆須簽字。（另有表格。）

第四三條　助教醫生處方時。關於用藥及繃帶等材料。須注意節省。

第四四條　助教醫生須隨時襄助主任醫生。如病人病狀應施檢查或需用一切醫學器械時。助教醫生當事前準備。（此種準備與外科主任施行手術前準備器械相同。）

第四五條　助教醫生。須上該科主任醫生之課。並須準備一切上課材料。如書籍儀器圖畫或病人等。

第四六條　若主任醫生不諳國語或粵語時。助教醫生。應負翻譯之責。

第四七條　除病床臨診外。如遇特別病症。及一切臨時發生事件等。如施手術緊急時。助教醫生。應立刻報告主任醫生。或其他替代者。當主任醫生未到前。助教醫生。得請他科主任到場共商辦法。

第四八條　病人倘有不守本院章程。及病房規則者。助教醫生。須報知主任醫生。

第四九條　凡重病病人將死以前。無家族在院者。助教醫生須通知事務處。由事務處通知病人家屬。即刻來院。

第五十條　病症證明書及通知書等。須由主任醫生簽字。

第五一條　助教醫生與主任醫生。對於研究學術。須彼此互助。

第五二條　助教醫生對於實習醫生。及假期實習學生。應給以相當工作。並指導一切。

第五三條　助教醫生如有意見。可隨時與主任醫生磋商。

第五四條　實習醫生在實習年中。應得休假十日。助教醫生第一年應得休假二星期。第二三年各三星期。餘悉照此。

(三)値日醫生(卽接收病人醫生)

第五五條 凡本院接收留醫病人醫生。(卽値日醫生。)由助教醫生或實習醫生按照名次輪流値日。每日辦事時間從本日上午八時起至次日上午八時止。

第五六條 値日醫生。非有急要事件。不得離院。當離院前。須覓相當醫生替代。並應將本人之居留地通知事務處。

第五七條 値日醫生。應注意不論何時發生事故。須立刻到辦事室辦公。

第五八條 病人來院自願留醫。或因病症對於研究學術有關可免費留醫者。値日醫生應於病人到院時。立刻施以診治送入病局。

第五九條 來院留醫病人。應由値日醫生送入各分科病房。如內症入內科病室。外症入外科病室。餘此類推。

第六十條 本院留醫病人。經値日醫生診察後。當入某科病房者。應由値日醫生給以證據。然後派某護士送入某科病房。倘該科主任或助教不在院時。或必要時。應由値日醫生診視開方。

第六一條 本院病房除値日醫生及事務處分派病人入院外。不得私自接收留醫病人。

第六二條 本院病人死亡。値日醫生。應立刻着人送入殮室。倘二日後無親屬到院領死者。或親屬不願領死者。値日醫生應報知醫科病理研究所。施以解剖檢查。

第六三條 値日醫生。對於新收留醫病人。須將病情及其經情形。詳告該科助教醫生。助教醫生不在院時。可由値日醫生開方處理。至一切情形須於次日報告該科醫生。

第六四條 倘値日醫生正在施行手術。不能離開手術室時。應預先告知事務處。請其另覓醫生。代替職務。

第六五條 凡非診病時間來院門診者。得由値日醫生診治。病人不得隨意要求某某醫生。(但出診則可指定某醫生診視。)

第三章 事務

(一)總務

第六六條 本院因事務蒸繁。特設總務員一人。承院主任之命。司理全院事務。其職權如下。

(甲)掌理全院總賬。監察及審計會計,庶務、與藥房之收支。

(乙)保管全院傢具儀器及一切公物。

(丙)辦理文牘。

(丁)監督工人服務。

(戊)辦理院內與院外附近地址之清潔與安甯事宜。

(己)管理廚房洗衣花草等事宜。

第六七條　總務員每十日應將全院賬目總核一次報知主任。倘平時有支出超過預算時須卽刻報知主任。

第六八條　凡病房秩序與安甯由總務員處理之而護士侍疾情形由總務員隨時監察之。

第六九條　病人如有伸述或不守規則情形由總務員請院主任處理之。

第七十條　全院每日事務總務員須編成日記簿報告院主任。每月摘要由院主任報告校長。

(二)會計

第七一條　本院一切收入皆由會計給以三連單據一交與付銀者一報大學一存院備查。

第七二條　本院收入每三日呈報大學一次幷將收得之款附繳大學會計部。

第七三條　本院支出皆在大學會計部領款至一切收據亦呈繳大學會計部。

第七四條　本院每日支出均須報告院主任。

第七五條　本院醫生職員給俸每日由會計開列一單詳註各員職務、姓名、俸給報知院主任轉報大學由大學會計部支付並分發領據由受領者署名、蓋章以備存查。

第七六條　凡本院留醫病人一切費用應由會計每日幫同總務員赴病房調查。倘遇病人儲金用罄時會計須開單向病人催其續繳。

(三)庶務

第七七條　院內需用物品由院主任告知庶務或由庶務開單報知院主任經院主任審核後簽字、呈報大學。經大學校長批准然後購買。但爲醫務上所急需者得院主任簽字後亦可購買。

第七八條　凡庶務購買物件十元以上者須經院主任簽字然

後購買十元以下者由總務員監督之責。

第七九條　各科主任及醫生若須用藥品與醫具時。須先列單請院主任簽字。然後交庶務購買。

第八十條　庶務買回物品交與接收之人。由接收之人簽字蓋章於發貨單上。證明所收到之件數與時日。

第八一條　本院每月所支出之銀錢與消耗物品由庶務設簿分類登記以備查核。

第八二條　本院工人僱用。斥退與分配。一切工作。由庶務商承總務員行之。（工人另有服務條例。）

第八三條　庶務應於每月月底。幫同總務員清查本院傢具儀器。如有損壞者。應查明原因並追究負責人員。一面即派工人修理。不能修理者。須報知院主任。

（四）書記

第八四條　本院接收外來文件。應由書計註明日期。編列號數。摘由依次記入收文簿後。送院主任閱覽。

第八五條　溢出文件須經院主任簽字蓋章。並摘由登記。然後發出。

第八六條　本院各科留醫病人人數及入院出院時期與死亡

等事。書記每日皆預填列一表。報知院主任。

第八七條　書記應於每月月節。幫同總務員調查本院傢具儀器。以及一切公物。並登記於表。以便稽查。

（五）藥房

第八八條　本院醫生所開藥方。統由藥房藥劑師。依照本定之標準定價。並在藥方上註明號數價目。蓋章負責。以免錯誤。

第八九條　本院藥方除由藥房編配號數外。另由會計處編號發給醫生收存。以便核對收入之數。

第九十條　本院藥方為四連單。一存藥房。一交病人。一留會計員處。一為存根留醫生處。醫生將每册藥方用完後。即將存根交會計處收存。

第九一條　本院醫生開方後。由護士送交藥房定價。然後轉向病人取費。交與會計。經會計蓋章後。方送至藥房配藥。轉交病人。

第九二條　藥房藥品須購買時。先由藥劑師列單。請院主任審核簽字。然後交庶務購買。

第九三條　藥房收入物品若干。及價值若干。消耗若干。及賣得之價值若干。皆須設簿登記。每月報銷一次。

第九四條　藥房藥劑師須輪流值夜。凡本院醫生所開急病藥方。不論何時。皆當立刻配製。但外面醫生所開之方。不得與之配製。

(六)附則

第九五條　本院總務員、庶務、會計、輪流值日與值夜之職務如下。

(甲)遇有急重病症於休假時。或深夜求院醫治者。須爲之代收費用及指導房舍催請醫生等事務。

(乙)管理全院之安靜。及處理一切臨時發生之事故。(如水火等)

(丙)值日值夜經過情形。須報知總務員。再由總務員報知院主任。

第四章　護士

第九六條　護士長直隸於院主任。承院主任之命。辦理全院護士事務。關於醫務事項。得受分科主任之指示。辦理一切。

第九七條　護士長在院主任前。得提議護士之招取、邀調、及請假事宜。並監督護士之服務。是否服從服務條例。

第九八條　護士長管理全院護士。對於護士之任用、警戒、或辭退等。在院主任前。可隨時提議。

第九九條　護士長分派各護士之值日值夜工作。其夜間服務情形。應隨時監察之。

第一百條　凡病房護士之調動。護士長應先報告各該科主任。對於時常調動之護士。其調動後。亦須告院主任。

第一〇一條　凡護士對於本院院章。及護士服護條例。有不遵守。或不聽告誡着。應由護士長報告院主任處罰之。

第一〇二條　凡本院護士有請假與任用或辭退者。皆須由護士長通知總務員。

第一〇三條　護士長當注意全院病人之待遇。及看護。俾得良好舒適。至於病房與診察室及治療室之清潔與秩序。亦宜隨時留心。

第一〇四條　本院病人之衣服食料與飲料。護士長可照章發給。若缺少時。應報告院主任。

第一〇五條　本院各科與各病房之醫學器具及材料等。護士長有監督用途及保管之責。凡添置之儀器藥物材料。如注射器棉花紗布等。應先由護士長登記保管。然後一一發出。

第一〇六條 護士長應時常入病房視察護士服務情形。

第一〇七條 全院護士由護士長督率。其服務時間與工作情形。詳載護士學校章程與服務條例。

第一〇八條 本院人員有違犯以上各種規則法令者。院主任得按其情節輕重予以告誡。及記過扣薪或轉請校長降級停職查辦。

第一〇九條 本院全體人員除遵守本院規則外。並須遵守大學職員服務規則。

第一壹〇條 本院辦理一切事務除稟承大學校長外。並得開院務會議取決。至列席人員由院主任臨時召集之。

第一壹一條 本條例如有未盡事宜。得隨時修改。並呈報大學備案。

國立中山大學第一醫院診症留醫章程

(一)凡病者在本院留醫須經本院醫生診察許可。然後接收。

(二)留醫者須於入院時交納儲金。其數目以房舍費十五天為標準。該項儲金備作留醫時一切費用之用。有餘則於出院時發還。不足則由本院會計處先期開單通知由留醫者續交。其數目與第一次所交者同。如三日內尚不交款。且無切實担保者。本院得令該病人出院。

(三)房舍費以入院時至次日上午九時為一天。逾時出院。須再交一天之費。

(四)本院有護士隨時照料病人。留醫者無須自帶僕人。如留醫者必須家人侍疾。祇限一名。(每天應另收宿費及膳費。詳閱收費章程。)

(五)本院三等病房留醫者。不得有家人侍疾。

(六)本院所有留醫房舍均備有床帳、枕蓆、衣服、膳具、盥具、等物。留醫者不必自帶。

(七)留醫者必須穿本院特製之衣服。

(八)病人親友非經本院醫生許可。不得隨意攜帶食物送給病人。

（九）病人身故後。本院卽行通知其家屬。如二日內尙無親屬到院領屍者。本院有特權處置該屍體。以免妨礙衛生。

（十）病人如因傳染病而致死亡。其原住房舍必須消毒。該消毒費須由死者親屬負担。但此種消毒費由二元至三元爲止。

（十一）凡本院醫生、護士、藥房、及事務人員。均派有値日及値夜職務。以便急病重病。於非辦公時間內來院就醫時。辦理醫務、事務、看護、配藥等事宜。

（十二）本院主任醫生。每日診治病人。皆有一定時間。列表懸於事務室前。如非此規定時間內。槪不診治。凡來院就醫者。如遇急症重病。本院設有値日醫生。當由値日醫生診治。但値日醫生。以爲無須主任醫生診治時。則病人不得隨意指定醫生診治。（遇有急症出診。則隨請隨到。且可指定某醫生診治。章程詳後。）

（十三）本院晚間特設一專人管理全院安甯及火燭茶水等事。

（十四）本院藥房。對於本院醫生所開急病藥方。隨時皆可配製。惟非本院醫生所開之方。本院藥房則不能配製。

（十五）本院病房等級。與應繳按金若干。及一切手術、注射、日光、X光、電療、檢驗、等價目。均詳細列表懸於事務室前。凡欲知悉者。請逕任查閱。

留醫收費章程

（一）留醫房舍價目

甲種頭等	每日八元
乙種頭等	每日六元
甲種二等	每日三元
乙種二等	每日二元
丙種二等	每日二元五毫
甲種三等	每日五毛
乙種三等	每日三毛

（附註）頭二等房。皆係一人一房。三等房則係數人一房。本院特備免費病床十位。貧苦病人。得以留醫。免去醫藥等費。

（二）本院留醫及門診病人。須另收藥費。惟留醫三等房之病人。則包括藥費。

(三)本院留醫伙食價目。

甲　種　每日一元五毫

乙　種　每日一元

丙　種　每日六毫

丁　種　每日三毫

以上係普通伙食。如病人須特種飲食。經醫生指定者。本院另有廚房專辦。並備各種西菜。隨病人定做。

(四)留醫者家族。在病房侍疾。須另收宿膳費。

(一)甲種乙種頭等　每人收宿費一元。膳費三毛。

(二)甲種二等　收宿膳費共一元。

(三)乙種二等　收宿費三毛。膳費三毛。

(五)搭房留醫價目

搭房留醫。限搭一人。須得先來住房之人同意。其價目係照所住醫舍每日之半計算。若有一人出院。留醫之人須照原定價目繳納。不得再作搭房留醫論。

(六)特別費

如手術費。注射費。X光費。日光治療費。接生費。棉花紗布費等。皆與尋常醫藥費不同。故須另自繳納。(詳章列表懸於事務室前。)

(七)險驗費

檢驗痰血便溺等。本院另有詳細章程規定。(詳章列懸於事務室前)

(八)專聘護士

留醫病人。若欲專聘一護士看護者。聘費另議。

本院診例

(一)診例

門診　每日上午十時起至正午十二時止。若遇急症。隨到隨診。但各科主任醫生。每日診症有一定時間。各人不同。(另條詳載)若過此時間。欲求診治者。診金加倍。

出診　通常在上午下午。隨時出診。惟上午八點以前。下午七點以後。診金均須加倍。

贈醫　每日正午十二時半至下午二時止。爲贈醫時間。

(診金)門診

門診　主任醫生診治。初診三元。掛號費二毫。共三元二毫。

復診 一元五毫。

出診 主任醫生診治每日一十二元。醫生診治每次五元。

車費二元。

贈醫 診金免繳藥費從廉如醫生認爲貧苦者得酌量豁

免藥費。

(三)各主任醫生診症時間

皮膚花柳科主任 翁之龍博士 每日正午十一時至十二時

外科主任 卡那華博士 每日正午十一時至十二時

內科小兒科主任 柏爾諾阿博士 每日午前十二至二時

產婦科主任 伏洛牟特博士 每日午前十二時至一時

眼耳鼻喉科主任 李騰彪博士 每日午前十二時至一時

(四)本院門診、出診、及贈醫於星期及例假日均須停診。但對於急重病、亦可門診或出診。惟診金均須加倍。

(五)凡中大教職員學生來院留醫。及門診者另有優待條例。(懸於事務室前。)

(六)凡中大教職員學生來院診病、留醫、欲得折半優待者。須在大學註冊部領取證書。若憑已身攜帶之銅質職員或學生證章者。無效。

國立中山大學第一醫院診症留醫章程

第一醫院病房章程

(一)留醫者之行李銀錢以及貴重衣物等。均須自理。倘有遺失。與本院無涉。如交本院庶務處代爲保管者。本院庶務處當給以收據。出院時憑單發還。

(二)病人入院。不得攜帶一切違禁物品。並不得吸食鴉片

(三)留醫者飲食、起居、服藥、休息等事。均應服從醫生命令。不得妄自更改。以重生命。

(四)留醫者如欲自攜食品入院。須經主管醫生驗明。允可方準食用。如欲嘗特別食品。亦須向主管醫生陳明。如無礙病症者。則由醫生告知護士。轉令廚房代辦。不得擅自購食。致礙衞生。

(五)留醫病人在病房內。不得私用柴炭火酒及其他燃料。烹調食物。

(六)本院爲便利病人起見。在病房側近特設小烹調室。事前若得主管醫生之允許。待疾者可在烹調室自行烹調。惟須主意該室之清潔。

(七)留醫者務須清潔。以重衞生。致吐痰、便溺、及放置瓜果皮殼

等本院均有一定地點、及一定設備。不得任意自便並不得汚損牆壁。

(八)留醫者須安心靜養、不得高聲談笑、或玩弄樂品、

(九)留醫者非經本院主管醫生許可。不得私請外來醫生診治。並不得私自備藥服用、

(十)本院病房電燈每晚十時滅息。如欲留燈者每晚收銀一毫。

(十一)留醫病人。如有損壞本院公物者、應照價賠償、

(十二)留醫病人如過有傳染病時、醫生得令其轉移他房。

(十三)留醫病人如欲出院、須預前一日通知、

(十四)留醫者之親友探病、須在規定時間內每日下午一時起至五時止。如非此時間、必須向醫生陳明、經許可後方得入內、

(十五)凡本院留醫者非經醫生許可、不得擅自出院、並不得在內住宿若經主管醫生許可出院者應告知本院庶務處給以出院證、

(十六)留醫者病愈後、經主管醫生令其出院者、不得託故違背。

(十七)本院護士工人不得向留醫者領受賞金、一經查出立即斥革。如病人自願者、當於出院時送交庶務號代爲賞給。

(十八)本院護士對於病人服務擦藥以及工人對於病房清潔與飲食有不週或汚穢之處、可將事情時間寫明投於秘告箱中。或告本院管理人員以憑辦理。

(十九)本院留醫病人如有意不守本院定章。不聽告誡。以及仿傚一切社會習俗之無禮舉動者。得令其出院、

(二十)本院一切設施及服務有未盡善之處、倘蒙通函教導。無不竭誠歡迎設法改良。

▲驗方二則

錢頌霞

腰凡丸　治乳癰乳腫及各種外症皆可服之

腰黃五錢　生凡二兩

右研細末爲丸一日三次每次五錢

黑虎散　治疔毒走黃急治

炙蜂房三錢　蛇脫二錢　蜈蚣二錢

右研細末一日三次每次四錢酒送覺腹痛流水有效

International Medical Journal

Vol. 10　May　1930　No 11

中西醫學報

第十卷第十一號目錄

肺癆病學（續）……沈乾一（四九—六八）

▲論壇

改良中國產婆之建議……羅榮勳譯（一—七）

▲譯著

產褥之病理及療法……劉雲青譯（九—一八）

流行性腦脊髓膜炎之漢方療法……杭州朱明初（一九—二一）

生理衛生學問答……呂子厚（二三—二九）

花柳病……衛生教育會（三一—三五）

新本草教本序……顧祖瑛（三七—三八）

▲醫報叢鈔

行靜脈注射時藥液洩出之處置……三昌（三九—）

破傷風之療法……三昌（三九—）

重症淋濁性結膜炎之牛乳療法……三昌（四〇—）

眞性三叉神經痛之六〇六及桂甯療法……三昌（四〇—）

臭蟲毒蟲蚊蟲之解毒劑製法……三昌（四〇—）

豫防晒黑之潤膚膏……三昌（四一—）

Clin ELECTRARGOL

法國克靈大藥廠電銀膠

藥品爲醫生之左右手，故用藥之先當審愼該藥之效驗如何？然後始敢安心用之。

法國克靈廠所出之電銀膠"ELECTRARGOL"爲近世各種傳染病之特效注射劑。

電銀膠之效驗靈妥迅速，

世界各醫師恃之若左右手，故均能安心賞用之。

但當先審愼爲克靈"CLIN"廠所出，否則不能得如……

「君所希望之效驗矣」

法國克靈製藥廠中國及日本總經理上海法商百部洋行藥品部

照相多現出空洞。若其痰長發惡臭。而內無結核菌者。則可視爲非結核。肺結核時之惡臭痰。祇在於一時而其臭亦輕微。

肺梅毒 Lungensyphilis　結核與肺梅毒之鑑別。往往不易。而此症因甚少見。故尤易誤診。凡久在肺病療養所者。最有見肺梅毒之機會。其特點爲有乾性咳嗽及廣有濁音。而無水泡音。有疑點時。宜試行華塞魯曼氏反應。　肺結核患者亦有兼患潛伏梅毒者。自不待言。若僅有肺結核症狀。而全不見結核菌時。自應試行驅梅療法。此時可先投以沃剝。後或試行注射新六〇六。惟水銀劑。對於結核患者。概不相宜。診斷不甚確實時。終以勿用爲宜。

肺癌 Lungeukrebs　或原發性發生於肺。或續發性自他部分轉移於肺。亦往往易誤診爲肺結核。其特點爲肺尖部在長久期間未及侵及。有强烈痙攣樣咳嗽發作。壓迫症狀。痰少而屢有咯血。有顯著之衰弱感覺。大抵肋膜被侵。有血液性之滲出液等。癌爲原發性時。其癌發自大氣管枝粘膜。則將其管全然閉塞。其濁音極著明。且該部位呼吸音或甚形減弱。或全然缺如。大都用愛克司光檢查。可見其輪廓顯明而確下診斷。肋膜滲出液之顯微鏡檢查亦屬重要。

肺肉腫 Lugensarkom　時亦與上同。

胞蟲 Echinokohkus　見於肺下葉者最多。若穿出氣管枝中咯出時。由肉眼或顯微鏡所見診斷立可明瞭。惟該蟲咯出者。殊不多見耳。此時通常可用愛克司光鑑別之。因此病當現出限局性有明顯境界之影像。爲肺結核之所無也。

肺二口蟲病 Lungendistomiasis　發慢性的咳嗽。咯出銹褐色之痰。時或咯血。故有誤診爲結核者。若取其痰用顯微鏡檢查之。則見痰中有多數橢圓形之卵。故易於診斷。

放線菌病 Aktinomykose　之患者其身體之表面部分。如皮膚、骨等未同時被侵時。往往與結核不易鑑別。祇可用顯微鏡將痰精細檢查。方可下正確之診斷。

此外間有發連鎖狀鞭蟲病 Streptotrichoce 肺炎菌病 Pneumomykose 馬鼻疽 Rotz 等者。往往有一見而即下肺結核之診斷以爲甚確。此時正宜檢查其痰中有無結核菌。決非無益。因上述各症。皆可與肺結核合併發生。故自他方言之。即已檢出結核菌。尚不可謂爲診斷確實。若不見結核菌時。宜常將上述各病置於意中而愼下診斷。

第七章　豫防法

養成身體之抵抗力

吾人接觸結核菌之機會頗多。在實際上文明國之各個人。幾皆受過結核菌之傳染。據諸家應用「杜白克林」反應之檢查成績。百人中有九十人以上。在兒童時代已傳染結核。雖傳染者有如此之多。但並非人人皆發進行性結核。故對於結核菌之使入體內。與患結核者應全然加以區別。須知有多數人雖有結核菌侵入體內。但並未發生可稱之病症也。其或患進行性結核或則安然無恙者。蓋與各個人之體質(換言之即與抵抗力之强弱)大有關係。故就各個人之立脚地言。豫防結核之第一義。應歸結於增强身體之抵抗力。故生活之規律宜有一定。平日宜强固皮膚。勿使感冒風邪。使身體營養佳良。

又在可能範圍內。應力求居處於少塵埃之清潔空氣中。改善一切生活狀態。避免肉體的及精神的過勞。厥爲對於結核之最要豫防法也。　所謂肺結核之素因。即胸廓狹小之年少者。父母患結核者。一切瘰癧質者。即曾患皮膚、淋巴腺、骨結核者。在痲疹、窒扶斯、氣管枝肺炎等恢復期者。曾患過肋膜炎者是也。對於以上諸點。尤宜注意。當避免一切有害身體健康之事項。致力使營養佳良。宜常在屋外。冬夏視力之所能及。宜求居適當之地方。如往海濱或山地。以轉地調養爲佳。肉體的或精神的過勞與營養不足。於誘發進行性結核。大有關係。觀歐戰以來。德國結核之猖獗狀態。即可明瞭矣。注射「杜白克林」或結核菌體。欲以豫防結核。在事實上皆屬無益。

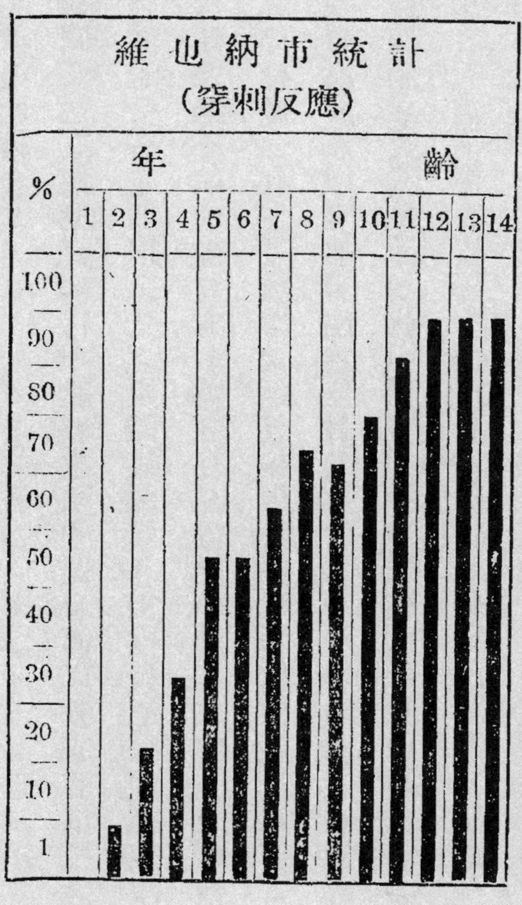

避免傳染之機會

如以上所述。就個人之立脚地言。奉行一般養生法。强健身體。以養成其抵抗力。為豫防結核之第一義。但身體雖極强健。若受一定度以上之巨量結核菌侵入。仍可發進行性結核。故尤須時時力求避免傳染之機會。結核菌並非不論何處皆有多數之存在。惟結核患者之周圍。及結核患者之排泄物分泌物中。必有大量之結核菌存在無疑。故勿接近結核患者。於豫防結核上。最為切要。萬一家人之中。偶有一人患結核者。視力所能及。以隔離居住為佳。對於患者本身及健康家人。皆極切要。第一患者咳嗽時。即有含有無數結核菌之痰沫。飛散於其四周。不可不注意。又患者所用過之杯碗。他人如即取用。亦屬危險。又患者所衣之衣裳被褥等。皆極有傳染之危險。皆宜經煑沸消毒。或用他種消毒器消毒。或至少應經長時間晒於日光。此外如結核患者所居之室。及室中所置種種物品。皆須消毒。污穢斗室而居住多人時。設中有一人患結核者。最易染及他人。故對於窮人所居家室。尤宜考慮此點。患結核者。必使入療養所為是。但應入療養所者。亦並非只限於貧民。即富厚之家庭。若有一人患結核而不加以隔離。往往經若干歲月後。有一家全滅於此病者。若自知患有肺結核。而匿不使人知。仍與其他之健康者同處。是之謂無公德心。

倘患者無力入療養所或醫院。在家中時時發咳嗽。與他之健康者及小孩。起居於同一室中。極其危險。是宜另設一室以居之。他康健者以少出入其室為佳。即在醫院。對於開放性患者。亦宜使與他患者隔離。其痰自傳染上言之。實為最危險之物。切囑勿吐於地上。宜吐於巾或紙中。否則一經乾燥。即有隨同塵埃飛散於空氣中之危險。吐痰之中。或煮沸之。或用一％昇汞水消毒。醫院等處宜使患者將痰吐於便於消毒器具。消毒而後棄之。盛痰器具雖有種種。而以有蓋之玻璃器爲最佳。可於其中豫先盛置利沙爾（Lysol）石炭酸或昇汞水等消毒液。器具之消毒。以煮沸爲最佳。

結核在夫婦間。或對於小孩。極易傳染。故自醫生方面言之。凡結核患者。以絕對勿使結婚爲佳。患有結核之女人。懷孕及產褥。對於肺結核之經過。通常有極惡之影響。本來爲良性潛伏性結核。於懷孕及產褥之間。皆突然病症增惡。爲吾人所常見也。故患結核之女人。若懷孕時。宜早日行人工流產爲妥。惟人工流產。仍屬一種手術。鄙見以爲不若教以避孕法。力求豫防懷孕。似爲醫生所應取之最良法。至於應採何種避孕法。茲不具述。日本理學士山本宣治氏所著山額夫人限制家族法批判一書。可供參考。

患結核之女人抱其兒哺乳。對於小孩極爲危險。故最不相宜。

以牛乳飲小孩時。爲防牛之結核傳染。宜煮沸約五分至十分間而後飲之。煮沸時間過久。則牛乳尤易變性。甚不合宜。將煮沸過久之牛乳以飲乳兒。或謂能引起佝僂病。或引起骨膜之出血性變化云。

第八章　治療法

肺結核若能於極初期診斷。可使之完全治愈。或使病勢停止進行。近於治愈者甚多。惟此時醫生應就各種適合各人之狀態。爲正當之治療。一面患者之本身。亦宜於充分之時日。受醫生之指導。善自養生。最爲切要。在肺結核極初期。尙在肺炎加答兒時期。往往有醫生因恐患者憂慮。隱而不告。此甚不可。鄙見以爲此種時。宜卽告以係結核性。有充分治療之必要。更告以若行充分之治療。可以治愈。如是方爲醫生所應取之正當方法。又若診視患者。見有疑係肺結核症狀。但是否確係肺結核。尚未能決斷時。放置之以待其確實之變化發生。亦極不可。此時。宜與結核患者同樣注意。使之竭力調養爲是。若肺結核已進行至某程度以上時。能真治愈者極少。時亦有能停止其病勢之進行者。但大都亦爲甚少之事。此時。宜盡人事以延長患者之壽命而已。並勿使患者感到不治之悲哀。此則爲醫生者所應取之正道也。

衞生營養療法

在現在醫學程度。尚未有能將肺內繁殖之結核菌殺滅。或阻遏其繁殖。或化其毒爲無害之治療法。故治療結核之方針。僅不過鍛鍊患者之體力。使其體力足以戰勝結核菌而已。其道惟何。卽以榮養佳良爲第一。次卽力求居處於新鮮空氣中。並避免一切有害身體之事項是也。

使營養佳良　首先使營養佳良爲最重要之事。後日卽有如何治療結核之良法發明。而此營養佳良。將仍爲治療肺結核之根本的基礎條件。飲食充足。而體重增加時。在經驗上。肺之症狀亦多隨之而靜止。或竟恢復。然則患者應選取何種之飲食乎。凡對於食物之種類。概無甚關係。總以不害及消化器之食物。努力加餐爲要。故選擇食品可斟酌患者個人之嗜好。變易種種烹調方法。改易食品之外觀。以使患者愉快喜食。對於少食慾之患者。應細告以加餐之必要。使多進食物爲宜。此處對於營養療法。不加詳述。因實際上治療肺結核患者。應就其各種時期之病狀而異。或消化器狀態及有無其他併發症狀等種種事項。適合各時期之病狀而擇取食物。一方面須應用其對於營養食品之實際智識。故於此而欲一一說明於何種時期。應擇何種食品。亦有所不能故也。以大體言之。牛乳對於結核。爲極佳之食品。宜使多飲、在通常正餐之外、約隔二三小時即飲一次、每日可飲至四五合、此物除營養以外、並與身體以水。故能促進結核菌所生毒素排泄於體外。此亦爲牛乳優點之一。有不嗜純牛乳之患者。則於牛乳中放入咖啡、茶等使之喜飲。　若各種魚肝油是亦一佳良食品、宜使之飲。尤以小孩爲然。惟魚肝油因氣味頗惡使人作嘔。時或能害及消化。故仍當視各患者之狀態、加以適當之注意而進退之。市上所售之魚肝油。種類頗多。若問何者爲佳、惟有信任可靠公司之製品、購飲而已。近來亦有爲去魚肝油之氣味、配合薄荷或其他種種香料之製品。宜就各種製品中。擇患者喜飲者飲之爲最宜。近時日本頗有宣傳魚肝油中所含維太命(活力素)A.有爲結核特効藥者。實則全無醫學上之根據也。

米飯、麵類、或馬鈴薯等、皆富於炭水化物之食品。以多量供食爲極佳。肉類魚類及雞卵、亦可視患者之食慾而與食。菜蔬亦宜適宜與食。倘患者缺乏食慾、不能進普通之飲食時。則須與以所謂滋養劑。夫滋養劑者。其營養價值。並非較普通食品爲特別增多。故若能進普通之食物時。即無食滋養劑之必要也。又如精神上食慾衰減時、可使時時進食少許、以謀營養。滋養劑有種種之製品售於市上。例如山米多司 Somatose 肉汁等是也。

據近時之研究。食品之價值。不能單以熱量Calori定之。熱量以外。尚有未知之營養素在。例如維太命含量。亦應加以考慮。又據美國紐歇文之歐司蒙及綿麗魯兩氏對於鼠之研究。言即同一之阿密拿酸中有爲生命持續或成長所必要之阿密拿酸。有爲不甚重要之阿密拿酸。故雖爲同一之蛋白質。仍須知其此係何種類之阿密拿酸所成。阿密拿酸中爲人所視爲重要者。爲「托里普托芬」「里仁」「

熙可吉仁」「吉洛仁」等。次爲酒精性飲料。時能增進食慾。故患者若嗜之。可準其飲少許。但若有咯血時。仍應絕對禁止。自不待言。

禁鹽療法　肺病患者每因食慾之減退。而引起營養之不足。患者爲保持其生命之熱力起見。遂不得不消耗其體內之蛋白質及脂肪質之貯藏。同時因結核菌毒質之散布。血液中鹽基性礦物(食鹽)之存在。遂促進體內要質窒素及燐質之排出。及毒物炭酸氣Co_2之增加。此種不良之新陳代謝狀態。其與健康者之比例。實增出百分之八十六之多。以前之學者。予患者以多量的蛋白質及脂肪質食物。每得佳良之結果。最近開松氏發表其營養療法之經驗。其改變新陳代謝之主張。爲予患者以酸性的礦物。代替鹽基性礦物。(食鹽)即禁鹽療法是也。蓋血液內若無鹽基性礦物(食鹽)存在時。則血液薄而鮮明。呈多量的酸化作用 Acdiose 則不特炭酸毒素無由增加。而各種炎症。(肺結核骨結核等)亦均可消滅。其禁服之食品。爲食鹽、各種罐頭物品、醋、火腿、臘腸、醬油等。均絕對的不可服食。其餘若各種新鮮肉類。內臟如腎、腦、肺、肝、魚類、啤酒、葡萄酒、咖啡、可可、茶葉等。則宜加以限制。不可多食。其最宜之食品。爲牛乳、奶油、水菓、菜蔬、麵粉、鷄蛋、米、糖等物。藥物之最實用者。爲燐質魚肝油及燐酸鈣乳酸鈣等混合酸性礦物。同時並可作爲食鹽之代用品。以增進身體之抵抗力。以開松氏施行禁鹽療法治療之結果而論。則肺結核患者在十一個月內治愈者十六名。無變化者十六名。骨結核在八個月內治愈者十八名。無變化者二名。上記之患者。均經過別種療法。而不得效果之無希望治愈的病人。故禁鹽療法之成績。實在百分之五十以上。在結核治療學上。不可謂非一新紀元也。依開松氏之意見。則食鹽不啻爲一種嗜好品。而對於人體爲一種毒物。現世紀人類每因食鹽之濫用。而引起濕疹、痛風、動脈硬化症、腎臟炎、盲腸炎等症。而世界最大之疾病癌腫及結核二症。亦可謂濫用食鹽而致之疾病云。（丁惠康）

居處宜在新鮮之空氣中　使營養佳良之外。同時所必要者。卽爲長時間之居處於新鮮空氣中。是也。終日生息於新鮮空氣之中。或使靜臥於寢椅上。若不發熱。則可使徐徐散步。反較靜臥爲佳。有由此而增進食慾。增加體重。局部症狀亦漸漸日愈者。惟在如何之程度。可許其散步。此則須視其時之情形而定。未可一概而論也。但疾行遠途。登山越水等。過於勞動。雖無發熱。亦所不許。尤以因此而發熱時。最爲不宜。夜間亦宜使空氣有某種之程度流通方法。冬間於狹小之室中。置炭火而將門密閉者。最不合於衛生。因不但使室內充滿炭酸瓦斯。並能發生養化炭。及其他種種有毒瓦斯故也。

凡保持身體之安靜。爲療病最必要之條件。故發高熱之患者。均宜使之靜臥也。又初期發熱患者、慢性肺結核突然增惡者、急性型者、肺結核之晚期者。尤宜使之絕對靜臥。不許稍有勞動。此時病房之窗門。亦應充分開放。以與新鮮之外氣相流通。反是、祇有極輕度發熱之慢性患者。通常無絕對安靜之必要。有輕熱之柔弱患者。或由輕度運動立卽發熱之患者。可使行有統系的靜臥療法。以代靜臥。欲試行所謂外氣靜臥療法 Freiluft-Liegekur 者。須擇無風之處。衣服着暖。勿致感受風邪。例如於午前及午後。靜臥於寢椅上約二小時至五小時。其間當禁絕談話。此靜臥療法與營養及絕對安靜。皆能促進其組織之生成。使結核易於治愈。據許多之經驗。知其効果甚爲確實。此靜臥療法試行數星期後。其臨床的症狀。亦甚形輕減。運動身體已不發熱者。可繼續漸次試行輕度之運動。　又冷水摩擦。若患者體力能受時。可使行之。通常以行於朝間爲是。

在城市則塵埃甚多。空氣汚濁。故欲生息於新鮮空氣中。應有轉地療養之所。宜擇有樹木而風不强之處爲宜。在外國頗有合於此種條件之轉地療養所。或間轉地療養。海岸與山間孰佳。此與該地方之狀況設備等亦大有關係。故亦未可一概而論也。凡卜居海岸。對於結核性患者頗佳。尤以小孩最爲顯著。其効果有足驚者。若海岸過於近海處。或海風强烈。或濤聲喧耳。則甯擇稍離海邊之地點爲宜。所謂轉地療養者。亦並非有何特殊之治療作用。祇精神淸爽。空氣淸新。間接可使身體變佳而已。換言之。卽增加身體之抵抗力耳。又如併發單純氣管枝加答兒時。赴海岸轉地療養。祇數日間。卽見得良好之經過。其效可謂速矣。 轉地療養。尙有一佳處。卽可脫離家族及俗累。而得自由恬靜之生活是也。轉地療養應需幾多時日。總以時日較久爲佳。普通以三個月爲一期。但至少非非過於於此數。多無若何之意義。往往有轉地未久。卽起厭倦。又轉而之他者。此蓋未徹底了解轉地之意義故耳。至少應在一期間以上。規律整然。安居於一處。試行養生。每有誤以爲祇須轉地卽可者。寄寓人宅。而度其不規律之生活。此實大誤。宜常處於有學識有經驗醫生監督之下。日常生活。受其指導。此爲療養上最切要事。否則名爲轉地療養。實際反成有害者甚多。此等事應使患者能徹底了解。 最適於轉地療養者。爲初期之結核。若病症已重。不但無何等之意義。每有因遠隔家鄉。反使其病進行者。故病症頗深之患者。宜就近處之醫院治療爲是。若在輕症。又不必以發熱故而中止赴療養所也。

歐美各國爲結核性之小孩。特設林間學校。其數頗多。使療養與教育並施。極有效果。自無可疑。惟此時應得有學識有經驗之醫生爲之指導而實行之。近日日本亦盛設此校於暑假中。攜兒童赴山間海邊。自屬極佳之事。惟吾國極宜仿造。或應更進一步爲病弱兒童設立特殊小學校於適當地點。使該童在數年間受教育而兼調養。此種設備。吾甚望其速成也。

避免有害身體之事項　肺結核患者應避免一切有害身體之事項。已如上之所述。對於此點應加顧慮者。第一爲職業。次則爲多含塵埃之空氣及過勞等。有多數患者每須長期間停止職業方可療養。但在實際上每爲經濟之關係所支配。不易捨棄其所業。此實無可如何之事也。

此外結核患者所應注意者。爲吸香烟多談論皆極不相宜。又爲娛樂之事而赴公共游戲場及人衆雜踏處。亦宜加以限制。一切賭博之事。皆宜禁止。又夜間亦不宜出外。日日之生活。應使規律整然。就寢時間。應有一定。以延長睡眠時間。一切勞作及奮興的事項。皆當避免。或視爲結核已停止進行時。及視爲已治愈時。仍須繼續奉行此等事項。否則必再發無疑。

藥物療法

治療結核。此刻尚未聞有何特效藥。其首可得而舉者爲幾阿蘇劑。但此藥並不如以前之有信用。對於結核菌具有特效。惟幾阿蘇(Kreosotum)或其誘導體之圭厄可(Guajacolum)知阿可爾(Kalium Sulfoguajacolicum)除能增進食慾外。並善能祛痰。又有極輕度解熱作用。早經實驗而證明。但亦有服此等藥反致食慾減少或起胃障礙者。此際即宜勿用爲是。

處方例

一、幾阿蘇(Kreosotum)　二・〇

魚肝油　二〇〇・〇

右日服二回每回在食後服大匙一匙。

二、幾阿蘇　六・〇

琴質那酒(Tinctura Gentianae)　二四・〇

右入滴瓶每飯後用五滴至十五滴滴入牛乳中服下日服三次。

三、炭酸圭厄可(Guajacolum Carbouicum)　〇・六—三・〇

右分三包日服三次飯後服。

四、知阿可爾　〇・六—三・〇

右分三包日服三次飯後服。

五、知阿可爾　二〇・〇

橙皮糖漿　二〇・〇

蒸溜水　二〇〇・〇

右日服三次每次服半大匙至一大匙。

此外對於貧血羸瘦患者有使試服鐵劑或砒劑者。

次爲用結核菌或其製劑。有無治療的效果。此種製劑中代表。今日依然爲古霍氏舊「杜白克林。」對

於此藥學者之意見尚未一致。蓋以其在臨床上。不但無確實之成績。往往反多有害。故現時未得全醫界之採用。但今日仍信用舊「杜白克林」。以周到注意。為長時持續之注射。竟有稍獲功效者、亦不乏其人。欲試行此「杜白克林」療法。須在肺結核之極初期。而又取極慢性之經過時方可。若在病勢稍稍進行時用之。則起病竈之反應。有因此而發熱愈甚。且病勢增惡者為常。故用此時。須由極少量行皮下注射。此時祇注射處起極輕度之炎症。不可有全身反應及發熱。故先宜用舊「杜白克林」千分之一或百分之一密瓦為開始。徐徐增加其分量。至達一密瓦或其以上。倘中途或有咯血。或對於注射過敏。現出反應時。宜暫時中止其注射。經二三個月後。再行開始。此「杜白克林」療法。祇可行於入醫院或療養所之患者。而對於注射後之情狀。應細加觀察而後知之。

此外類似舊杜白克林製劑。其數甚多。今略舉其二三。古霍氏之舊杜白克林。係人結核菌之甘油羔。別有推稱用牛型結核菌。以同樣方法製成之杜白克林者。(斯賓格列魯氏)又古霍氏後來另用結核菌培養磨成乳狀液(T.R.)用於皮下注射。用此製品時。通常於注射部位發生炎症。

此外在結核之極初期。有推稱用冷血動物之活結核菌培養。行皮下注射一次者。(符里托曼氏)其目的在使之起結核免疫。惟此法亦未有確實之成績可言。(Bandelier-Roepke, Lehrbuchder spezifischen Diagnostik und Therapie der Tuberkulose· 1922)

近來又有將結核菌用乳酸處理之。別為四成分。名為「部分的免疫元」(Partial Antigen) 有主張視其症狀。而適宜分用其製品者。(墨夫氏)惟其方法複雜。而成績亦未確實明瞭。(Die Partigengesetze und ihre Allgemeingultigkeit 1921; Pathologische Biologie; Partigenforschung und Therapie (Die experimentellen Grundlagen der Partialantigen for schung, Eine kritische Zusammenstellung. von Dr.Max Prinner. Die praktische Ergebnisse der Partigentherapie, von Dr. H. Grau und Dr. H. Schulte-Tigges) Tuberkulose-Bibliothek Nr. 7. 1922.)

又與罴夫氏法相似而實異者。有亥愛克氏法(Das Tuberkuloseproblem, 2. aufl. 1921)據氏言。係將向來種種結核菌製劑。視其症狀而分用之。但此仍未爲醫界所承認。

此外有血清療法及化學療法。有試用銅化合物。造鹽原質梅吉連靑化合物。金化合物等者。但皆未合臨床上之用。

對症療法

凡有使患者苦痛之症狀時。可用對症療法。以維護患者之體力。肺結核之經過頗長。又有種種病型。故對症療法。亦應就各個人適合當時之情形方可。有多數症狀。可不必行特別療法。祇須全身狀態佳良。卽能自然恢復。當投與藥劑時。應先爲之一想。者卽能否引起胃障礙及其他副作用是也。

熱　對於熱之最妙處置法。莫若使於新鮮外氣中。行靜臥療法。此時可使精神爽快。因而可增進對於疾病之抵抗力。卽有輕度發熱。亦無庸中止外氣療法。反可因此使熱消失。爲吾人所常經驗。惟散步有時能引起發熱。須加注意。若體溫屢次昇至三十九度以上。致患者甚形衰弱時。始可投以解熱劑。（例如用比拉密童 Pyramidon ○・一－○・三日服一次至二次。或用安知比林 Antipyrin ○・

二—〇・五或用費那塞丁 Phenacetinum 〇・二五—〇・五或用規尼 Chininum 〇・二五）使患者靜臥床上。或視患者之狀態。使臥於室中躺椅上。亦無不可。若天氣晴明。或從患者所欲。使臥而舁之出外。以往來於外氣中。以喚起其對於治愈之希望。此事亦屬必要。解熱劑大都無持續效力。且能引起發汗。有反爲患者所厭忌者。又連用多量解熱劑時。往往害及胃之消化。故解熱劑須患者自覺服之爽快時。方可用之。發熱本係一種症狀。有時反有益於病體。故偶然發熱。亦無須卽用解熱劑也。夫濫用解熱劑。反有害而無益。此外或用冷毛巾揩拭身體。時亦能使熱降下幾分。惟水治療法。對於結核發熱。概無效果。

盜汗　出盜汗時。間有將窗開放。使寢室之溫度降低。幷減少其被褥，其盜汗亦有消失者。患者爲盜汗所苦。並懷悲觀時。可於就寢前。用冷水加醋酸二三大匙。或加酒精。用以揩拭其身體。或用一〇%福爾麻林軟膏塗擦。其汗有卽時止者。又晝間爲長時間之居於屋外。或營養狀態恢復。盜汗多自然減少。內服藥可先使試服鈣劑。（例如乳酸鈣一〇・〇蒸溜水二〇〇・〇日服二次。每次一大匙）或服阿托洛賓（Atropine）丸。（〇・〇〇〇五）一丸至二丸。或服阿格里丁（Agarieinum）丸（〇・〇〇五）一丸至四丸。或服樟腦酸一・〇亦屢見效。此外有於睡前服利尿素（Diuretinum）〇・五而見效者。此似乎由其利尿作用而奏效。時或用水半杯。加食鹽一小匙之半。使於晚刻服下。

咳嗽　初期患者。卽有輕咳。大抵無須特別治療。祇有新鮮空氣及沈默。卽已足矣。又咳嗽時宜使患者用其意志制止之爲宜。空洞及氣管枝之分泌物。由咳嗽而排出時。則咳嗽實爲有益。不必强用藥劑止之。反是、若患者苦於咳嗽。妨害安睡。且精神不適時。則須講止咳方法。或於胸部施行濕布。或使試吸入一%食鹽水。若咳仍不止時。可投以燐酸古的因Codein Phosphoricum 鹽酸海魯因。嗎啡。杜布魯散 Pulvis Doveri 或地阿甯 Dionin 等。先則與以少量。視其必要時而漸次增量。倘若痰難溶解。難於咯出時。可服以攝湼瓦煎(攝湼瓦即茅香Senega)或吐根浸。安母尼亞茴香水。杏仁水等。並常使飲溫暖之牛乳爲最宜。

咯血　咯血時。須命其絕對安靜。禁止一切談話。置不甚重之冰囊於患部上。但若細加聽診（不可打診）仍不能想像出血部位時。甯以勿置冰囊爲佳。蓋因恐置冰囊之部位不合時。反致起副行充血而引起更强烈之出血故耳。酒精性飲料、咖啡、茶等。皆不可飲。飲食物在出血後。止可飲冷牛乳。每次少許。繼續廿四小時以上不再出血時。乃始漸次可食固形食物。並宜盡力使患者安心爲要。倘咳嗽强烈或精神非常奮興時。可注射嗎啡。於必要時。則可注射數次。

此外臨床上。每有投以麥角 (Secale Cornutum) 或金印花 (Hydrastis) 者。但恐無何效果。又爲增高血液凝結性。有投以白阿膠 (Gelatinum Alba) 者。即用白阿膠二五瓦。用水五〇〇・〇cc煑沸。待冷後凝結。每次食下少許。或用一〇%白阿膠水溶液。日服二〇〇cc。每次分服少許。此時若和以適宜之果汁。牛乳。或乳油。則味亦不惡。白阿膠又可用於灌腸。或用於皮下注射。（用五至一〇%液三〇至五〇cc）惟皮下注射常稍有疼痛。又有傳染破傷風之虞。故非經確實消毒者。不可用。其功效見於一小時後。六小時至八小時達至最高。云若在急迫時。則緩不濟急矣。祗可適用於有繼續之小咯血者。惟白阿膠亦屬蛋白體。故用於注射時。亦知一切普通之蛋白體。起蛋白體作用。局部發生疼痛。又起全身反應。身體發熱。故白阿膠之皮下注射。並非良法。此外為增高血液凝結性。亦有投以鈣鹽。(例如用乳酸鈣一〇·〇水二〇〇·〇日服三次每次一大匙)者。然若以為服鈣劑或注射鈣劑能治愈其結核。則全屬誤想。以前對於咯血。有推稱用副腎精 Adrenalin 者。此亦全誤。副腎精反能增加肺之出血。斷不可用。日本安井醫學士曾以實驗證明之。

此外有非常大量之出血。感覺危險時。可用食鹽一大匙。用微溫湯溶化飲下。或用帶束縛其上膊及上腿。**如此**則血液鬱積於腹部器官或四肢。肺之血液含量亦自減少。又為增高血液凝結性。有試用一〇%食鹽水或二〇%純葡萄糖液五至一〇·〇cc。行靜脈內注射者。注射高壓力之食鹽水於靜脈內。則血液中之滲透壓之平衡破裂。體組織與血液間之液體之交換頗烈。**此**時由體液或組織生出促進凝結之物質。例如血寮釀酵素(Thrombokinase)是也。惟**此**種作用。祇能持續約一小時而已。故須反覆行之。據近日之報告。用作利尿劑之「奧依非林」。其成分有「愛吉連琪阿明」。凝結血液之力極强云。現正在研究中。

此外屢次出血時。有用血清約二〇cc(便宜上用白喉血清亦可)。試行皮下注射。或用「哥阿格冷」(血小板越幾斯)五%液一〇cc以極慢之時注射於靜脈內。又為除去肺之鬱血。有推稱用毛地黃(Digitalis)劑者。

出血後通常應使患者保持其安靜約六日至八日間。又為使下軟糞。有時須行浣腸。

肋膜炎性疼痛　對於肋膜炎性疼痛。可用手掌大之濕芥子紙貼於患部。至皮膚甚形發赤爲止。或塗敷碘酒。爲避免碘酒强烈刺戟皮膚。可用同量五倍子酒稀釋用之。此外用冰囊或溫濕布。皆能使疼痛轉減。

食慾減退　對於食慾減退。可投以鹽酸（每餐時用稀鹽酸五—一〇滴）或苦味劑（例如用昆的蘭流羔 Extractum Condurango Flusdium 每次服一小匙日服三次。或用金雞那酒 Tinctura Chinae 金雞那藥酒。苦味酒。Tinctura Amara）又有服單甯酸奧列基辛 Orexinum tannicum 日服三次。各〇·五。而有食慾者。又有投以亞爾加里劑而胃消化變佳者。

下痢。　有下痢時。應注意飲食品。並試服單那兒並 Albuminum Tannicum 或與此相類之藥劑。或服鈊劑。時或須服阿片劑。

理學的療法

近時所試行者有人工高山太陽燈。又同爲幫助自然的治愈轉機。有用愛克司光線於治療者。有生成結締織傾向之結節性硬化性型。則適於用愛克司光療法。若滲出性肺炎性及有破壞性之强動性型。則不適於用此光之療法也。

外科的療法

最後應附述者。爲外科的手術。凡浸潤或破壞作用過廣時。有因該部位不能完全萎縮而難治愈者。又由組織破壞所生之空洞。因肺貼連於胸廓。不能萎縮而仍張開者。反是有多量之液體（肋膜炎性滲出液）或多量之空氣（氣胸）在胸膛中時。則肺能萎縮。因而空洞之治愈及萎縮。皆俱容易。由此種經驗。有推稱在肺有慢性萎縮作用處。及有空洞處。勿使傷及肋膜。而切除二三肋骨者。又近來有試將胸壁骨大部分卽將若干肋骨長片切除。欲使肺之患部萎縮者。又有推稱無菌造成人工氣胸吹入淡氣或空氣一二立得而於肋膜腔者。吹空氣入肋膜腔時。須用測壓計一面調節壓力使人工氣胸中之壓力約與大氣壓力相等或較高數生的米突。又吹入肋膜腔之淡氣。於次週卽徐徐吸收。故宜於適當時期。再反覆吹入淡氣。欲決定其時期。可用愛克司光檢查其已否吸收。最妙莫如將此種人工氣胸留至一年間或一年以上。如是則肺不關與呼吸運動。而得充分治愈云。惟此法祇可行於患部只在一側。而肋膜腔未相連結時。若曾患肋膜炎。肺與胸廓相連結者。卽吹入淡氣。亦不能使生氣胸。而有於肋膜下發生肺氣腫之危險。此人工氣胸療法。據相當之多數報告。云病症頗重者。行此後。其結果極佳。惟此法一面尚有危險。故學者對此意見尙未一致云。

第九章　豫後

從前視肺結核爲不治之症。但初期結核時。卽肺尖加答兒以及現出有如第二期病象者。臨床上仍能完全治愈者甚多。惟治愈之後。經數年或數十年。亦仍可再發。又有病症進行。已成真肺癆狀態。卽肺之大部分被侵生成大空洞時。本解剖學上之學理。已終覺不能治愈。然患者之自覺症狀及活動能力。有經過數年而恢復者。惟此種例外之事。究竟甚少。大都一現顯著之破壞現象。至多不過再延一年而已矣。

一切病症之經過。種種不一。先欲預測吉凶亦極不易。因有外觀病勢甚有起色而突然增惡者。亦有病勢甚惡而其後之經過轉佳者。蓋豫後與各種病型病變擴大之情形。身體對於傳染之反應。如發熱羸瘦等大有關係。一面又視患者之生活狀態。治療法之善惡而受種種之影響故也。

病型　先從病型言之。一切急性肺結核。尤以乾酪樣肺炎及急性播種性結核爲最重。通常自初起卽可視爲不治之症。乾酪樣肺炎。大抵經數月或數週卽死。急性播種性病型。則較此遷延稍久。但急性肺結核患者。診爲乾酪樣肺炎。以爲其生命能否再維持數月者。間亦有熱漸降下。一切症狀消失。竟有告全愈者。慢性型中。纖維性肺結核之經過。最爲良性。惟診斷爲纖維性者。係視其自始迄今之經過極其緩慢。本有治愈之傾向者而言。故自然屬於良性也。

病之起於肺尖以外之部位者。較起於肺尖者其經過概屬不良。此蓋因發現病狀時。其實際已非初期。其時所現之病竈。或由吸收舊時之肺尖洞空內容物而起故也。　又據向來之經驗。凡左側之病。似較右側者之經過爲不良。　在疾病初期。痰量甚多。其中含有多數之彈力纖維。及多數之結核菌者。實爲病症性質之險惡徵象。反是結核菌持續減少。終而全然消失者。卽爲已治愈之證。其次結核菌之含量有多少之變化。雖無若何意味。但若有顯著之變化時。則於決定豫後可足爲多少之參考。

營養狀態　欲知病之豫後。通常最重要者。爲營養狀態。營養佳時。或容易恢復時。其豫後概佳。但亦有在例外者。

體溫　此外重要者爲體溫之狀態。熱之高度。與病勢爲正比例。但亦有初起無熱。而病勢突然增惡

論壇

改良中國產婆之建議

—國立中山大學產科教授 G.Frommolt 著—
羅榮勳譯

緒言

現代接生術之價值。一般人皆已了然。毋庸余多述矣。世間一切生物。皆受自然淘汰之支配。唯人類因有文化之設施。故能與此自然律抗衡。以臻於繁榮之境。而接生術者。即此文化設施中之一種也。人類生殖機能。因疾病與其他障礙而致成不孕之人。或妊婦藉人工以墮胎之事。往往較其他動物爲多。加以接生術之不良。每有使產母瀕於危境或成終身廢疾之憂。接生術之改良。豈可忽視哉。因婦女骨盤發育之異常。而迫於用手術以接生者。泰西諸國。或較爲多。中國婦女雖多自能生產。然無優良之助力。亦不可也。此助力即產婆術是也。產婆術之技能與訓練之良否。關係於多數嬰兒之能否產出及生存與康健。及使多數產婦當生產之時。不致發生損害。及將來仍能生產與否甚巨。

現代產科學校之缺乏

中國通商城市。每有產科學校之設立。其中不無良者。但以鄙人所見。覺廣州所謂最良之產科學校養成之產婆。似無優良之成績可言。間有教練產婆。偏於理論。學生所學之功課太多。然此種功課。本應知之。但學生之記憶力及其精神有限。致將要點。遺漏。或不以為重要。廣州最好產科學校之卒業生。能判斷生產之進行。及行相當之計劃者。則頗少見。助產以經驗為重。雖深知組織學或細菌學者。亦每有缺乏之練習工夫之憾。

無菌狀態之學說及衞生學等。人每多不注意之。鄙人曾見所謂完善之產科學校之生產房。狹小而黑暗。不知光線與空氣為必需之物。而乃漠然視之。凡此種種。皆須教授。非祇教幾種手術已也。至於教授之時。應使其完全明白。方為合理。產婆能注意衞生及無菌狀態。在工作上必有良好之成績。因許多疾病（如肺癆傷寒。皮膚病等。及其他）定必減少也。

以鄙人之愚見。產婆為民族增加之柱石。非取得某產科學校之證書。便能自行執業。無須受國家之檢查也。國家對於產婆。應嚴加取締。不能使無產婆教育之輩。濫竽充數也。最好國家自己造就產婆人才。最低限度。亦要其所承認之產科學校畢業生。始許執業。試思廣州之大。產婆之地位。已有改革之必要。則內地及鄉村。更不堪問矣。產婦之因生產而死。嬰兒之因生產而夭殤。產婦因產後發生許多疾病者。其數必不少也。當生產之時。因須有穩當助產之人。方能略知普通生產之進行若何。但偶遇輕微之病理變化。則束手無策矣。或因其對於生產進行及無菌狀態之學識不足。濫用手術。則為害甚矣。凡此種種。毋庸請求在內地行醫之教會醫生。宣佈其見聞。僅就鄙人之經驗。得知從廣州附近之鄉村城市而來求醫之婦女。非罹最沉重之產褥熱症。卽有可驚之膀胱與生殖器之損害。只此一端。則鄙人之建議。

似有充份之理由。且甚至有種醫院。不能救病人之生命。苟或能之。亦必行重大手術。但以後該產婦則終身不復孕。或不能從事於工作矣．

訓練良好之產婆應具之智識

據鄙人之評論。以近日養成之產婆。似應有改革之必要。茲略述產婆應具之智識。至於完全之課本。則仍付缺如。鄙人之分別各點。乃擇其要者言之。非授課時期之次序也。

(一)要深知普通生產之進行及其觀察之方法　此種訓練。起始頗難教導。第一、必須有專長此科。並具忍耐力之適當教授。第二、則不厭煩勞。多作實習之訓練。

(甲)須知婦女生殖器之構造及其生理。

(乙)須知妊娠之診斷法。及妊娠生理。妊娠病理。至於小產之預防及治療。尤應熟悉。

(丙)病理生產之診斷。其醫治之方法。各種產位之識別。以定需要醫師之助力與否。

(丁)手術接生。迴轉。人工脫離胎盤。止血。及用陣痛藥物。與產鉗法。及其適應症等。祇對於優良之學生授之。

鄙人所以不厭煩述者。蓋明白判斷生產之進行。而後能執行助產。故欲養成此種人才。對於此點。應加以特別注意。

(二)教授衛生及無菌狀態學務要詳晰　但不可偏重細菌學理論之學識。同時須注重實際上之教授。雖在困難情形之中。仍須行無菌接生之術。空氣與光線之價值。上文已述之矣。蓋黑暗之房。即是汚穢之房。凡在汚濁空氣之狹小室內。欲行無菌接生之工作。決不能也。無菌狀態之學說。對於產婆為第二重要。倘不重視之者。雖富於助產技師之人。亦將因之而發生若干之危險。且失敗也。

(三)看護病人之訓練　產婦在產時與產後。須賴人護理。故產婆應習護士之工作。如量體溫。數脈搏。普通觀察。及助其飲食。與大小便等。教授此問題時。應乘便授以倫理學。即告之以產婆之職責。及其意義。應效醫生及護士犧牲其個人之權利光陰及精力。救人母子。使登於幸福之域之精神。

(四)教授普通解剖與生理　祇教其重要及應用者。與產科有關係之普通病理學。亦簡略講授。如性病。及其結果。對於生殖之影響若何。應詳細述知。至於其療治方法。似無教授之必要。因治療工作。乃屬於醫師之工作。蓋吾人之目的。非欲造就一知半解害多於益之女醫生。而在於訓練良善之產婆也。

編制產婆功課之我見

吾人應持定目標。醫產婆之教育。漸漸使其完全操之政府之手。所謂公立者。非專指中央政府或省政府。或市政府而言。三者之一。皆可造就最佳良之產婆。故併而言之。在造就產婆人才之前。應先備有佳良之產科教師。因非每一醫生。便可為一佳良之產科專家也。有數年之經驗。及天賦之技能之產科醫生。方能受聘為教師。蓋如上之所述。無熟練及忍耐不可也。

鄙人以為要編輯一本國家審定之產婆教科書。庶能使各處教練之產婆。有劃一之程度也。

(甲)養成產婆之教師

(一)全中國設立三所特別養成產科教師之學院。以供全國之用。(二)須知助產之術。首要實習。有實習然後可以養成。故應附設一特別生產院。對於貧苦婦人可以完全免費留產。一部份之產婦可於生產前數星期入院留產。產後不可歸家太速。因妊娠及產褥期中之狀況。對於教授功課時。亦甚須要也。產婦既享免費生產及住食之權利。故須負爲授課資料之義務。及產前在醫院中任輕微易爲之工作。(三)此生產院應由中央政府設立及該省該城市政府之補助。(四)院長只可由一醫生任之。該醫生須在外國所承認之大學畢業。並在彼處任專門產科醫師三年以上。確有成績者。(五)聘請一位在外國畢業之高級產婆。以爲院長之助。(六)聘請若干助理醫生及高級產婆。視該院規模之大小而定。(七)本學院學生須在國家所承認之醫科大學畢業。並須在學院學習三年。學生人數不必太多。預算年中有五十次生產者。不能多過一學生。(九)此外。尙有產婆可同在此學院養成。倘學院所在之省與城。欲節省經費。不欲另設所產科學校者。則此學院可多收產科女學生。其數目約在每廿五人生產者。可收一人。(十)分設婦科病院。因婦科病之充份智識。對於助產者。在鑑別診斷上。或因婦科病併合在正常生產時。是需要的。助產者。對於割症。亦須有充分練習。俾遇難產時能獲實效。(十一)在此研究所經過三年之訓練。而有成就之學生。有充任產婆學校主任之資格。

(乙)產婆之養成

產婆教師造就有相當之數目時。每一省應舉辦省立產婆學校一所。即免費留產所。以負責養成產婆爲目的。大概每一千萬居民中。應有此種學校一所。(一)主任。由前三所產婆教師學院中造就之醫生充任之。(二)高級產婆亦由前言之三所學院造就者充任。(三)選取女生時。除注意其最低限度必需之普通程度外。尤宜注其清潔的習慣與謙恭的態度。女生之數目。視產婦數目多寡而定。最多以二十五產婦中收一名爲度。(四)產婆養成時間爲三年。第一年教普通解剖學生理學。病人護理法。產褥期護理法及嬰兒護理法。第二年教產科理論及無菌狀態之講授。後者兼實際練習。復習第一年之功課。第三年教產科學實習。每學生至少須在監視之下接生十次方許畢業。產科手術在模型或產婦身上講授產婆職業之倫理學。復習第一第二年之功課。(五)經過畢業考試及格之女生。可得一證書爲國家承認之產婆。在此項考試中。受試者必須註明其完全保有第一第二年所授之功課。(六)在產婆學校中創設復習班。專爲一般已受憑證產婆之用。產婆每三年務須來復習班復習。否則將其證書取消。

產科學院財政之計劃

鄙見以爲建築生產院之地址。應由各該城市政府撥出。至於建築費用。則由省政府支出。而產科教師養成所之常年一切經費。應由中央政府支出之。

聘請院長與高級產婆之權操之政府。幷保證選擇相當人才。方能膺此大任。聘請助手醫生及高級產婆。則由院長呈請委任之。照如此。然後可以合作而無掣肘之弊。

此學院之學生及產婆女生。(或兼任護理病人之責)既不收學費及施行免費留產之規例。故本學院。應設法使其經濟不致竭乏。即另設一留醫所。以容納富家病人之留產者。及因婦科病而留醫者。但此種貴族病人。似不能作爲授課時之資料也。倘富貴病人生產或施手術。其取費。院長若能於百份中抽出若干以作酬金者。則其薪俸。或可減低。但院長確爲學術超羣之輩。則亦不能太少矣。

產婆事業之支配

若在貧民之區。須有免費留產所之設。應由政府主派產婆。前往服務。(一)在每一萬居民之城市。由該縣地聘定產婆一人。專司其事。此人須有公立之產科學校之畢業證書。其薪俸由該城市支給。但該產婆應有援助貧民生產之義務。若有富戶往請接生。(倘無貧民到請)則可以應招。其謝金則由城市領受。半屬於該產婆。半入貯蓄會。以備年老及不能工作之產婆生活之用。(二)在鄉村之中。可合多數團體或羣衆之力。共同聘定產婆一人。(三)各個公立之產科學校之畢業生。應受城市或鄉村之聘。(四)產婆任滿三年以後。可得自由決定。受城市或鄉村之聘。或懸壺問世。(五)自由營業之產婆。每次接生之酬金。須與其他一律。不能超過或低折城立之生產院所規定之酬金。(六)出而問世。及聘任之產婆。每三年之久。仍須回公立產科學校復習。若有不爲者。則將其執照取消。及制止其營業。(七)禁止產婆執行醫生之工作。(八)嚴禁產婆施墮胎手術。或告以方法。或開方。違法者。卽取消其執照。(九)產婆應受全省或城市之衞生局所管轄及監督。但改此產婆章程。則由全國衞生局主持之。

登佛化學公司來函

敬啓者凡生殖器病大都起緣於痲症無法治療者爲花柳專家或通常醫生其欲消除痲菌常須先去盈血而治脹腫則安福消腫膏尙矣此膏於男子病症應用亦多治睪丸炎及副睪丸炎時先將腎囊撫起厚敷以溫熱安福消腫膏每十二小時一換其止痛消腫之效非其他外敷藥所可比因痲症而起之膀部炎惟此膏能奏奇效常能片刻之間痛止腫消刀割可免用此熱膏以治陰莖皮硬陰莖皮收縮陰莖腫脹及因淋症而起之關節炎最爲適宜若欲治攝護腺炎則應敷此膏于會陰及陰毛上部痛止腫消以上所述皆早經醫生試用證明故可深信也此上

大安

美國紐約登佛化學製藥公司牛醫生謹啓

The Denver Chemical Mfg. Co.

163-167 Varick Street. New York, U. S. A.

譯著

產褥之病理及療法（續）

劉雲青譯

第四章 乳房疾患 Die krankheiten der Bruste.

第一 機能障礙 Die funktioneall Storungen.

一、無乳症。Agalactis.

乳汁分泌之微量者雖往往見之。然其全缺如者則極罕。有於年輕及高年初產婦脂肪過多症早產死胎分娩後等有發無乳症者。又於既往分娩不自爲授乳之頻產婦者陷於乳腺萎縮分泌全休止者有之。又當初曾爲多量分泌之乳汁。而由於不攝生、下痢、發熱、精神感動、(恐怖、憂慮、驚愕)重患乳腺炎等。遂遽爲減少者有之。其他曾慣於菜食及粗食之乳母。驟使之易肉食之時。殆常來乳汁分泌之休止。須注意者也。

二、多乳症 Polygalactie.

乳腺之分泌機能旺盛。雖嬰兒十分攝取之。而乳腺仍常分泌多量乳汁之謂。全身榮養因之被障礙。而來貧血。至使陷於衰弱者有之。

療法　使內服碘化鉀。促其吸收。於局所施壓抵繃帶。且時時可搾取乳汁。同時不可不圖全身榮養之增進。

三、乳漏症 Galactorrhoe。

乳兒滿腹已離乳。猶於一側或兩側乳房。不絕淋瀝稀薄水樣乳汁者之謂。甚者一日有漏出數立特 Liter 者。因而胸部皮膚濕潤。而來糜爛。而本症頗頑固。有亘數月且年餘者。故與多乳症同。如他之過度液質損亡。阻礙榮養。招身體之衰弱。至呈慢性貧血之狀。卽顏面蒼白而甚瘦削。訴頭痛及薦骨部疼痛。食嗜減損。心悸亢進。至發生由於肌肉疲勞之膝部震顫。所謂授乳性羸削 Tabes lactea 者是也。有時來視力障礙。加之黑內障者有之。惟此種黑內障。與貧血之恢復。常爲治癒。偶有潛伏性結核之時。則於前記狀態之下。爲卒然增惡者屢見之。生殖器就中子宮。則爲萎縮。比妊娠前爲小。

療法　速使之廢授乳。局處施壓迫繃帶。使居於新鮮空氣中。勸爲適度之運動。攝榮養食餌。令內服鐵劑「規那」劑或碘化鉀之時、多不久而治癒。又由於子宮萎縮。有繼發無月經者。可以膣灌注。子宮腟部之亂刺等備之。

四、乳汁鬱積症 Galactostase.

乳汁排泄不得準於其分泌。則來鬱積。乳腺顯然緊張。而爲硬固之結節。且有伴疼痛者之謂。通例發於產褥第三乃至第四日。此際往往見三八度內外之一時性發熱者有之。所謂乳熱 Milchfieber 者是也。

療法　施濕布繃帶或貼溫罨法。對於不授乳者。有可處以鹽類下劑者。

第二　乳嘴皸裂 Die Schrunden der Warze.

原因　於乳嘴之皮膚軟弱者。嬰兒强吸引之時。因之表皮成水胞狀隆起。由其破裂而來表皮剝脫者有之。而其見於乳嘴皺襞之基底部者多。從而於玆生皸裂 Ragade。尤於初產婦陷凹乳嘴。乳嘴保護之不充分者。被覆以不潔物等多來之。又在乳嘴之形狀不良者。或乳汁之分泌僅少者。而生兒加强吸引之時。有生此種之損傷者。而一般多於都人富者見之。此蓋一爲服裝壓迫胸部。乳嘴之發育及其隆起。因之被阻礙。且於妊娠中時時須起之分泌物排出。因之不充分。由其乾燥而生痂皮。遂爲表皮軟弱。與一爲衣服柔軟之故。皮膚之接於機械的刺戟少。因而享有抵抗力僅微之故也。皸裂多向乳嘴中央成放線狀。惟亦有時於其基底部生橫走之裂創者。

症候　若生乳嘴皸裂時。於哺乳之際。因露出於創面之神經末梢受機械的刺戟。而來劇痛。殆不可堪。不僅此也。若持續哺乳時。則於已一度癒合而生結痂者。復爲哆開。倘瀰久不治。則多來傳染。分泌膿汁。或遂變爲潰瘍。若猶不停止授乳。則潰瘍更蔓延至占斷乳嘴之大部分，或起廣汎之皮膚炎。蜂窩織炎者有之。又裂傷若存於乳嘴基底部之時。因之其一部自乳房離斷者有之。或傳染波及深部。誘起乳房炎者不罕。

又有時臨於哺乳。因乳兒之强力吸引。創面之血管離斷時。則兒嚥下血液。追後復吐出。或由腸管排出。使糞便呈黑色者有之。將此稱爲假性黑吐病 Melaena spuria。

療法　就豫防法可參看妊娠生理編專注意乳房之攝生。若施硼酸溼布。雖不失爲一助。然亦不得常必避其發生者也。

既發生本症時可以四%硼酸水。施局處溼罨法。惟溼性溼。有時浸軟乳嘴皮膚。反使銳敏性增劇。故不可不注意。其他用「祕魯巴耳孫」balsamum Peruvianum 甘油glycerin 或「米耳拉」醇Tinctura myrrhae 等塗布。避不潔之手指或布片之接觸。如斯猶不治癒時。則廢兩三回之授乳。一日一回。以五%硝酸銀液腐蝕創面。時屢收卓効者有之。但於腐蝕之際。其來劇甚之疼痛。頗爲一憾也。三〇%過氧化氫 Hydrogenium peroxydatum。五%石炭酸甘油等。亦對於此目的而被推奬之。

若如上之療法。仍無奏効。而示病機進步之傾向時。則當授乳之際。用乳嘴帽Saughutchen。不使生兒口唇與乳嘴直接之時。則皸裂得速治癒。雖然介以乳嘴帽而使之吸引者。亦非易易者屢見之。既發乳腺之徵者。不可不立卽使禁止授乳。

第三　乳腺炎 Mastitis

原因　乳腺炎者。由於化膿菌。尤爲黃色葡萄狀球菌。間有連鎖狀球菌之侵入所致。皮膚損傷。就中有乳嘴皸裂之際。於此接觸不潔之手指布片等而起之。間有自乳兒口腔來者。而病原菌或傳以淋巴管。或通乳管竄入。又時爲膿毒症之轉移而現者有之。乳汁之鬱積。及不規則之排泄。則大可介助其傳染。其他乳腺炎。踰牀上。殆常來於授乳婦。於初產婦尤然。又稍有發於妊娠中者。於不授乳之褥婦。極罕見之。

病理解剖乳腺炎者。乃所謂滲出性炎。而來組織之融解或膿瘍形成也。侵乳房全部者稀。多限局於其一部。尤來於下半部者最多。

病菌自細乳管竄入達於腺質。若於此繁殖時。先來乳汁之凝固。次招腺上皮之崩壞。更進而侵襲周圍結締織。使陷於壞疽。與腺實質同化膿。至使與健全組織成爲限劃。將此稱爲化膿性乳腺實質炎 Mastitis parenchymatosa purulenta。 通例由於黃色葡萄狀球菌而起之者也。

病菌間有通淋巴管。達於乳腺實質間結締織。而取此傳染徑路者。通常由於連鎖狀球菌而來之。此際炎症自乳嘴漸次蔓延於周邊。恰如丹毒。如斯遂來腺胞周圍結締織及脂肪組織之化膿。將此稱爲化膿性乳腺間質炎 Mastitis interstitialis purulenta。

若炎症進捗。則以上兩者。皆同一歸終。卽生無數之小膿瘍。漸次融合形成一大膿腔。至見壞疽組織片。浮遊於膿汁內。若膿瘍更增大。遂於外方穿潰爲普通。惟有時炎症。波及於存在乳腺後方之鬆疏結締織。而來所謂乳腺後方炎 Retromastitis。或乳腺周圍炎 paramastitis 等。因之腺質全浮動於膿汁內者有之。

症狀　通例發於產褥之第二乃至第六週。初來惡寒高熱。同時於該乳房感劇痛。觸之則認有甚壓痛之硬固結節。時呈瀰蔓性浸潤者有之。同疼痛時而劇增。發熱持久。罹患部皮膚發赤。腋下腺亦腫脹。若運動同側上肢之時。則覺劇甚之疼痛。

在經過良好者。於第二日已爲體溫降下。硬結漸次柔軟。遂被吸收。惟屢屢留其一部。偶攝生不宜時。則復發而逞其暴威。若經數日。而不解熱之時。則常陷於化膿。同膿瘍之增大。漸次近表面。遂於外方穿潰。熱亦減退。而自就治。雖然。又有逐次形成新膿瘍。亘數週乃至數月不治癒。乳房大部分全爲崩壞者非尠。如此持久之發熱與化膿。阻礙患婦之榮養。勿論矣。然因之而來高度之削瘦。與著明之貧血者反稀。

豫後 佳良。無因之而來死者。其治癒之遲速良否。固關於療法之善惡。若其攝生適宜。且無誤手術的操作之期時。則能縮短其經過。而抑制其蔓延。若在經過荏苒者。時有遺傳素因而誘發結核者有之。

療法 而爲豫防法者。清潔乳嘴。且須觸接之手指及器物。不可使之不潔。倘見乳嘴之皸裂或裂傷。務速治癒之。

既發本症。則立卽使之廢授乳。依提扛帶固定乳房。施以二%硼酸水。或一五%醋酸礬土水之濕罨法。且貼冰囊。同時投以峻下劑之時。則不僅能輕減緊張及疼痛。又屢可防遏化膿者有之。近來於此時期。有推奬畢耳Bier氏鬱血法之適用者。卽各置三分間之間歇。爲五分間之吸引法五回。如斯爲四十五分時。全操作終。翌日更反覆之。而此際不可使來疼痛。又乳房宜以滅菌布片庇護之。

若病機進步。陷於化膿而至呈波動者。可立卽將之切開。行排膿。卽先施麻醉局處之消毒畢。於波動著明之部位。對於乳嘴加以放線狀之一切創。而創口不可過小。至少亦要於膿腔內得送入一手指。如斯排膿後。以消毒藥遍洗淨腔內。可裝置排膿管。纏絡繃帶。又體溫復爲昇騰。而示膿汁停滯。或新膿瘍形成之徵時。則去繃帶。使排出膿汁。或臨必要時。行新切開。或加小刺戟。更適用吸角以吸引膿汁。若壓搾乳房而排泄膿汁者。反爲不可也。

第五章　產褥期偶發疾患 Die Zufalligen Erkrankungen im Wochenbett.

第一　產褥性猩紅熱 Scharlach im Wochenbett.

發於產褥之猩紅熱。決非爲特異者。不外乎與非產褥性者同一疾病。而其傳染則起於妊娠期中。或分娩時。

症候　多於產褥第一日。以突然高熱而襲來。爾後之經過。與非產褥性者同。惟多見出血性猩紅熱。時或口峽炎而甚輕微者有之。或產褥創傷之經過。因之被障礙者有之。其他有來劇烈之下痢者。

診斷　有時誤認爲敗血性發疹者。然猩紅熱發疹。發生於突然襲來之高熱極期。敗血性發疹。於其經過中出現。可謂瀰蔓性而一時性者。其他如猩紅熱。其發生不廣汎。雖然其鑑別屢爲困難。阿耳菲耳德及吉耳該真 Ahlfeld, Jurgensen 氏言所謂產褥性猩紅熱者。畢竟不外有發疹之敗血性疾患云。
猩紅熱病原菌。今尚屬於不明。然概爲混合傳染。多有連鎖狀球菌。尤於產褥性猩紅熱者爲然。

豫後　較在產褥時以外者。一般豫後不良。於溢血性者尤然。

療法　因產婦及褥婦容易感染猩紅熱。故不可不特注意於豫防法。卽曾接於本症患者之人體或布片器具一切等。不可使近之。
療法與對於非產褥性者無異。弗利次與邁耶耳 Fritz.Mayer 氏。欲爲豫防連鎖狀球菌之故。曾推奬抗連鎖狀球菌血淸之注射。

第二　肺動脈血栓 Die Embolie der Lungenrterien.

原因　生於骨盤靜脈間生於股靜脈內之血塞一部。遊離而混於血流。經右心入肺動脈。閉塞其分枝而起。由於身體激動排便時怒責重荷之提舉等直接誘發之。又自胎盤剝離面靜脈開口部因竄入空氣而起者有之。

症狀　若血栓大閉塞肺動脈之本幹或其大分枝之時。則卒然來呼吸困難。營喘咳性呼吸病。Cyanose體溫低下。恐怖煩悶不可名狀者有之。終來神識喪失。須臾而仆。又若血栓小之時。卽時不見死。數日始死者有之。有時神識喪失。次發搐搦或驟然顏面蒼白。脈搏休止而死者有之。此恐空氣或血塞閉塞冠狀動脈之故也。

療法　豫防法最緊要。卽於下肢雖無浮腫。知覺異常等之徵。若比於體溫而脈搏顯爲駿速之時。可疑血塞之存在。務使患者嚴守絕對的安靜。以防血塞之剝離。若既來肺血塞。雖殆無救治之途。然症狀之劇烈者。非無治癒者。故決不可斷念也。先於胸部貼以芥子泥。投以興奮劑。若幸而症狀輕減。更持續安靜。以使不新生血栓。

第三　產褥性精神病 Die puerperale psychose.

婦人精神作用與生殖器之機能及其疾患有甚深之關係。見於全女子精神病者之一三・〇乃至一四・〇%。謂實關係於其生殖作用者。亦可見一斑矣。而有於妊娠中。卽已來精神之變動。如快活者成鬱悒性。謹嚴者成輕快洒脫。或進而成真性精神病者。既如前所述。至其由來之所以。雖因於妊娠及分娩而來之腦充血及血液性狀之變化。然又由於妊娠分娩產褥而起之全身榮養障礙。亦似爲其主要之誘因尤於有遺傳素因者爲然。

在產褥期之精神病爲妊娠性精神病之持續者有之。或入產褥期而爲特發者有之。

原因及症候　臥耳斯豪真 Olshausen 氏依其原因將產褥性精神病別爲三種。即如次。

一、特發性精神病 Idiopathische psychose.

尤於有遺傳素因者多見之。由於分娩時而來之精神興奮、疼痛、或產褥時衰憊等誘發。通例發於產褥第五乃至第十日間。有來於分娩直後者。雖多爲躁狂。然亦有時來鬱悒性。或幻覺性錯亂者。

二、傳染性精神病 Infektionspsychose.

爲發於產褥熱經過中者。雖起於產褥第四乃至第十日。然多因熱性疾患之激烈。患者在昏睡狀態之故。其初期不明瞭。加之全忽視者屢有之。症狀雖不一定。然多爲躁狂。其他本病屢與產褥性靜脈血塞。或潰瘍性心內膜炎併發。

三、中毒性精神病 Intoxikationspsychose.

乃繼發於子癇者。由昏睡而將覺醒之際。立即發者有之。或一兩日後來者有之。以不伴發熱而有幻覺爲特徵。雖呈多少身體的不穩。然考察力易溷沌。且概有鬱悒性傾向者也。

授乳性精神病 Laktationspsychose.

殆常於產褥經過後。即分娩後第三乃至第五月發之。雖因於授乳之身體衰弱及貧血而起。但亦大關於其個人性。而其病症則爲躁鬱病或緊張病也。

豫後　特發性精神病之豫後。關於生命。雖非不良。但罕見有完全治癒者。至少亦經過頗緩慢。及於數月乃至年餘。

傳染性精神病。因其原因既爲重大。則關於生命之危險亦頗大。

中毒性精神病。多於兩三日全治癒。

授乳性精神病。亦多豫後可良。

療法　在初期者。立廢授乳。專避外界之刺戟。可與以痲醉藥。尤以抱水「克羅拉耳」Chloralhydrat爲宜。重症就中鬱悒狂者。不可不速送致於癲狂院。倘因事情而不得已時則隔離於幽室。嚴監視以防其躁暴自殺等。投以大量之溴化鉀（一日量六・〇—一〇・〇）。可使取持續溫浴。通利調節。亦最須用意。尤於授乳性精神病者。不可不圖增進榮養。　（完）

流行性腦脊髓膜炎之漢方療法

杭州朱明初

流行性腦脊髓膜炎療法。自以注射本病血清爲主。他若電化銀 Electrargol 之肌肉注射。脫呂帕黃 Trypaflavin之靜脈注射。烏羅托羅賓 Urotropin 之內服及注射。亦均有効。惟本血清之新鮮者。除通商巨埠繁盛都市外。每不易得。卽其他各藥。亦因內地各縣市設備較完全之醫院。頗不多覯。或並一新醫而無之之縣市。又所在皆是。以致一經傳染。或欲治無醫。或有醫無藥。輒坐以待斃。良用憫然。無奈而試用漢醫藥。另覓途徑以求生路矣。此不得已之事實。亦環境所使然。閱者諸君。或不致笑我開倒車也。

民八之春。腦膜炎曾一度大流行於我浙。而以海甯、嘉興、富陽等處爲最劇。明初籍隸富陽。適行醫於本籍鄉間。因當時歐戰甫停。本病血清及其他新藥。卽在上海。亦不易採辦。遑論山鄉。明初因家世漢醫。而身受科學洗禮者也。不得已而使用中藥。經驗所及。乃知紫金錠對該病。（須一起驟服。遲則無効。炙法極佳。兼用尤妙）確較任何藥品爲有効。馳函各處同道。亦僉謂試用後。成績極佳。各地醫藥報。亦多轉載。恐後更亟稱其神效。雖致效之理。迄未能明。而事實具在。似不必以原理未明。卽棄之不用。拙見如是。不知我中西同道。亦贊同否乎。紫金錠爲山茨菇、千金子、大戟、麝香、五倍子、雄黃、硃砂等所合成。茲就已知之學理。解釋於后。

紫金錠治時行瘟疫。及內外科之急性炎症。於中醫經驗上。極著神效。淸醫徐靈胎。以其用藥之奇。見效之神。不可思議。稱爲海上奇方。今以西醫之學理解之。則雄黃含有硫黃砒素。硃砂含有硫黃水銀。均有殺菌解毒作用。麝香爲興奮劑。山茨茹。舊說能治金瘡。療諸毒。新說則爲緩和滋養劑。大戟及千金子。則爲峻下劑。（凡峻下劑往往兼嘔吐作用）亦可視爲誘導消炎劑。此方證以所說用治流行性腦脊髓膜炎。似亦合理。然揣兒則以爲其理決不僅此。竊疑配合或內服後。或能起一種化學作用。乃是有効（兩藥或數藥混合併用時。往往功力倍增。或另增其他功効。此近代西醫所謂合併治療是也。又某種藥物。往往須內服後另起變化。始見功効。如山道年之治蛔蟲。須至胃腸分解後。其一部分由循環器移入肝臟。變爲一種特殊物質。又流入胆囊與胆汁混合。再行分泌入腸。始見功効是也。）研究未明。未便强作解人。此則應請閱者諸君加以鑒原。亟起研究。以匡不逮者也。

點灸之法。律以西說。不過與貼用水蛭及發泡膏相等。然據揣兒所及。除引炎外出外。似尚有刺激神經。使之興奮復原等作用。故對於流行性腦脊髓膜炎症。施用揣定各法點灸。在初起時。即猝死者。亦什九可甦。且定穴之時。亦曾參考新說。（見西法針灸上海文明書局出版原著者爲日人。亦正式西醫）蓋事關醫藥。初不敢稍有冒昧也。

紫金錠　三錢。（約三十塊）日服二三次。每服一錢至錢半。（約十塊至十五塊）十歲內小兒減半。（約七八分。即七八塊。）五歲內小兒再減半。（約三四分。即三四塊。）開水送下。按紫金錠一名玉樞丹。亦名萬病解毒丹。須向信用素著之大藥舖購之。

淡竹瀝　一茶碗。　生薑汁　二湯匙。

右頓服。小兒減半。

灸法　亟灸後列諸穴。初起時。卽猝死者。亦什九可甦。神闕。適在臍中。　天樞。在臍兩旁各二寸。　陰交。自臍之中心度下恰好一寸　氣海。在陰交下五分（卽臍下一寸五分）　章門。在下脘兩旁各六寸。（下脘在臍上兩寸。）　合谷（一名虎口）　在食指與拇指基底部中間之陷凹處。　頰車（一名牙曲亦名機關。）　在耳下八分。灸三至七壯。上俱同。

附灸用尺度法。　（甲）自眼內眥角至外眥角爲一寸。用爲頭部之尺度。（乙）於手掌則自中指之尖端。至掌後橫紋處。（卽掌腕交界處）其間作爲八寸。用爲手及軀幹之尺度。（專供女子用）（丙）兩乳間作爲八寸。用爲軀幹之尺度。（專供男子用）

注意　本病頭項背三部。除頰車外。俱禁灸。

附註　述此稿竟。尙有數種希望。特列於后

（一）請閱者以科學的方法。作詳密之研究。對於上述疑點。有所發明。

（二）西醫治腦膜炎時。除注射血清外。可酌用紫金錠等。以廣救濟。其配合禁忌。與砒汞鞣酸等相同。

（三）中醫治腦膜炎時。應屛除陰陽五行等謬說。酌用擬定各法。以資救濟。至他對症療法。請各憑經驗。隨症施治可也。

生理衛生學問答

呂子厚

問　血之色素由於赤血球。故赤血球本係黃色。何以血液是紅色。

答　此乃濃淡之關係也。濃則紅。淡則黃矣。一個血球在微顯鏡下視之係黃色。若無數萬個堆積起來。便成紅色。

問　赤血球何故爲黃色呢。

答　因其中含有鉄質故也。如將血液蒸乾。用分析化學化分之。知其中約有二十分之一爲鉄。大凡人身有病。則血中鉄質減少。而體中各動機遂倦而無力。必令服含鉄之藥以補之。方能復元。市上所售之自來血等藥。亦不過用一種含鉄質之藥。及大部分血糖漿所合而成。吾國熟地黃中醫恆用之爲補血之品。卽因其中含有鉄質故也。

問　鉄在血中有何功用。

答　鉄在血中能攝取肺中所吸之養氣。運行於週身各處。

問　血中之鉄如何能吸收肺中之養氣。

答　在化學上鐵之原子價有二。卽二價三價是也。二價與養化合者。謂之寡養之鐵。FeO 三價與養化合者。謂之多養之鐵。Ee_2O_3 寡養之鐵最易吸養而變爲多養之鐵。$2FeO+O \rightarrow Fe_2O_3$ 回歸之血流到肺經。血中缺乏養氣。成爲寡養之鐵。故易吸收肺中之養。

問　多養之鐵與寡養之鉄其顏色有何不同。

答　多養之鐵係黃紫色。寡養之鐵係靑色。平常土中所含之鐵。大半是寡養之鐵。與土色相混。不易顯見。若將土乾而燒之。久則變爲紅色。卽因燒後則養氣增加。寡養之鐵一變而爲多養之鐵也。市上所售之紅磚紅瓦。卽本此理製成。鐵在地上之分佈無處不有。不過有多寡之分耳。

問　鐵質對於動物固然重要。不知可爲植物所必需否。

答　鐵質爲造成植物綠色所必需。葉色之綠。日光固爲其主因。而土中鐵質亦不可缺也。管理花園者。往往用皂礬水澆花。據云可使葉綠而茂。卽因皂礬爲鐵之化合物故也。由此可知植物葉色之綠。頗似動物血色之紅。多食靑菜者。實有利於血分。

問　服鐵劑者何以不准吃茶。

答　鐵之化合物。遇見單甯酸 tannic acid 則變爲深藍色之新物質。而鐵性消失。洋墨水卽本此理製成。茶中含有多量單甯酸。故不可服。此外烏倍子兒茶石榴皮（及樹皮樹葉）生柿子（及樹皮）鮮藕烏桕樹葉及臭椿樹葉臭椿樹皮等。均含有單甯酸。

問　a. 刀切鮮藕或石榴生柿子等。不久則刀變藍色何故。

b. 將生柿子放在水鍋中浸之。不久則水變藍色何故。

c. 碗豆湯同蠶豆湯帶有藍色何故。

d. 菱角放在鍋中煮之。菱之外皮及水均呈深藍色。何故。

e.鄉婦染黑者。好用石榴皮及石榴樹葉烏桕樹葉等煮水。然後加以皂礬。何故。

f.服鐵劑者若飲茶湯則舌苔常呈何色。

以上數問題。係鄙人在課堂內令學生當面答復。以資練習。

試驗法 將烏倍子、兒茶、石榴皮、茶葉、生柿子等。用開水分泡於五個玻璃杯中。然後各以皂礬水加之。則見各變藍色。深淺不同。卽所含單甯酸之多寡的異也。如無皂礬。有其他鐵之化合物亦可。如無任何鐵之化合物。可取鐵釘或鐵片。置於硝酸中溶化之。亦可應用。

問 單甯酸之性質。及其對於療病上之功用如何。

答 單甯酸味苦濇。有收斂之性。能使微血管收縮。內服能治大小腸出血。及痢疾。腹瀉等症。外用可治各種流血。惟內服稍多。可使消化不良。大便不利。此又不可不知也。中醫治吐血好用鮮藕節。治痢疾好用茶葉。此與科學原理暗合矣。

問 服鐵劑者何以大便爲黑色呢。

答 此因少許未用完之鐵質。與食物中之硫黄質相化合。變爲硫化鉄。又因飲食中復有少許單甯酸。與鐵質相化合故也。

問 人受風寒。何以體溫增高脈搏宏數呢。

答 因受寒則表皮微血管收縮。汗孔關閉。內熱不易外散。所以遍體發燒。體溫增高。因而血流旺盛。脈搏宏數。

問　受寒既已發熱。爲何不覺熱。而反覺冷呢。

答　熱冷原不是絕對的。乃是比較的。入塘洗澡者。初下池則覺水熱。因皮膚之溫度較水爲低也。久之則水溫與體溫化而爲一。卽不覺熱。此時若另入一較熱之池。使體溫增高以後。再還原池。卽覺冷矣。出池外行。則體溫較外溫尤高。所以覺着更冷。實因內外溫度相差懸殊。神經之感覺不同也。人體當發熱時。則表皮之體溫。與外界之氣溫相差太多。體表神經受此高溫之包圍。益覺空氣之冷矣。

a. 冬季當手冷時。用手摸雪。則不覺雪涼。何故。

b. 冬季以手摸茶壺則覺溫。若飲壺中之茶。則反覺涼。何故。

c. 冬季用手摸井水則溫。夏季用手摸井水則涼。何故。

d. 冬季以手摸體則溫。夏季以手摸體則不溫。何故。

問　發熱而有汗者。何以不覺冷呢。

答　發熱而有汗者。則內溫之高。足使皮膚充血。汗孔開張。此時內臟積熱。盡量向外發散。表皮以外之空氣。被其蒸蒸已由寒冷一變而爲溫熱矣。因而緊靠外皮之空氣。與表皮之溫度相差不甚大遠。故不覺冷。又因當出汗時。內熱向外湧出。外寒亦不易內侵。猶之乎燈罩之上。寒氣不入也。但遇冷風。將體外附近之熱氣吹去。則當又有寒涼之感覺矣。

問　舊中醫謂受寒必須解表。若攻其裏。則引盜入門矣。未識此說合理否。

答　此說頗有至理。有表症者。如攻其裏。則消化器之津液勢必損失。而呈虧虛現象。但因表尙未解。體內之水分及熱度出路減少。久則消化器官發炎而充血。多有腹瀉及下痢者。以後體力之虧損。誠不堪問矣。余曾親見數人。皆因受寒身熱。用下劑以泄其火。後均瀉痢交加。幾乎傷生。最近余友某因脫衣受冷。大寒大熱。隔宿則下少許紅白。醫者按痢疾治法。病勢轉重。余問而知其先受寒。然後紅白一汗而病霍然。蓋因汗則內熱散失。腸部之熱度及水分不至過於擁擠。紅白可不必專醫而自愈也。(按紅係微血管之破裂白乃黏膜之脫落也)

問　人受寒除發熱覺冷外。何以又多吐痰多流鼻涕及多小便呢。

答　因爲汗孔關閉。則體內之水分及廢物不能由此路外出。故肺臟及腎臟之擔負勢必加重。所以痰及小便均同時增多。鼻涕之增功。亦同此理。

問　受寒太重有時啞聲何故。

答　人之發聲專賴聲帶。聲帶愈薄則擺動愈靈敏而音尖銳。聲帶愈厚則擺動遲緩而聲憨悶。在樂理上音尖者謂之高音。憨者謂之低。小孩音高大人音低。女子音高男子音低。人受寒冷則內熱增高。聲帶腫脹擺動不靈。遂致聲啞。

問　受寒則易頭痛何故。

答　因週身汗孔關閉。則體內之熱及汗(俗名濕熱)不得外散。因而血內之溫度及水分必增。血流旺盛。腦部血管遂致充滿而膨脹。腦神經大受刺激。此頭痛之主因也。有時遍體發痛。其理亦同。

問　西醫治頭痛多用阿斯披林aspirin。市上所售之頭痛藥片。亦多係阿斯披林所製成何故。

答　因阿斯披林爲最良之解熱藥。服之可使血溫降低。血流緩和。頭部微血管可不至充血。故治頭痛頗效。

問　天將雨則覺熱悶。雨初晴則覺清涼。何故。

答　其原因有二。分述於後。

a. 地面水分上蒸時。則奪取許多熱量。至將雨時。則極小之蒸氣粒更互相凝結。成爲較大之水粒。當凝結時。卽將其所含之熱量放散於空中。故在未雨之前。必覺熱燥也。

b. 天將雨時。則空中水氣必達飽和、Saturation　人體中之水分不易外散。因而體溫逐漸增加。此覺熱之第二因也。

反之雨初晴則空中含熱少。水氣亦少。人體水分外散易。放熱亦易。故覺清涼也。

問　高山之上較山下爲冷何故。

答　空氣不能直接吸收太陽之熱。必須地面先吸收之。然後再放散與地面接近之空氣中。山下因人耕種。土壤疏鬆。吸熱多。放熱亦多。故溫度高而溫暖。高山之上。每多岩石。縱有土壤。亦因耕種乏人。故皆異常堅實。吸熱少。放熱亦少。所以氣候較山下爲冷。又因山下居民衆多。不絕燃火動物之體溫。亦時時外散。而高山上居民鮮少。亦氣候較冷之一大原因也。

問　上半夜熱下半夜冷何故。

答　地面白日所吸太陽之熱。到了夜間又慢慢放出。上半夜是放熱的時候。故較溫暖。下半夜熱已放盡。當然覺涼。仿此則下午較上午爲熱。卽因下午地面吸熱已多。放熱亦多也。

問　醒時不冷睡後冷何故。

答　因醒時人體活動。血流旺盛。養化作用亦强。體溫增高。故不覺涼。睡後則體不活動。血流遲緩。養化作用微弱。體溫降低。遂覺寒冷。故被服須較衣服溫暖。普通約在三倍以上。（未完）

◉人造血之發明

國新

巴黎通訊云。久供職法國陸軍之瑙麼氏。最近發明一種人造血。其功與人身之血液無異。屢經法最著名之生理學家。一再試驗。均甚滿意。以之療治失血症。奏功尤速。當其初發明時。曾以狗爲試驗品。法先將其狗之統身血液抽出。使之奄奄垂斃。然後以此人造血注入。未逾五分鐘。該狗卽跳躍飲食。一如常時。嗣後歐戰開始。瑙氏卽將此人造血。施之受傷兵士之失血過暈者。無不立見奇效。計全活者。不下數百餘人。

案其配合劑。則殊爲簡單。所用原料。僅爲蘇達鹽及鎂養粉二劑。至所以用鎂養粉者。因蘇達鹽毒性甚強。非此不足以解之也。

按西醫對失血症之唯一治療方法。咸藉借血手續。然每不易得其人。現既有此替代品之發明。患失血症者。從此可高枕無憂矣。（錄自由談）

三〇

花柳病

衛生教育會

花柳病之最習見者有二。一曰白濁。一曰梅毒。

(一)白濁　白濁原於細菌爲祟。遂使尿管發炎。膿水滲滲然作淡黃色。輕薄少年多患之。常人總以爲無甚緊要。不過行動不便耳。實則不然。及早求醫者可免他種夾雜之症。倘能不久見痊。否則少一不慎。遺害至於無窮。故有百醫罔效。殘廢終身者。有臥病纏綿。終歲不愈者。有荒時廢業。一事無成者。有時愈時發。久不收口者。總之病勢雖能減輕。病根萬難遽斷。常見患白濁者。膿血交流。衣裳汚柔。臭惡之氣。不可近人。動步總須扶杖。溺時較婦人產子爲尤難。試思此種情況。何等苦惱。顧可爲無關緊要耶。

白濁之惡結果　白濁之惡結果有兩種。曰合併之症。曰後發之患。合併症者。因白濁而致染他種夾雜之症。如風濕痛、腿酸、膀胱炎、眼膜炎、脊髓炎、心內膜炎、腦體炎、睾丸炎、卵子炎等。皆是。而脊髓炎久則成癱。眼膜炎易致盲目。吾人嘗見患脊髓炎者十一人。死者八人。性命攸關。顧可謂爲無甚要緊耶。所謂後發之患者。乃因白濁所致一切未來之痛苦也。茲分述如下。

(甲)本身　白濁糾纏。久不愈。一種痛苦。幾與凌遲處死略相似。甚至骨節發炎。使指腕、肩胛、小腿等處。亦都爲毒所攻。或腫大或縮小。其因此癱瘓終身者。亦常有事。嘗見一琴師一劍客。皆擅絕技。聲名震一時。其後狎娼染白濁。琴師則手不能伸。劍客則肩不能舉。一生榮譽。至此掃地。復竟困苦終身云。

(乙)妻室　嘗見少年婦女。體質健康。嫁後忽染白濁。舁入醫院。備受刀圭。亦有因是殞命者。此皆由其放浪之夫婿傳染而來。倘我輩有姊妹遭遇若此。其悲悼惱恨爲何如。豈猶可認爲兒戲耶。

(丙)兒女　嘗聞人言。其家兒出世便患眼疾數日遂盲。此事不奇。亦白濁之結果也。婦人受其夫傳染。產時兒經陰道致毒入眼。遂以成盲。抱恨終身。果誰之咎哉。

(丁)絕後　白濁爲患。且不僅兒女受其遺害已也。幷能使男子精道不通。精蟲爲塞。婦女受傳染者。卵管空心。亦爲白濁黏實。因之卵殊不復相通。遂致絕後。然儇薄兒尙不自責。反詈其妻不生育。致使無辜婦人含寃莫白。及其老也。膝下無人。一種門庭淒凉之景況。尤爲令人難堪也。

總之白濁一症。無處蔑有結果。最險。每釀成不治之疾。即治亦覺痛苦異常。此因初患時甚輕。凡精心求治者。總可全愈。故人遂視爲無關重要。乃不轉瞬而雜症紛起。妻子兒女亦相率墮入於苦境矣。諺云知白濁之所起。而不知其所止。悲夫。

(二)梅毒　梅毒更險。昔人誤稱爲痲風。又名二十世紀之大疫。旣害本身。又害家族。復害後嗣。復害人羣。吁。

(甲)病原　病原乃一種原蟲。狀如螺旋。一入人身。便散佈於全體。五官六腑四肢百骸。無微不入。

(乙)病期　梅毒自得病之日至發生之時。有二星期或七星期以上之潛伏期。此病可分爲三期。第一期於得病之處發生下疳。其形式之大小不一。細如纖維。目力不能見。患者不自知。若不用科學的方法醫治。卽進於第二期。第二期在初期以後六星期或九星期以上。本期中發現之病狀。是爲瘡泡。俗稱楊梅瘡。其顆粒多少無定。本期內發現爛斑。咽喉間最易患此。他處亦或有之。在本期中病者之傳染性最烈。他人與之接觸。無論間接或直接。均易傳染。第三期危險更甚。殺人無算。一因梅毒所攻。大都身體緊要之處。如神經、血管、五臟、六腑。皆是。二因入於此期。每多險症。如肛門破裂。骨生贅疣。瘡變癰疽等。皆是。三因病人此期中多成殘廢。如鼻梁塌、舌頭爛、腿骨壞、上顎穿等等。皆是。此外還有毒攻大腦。因成瘋顚。有毒攻脊髓。因成風癱。有走路如搗蒜。一步一撞者。有舌生潰爛而死者。有血管破裂而亡者。有耳聾者。有盲目者。所以極險。

（丙）害本身　茲將某醫親眼所見之事。述明於下。　某醫士云。我一生所治患梅毒者。共計四千七百人。瘡生皮膚者千五百十八人。瘡生肌肉者二百八十人。生於下體者二百八十五人。生在舌上者二百七十七人。生口內上顎者二百十八人。生於咽喉者一百十人。生於脣上者四十五人。生在扁桃腺者十二人。生於鼻孔者十人。生在骨骼者五百三十六人。生於鼻梁顎骨之間者二百四十一人。生於骨節者二十二人。生於四肢者二十三人。生於胃腸者二十二人。生於氣管者三十六人。生於肝臟者三十九人。生於肺臟者二十三人。生於心臟者十二人。生於大動脈者十四人。生於腎臟者三十九人。生於睾丸者二百五十五人。生於眼內者百十六人。生於動靜脈管者十七人。生於神經各部者二千零九人。其他各部二十二人。綜而計之。比上所言之數爲多。因其中有一人而兼數病者。故不能適相符也。

（丁）害家庭　一女子嫁某少年。傳染梅毒。初不敢言。後病既劇。乃就女醫診治。則遍體皆瘡。呻吟枕席。不及一月。遂奄奄就斃。購外尚有因梅毒夫婦離婚者。有不能操作致妻子凍餓以死者。種種慘狀。屈指難數。查婦人患梅毒。除妓女外。多由夫婿傳來。

(戊)害兒女　兒女除盲聾癱瘓不計外。更有死胎中者。綜計每年不下千萬兒。故凡婦女每孕墮胎者。是必其身患梅毒也。

(己)害血統　父母身染梅毒。產子縱能生存。然多有成缺唇、駝背、聾、盲、喑、啞以及風癲者、呆者、足圓如蹄者、頭大如斗者、種種怪狀畸形。不一而足。并查娼盜乞丐以及一切作奸犯科之徒。多由其先人生患梅毒。致使後世子孫受其遺傳惡性也。

花柳病之防範法

嘗聞少年人語云。梅毒白濁。不過略費水銀耳。又何害。乃有三家村學究。故爲驚人駭俗之談。以敗人興會。若因花柳病而廢男女之合歡。是何異因彈傷而廢畋獵。因傾仆而廢乘馬哉。實則不然。大凡稍具醫學與生理知識者。決不敢向娼寮妓館中求快趣。以其關係甚大。足以遺終身之憂。爲兒孫數世之累。豈真水銀所能爲力耶。或又謂患白濁梅毒者。皆由縱慾太過而致。曰又不然。一度春風。便足致死而有餘昔有少年。初畢業。興高采烈。欲藉冶游以自賀。不料白濁梅毒。一夜而兩得之。私求診於醫學生。數日病勢漸退。久之以爲亦已全愈也。三年後。忽轉癲風。歷五月遂死。以如此秀貌清才前途正遠之少年。竟以一夕之歡娛。斷送畢生之性命。豈不悲哉。

苟已不慎。染有病症。宜速即求醫。尤須嚴於擇醫。須念及身家子孫累世之關係。勿第求營利包治之庸醫。一劑强制。日後復發。既已耗資求而得之。亦惟有不惜財而求治之耳。切勿吝財自誤。遺害無窮。

防範法　邇來有一種花柳預防法。爲漁利之市儈所利用者。是爲助紂爲虐。本論不取也。茲述正當防範法如下。

(一)飲食　飲食清淡。色慾自少。故少年男女。宜減肉食。以免血氣剛而色慾盛也。

(二)操作或運動　文人刻志攻苦。商賈經營生意。時色慾甚淡。惟愈閒嬾者。爲邪情愈多。諺謂飽暖思淫慾。豈不然哉。是以少年當務正業。勤操作。以防一切試誘也。

(三)正當消遣　登山泅水。閱報讀書。最能陶冶性情。發抒志氣。亦祛邪之一道也。故操作之外。覓正當之消遣。良有益。

(四)教育　根本解決。是惟教育。蓋使少年嫻詩書。守禮義。秉性堅剛。居心正直。志氣清高。習尚良善。則一切邪念自遠。中國男女各相避面。此固聖賢嚴爲防範之道。然而男女社交因之隔絕。亦愈覺情況清苦。不得已有向娼寮妓館中求樂趣者矣。是以當今急務。非從普及教育。提倡高尚之男女社交不可。

(五)勸戒　爲父母師長者。當以男女婚姻之道。花柳惡症之險。諄誡子弟。免其求教於市井少年。

(六)絕引誘　娼樓妓館。以其一切不正當之營業。概須嚴行禁止。否則務當訓誨子弟。守身如玉。萬勿爲無恥蕩婦所惑。總之凡我少年。未犯者謹防失足。已犯者及早回頭。如已染惡症。則迅速延醫。萬不可忽略自誤。性命遺害子孫。昔英將軍爲人光明磊落。勇略超邁常人。或叩其所操何術。而英武若此。將軍作歌曰。

余戟銳兮余氣平。　所刺準兮余神凝。　余勇克十人之敵兮。　原於心地之光明，

新本草教本序

顧祖瑛

吾國本草。肇自神農。歷代相承。不乏著述。至明李時珍。彙集羣說。撰本草綱目。乃告大成。自歐風東漸。陰陽五行之說。詆為虛無。於是通人學士。輕視吾國之醫。幷輕視吾國之藥。不知藥以治病。非空言可比。吾國之藥。苟無治病功效。數千年來。焉能流傳。丁氏仲祜曰。吾國之醫。雖退化至於極點。而藥物未嘗無用。此誠篤論也。

曠觀世界各國。近日亦研究中藥。提鍊精華。施諸治療。如由當歸提取當歸精。用以調經種子。由麻黃製鍊愛泛特甯。用以鎮咳袪痰。由防已製成喜挪美仁。用以療治風濕痛。皆功效卓著。風行全球。於此益可證中藥之有用。然則吾國本草之所缺憾者。無科學之說明耳。

間嘗瀏覽中西醫籍。覺中西醫之學說及治療方法。未嘗不可以會通。傷寒症狀。西醫謂經一星期始可斷定。中醫謂日傳一經。六經傳變。亦至第七日而症候完全。此其可會通者一也。中醫氣化之說。與西醫所言神經。實屬相類。由此以推。中醫所謂肝氣之肝。氣血不和之氣。卽神經也。又如肝火肝風之肝。腎虧之腎。痰火之火。風痰之風。實亦神經也。此其可會通者二也。大便祕結。中醫之猪胆汁導法。蜜煎導法。與西醫之灌腸法。導便錠相類。此其可會通者三也。卽以藥物學言。西醫按藥之治病功用。分為各類。中藥雖無此分別。然就其功用以言。未嘗不可照西藥之分類法分之。此其可會通者四也。近日西醫所提倡之臟器療法。中醫早經應用。如紫河車坎氣等。此其可會通者五也。是則就吾國本草。加以科學說明。實溝通中西醫之一助。亦即爲中醫之科學化也。

祖瑛不敏。承無錫中醫講習所之聘。講授新藥物學。爰就吾國本草。加以科學之說明。名曰新本草教本。

掛一漏萬。在所不免。尚希醫界明哲進而教之。幸甚。民國十八年六月子靜顧祖瑛自序

◎中醫

組設醫院醫室之標準

△中央所核示

本市第六區黨部昨奉市黨部公函第一五八號云、逕啓者、案准中央祕書處函開、前奉常務委員交下貴會呈、據第六區黨部呈、爲市衛生局擬訂中醫醫院改稱醫室、顯係輕視中醫、建議所有中西醫院、凡公設者應稱醫院、自設者應稱醫室、並冠以中西字樣、以示區別、等語、轉請鑒核一案、經奉批西醫一律稱院、中醫一律稱室、固不妥、但如來呈所稱、公立者稱院、私立者稱室、亦殊欠當、稱院稱室、應以規模之大小設備之完簡爲標準、交衛生部妥爲核議、錄此函達查照、去後茲准第三六六號函(會字五九三五)復、略稱、查關於醫院名稱問題、本部詳加審核、以爲准函稱院稱室、應以規模之大小、設備之完簡、爲標準各語、權衡至當、允利推行、現在各地中醫院、果其有相當規模設備者、亦可准其有中醫院之稱、並另訂辦法以資管理、請查照轉陳、等由過處、陳除轉陳外、特函達查照轉知爲荷、等因准此、相應照錄、函達查照、(下略)

醫報叢鈔

行靜脈注射時藥液洩出之處置

三　昌

六〇六劑水銀劑氯化鈣等行靜脈注射時雖富於經驗之醫師亦不免有注射洩出者卽不得謂技術上之過失然因起疼痛或成壞疽若不謀處置之法患者勢必懷恨醫師救濟之道用生理食鹽水浸潤於洩出藥液之部位爲一般所賞用然於咄嗟之間能卽行補救者林壽爾氏謂用血液之注入極爲有效於注射時若已覺藥液洩出血管卽行停止注射針頭不動將注射筒拔出另換一新注射筒將隣近之靜脈內抽血液五—一〇cc裝入以前之藥液注射針頭上注射浸潤藥液洩出之部份如此施行不特不起疼痛亦並不起其他障礙藥物得迅速吸收云此乃極便利之處置方法也

破傷風之療法

三　昌

格拉芝大學愛司稗爾克氏教授之教室用次述方法醫治破傷風先用依脫麻醉麻醉注射破傷風血清一〇〇—二〇〇單位於脊髓內其後卽用ChloralumHydroratum三瓦注入腸內經兩小時後用嗎啡〇·〇一—〇·〇二行皮下注射隔四小時後再用 Chloraium Hydroratum 同樣各藥反覆使用於一晝夜內行三次血清之脊髓注射兩日一回反覆行之及至已達鎮靜狀態爲止用本治療法

於三年中有四十四例其中不治者僅八例爲18%云

重症淋濁性結膜炎之牛乳療法

三昌

薩爾他納氏云淋濁性結膜炎之重症者用硝酸銀之 Algiral 點眼或用過錳酸鉀之洗滌或使用其他方法而不易見效者改用牛乳之注射爲宜其法用完全消毒滅菌過之牛乳一〇cc注射於臀部筋肉內隔兩日反復施行重篤而將將於失明者行三四回之注射即能全治云用牛乳注射治療淋毒性結膜炎之效果殊爲特效其靈驗猶用白喉血清醫治白喉云

眞性三叉神經痛之六〇六及桂甯療法

三昌

因梅毒或瘧疾所起之真性三叉神經痛用六〇六之注射及內服桂甯 Qunin 福爾納氏謂非常有效經年餘用種種療法而不治之十九例改用本療法治之均得全治若已治癒之患者於兩三個月內或再行發作用本法反覆施行可達根治今對於五例之重症及五例之極重症用重鹽酸桂甯·〇五一日四回內服六〇六之靜脈注射先用少量漸漸增至總量五瓦三例之重症者六例之中等症狀者所服之桂甯爲同量同時行六〇六注射對於中等症狀者六〇六之用量爲三—四瓦即能全治云

臭蟲毒蟲蚊蟲之解毒劑製法

三昌

樟腦　一六分

薄荷水　一六分
芳香阿摩尼亞精　一〇〇分
水　一〇〇分
用以上各藥混合加入酒精合成一千分

豫防晒黑之潤膚膏

三昌

夏季旅行運動或行游泳時受日光照射易呈黑色若先用左記潤膚膏傅之卽能預防晒黑也

硫酸桂甯　二・〇
凡士林　四〇・〇
精製猪油　五・〇
冰片　一・〇
香料　一・〇
用以上各藥混合製之

International Medical Journal

Vol. 10　June　1930　No. 12

中西醫學報

第十卷第十二號目錄

肺癆病學（續）……沈乾一（六九—七六）

▲譯著

惡阻之病理及療法……劉雲青（一—一三）

人造光線與人體康健……閻雨龍（一五—一八）

元明粉之神效治驗談……呂子厚（一九—二一）

生理衛生學問答……呂子厚（二三—三〇）

中藥之生理的分類……沈乾一（三一—三四）

痲瘋……郎志堅（三五—四〇）

病床日記……康南湖（四一—四七）

▲附錄

國立中山大學第一醫院附屬護士學校章程……（四九—五七）

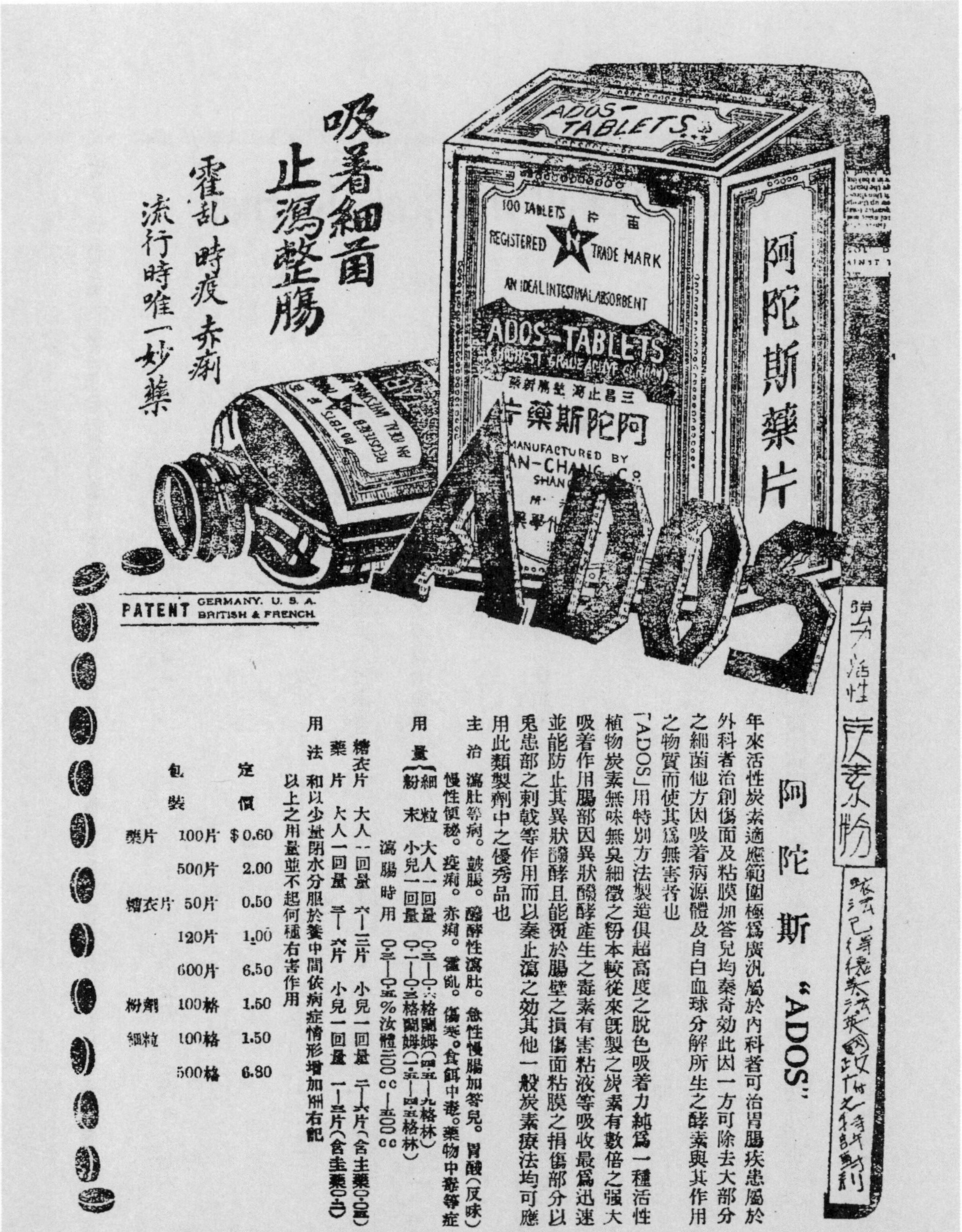
吸着細菌
止瀉整腸
霍乱 時疫 赤痢
流行時唯一妙藥
ADOS-TABLETS
100 TABLETS
REGISTERED TRADE MARK
AN IDEAL INTESTINAL ABSORBENT
ADOS-TABLETS
三昌止瀉整腸藥劑
阿陀斯藥片
MANUFACTURED BY
阿陀斯藥片
ADOS
PATENT GERMANY. U. S. A. BRITISH & FRENCH.
强力活性炭素粉
製法已得德美法英國政府之特許專利
阿陀斯"ADOS"
年來活性炭素適應範圍極爲廣汎屬於內科者可治胃腸疾患屬於外科者治創傷面及粘膜加答兒均秦奇効此因一方可除去大部分之細菌他方因吸着病源體及自白血球分解所生之酵素與其作用之物質而使其爲無害者也
「ADOS」用特別方法製造俱超高度之脫色吸着力純爲一種活性植物炭素無味無臭細徵之粉本較從來既製之炭素有數倍之强大吸着作用腸部因異狀醱酵產生之毒素有害粘液等吸收最爲迅速並能防止其異狀醱酵且能覆於腸壁之損傷面粘膜之損傷部分以免患部之刺戟等作用而以秦止瀉之効其他一般炭素療法均可應用此類製劑中之優秀品也
主治　瀉肚等病。鼓脹。醱酵性瀉肚。急性慢腸加答兒。胃酸(反味)慢性便秘。疫痢。赤痢。霍亂。傷寒。食餌中毒。藥物中毒等症
用量（細粒　大人一回量 〇·三—〇·六格蘭姆（四·五—九格林）
（粉末　小兒一回量 〇·一—〇·三格蘭姆（一·五—四·五格林）
灌腸時用 〇·三—〇·五%汝體三〇〇cc—五〇〇cc
糖衣片　大人一回量 六—三片　小兒一回量 二—六片（含主藥〇·〇五）
藥片　大人一回量 三—六片　小兒一回量 一—三片（含主藥〇·七）
用法　和以少量閉水分服於養中間依病症情形增加用右記以上之用量並不起何種右害作用
定價
包裝
藥片 100片 $0.60
500片 2.00
糖衣片 50片 0.50
120片 1.00
600片 6.50
粉劑 100格 1.50
細粒 100格 1.50
500格 6.80
ACTIVE CARBON. ACTIVE CARBON. ACTIVE CAKBON. ACTIVE CARBO N.
上海四川路78號　三昌洋行化學藥廠發行

者。亦有高熱持續頗久。突然熱降而治愈者。其次須注意其熱之性質。凡豫後最不佳者。爲消耗熱。最佳者爲祇晚刻體溫稍昇高者。又體溫不於晚刻昇高而於晝間昇至最高者。亦爲險惡之徵象

治療法　次爲行適當之治療法。可使豫後佳良。自不待言。於病之初期。卽赴適當之療養所。調養數月或數年。多可全愈。又如停歇不適當或有害之職業。以度其佳良之生活。其豫後亦自佳。居療養所時。有視爲病已治愈。再往就其舊日之職業。恢復其舊日之生活狀態而再發者。從此點言之。則結核之豫後與患者之經濟狀況。其關係蓋甚重也。

精神作用　最後則爲患者之精神作用。與病之經過。極有影響。不肯信任有學識醫生之指導。徒自徬徨岐路者。其豫後每多不良。對於疾病抱無謂之杞憂。事事作悲觀者。每致營養不佳而助病勢之進行。

合併症　肺結核之豫後。除肺出血外。宜兼察其有無氣胸結核性腦膜炎粟粒結核。及其他之合併症。因本病與合併症亦大有關係也。

第十章　結核之療法此後應如何研究

肺結核之豫防及治療法。大體略如上述。但此係現時醫學之進步程度。智識皆未完全。結核之病原及病理。雖已大體闡明。而其治療法則尚甚幼稚。故此後應當發明最徹底之新療法。此爲醫界最大之義務也。

然則結核之治療法。此後應以何法研究之乎。欲以作用尚未明瞭之種種物質。直接就人類試驗。自屬

危險。故宜先於動物。接種結核菌。使動物染受結核。乃就之試行種種新療法。是爲當然之順序也。

向來關於結核治療法之實驗的研究大體可別之爲三。一爲免疫療法。二爲血清療法。三爲化學療法是也。

先從免疫療法述之。向來之結核免疫療法之研究。大體亦可分之爲三。其一爲古霍氏之研究。氏之結核免疫療法根據。係根據就天竺鼠所行之觀察而得。卽於健康天竺鼠。接種結核菌之純培養。經十日至二星期後。卽於該部發生硬固之結節。此結節潰破留下潰瘍。直至動物死時而不變。反是於已患有結核之動物。再接種極少量之結核菌時。卽發生潰瘍。通常亦卽迅速而且永遠治愈。其附近之淋巴腺。亦不起腫脹。此種現象。不僅見於生菌。並且見於死菌。如將殺死結核菌之純粹培養多量注射於健康天竺鼠皮下。則必於該局部化膿。反是若爲結核性天竺鼠。則雖注射其少量。亦於結核性病竈之周圍。起充血炎症而死。但若注射之分量甚少。則該動物不至於死。若隔離一二日屢次續行注射。有時該動物之病狀反因之而恢復。其病竈不甚進行時。有病勢卽行停止者。行此實驗時。所注射之結核菌皆未曾吸收而止於注射部位。故古霍氏視爲有治愈作用之免疫物質。係從結核菌生出之溶解性物質而來。於是乃設法抽出此物質而製成古霍氏之舊「杜白克林」。惟除此報告以外。未有詳細實驗之報告。故「杜白克林」對於動物之治療成績。古霍氏從未發表。爾後試用「杜白克林」以治療動物之結核。視其能否治愈者大有其人。其大體之意見。皆云未見有何種確實之功効。又實驗之結果。知用「杜白克林」亦未能豫防動物之結核也。

其後古霍氏又製成新「杜白克林」仍以免疫爲目的用極乾燥毒力强烈之結核菌。製成粉細。最先分水溶性成分及沉渣。後因顧及凝集反應之成績不加劃分而用菌全體之成分。即菌乳狀液。皆如今日所行之窒扶斯虎列剌等血清注射目的在使起自動免疫。據古霍氏所發表之簡單報告。謂用多量能使天竺鼠對於結核免疫。用於患有結核之動物能使治愈。云但其後經許多學者之研究。皆云未見有何種豫防或治療之効果云。

要之「杜白克林」對於結核性病變。有特異作用。就注射「杜白克林」之結核性天竺鼠解剖所見。已無可疑之餘地。若以診斷上之意味而論。由動物之試驗均可證明。惟其確實之豫防或治愈之作用。就免及天竺鼠而論。皆不能有所證明也。

古霍氏之見解。欲以舊「杜白克林」使得毒素免疫。以新「杜白克林」使得結核菌免疫。又最後以菌乳狀液。欲使得毒素及菌兩方免疫。在菌免疫之實驗。則以爲凝集價之上昇則體內對於菌之防衛物質亦同增加。故甚欲使之增加其體內之凝集素。但今日已知凝集素並不與免疫之程度平行。又食菌素Opsonine及「托洛濱」等亦不可視爲促使治愈之免疫體。補體結合物體亦然。祇溶菌素 Bakteriolysin。對於結核免疫之意味。目下尚未明瞭。總之向來所知血清中之所謂免疫體。並未有確係保護或治愈物質之證據。故謂「杜白克林」之功効。係由血清中發現抗體云云者。乃屬大誤。產出抗體。爲一有興味之血清學的現象。而非有免疫意氣者也。

此外又有戴圭氏及罷夫氏之部分元療法。亦爲「杜白克林」療法之一種。據罷夫氏等之見解。結核之免疫元。Antigen 並非單一之物。係由許多部分的免疫元。卽蛋白質、脂肪、脂肪樣體 Lipoid 毒素等所成。分別此等各部分。欲使起全體之免疫。應視各時期適當用之。故先用乳酸處置結核菌。分爲各成分。作爲部分元用之。惟其動物試驗。祇極少數。又此部分元說所持之根據。概爲謂有特種脂肪之抗體存在。惟此尚未能謂爲確實。又行頗複雜之皮膚內接種試驗。果有何種價值。亦頗爲一疑問也。

其三爲關於結核免疫問題之見解與關係。是結核果有無免疫乎。凡承認結核能起對於結核有比較的之免疫者。卽謂結核有某程度之免疫是也。其證據亦有種種。其中最有興味者。爲文明人種對於結核。比較的有强抵抗力。野蠻人之向未嘗受結核菌沾染人種。一患結核。卽作急性進行。立卽喪命。此爲近時醫界所公認著名之事實也。在歐戰前早已爲人所知。此次歐戰更得確實之證明。此文明人種所有某程度之免疫。係由兒時所染之潛伏性結核而來。卽謂此爲極自然不完全之豫防接種亦可。惟此免疫程度並不完全。故逢身體抵抗力減弱時。或有多量結核菌侵入時。卽無力防禦。因而染受結核。其實驗的根據。仍可引用上述古霍氏之動物試驗而證明之。卽如上所述。於患有結核之動物。再接種結核菌時。雖於該部位發生潰瘍。亦卽能自然治愈是也。從前有一時多數之學者。不承認古霍氏此種實驗爲正確。以爲結核性動物。較健康動物。反爲富於感受性。但近時已知其關係在再染時所用結核菌之分量。知結核動物對於少量結核菌。實有某程度之免疫。惟結核一治愈。其免疫亦卽消失。恰與梅毒相同。非患過是病後。卽留下免疫之謂。且雖云患有結核動物。對於再染有免疫性。但對於第二次侵入體內之結核菌運命。亦不甚明瞭。又對於再染。卽有抵抗力。但既存病變。仍可著著進行。故自非身體真有免疫性。卽使患結核。對於結核有一定之免疫。但以生結核菌接種於人。自屬危險。故有試用類似人結核菌之菌。或毒力不强之菌。以作結核免疫或治療試驗者。例如符里篤曼氏用從龜所培養之生結核菌。卽其一種。經實驗後。尙未能證明其效果。如以上所述結核之免疫療法現在毫未達於成功之域也。

吾人不但對於結核時之所謂免疫有疑。並對於一切所謂免疫之體態。亦疑及向來之見解有誤。二三年來。對於此方面加以研究。向來對於免疫之見解。一般欲以見於血液中之各種所謂免疫體或抗體及食菌現象而說明之。但自吾人所實驗之結果觀之。此見解殊不完全。似乎應同時承認有組織免疫。卽組織細胞性質之變化是也。吾等對於免疫本態之研究。目下尙在繼續研究中。希望將來對於結核之免疫療法。或能有所貢獻。

次爲血清療法。其法創自白令氏。凡由白喉或破傷風毒素而免疫之動物血清中。含有中和毒質之物質。卽所爲抗毒素 Antitoxine 是也。對於結核亦有試行與此同樣之方法。卽所爲血清療法者。但尙未有效。注射血清後。往往見有所謂血清病或過敏性 Anaphylasis 第不快之現象。又近來卽如對於白喉。亦謂白喉血清之作用。並不單由血清中所含白喉抗毒素。其主要作用在正常之血清成分。血清之用作。所謂非特異性蛋白體療法。謂在於其能與細胞以一定之刺戟而已。故對於結核之血清療法。今後未必有何研究之價值。於是醫界對於結核之血清療法。目下已不屑研究之矣。

最後則爲化學療法。爲治療結核研究化學療法。其最能鼓舞吾人之勇氣者。爲愛魯里熙氏。已成功梅毒之化學療法之偉人也。又摩魯堅洛托氏對於肺炎菌傳染之化學療法。亦已得有某種程度之成功矣。

研究化學療法之目的。在於發明對於生體少毒性而能全然殺滅病原之化學的物質。爲發明此種化學的物質。有醫學者及化學者共同合成有一定之構造式物質。而由動物試驗以檢查其作用。化學之構造式與其作用。確有一定之關係。例如就白喉菌試驗。於石炭酸之偏蘇爾核中。置入造鹽原質。則其殺菌力之變强是也。

此處須應注意者。卽試驗管內之實驗。可能卽應用之於動物體是也。有某種之化學物質。在試驗管內。固然殺菌力極强。若一旦用於動物體內。則大減其殺菌力。或竟有得到相反之成績者。此等處自然尙有一定之原理伏而未見。總之現今欲知某種化學之物質。在動物體內。有何等之殺菌力。仍祇有直接就動物試驗之而已。

愛魯里熙氏之成功梅毒化學療法。曾歷若何程序。試略述其大概。

初有人發見以亞砒酸治鼠之睡眠病 Trypanosomiasis 有効。惟亞砒酸毒性極烈。有砒之有機化合物名阿托基西爾 Atoxyl 者。其毒性不强。而用以治睡眠病。一樣有効。愛魯里熙氏從此種事實與其共同研究之柏魯托海氏查明阿托基西爾之構造式。其時已知梅毒可以移植於猿、或兔。又知其病原爲螺旋原蟲。又有人就動物試驗。知阿托基西爾對於梅毒極有功効。惟此阿托基西爾用之於人。則功効不甚著。且毒性又太强。又有副作用。於是愛魯里熙氏及其共同研究者。一面合成種種構造式之物質。一面行動物試驗。終乃製成過養化琪阿密篤砒偏蘇爾其鹽酸鹽。即今日人所共知之六零六是也觀此例。足知研究治療法。應有醫生與化學家共同研究。最爲切要。

次爲摩魯堅洛托氏對於肺炎菌之研究。亦最能鼓勵吾人以研究化學療法之興趣。金雞納霜。人皆知爲治瘧之特効藥者也。摩魯堅洛托氏研究其化學的構造。即製成種種誘導體。而檢查其治療的作用。知「熙篤洛熙倫」及「越幾爾熙篤洛克普連」對於睡眠病。較金雞納霜更有功效。尤以「越幾魯熙篤洛克普連」對於鼠之肺炎菌傳染。其效力尤著。

對於結核之化學療法。至今已進行至若何程度乎。大抵皆對天竺鼠結核試行銅化合物。或造鹽原質梅吉連靑化合物。金化合物治療。但皆未有若何之成績。惟摩魯堅洛托氏已示吾人以化學療法。對於細菌性傳染。有成功之希望。故此後從此方面研究。能發見結核特效藥。亦正難料。吾等以經費關係。對於此化學療法方面。概尙未着手。

於此擬附述一二關於化學療法之學術上頗有興味事實。一爲「耐藥性」即病原對於化學藥品能發生免疫性是也。例如用鼠一隻。使之傳染睡眠病。又例如用阿托基西爾療治之。其所用分量。以能殺滅大多量睡眠病原蟲爲度。則其中有幸得苟延殘喘之少數睡眠病原蟲。於一時期後。復繁殖於血液中。如此歷經若干次。終而睡眠病原蟲對於阿托基西爾。已毫不感痛癢。即遺留之睡眠病原蟲對於阿托基西爾。已發生免疫性。一經得免疫性。此免疫性可遺留至後代之幼蟲。尙不易消失。此爲與高等動物之後天性免疫。全然不同之點。是故欲施行化學療法。務須致力於將病原蟲悉數殺滅。以絶其根株。

又病原蟲對於一種藥品。雖得有免疫性。其對於他種藥品。則仍未有免疫性。也此理不可不知。

其次爲化學療法。卽藥品不直接加於病原。亦有達到療治之目的者。例如服金雞納霜。血液中所含金雞納霜之量。初不足以殺滅瘧疾原蟲。但據摩魯堅洛托氏之研究。金雞納霜在血中。有多量侵入赤血球中。寄生蟲卽從赤血球向外脫出。瘧疾原蟲之所以能爲害者。卽在於分解血色素。及破壞赤血球。既出居於血漿中。則已成不能爲害之物。而且在血漿中。終於爲白血球所殺滅而已。

譯著

惡阻之病理及療法

劉雲青譯

於妊娠第一——二個月。致來惡心或嘔吐 Vomitus matutinus 之事屢。（四〇%弗倫德 H. W. Ferund五一%開列耳 Kehrer 五八%疋那耳Pinard 六〇·二%豪耳維次 Horwitz）有之。尤於朝起空腹時爲然。其不來榮養障礙。且於妊娠前半期。自然消退。苟稍留意攝生。卽足矣。倘反是由第三個月之交。亘其後半期。於食後立卽發之頑固嘔吐者。抵抗諸般之治療。毫不鎭靜。全身榮養爲之阻礙。遂見妊娠中絕。不僅此也。使母體生命就於危殆者有之。將此稱爲慢性嘔吐或惡阻。

原因　古來幾多之學者。努力其闡明。紛紛諸說。迄今尙不知所適歸。然於最近多數學者。以本症同如子癇。乃於妊娠中所形成之一種毒素。被抑留於體內。因而發妊娠中毒症。Schwangerschaftstoxicose 之一種。看做至當。雖其積極的證左。今猶缺如。然非無確此事實者。卽於惡阻患者之剖見所見上。於肝臟上。肝葉中心之肝細胞。認脂肪變性。又屢於腎臟上。認實質性炎症。此等兩臟器之變化。恰由於燐。「克羅羅封」Chloroform 毒菌等之毒素而起之中毒性變化相髣髴。故思惡阻者。亦因於何等之毒素而致來之中毒症者。爲至當也。

而其毒素來自何處。抑觀乎本症。若其時期早因妊卵之排出或胎兒之死亡。或卵遺殘之除去等（疋克滿基阿加利。Pick Mangiagalli）而治之事。則其毒素之根源。恐自妊卵。尤於絨毛表面（Syncytium 及 Langhans 細胞）發生者。其證左乃於絨毛增殖旺盛之葡萄狀鬼胎之際。起惡阻者非常多。疋那耳 Pinard 氏謂於二十七例之鬼胎中。曾實驗十九例之惡阻云。可以此推知之。又於雙胎多者亦同此理也。

法國之學者。非由。及摩利亞克。疋那耳。泡忒。幾利克。Fieux, Mauriak, Pinard, Pottet, Chiric 諸氏。將惡阻之原因歸於黃體分泌機能之障礙。不能中和生自絨毛之毒素之故云。

列姆 Rehm 氏以自卵子周圍生出所謂 Syncytiolysin 之毒素所致。故雖以卵子之一部分殘留之時。亦有起嘔吐症者云。

弗倫美耳。開列耳 Frommel, Kehrer 氏等。亦贊此 Syncytiolysin 說。

底耳摩哉耳 Dirmoser 氏。基於妊娠子宮所起之刺戟。因而反射的於消化機。起醱酵腐敗變化。由此而生之產物。被吸收所致。故爲胃洗滌。下劑等。有奏効者云。其他爲由於肝臟機能之不全。而起之自家中毒者有之。

多田博士於重症惡阻。徵於其症狀經過。檢尿及剖檢之事實。乃如糖尿病。Oxybuttersaure, Azetessigsaure 等之中毒作用。卽爲 Acetosis 者。可認爲自家酸中毒云。

關於惡阻原因之學說。

一　胃腸疾患說。

a胃粘膜炎圓形潰瘍。胃癖。與周圍臟器之癒着。慢性便祕等。

b胃之先天性及後天性形態並位置變常。

胃至成人仍存續其胎生期狀態。殆取垂直位。幽門遙在賁門之下方。甚者有達於臍下者。於如斯者。則與小兒同容易行嘔吐作用。又同時多伴他臟器之畸形。或發育不全。或者於後天性爲垂直位。及賁幽兩門相接近。而呈係蹄狀者有之。於如斯者。多於腹壁之弛緩者見之。然亦有因胸廓下部之持久性緊縛而起者。（歐人之Corset日本人之細帶）而發胃下垂症時。則因內容排出之故。要胃壁之勤勞過度。且徒遷延消化。因而榮養遂自衰退。分泌力減少。偶逢妊娠。則易來嘔吐矣。

c由於貧血症及萎黃病之胃腸疾患。

此等爲易來胃液分泌之減少。及易起消化不良。因而有此等疾患者。已於月經時。屢來惡心嘔吐胃痙眩暈或失神等。

二　生殖器疾患說。

a子宮腫瘍周圍之滲出物。

此等因壓迫分布於子宮之神經之故。

b子宮變位（前屈脫出等）骨盤結締織之瘢痕性收縮。

此等由於牽引子宮神經之故。

c 子宮內膜炎膣部糜爛及潰瘍。

此等乃子宮神經暴露而受刺戟之故。

三 子宮血行障礙說。

妊娠子宮之血行障礙。於子宮猶在小骨盤內之時期。卽自第一迄第四個月之間爲最甚。而第五個月以後。則子宮出小骨盤。上升於腹腔內。以故與此同時。血行之障礙。亦自然消失。然惡阻亦通常始於妊娠第二個月。迨至第四個月終。至遲第五個月之初。卽子宮上昇於腹腔之時期。常爲治癒。故子宮之血行障礙。乃與惡阻相關聯。可知尤於妊娠後屈子宮及子宮頸部之强靱。而多來血行障礙之時。則伴惡阻者多也。

四 反射的神經說。Reflexneurose

分佈於子宮之交感神經。與分佈於胃腸之迷走神經。通交感神經叢。而互相連續之故。於妊娠時。子宮壁之擴張。尤其過度之擴張。例如羊水過多症。葡萄狀鬼胎。多胎妊娠等之時。則刺戟子宮壁之交感神經。此刺戟反射的由迷走神經刺戟胃腸。因之惹起嘔吐。

五 神經症說。

於神經衰弱症及臟躁症 Hysterie 者。屢來胃之機能障礙。已爲人所熟知。利別耳忒氏。羅真他耳 Rosenthal 氏等。以之爲由於全身神經之衰弱。巴耳內斯 Barnes 氏。謂以神經動力之過剩云。阿耳非耳忒 Ahlfeld 氏。卡耳天巴哈 Kalthenbach 氏。卡伊耳氏等。爲全由於臟躁症云。而往往因精神感動驟然有惡阻之全治者觀之。則此等諸說。亦似非必不當也。

六　維恩鐵耳 Winter 氏說。

千九百〇七年。維恩鐵耳 Winter 氏爲說曰。惡阻者。於其初期。雖爲純反射的神經症而起。然若於此時期不治。則來肝臟機能之障礙。因之而來妊娠毒素之停滯。由所謂自家中毒之故。遂來重症惡阻云。

七　榊氏說。

榊博士以妊娠嘔吐之大多數。乃發於胎盤構成期。其有無及輕重。關於胎盤比重之大小。卽其實質之粗密如何者。比重益增加。從而嘔吐亦益加强劇。據氏之檢索。胎盤者。由於兩性而異其大小粗密。男胎兒之胎盤爲比較的大而比重小。女胎兒胎盤。則與之相反。故嘔吐者女性胎兒時。較男性胎兒時易發云。

八　其他泌尿器呼吸器及神經系等之疾患。

a　泌尿器疾患。

妊娠腎急性及慢性腎臟炎等是也。但蛋白尿屢有續發於慢性嘔吐者。故不可不注意於其鑑別。

b　呼吸器疾患。

鼻甲介充血及腫脹。(Winckel) 喉頭結核。急性肺結核。

c　急性黃色肝臟萎縮症。(Duncan)

d 神經性疾患。

多發性神經炎。結核性腦膜炎。腦腫瘍。

症狀　本症之症候。分爲三期。

第一期。僅於食後催來嘔吐。常有惡心流涎。反至嗜不消化物者有之時伴眩暈及胃痛者有之。多來便祕。因之妊婦急劇羸瘦。感情陷於憂鬱。漸就於萎頓。

第二期。若更進行。則不關於食物之攝取與否。而嘔吐頻至。吐出物爲膽汁樣或玻璃樣透明之粘液。屢放酸性之臭氣。又來胃部之疼痛者有之。甚至厭食訴渴。口內粘膜乾燥。齒齦被以黴狀苔。舌面亦乾燥而呈鮮紅色。口內放惡臭。瘦削漸甚。腹部陷沒。殆如枯骨。其他便祕愈加。脈搏頻細。呼吸促迫。時見發熱（三九度乃至其以上）者有之。皮膚發粘稠冷汗。尿量顯著減少。往往含有蛋白質者有之時。或呈Diazo 反應（Warzer）。

第三期。陷於重症之時。則一般之反射機能。著明減退。有爲嘔吐減少。或全休止者。吐出物中見混血液。其至於此者。雖有時非無就治。然多數更進而來精神異常。或陷於人事不省。或發飢餓譫妄。往往於顏面及四肢之肌肉。起輕微之痙攣。又來黃疸者有之。倘至極期。則體溫顯爲下降（三五・八度）遂經長期之死喘期。於衰憊之餘。終致死。時或於其死之前。來流產者有之。

轉歸　（一）自然治癒。（二）妊娠中絕後之治癒。（三）妊娠中絕前之死亡。（四）妊娠中絕後之死亡。（五）雖於極重症者。不來妊娠中絕而治癒者。亦非無之。

豫後　豪耳維次斯Horwitz氏雖揭有四四%之死亡率。然治療得宜。多得全瘉。一般關於豫後者。為

(一)發病之時期。惡阻多如上所述。迄妊娠第四個月之終。或至遲第五個月。因得全愈。或輕快之故則愈近此時期而發病者。豫後愈良。倘一般至妊娠後半期始發。或及於此時期。仍不見輕快者。則豫後不良也。

(二)脈搏。若達於百十乃至百二十以上。雖無他可認之惡徵候。亦為豫後不良。

(三)發熱。倘為三八度以上。豫後不良。

(四)精神症候。若發譫語。（第三期）豫後不良。

(五)吐逆。通常若減少。則豫後可良。然屢於死亡前有中止者。故於衰弱甚者。不可以吐逆已中止之事為樂觀。

療法

(一)豫防法。若姙婦為後屈子宮。則豫整復之。又有便祕之習慣者。計以整調法為最要。又貧血者可治療之。

(二)安靜。惡阻患者。必要圖身體及精神上之安靜。勿論矣。倘能收容於病院。與家族隔離。使別居安臥於靜室。則効果著明。

(三)食物。選易消化而為流動性。富於滋養者。不可一時與以多量。必以少量頻次分與之。又可以冰使冷却之食物與之。苟如斯為之。嘔吐仍不止者。則以患者欲食之嗜好品（雖稍不消化之食物亦可）

少量與之時有由之漸次誘出食慾。至嘔吐亦爲輕減者。反是倘嘔吐更劇甚時。則須全廢食一兩日。而後可使徐就流動食。若嘔吐猶不止者。遂不可不藉滋養灌腸以榮養之矣。滋養灌腸料。可從忒拉午別Traube氏爲良。即

處方

(一)牛乳　二五〇・〇
　陪滲通Pepton　六〇・〇

(二)牛乳　二五〇・〇
　鷄卵　二—三個
　食鹽　三・〇

(三)牛乳　二五〇・〇
　澱粉　六〇・〇

(四)便通。惡阻患者以多便祕之故。可依浣腸或下劑(硫酸鎂等。)圖通便之調整。

(五)而爲藥治療法。從來雖使用者頗多。然有卓効者無。就中諸家所稱用者爲蓚酸鏭Cerium Oxalicum。薄荷腦Menthol。鹽酸「俄列克新」Orexin muriät。鹽酸「科卡音」Cocain Muriat。番木鼈酯 Tinctura Vomica「俄耳妥封」Orthoform。「克羅羅封」Chloroform。碘 Jodum 碘酯(碘酒) Tinctura godi 重炭酸鈉 Natri bicarbon 等。

處方

(一)蓚酸鈰　〇・三—〇・四

乳糖　〇・五

(右分三包一日三回每回一包)

(二)蓚酸鈰　〇・三—〇・四

鹽酸科卡音　〇・〇五

乳糖　〇・五

(右爲三包一日三回每回一包)

(三)薄荷腦　〇・一—〇・五

(右一回量包於軟膠紙 Oblat 一日二回服用)

(四)薄荷腦　〇・六

白糖　〇・三

亞拉伯樹膠末 Pulv, Gummi arabicum.　〇・三

蒸餾水　適宜

(右爲六丸一日三回二日分服)

(五)鹽酸科卡音　〇・一

安替疋林 Antipyrin　一・〇

水　九〇・〇

(右每半時乃至一時一回一茶匙)(Struwer 氏處方)

(六)鹽酸「俄列克新」　〇・三——〇・五

(右一回量包於輭膠紙一日三回服用)

(七)鹽酸「俄列克新」　二・〇

重炭酸鈉　四・〇

(右分六包一日三回二日分服)

(八)「利瑣耳金」Resorcin　二・〇

稀鹽酸　二・〇

純糖漿　二〇・〇

水　二〇〇・〇

(右一日三回二日分服)

(九)碘化鉀　六・〇

碘　醕(碘酒)　六滴

水　一二〇・〇

（右一日三回每回一茶匙。）（Hubert氏處方。）

（十）克羅羅封 Chloroform 二〇滴

蒸餾水 一〇〇・〇

（右一回二十滴。一日數回分服。）

（十一）番木鼈醇 三・〇

重炭酸鈉 六・〇

純糖漿 二五・〇

蒸餾水 二〇〇・〇

（右一日三回。二日分服。）

佐伯氏以半夏爲主。加以茯苓。乾姜而煎出之。認奏効著明云。（編者案。此方有特效。）

半夏 九・〇

茯苓 四・五

乾姜 二・五

水 二〇〇・〇

（右煎劑。一日數回。二日量。溫服之。）

多田博士。基其原因。稱用重炭酸鈉水之注腸。

又以種種之鎮痙劑。例如溴化鉀（一日量二・〇　一日三回服用）。溴化鈉。「抱水克羅拉耳」Chlora（一回量〇・五——一・〇注入於直腸內）。「阿片」「嗎啡」等使用之。又有依溴化鉀之灌腸可得奏効者。

依生理的食鹽水。林該耳氏液 Ringersche Loesung（鹽化鈉七・五。鹽化鉀〇・一。鹽化鈣〇・二。蒸餾水一〇〇〇・〇）或羅開氏液 Lockesche Loesung（鹽化鈉九——一〇・〇。鹽化鈣〇・二四。鹽化鉀〇・四二。重炭酸鈉〇・一——三・〇。蒸餾水一〇〇〇・〇）之皮下注入。往往收卓効者有之。此乃適於促進新陳代謝。中和自家之毒素。對於體液亡失或血液變化之補足等目的也。依此同樣理由。以多量之生理的食鹽水日日行腸洗滌而有奏効者。又在衰弱甚者。可施以赤酒或孛蘭地酒 Cognac 之直腸灌注。

其他依健康妊婦之血淸一五——二〇立方糎 Centimeter。或同量之馬血淸（R. Freund, Rissmann）爲皮下注射。得好果者有之。又依卵巢乃至黃體製劑之注射。而爲奏効者有之。又檢查胃液。由其反應。於酸過剩者。投以鹼性 alkalie 健胃劑。反乎此時。與以酸性健胃劑。有因之而奏卓効者。

（六）胃部　於胃部施以冰囊或溫罨法。又貼芥子泥。或置水蛭。或通電氣。又腹部之按摩。又時施胃洗滌。有奏効者。

（七）子宮　位置異常者。整復之。若認膣部糜爛。可以硝酸銀。氯酸。木醋。或氯化鋅（鹽化鋅）腐蝕之。又有施子宮膣部之亂刺者。科陪滿 Copemann 氏。偶然於惡阻患者。試人工流產。以手指行子宮頸管之擴大、而流產之目的未達、反於翌日、嘔吐輕快、遂至全治。爾來雖稱爲科陪滿氏法 Copemannsche Verfahren 對於惡阻、行頸管擴大、然常非有効者也。

(八)暗示法。Suggestion。時奏卓效者有之。尤於有信用醫師之治療爲然。

(九)人工流產。人工流產若如上之療法。毫無效而衰憊益加之時。雖終不可不行人工流產或早產。然擇其適應之機。頗屬於難事。今猶未得捕捉一定之標準。大約看做第二期末之症狀。卽脈搏常算一二〇以上。體溫亦上下於三八度。頭痛益加。發來耳騷鳴。腦症狀亦將至之際。則可行之。倘失此期。則母子遂不可救矣。尤於已發腦症狀(精神異常)之時。雖行人工流產。亦殆無效。然不論於何時。若認人工流產之要者。必將之謀於同僚。得其同意。而可斷行之也。

糖尿症發明新療法

國民社十八日維也納電　奧德著名大學教授魯爾登、日者在某處演說、宣布發明糖尿病之治療法、較最近發明之「印蘇林」新藥、猶見優勝、醫學界均爲之驚異、其法先戒食一日、僅食黑咖啡茶、礦質水、白蘭地、而不用糖、次乃食蔬菜與果品若干日、然後微加肉食、據魯氏稱、渠用此法、屢試皆驗、

人造光線與人體健康

閻雨龍

古代有幾種民族。如波斯之祆教徒。祕魯之音卡司人以及現代之巴而西人相信所有生命胥出於太陽。一說。經今日科學家不斷的努力竟證明上說爲不誣。譬如醫院中所謂太陽燈照射治療所發出一種紫外光線對於皮病肺癆以及他症居然能奏意外奇效而非藥石所及。余先僅識其名。以不知其效。故淡漠視之。小女阿曼自三歲忽生瘰癧。七年中日漸生長。滿頸皆是。延及胸脅。曾經多次中西藥石針刀均不能根本治愈。今年來滬投寶隆醫院求治。云須服庫阿可斯以袪癆菌。服彌太通以健身體。此外仍需每日照三分鐘之太陽燈。爲期須數月。余心計祇照燈一項已非一二百金不可。無此巨力。幸聞友云某藥房有手提輕便太陽燈出售。爲價祇十餘元。藥院所用者係礦石燈。而此則爲特種之電泡。光力較弱而已。乃余自購用以來。阿曼頸癧未二月已愈泰半。其未消者亦見軟活。此真非余始料之所及也。竊念同病者不乏其人。多爲大言欺人或竹槓主義之滑頭醫士所誤。盍勿試此治法。且爲事甚易而可靠。余不過一念好奇以及省金之心、成此嘗試之效耳。

近日報章廣告有所謂發射麥精者。忽憶及美國科學通俗雜誌本年二月份一期內有『君現今已能食太陽光矣』一篇。故爲之略述以明是項原理。美威士康新大學教授哈雷斯汀波克發明一種經過強度電光射照之食物可以防禦軟骨病極惡之骨疾。以及止肺癆貧血各症。斯氏獲專利權後。不以自私。而以之贈於該校。今已有大食物製造家接洽仿用。有某公司許以每年以五萬金元爲租金並允不得過為漁利。以期一班人民可得茲物之益。

西人讚稱栗色之膚。以具是色皮膚者什九強健者流。實則其人之皮膚飽受日光中之紫外光線起色素沉澱使然。近更發明紫外光線。能使人體發生維他命者。為生活之原質。富維他命者必強。故不能多受日光照射者。體內即少維他命。因以成弱者或至於死亡。比比皆是。此為日光有益於人確證其一。據統計家科學家言。近世婦女壽命及強健。漸有凌駕男性之勢。美紐哲賽醫學會之以法蓮茂孚博士謂婦女衣飾較之男性包首裹足重重疊疊。能多受日光。美國標準局報告白色及多孔之布疋可使日光穿通。直達於皮膚。深色受染之布。幾完全不使光線通過。故近日之時裝舞衣。與自然原理乃不期而暗合也。（余並非贊同時裝者茂孚博士如是所云祇得依原意述之）

美國全國醫藥會中。有亞拉班馬州之西爾哈利斯醫生報告云。吾人不善擇食物。專嗜糖及澱粉等物。不啻以己之齒牙。自掘墳墓。食品中如多為白麵包白薯白米瘦肉加糖之咖啡甜食汁水以及糖菓諸項。其人之鼻喉胃腸各部。均有易受傳染病菌之處。哈生並舉糖之醫消費增加。而腹部諸疾之病者亦增多為證。美國五十年前。每人用糖每年祇二十六磅。今日每人每年用糖一百〇六磅。以故寒熱肺癆肺炎胃瘍膽疾諸要症。乃時見於普通之美國人民。古人之所以強者。優游於光天化日之下。全身浴於日光。隨意採掘飽受日光之食物。手足各部運動機能亦因發達。反視今之所謂文明人士。處於陰霾大廈中。而又食不良之物。豈非背道而馳也哉。身體之退化烏足怪乎。

當司汀博克教授飼養光製穀類於白鼠之試驗中。英德學者發明一物。以日光或紫外光特製。可使成爲一種比魚肝油千倍效力之物。據云是物六英兩。可抵一噸之魚肝油。物名意爾果司特羅爾。Frgosteol係由酵中提出再以日光或紫外光增其效力。康健之人有小量是物。平日只可用些許。便可治疾。若稍用多至數粒。其危險甚較砒素爲毒。人云。魚肝油營養。本爲上品。然其中最佳之質。乃在於汚穢脂質中。世人因其氣之劣。乃潔之以適口部。而不知滌去意爾果司特羅爾。尙有何益。德意志亞多夫文烏司博士。哥定金大學專家也。自稱能用意爾果司特羅加以太陽光或紫外光線。可成一種之物。如魚肝油之治療性。而無臭味。人人可服。伊之發明。遂獲得一千九百二十八年之諾伯爾化學獎金之萬金洋。日光觸及意爾哥司特羅爾變化爲維他命D。乃一種神秘必要的食物組織成分。科學家知是物能有吸收及保留日光之功能。凡人體中之意爾果司特羅爾。內部自達於表皮。受日光浴時。重行吸收維他命D。故能治療骨軟之疾。現醫學家多採用電光。以替藥石。設仍有病者體內缺乏意爾司特羅爾者。可用間接補助法。以受日光感應之食品。使病者食之。以補其所不足。

司汀博克教授。曾蓄白鼠二組。甲組飼以不良之食。日漸瘦弱。骨軟而不發育。乙組則日以水銀人工燈照射之。某次取乙組中一鼠殺之。取其肝汁以飼一甲組之鼠。該病鼠竟於極短時期。恢復健康。司氏見於此。知紫外光線治疾。可由含光食物入人胃部。爲間接治療之法。氏遂取麥粉燕麥及他項穀類。受强性水銀燈光照射後。飼其餘甲組之病鼠。結果乃遂一一治愈。於是發明自今之後。日光一物。乃可裝置瓶中而包裹之。

尤奇者。此種不可見之光線。亦如日光。能令人感炙熱之痛。若其光射於奶油魚肝油上。起微黃光燄花生油橄欖油上。則起白色之光。此卽油中之維他命質。吸收有益光線之變化作用也。工業上牛乳業用是光乾化消毒大宗之乳液。奶油亦用一紫外光燈滅絕所含微生物。某汽水廠有紫光裝置於一小時可消毒二萬加倫之姜汁汽水。有英國某醫院宣言。牛乳經紫外光照射後。不僅無毒且可增乳中所含之鈣質焉。

綜上所云。而今而後。此含光食物一種風行。凡受物質壓迫不能享受日光之人如地下之鑛工。以及大城市終日在深暗巨廈伏案之職碌碌員。大可無喪失身體健康之虞矣。余惜非肄習醫學者。以小女太陽燈治療覺有奇效。而斯說新奇。且平易可以倣製。甚盼我國醫藥先進。一爲研究改良。福國利民。莫大於是。故拉雜成篇。文字不計工拙。倘亦爲有識者之所許乎。（錄新聞報）

伏羅諾夫談青春腺成績

法國實驗外科專校化驗科主任兼巴黎高等學校生理學化驗科副主任伏羅諾夫教授、以發明靑春腺馳譽全球醫學界、法以猴之青春腺、接於人身、則是人卽可返老還童、據伏氏聲稱、自一九二〇年發明此術後、渠與其他外科醫士施術者、皆奏奇效、失敗者、僅占百分之八、凡經接此腺者、其精神與氣力、輒經二十年左右、施術後須遲三月始能發生效力、最先之感應、爲精神健旺、惟閱五年至八年後、效力漸減、須再接新腺、而其功效仍同、今經渠手施術兩次者、已有百餘人、惟第三次施術者、尙無其人、故不能言其功效、接腺手術、殊爲簡單、男子僅需一腺、女子則需三腺、卽生殖腺甲狀腺與某腺是也、渠以猴閉門試驗約十年、始敢以術問世云、

元明粉之神效治驗談

呂子厚

元明粉卽芒硝和甘草汁所製成之粉也。與芒硝之性仍相類似。惟功力較和緩耳。化學上名爲硫酸鈉。其成分爲鈉二硫養四 N92 SO4係透明結晶體。置空氣中則失其所含水分。而成粉狀物。普通藥店所售者。多係此粉幷未用甘草汁調製。其功用瀉血熱。利大小便。爲清涼降火藥中之最佳者。多年來對於各種熱性患者。主用此物。收效神速。誠出人意料之外。前略舉數案以證之。

友人張君於春間忽患喉痛。喉白大熱微寒。食物難下。茶湯免强可入。詢之知酒食後大便不通者已三日矣。急以元明粉六錢開水冲服之。約半點鐘後連瀉數次。一點鐘後痛止腫消。可食米粥。次早痊愈。不久又有同樣患者數人。用同法治之而愈。

受業李生於六月間飲食過量。便結腹脹。遂致咽喉紅腫。滿佈白苔。痛不可忍。壯熱微寒。食不下喉。連經鄉醫診治。皆用養陰清肺及解毒解熱等劑。病勢愈重。余主急用下劑。以瀉其火。血熱下行。則腫白消矣。無奈羣醫皆謂時機未到。不能早得。余處此包圍之環境中。亦無可如何。隔宿則滴水不入矣。此時謂諸醫曰。今日時機至矣。請先生等急速下之。皆瞠目無言。余不忍坐視。急用針將喉中刺破數處。流血少許。然後再將薄荷水注入口中。流出粘液頗多。腫勢稍消。茶水免强可下。急以精製之元明粉八錢。用開水溶化之。候稍冷。令其盡量嚥下。約二十分鐘。得下多量堅糞。後又水瀉數次。而喉之腫痛已全消矣。關於此項喉症。數年來已經歷數十人。皆神效異常。愈後幷無其他副作用。此症在西醫名爲白喉。謂爲白喉菌寄生所致。除用白喉血清療治外。似乎別無善法。何區區無價値之元明粉。竟能收如此偉大之效果耶。此症果係微菌所致。則用藥必須殺菌。始能奏效。而元明粉幷非殺菌藥。豈菌盡隨糞便而瀉下耶。抑或此症與西醫之白喉不相同耶。若謂與西醫之白喉不同。何以咽喉亦現白色。而其他之寒熱等症狀。亦與西醫之白喉症狀相同。此眞令人不解。愚謂此症純係內熱上衝所致。是以未病之前。每多便結因糞便不利。則發酵生熱。其中所產之毒質。浸入血液而流行。咽喉在胃之上口。內熱不能由便而下降。只得向咽喉而上衝。凡物熱則膨脹。喉道既狹小。又爲熱必經之路。所以結果腫脹而疼痛也。瀉其積糞。則可引熱下行。宜乎效如桴鼓也。古時治此症多用吐法。亦能收效。此爲西醫所承認。與下瀉之原理相同。亦去熱消腫之一法也。但對於微菌一節。誠不知作何解說。尙祈海內諸同志賜教爲感。

佃戶聶某於五月間因事步行進城。往返一百八十里。到家後右腿忽然紅腫。疼痛難行。知爲走路過多。血液下降腿部。呈充血現象。遂致紅腫。除瀉血熱外。別無消腫之法。因命其服元明粉一兩。連瀉數次。腫盡消矣。此後凡遇年壯血熱所生之紅腫高大。尙未現頭者。多用元明粉瀉其內熱。無不奇效。蓋因患此病者。每多壯年火旺。故雖得之而無傷焉。

朱婦年五十八歲。體素弱。幷有芙蓉癖。忽患羊毛瘟。曾經針刺。幷服藥數劑。依然病勢不減。神昏譫語。大熱煩渴。鼻流血。脈每分鐘約百二十至。自得病以來。已戒煙九日。因知其前數日必未斷汗。詢之果然。因牙片有收斂之性。素有煙癮者。則汗孔關閉。病者卽未吸煙。則肌肉馳緩。汗孔開張。而內熱旣盛。勢必流汗。幸而煙禁汗出。否則殆矣。又思汁出已多。熱當隨汗而去。體溫理應降低。何以內熱仍大。而至神昏譫語。腦部充血之現象耶。繼又詢知該患者大便不通已七日矣。諸醫皆以爲久病體虧。均不敢用下劑。余謂非下不救。遂用元明粉四錢。大黃三錢。便通二次。而神清矣。以後并未服藥。稍加調養。遂告痊愈。不久其家又有數人得同樣病症。均用單味元明粉內熱始清。以後關於熱性患者。均於他藥之中。酌加元明粉。稍許。結果頗佳。足徵其確爲涼血消熱之上品也。

管理注射器針規則

上海特別市市政府昨日訓令衛生局文云、案奉行政院第一零九八號訓令內開、查管理注射器注射針暫行規則、經本院制定、明令公布、應卽通飭施行、除分令外、合行抄發原條文、令仰知照、並轉飭所屬一體知照、此令等因奉此、除分令外、合行抄發原條文、令仰該局長知照、並轉飭所屬一體知照、此令、計抄發原條文如下、（第一條）凡以輸入或販賣注射器注射針營業者、應依本規則之規定（第二條）本規則所稱之注射器注射針、指供醫用及科學研究用五公撮容量以下之注射器、及直徑○七公厘以下之細小注射針而言、（第三條）凡非在地方衛生主管官署註冊領照之正式西藥商、醫療器械商、不得爲注射器注射針之輸入或販賣、（第四條）前條之正式西藥商醫療器械商、欲向外國輸入注射器注射針時、須先將擬輸入物品名目數量、開單呈經地方衛生主管官署核准、方得訂購、呈請審核時、須將現存物品名目數量、列表附呈、以供參考（第五條）注射器注射針到達海關時、輸入者應將提單送請地方衛生主管官署查核、是否與核准之數相符、地方衛生主管官署查核、購數相符、即給予證明書、俾帶呈海關、以爲證明、（第六條）海關應憑地方衛生主管官署之證明、方准提取醫院軍醫及學術機關輸入、專供自用者、應函請入口地方衛生主管官署查核、出具證明、方得向海關提取、（第七條）海關對於無人提取之注射器注射針、得會同該地方衛生主管官署、沒收標賣、其買受人須准據第三條第四條之規定（第八條）注射器注射針之輸入或販賣、不得躉售或零賣與西藥商醫療器械商正式醫師醫院軍醫及學術機關以外之人、（第九條）注射器注射針之輸入或販賣者、應設立簿籍、將售出物品名目數量及購者姓名、逐一登記、以備查考、（第十條）違背本規則第四條第一項及第八條之規定者、以供給吸食鴉片之器具論究、送交法庭依法訊辦、（第十一條）違背本規則第四條第二項第五條第一項及第九條之規定者、處五十元以下之罰鍰、（第十二條）本規則自核准公佈日施行、

中醫界革命之先鋒

新本草綱目出版了

是書原名和漢藥考、分上下二册、日本小泉榮次郎藥劑師所著。各藥以化學分析其成分、說明其功用、實爲漢藥數千年來未有之大發明、每藥附錄日本之特效方及單方甚多、此書一出可爲吾國中醫界革命之先鋒。茲已譯成漢文、用上等外國紙付印、其大小皆仿日本原書、一切均照樣本。布面金字、裝璜美麗、每部實價十元、郵費四角二分、僅印百部、欲購從速。樣本函索卽寄。

代售處上海梅白格路一百廿一號醫學書局

生理衛生學問答（續）

呂子厚

問　何謂微生物

答　微生物乃肉眼所不能見之最小生活物也。或屬於植物之菌類。或屬於動物之原始蟲類。亦有不易辨其爲植物或動物者。其形均極微小。故統名之爲微生物。其體形及其生活詳細狀況須將千倍之顯微鏡始能窺見。

問　微生物之生活要件爲何

答　空氣溫度。水分。三者爲微生物生活要件。三者缺一。微生物即不能生活。此就普通傳染病微生物而論。尙有嫌氣菌專生長於空氣缺乏之泥水中。能分解植物之膠質。使植物體中之纖維質一一分離。此作用農人常利用之。漚麻其一例也。

問　微生物多在何處發現

答　微生物多發現於暗室。及汚水中。而腐爛之瓜果肉品。以及生冷食物與涼水等處。微生物亦多患傳染病人所排泄之糞便。所吐之痰。所穿之衣。所用之物。均有無數微生物存焉。夏季之蠅蚊尤爲微生物寄生之所。瘧疾實因蚊而傳染。霍亂多由蠅而發生。

問　喜馬拉耶山上何以動物屍體多年尙不腐化

答　因該山太高。其上溫度甚低。空氣稀薄。水分又終年結冰。微生物不能生活。故動物屍體不易腐化。

瑞士多雪山冰河。昔有新婚夫婦作蜜月旅行。遍遊瑞地名山。不幸失足墜入山下冰河中。後數十年冰溶而屍浮。形體如故。

問　微生物生活最簡單之作用爲何

答　微生物生活之最簡單作用。是爲發熱。平常有機物體。經微生物生活而腐敗時。其溫度每較四周之環境爲高。溫床（Green house）之作用。卽利用動物糞肥腐敗所發生之熱。以促成植物之生長也。微生物中之發酵菌。生熱尤甚。垃圾堆及糞堆撥開時。往往見騰騰然發烟。此卽寄生其中之微生物發生溫熱之所致也。管理花園者。冬季常以牛馬糞堆積花根上。亦卽利用微生物所生之熱。以免凍死之虞。北方農民。每至春季。卽將山芋（Potato）植於廐肥中。發芽可以從速傳染病患者。體溫增高。此習見之事也。

問　夏季陰雨之天衣物爲何易於生黴

答　夏季溫高。當陰雨時。水分又足。微生物甚易生活。黴乃菌類。亦微生物之一種也。

問　罐頭食品何以久不腐壞

答　因爲罐頭中之空氣。預先已設法除去。微生物不能生活。故不腐壞。

問　微生物對於人身有何傷害

答　微生物可使人體得種種之危險傳染病。如霍亂。痢疾。鼠疫。腦膜炎。破傷風。傷寒。楊梅。白濁。痲風。猩紅熱。丹毒。瘧疾。痘瘡。白喉。及肺癆等。每年因此而死者不可勝數。并可使我們食物敗壞。傷口腐爛。

問　微生物對於人體有何利益

答　微生物可以造酒。造醋。造醬油。腐乳。麪包等。并可使動植物死體腐化。變爲肥料。培養植物。免得堆積地面。妨害人類的居住。

問　世界之上設無微生物對於人類有何不利

答　世界之上。若無微生物。則人類亦不易生存。何則。凡植物之養料。多須動物腐敗之體。土中之微生物專爲之經營腐敗。其所產之物大足爲植物之滋養品。吾人日食五穀。菜。瓜果之類。以養吾生。苟無此微生物。則植物焉能發榮滋長。吾人安得日日取之以維持生命乎。再者動物屍體。由古及今。設無微生物以腐化之。則地球表面將爲其堆滿。而吾人無立足地矣。

問　微生物對於澱粉有何作用

答　微生物可使澱粉先變爲砂糖。再變爲酒。由酒更變爲醋。

問　久不刷牙者則齒易壞何故

答　因殘餘食物留於齒間。由口腔內微生物之作用。使澱粉先變爲砂糖。更變砂糖爲酒。爲醋。醋係酸性。能與齒之外部燐酸鈣及炭酸鈣相化合。而齒遂腐壞。食甜物者則變酸更易。故齒之損傷亦快。

問　吾人消化器中何部微生物最少何故

答　吾人消化器中。以胃部微生物爲最少。因胃內含有鹽酸。頗不利於微生物之生活。而其餘口腔及大小腸等處。均爲鹼性反應。故微生物較多。

問　大便不通對於人體有何影響

答　大便不通。則糞便堆積腹中。因微生物之故。醱酵腐敗。增高溫度。爲種種熱病之根源。而且積糞太多。吸水必强。血中水分盛向積糞而運行。遂致血液濃度增加。溫度亦高。又醱酵腐敗時所產之毒質。混入血中。其害更大。普通有頭昏頭疼耳鳴眼紅口渴唇乾心中煩燥。夜不安眠。消化障礙。種種病徵。人各不同。常患鼻流血者。此時亦恐不免。皆血熱血濃血毒之結果也

問　蚊蟲有何害處

答　蚊體有微生物寄生。若吮人身。其微生物卽傳入血中。在赤血球內生活。當成熟時。穿破血球而入血漿。分泌一種毒質。使人體寒熱交加。卽俗所謂瘧疾病也。法人初開巴拿馬運河。工人得瘧疾而死者。每年數萬人。後來無法。只得將工讓給美國。美人深知蚊蟲爲瘧疾病之根源。於是首先設法以撲滅之。又多設醫院診治。此後工人死者甚少。運河遂告成功。

問　微生物之形體如何

答　微生物之形體甚多。各不相同。有球狀者。有桿狀者。有橢圓狀者。有螺旋狀者。有鏈環狀者。有絲狀者。有具鞭毛者。有不具鞭毛者。有一端生毛者。有兩端生毛者。亦有徧體生毛如百足蟲者。

問　微生物之發育如何

答　微生物之發育皆由分裂。老微生物體稍稍延長。繼則中央斷裂。卽成兩箇幼小微生物。一分而二。二分而四。四而八。八而十六。而三十二。而六十四。生生不窮。其度甚速。瞬息之間。已盈億萬。故其種

類佈滿世界。不能撲滅。幸而易生易死。不然自古及今有生無死。足以充塞世界。而吾人無立足地矣。

問　微生物所怕的是什麽

答　微生物所怕的是强日光。火焰。煑沸。蒸蒸。及消毒藥品。所以生徽之物。多置日光中晒之。傳染病患者之衣物。多用火燒之。將腐之飲物。多上鍋蒸之。至藥品之防腐消毒種類甚多。食鹽所醃之物。多不腐壞。此一例也。

問　普通市上所售救急藥之成分如何。何故有救急效用。

答　救急藥水之製法甚多。不但中西不同。卽各人之製法亦稍有差異。但普通均以樟腦。薄荷。牙片。燒酒等。爲主要成分。其所以有救急效用者。實因樟腦薄荷燒酒等。除興奮提神。防止虛脫外。俱有殺菌消毒之力故也。牙片可以止瀉。亦能殺菌。用之少許。幷能興奮。

問　凡士林對於傷口有何效用

答　此膏粘性甚强。塗於傷口。可使空氣不能侵入。微生物難以生活。又況膏內尚混有別種消毒藥。如石炭酸。硼酸等。皆有礙於微生物之生存。故以之塗於傷口。可免腐爛。

問　何謂牛痘苗

答　將天然痘瘡患者之微生物取出。接種於牛身。候牛之痘瘡發生時。遂柞取其痘胞中之漿。是曰痘漿。而此痘漿中之微生物。因在牛身經過一次。故毒力並不大張。以此接種於人。僅能由該局部發生。不至全身出痘而遭危險。因其可以隨意種植。如種苗然。故又名牛痘苗。近來東西各國。皆設有牛痘漿製造廠。其毒性之大小。恰合幼年之體力。種之幷無危險。非如吾國之舊式種花。如過鬼門關也。尙有少數愚民。爲節省金錢計。將此人痘漿施諸彼人者。亦有貧寒之人。將小孩痘漿向外售賣者。此種行爲非但毫無人道。而且易遭危險。理當由官廳嚴加禁止。而吾等亦應負勸導之責焉。

問　種牛痘何以能防止痘瘡之傳染呢

答　因牛痘種後。則體中必有微生物所排之毒。同時體中各細胞爲防衛計。立卽製一種抵抗之物質以應之。能將來犯之毒消滅分解。化爲無害。此物名曰抗毒素。此種抗毒素能在體中存在甚久。以後雖遇痘瘡之微生物。亦不至爲害矣。傳染之患自可免除。

問　俗言小兒不種痘難以成人何故

答　因小兒體中缺乏抗毒素。敵禦微生物之力薄弱。偶遇病毒之來侵。遂有性命之憂。

問　老年人何以不易發生痘瘡呢

答　因老年人不但在幼年時已經種過牛痘。而且涉世已久。與微生物相遇之回數必多。因而體中所產之抗毒素亦多。故不易發生痘瘡也。

問　痘苗放置過久何以不堪應用

答　痘漿中原含有生活微生物。用適當之養料載培之。將其裝入小玻璃管中封固之。但管中尙存有少許空氣。備其呼吸。若時間過久。則管中空氣用盡。養料告竭。微生物死亡。故不堪應用。

問　血清發明之原理如何

答　微生物之侵入人體也。能產生一種毒素。隨血液而循環。使人受病。但血液同時也能製造一種抗毒素。以抵禦之。醫學家遂利用此現象。以發明血清療法。卽將某種微生物注射於牛馬之體中。使其血液中發生抵禦該毒之抗毒素。再行注射。所用毒素之量逐漸增加。久之則能注射極多之毒素。而牛馬毫不受影響。如是注射數次。則血中所產之抗毒素甚多。遂割破其動脈。而取其血清。用之注射于患此病菌之人體中。其病立除。卽注射於無病之人體中。亦可免將來之傳染。

問　一種血清可治多種病否

答　一種血清僅能治一種病。各種血清絕不相同。其製造之原料亦異。如白喉血清。係用白喉菌製成。傷寒血清。是用傷寒菌製成。赤痢血清。是用赤痢菌製成。菌體卽不相同。故所產之毒素及抗毒素亦異也。

問　微生物既如此厲害吾人的生命豈不日在危險中嗎

答　微生物固然厲害。但其傷人之机會甚少。因其自身生活上障礙亦多。過高過低的溫度。及强烈之日光。皆足傷其生命。縱使其侵入人體。闖進血管。因有白血球與之相敵抗。將其包圍之。吞食之。又有堅强之體力。激烈之胃酸。極熱之血溫。皆足以傷其生命。而使人免病焉。

問　微生物所怕之藥品有那幾種

答　微生物所怕之藥品爲石炭酸。硼酸。石灰。二養化硫氣。綠氣。福爾馬林。昇汞。青酸氣。食鹽。樟腦。來瑣耳。酒精。鹽酸。硫酸。硝酸。水楊酸。醋酸。乳酸。過錳酸鉀。綠酸鉀。碘酒。黃碘。那普塔林。Naphthaline 薄荷。過養化輕等。

醫藥商註册規則

藥商及醫療器械商注意

市衛生局爲管理藥商防止流弊起見、擬將藥商及醫療器械商之註册事宜、認眞辦理、特卽擬具藥商及醫療器械商註册規則、呈准市府施行、茲覓錄其規則如下、上海特別市藥商及醫療器械商註册、（第一條）凡在本市區內、以販賣中西藥品或醫療器械爲業者、均應分別遵照管理藥商規則、及管理成藥規則、或管理注射器注射針暫行規則之規定、呈請衛生局核准註册後、始准開業、（第二條）凡中西藥商販賣成藥者、應遵照管理成藥規則之規定、將所有成藥、呈請衛生部化驗、領得許可證後、方准發售、（第三條）藥商或醫療器械商呈請註册時、應塡具聲請書、經衛生局核准後、發給註册執照、（第四條）凡藥商或醫療器械商請領註册執照、在本區內開設營業處、所在兩處以上者、應分別呈請註册給照（第五條）藥商或醫療器械商請領註册執照時、應繳執照費二元、印花稅費一角、（第六條）兼營藥品及醫療器械之商人、應遵守管理藥商規則、管理成藥規則、及管理注射器注射針暫行規則各條之規則、分別請領藥商及醫療器械商註册執照、（第七條）註册執照、每年換領一次、以每年一月爲換照時期、並照第五條之規定、繳納執照費及印花稅費、如因遷移呈請換照者、除印花稅照繳外、執照費減半繳納、（第八條）藥商或醫療器械商、應將註册執照懸掛便於衆覔之處、（第九條）執照如有遺失、得呈請補發、但應照繳各費、幷登報聲明舊照作廢。（第十條）本規則如有未盡事宜、得隨時修正之、（第十一條）本規則自市政府核准公布之日施行、（附則）凡在本區內已開業之中西藥商、或醫療器械商店或公司行號限於本規則公布之日、二月內補請註册、

中藥之生理的分類

沈乾一

頃閱日本野津猛男君之漢法醫典末附有和漢藥分類之生理的分類一篇。其分類之法甚精。且於臨床應用上亦較便利。茲特錄之如左。以備學者之參攷焉。

沈靜藥	川芎　纈草
鎮痙藥	羚羊角　天麻
興奮藥	白芷　茴香　茶　薄荷　煙草　樟腦　麝香
墮胎藥	麝香
通經藥	牡丹皮　地黃　香附子　益母草
解熱藥	知母　竹節人參　龍骨　柴胡　水萍
清涼藥	薄荷油　夏枯草　藿香　硝石　蔓荊子
驅蟲藥	石榴根皮　南瓜　合歡皮　檳榔子
驅黴藥	土茯苓　皂角子　白斂　白芨
腺病藥	海金沙

僂痲質斯藥　防風　決明子　瑞香皮

痛風藥　蜀羊泉

加答兒藥　明礬

清血藥　土茯苓

苦味健胃藥　熊胆　當藥　黃連　龍胆　苦參

芳香健胃藥　縮沙　莪朮　艾葉　茵陳蒿　吳茱萸　忍冬

消化藥　水飴　麥芽　納豆

驅風藥　牛蒡　胡菜子

制血藥　地黃

骨成形藥　燕麥

制酸藥　牡蠣　烏賊骨

緩和藥　甘草　無花果　山藥　蜀葵根

鎮咳藥　杏仁　桔梗　罌粟殼

治疣藥　薏苡仁　續隨子

治癩藥　大楓子

收斂藥　五倍子　地榆　蘇木　拳參

噴嚔藥　胡椒
引赤藥　芥子　松脂　大蒜
發泡藥　芥子　澤瀉　瑞香皮
止血藥　馬勃　蒲黃　蘿麻
緩下劑　大黃　硫黃　大棗　芒硝　天門冬
止瀉藥　五倍子　荆芥　鼠尾草　郁李仁
吐　劑　桔梗　瓜蒂
鎮吐劑　半夏
利尿藥　防已　燈心草　冬瓜子　豬苓　瞿麥子　商陸　茯苓
　　　　車前子
祛痰藥　遠志　貝母　五味子　麥門冬　款冬　良姜　茴香
　　　　香附子
發汗藥　地龍　麻黃　烏犀角　天南星
變質藥　連翹　續斷
治癩藥　胡瓜根　虎杖
强壯藥　杜仲　烏藥

滋養藥　水飴　胡麻子

麻瘋

傳樂仁醫士原著
鄔志堅碩士編譯

麻瘋與中國

據專家統計全世界患麻瘋者至少二百萬人。而吾國足佔半數。以全世界人口計算。每八百人中有患麻瘋者一人。每一千六百人中有中國患麻瘋者一人。何以此症在中國如是之廣耶。民智未開。不講衛生。政治不良。地方腐敗。以致人民入於貧弱。災荒。疲勞。罪惡。及暴露於酷暑之境。使麻瘋桿菌得以廣衍蕃生。此爲重大的原因。查麻瘋桿菌於一八七四年首爲腦威國海森博士所發見。自此各國醫家爭相研究。結果以隔離病人視爲唯一妙法。然而回顧吾國。一無辦法。噫乎人後。可恥孰甚。

麻瘋的種類

麻瘋的可畏。人人皆知。故無詳述之必要。茲就其類別大概可分爲三種。

一。結節性麻瘋。The Tubercular,or nodular type 此種麻瘋。最易認識。病者大抵面部虛腫。發生圓塊。貌如睡獅。狀極醜惡。此爲吾人在街上所恆見者。人體之首爲麻瘋桿菌所侵害者爲鼻口之粘膜。由粘膜而皮膚。於是圓塊或結節突然凸起。此種結節爲桿菌的殖民地。爲數不可勝計。最後眉毛脫落。頭與手足指。及身體之他部相繼毀滅。病者壽齡不過十至十二年耳。

二。神經性麻瘋。The Anaesthetic or nerve type 此種麻瘋。當其發起的時候。不甚顯著。桿菌先攻腦部。致使身體麻木不仁。并間接毀滅各種纖維。病者之鬚雖存。面呈灰白色。眼皮下垂。手足指均形收縮。身無力氣然而不像結節性麻瘋。病者聽敏依然。年齡較長。因其不若第一種破壞性之烈也。故病者無論於己於人。不如前者之可憎。

三。混合性麻瘋。The Mixed type 此種麻瘋或起於結節式。或起於神經式。惟至晚期病菌侵害黏液薄膜。皮膚骨骸及神經。此種病人爲狀最慘。引起吾人無限憐憫。

麻瘋之散佈

印度米甸暹羅交趾菲立賓臺灣日本高麗西比利亞及西藏等處。均有麻瘋。至於中國。久爲斯症之勢力範圍。吾人周遊各省。恆過獅面者於通都大邑。若輩往往以陳列癱疽之手足。爲謀生唯一的方法。居戶行人爲自衞計。每擲銅元一枚。以極慈善之能事。不知此枚銅元一經他們之手。頓變爲麻瘋的媒介。可不畏哉。

各省之分配

世界麻瘋之廣。無過於中國。吾人已知之矣。至於各省之分配。大概隨地勢氣候而異同之。北方諸省。此症極少。西北諸省亦絕無僅有。惟甘肅之一部。麻瘋極多。雲南及與米甸交界處。尤見廣衍。中央各省之城市。處處可證斯症之存在。至於氣候乾熱之廣東廣西及福建。凡涉足南方者。均知其繁多也。浙江較少。江蘇除北部外。亦不甚多。山東則又見繁多。且日增無已也。

中國人民對於患麻瘋者的態度

中國人對於麻瘋問題。以大概而論。可說無關痛癢。非守中立。即一味放任。雖有數處人民對病者似乎極表同情。然一暴十寒。毫無一定辦法。亦有數處痲瘋視爲不可救治。人民畏懼甚於天花。患痲瘋者受社會之棄絕。被驅至山島僻壤。亦有地方——尤其是廣東——患痲瘋者視爲極端不道德之人。一般人民畏之拒之。鳴鼓而攻之。彷若以速置若輩於死地爲上策也者。幸而此種無人道的方法未見廣行耳。

基督教會本耶穌博愛精神。以科學方法從事療治痲瘋。實開待遇患痲瘋者之新紀元。現在中國各處如廣東福建浙江江蘇山東湖北甘肅雲南諸省所有痲瘋院。大抵皆爲西國差會所設立。其經費大概由倫敦及紐約二痲瘋救濟會所供給。院內病人備受優待。生則供以衣食住。死則爲之安葬。較之吾國舊式的待遇。其區別何啻霄壤。

痲瘋的原因

中國人民對於痲瘋原因的舊見解。大概以爲是中風。誤食毒物。受地上的潮氣。睡在墳墓。在肥料中作工。祖宗罪惡的報應。命運等等。稍具科學智識者。以爲痲瘋由於遺傳。大抵爲梅毒或他種帶劇烈傳染性的天花諸症之變相。以上所說原因是否真確。或全然無稽。吾人姑置不論。惟吾人急欲知道的是痲瘋之發生。既由於特種黴菌的活動。則試問此種黴菌如何而入人體。又在何處及何時而入人體。此實最有興味的一個研究問題。凡人因種種緣故。減少其內部的抵抗力。使痲菌易於侵入身體。此爲無可疑慮之事實。痲瘋不是遺傳病。吾人又須記憶。不遇痲瘋人的子女較易傳染耳。是故保護兒童最妥之法。莫如將他們與痲瘋父母完全隔離。使無傳染的機會。

中國老法的療治

吾國向來醫治麻瘋的方法。多而且奇。泥龜。日乾黃皮貓。日乾田鷄。蛇。壁虎。草根。樹皮。草。虱類。甲蟲。等等。均視為良法。然而害多益少。徒苦病人耳。近來亦有中國醫士受良心的驅使。誠實地認此症為無法救治。

近世新法的療治

近世新法的治療。實為麻瘋者意想不到之救星。自菲律賓羣島衛生總監海色氏 Heiser 用 Ethyl Esters of Chaulmoogra oil (以大楓子油樟腦油及雷鎖辛所調合) 發明注射新法後。而絕希望的病人。即有完全恢復健康的可能。所犯殘疾。或許存留以作斯病永久之紀念。然而麻瘋桿菌經新法醫治後。得以完全殺滅。或成為寂靜狀態。使病者力氣頓生。得以回復舊業。往來自由而無害於人羣。豈非最奇妙及最使吾人滿意之事乎。

然而病者必須十分當心保養他的身體。否則麻瘋猶勞病。一時雖形全愈。難保無再發之虞。

當麻瘋受治之時。病者之合作。非常緊要。有人謂『人體之抵抗力。無過於希望。生命的危機。莫甚於失望』殊為至言。向來患麻瘋者因不勝痛苦。藥石無效。失望之餘。惟有奄奄待斃而已。然今日既有如此奇妙新藥的發明。倘再有人說麻瘋為不可救治。簡直謂之罪惡。

用新法治療。收效最速。自屬新症。或症之尚在初期者。惟為日已久之慢性麻瘋。得新藥長期的注射。亦能收宏大的效果。然則何必失望。

中華痲瘋救濟會

痲瘋在中國既如是其廣。吾人欲謀根本肅清。決非倚賴西國慈善家所能濟事。吾人必須自行設法。作大規模的運動。始有達到目的之一日。此中華痲瘋救濟會之所以組織也。吾人的目的。是以近世科學的方法。作痲瘋根本的剷除。予痲瘋者身靈的救濟。保病人子女的健康。不使傳染。吾人欲在各處設立痲瘋院及病人兒童教養所。援助各省已經設立的痲瘋院。竭力宣傳痲瘋的問題及其解決的方法。以冀引起社會人士的注意。俾吾國能與世界文明各國合作。掃除人類的勁敵。

中華痲瘋救濟會業已成立。各職員均已欣然就職。總幹事亦經正式聘定。不久將深沉苦海的吾國百萬同胞的需要。陳列於中外人士及國外華僑諸君之前。以作將伯之呼。事關人道。社會當表同情。世多慷慨之士。定能源源樂助。斯則吾人之所馨香禱祝者也。（中華痲瘋救濟會印發）

中華痲瘋救濟會簡章（附）

一、目的　本會以剷除國內痲瘋。予痲瘋者和他們子女身靈上的救濟。及與國內外同樣機關合作為目的。

二、方法　（一）創辦痲瘋院及未經沾染痲瘋者的兒女教養所。

（二）援助各處由他機關所設立的痲瘋院。

（三）極力提倡新法療治。

（四）尚無障礙在痲瘋院中授以基督教教育。

（五）啓迪羣衆良心。請求政府援助。使國有專律。年撥的款。以助本會事業之進行。而使吾國在世界剷除痲瘋事業中。得佔相當地位。

三. 維持　本會事業的維持。完全由個人樂助。及中央政府。省政府。和地方官員的津貼。

四. 名稱　本會定名爲中華痲瘋救濟會

五. 地址　本會總機關設在上海博物院路念號。

六. 期限　本會期限。以完全達到目的爲止。

七. 管理　本會由下列職員管理之。

(一)會長一人。副會長三人。書記一人。司庫一人。副司庫一人、幷執行委員九人。合組爲董事部。管理本會一切事宜。中外名流聞人得隨時被舉爲本會名譽職員。

(二)會長。副會長。書記。司庫。每年在年會時選舉之。

(三)執行委員九人。爲接連工作起見。分爲三組。使任何一組滿期時。繼任委員常被選爲三年任。且每年祇有一組滿期。

(四)倘因病故。辭職。不及格。或其他原因。使董事部有缺席等情。則在職董事。得物色相當人員。以補缺席。惟以未滿任期爲限。

(五)董事部每月聚常會一次。惟遇特別要事。由董事六人以上的提議。得開臨時會議。然須於七天之前通告之。

八. 年會　本會於每年陽歷三月舉行年會一次。

病床日記

廉南湖

九死一生。死馬當活馬醫。不料竟有回生之望。再燒兩次。可定休咎。想執事尚不知一病至此也。中國人以此症死者多。此種電療器北平只協和有之。上海尙無有也。醫生視爲重症。不許下床看書寫字。今略寫數條報告南北親朋。使知塵緣未了。或不致遽判人天。附上六紙。可否在報紙上染汙一段。爲垂死之人宣布一次。使人知此等必死之症。在今日有電療器可不死也。（下略）四月三十日夜

余不信中醫。於西藥亦不輕服。遇感冒等小病。減食一兩天自愈。余大病不死者二。一六年前之患全體丹毒。住平京醫院半年。經侯希民姚志鳳兩先生診治而愈。一即此次所患之膀胱癌也。

余自患丹毒後。左臂不能上舉。時痛時愈。三年前。芝瑛病於上海。瀕危者屢。余奔走南北。憂傷顦顇。胃撐失眠。至今未好。去冬咯血三次。小便見紅。遇事易動肝火。萬事都作悲觀。自知神經衰弱。初不以爲病。亦未從事醫藥。

近兩三月。小便沖血數次。甚劇。時與福開森等任故宮專門委員。審查書畫及銅瓷器。每週三次。某日便血後。仍到故宮。心煩意亂。足心酸澀。不能行走。始請病假。

先後就診於李鐸卿姚志鳳兩先生。李爲驗小便。云有蛋白質及血輪。恐成腎炎。要注意。姚謂不至此。給止血藥。屬到同仁醫院去看看。究是何病。

從此與春野每日到同仁就診於泌尿科某醫。用藥水注射尿道及膀胱。如是者二十餘日。血未止。問何

病。答曰不要緊多洗幾天便好。

自知病入膏肓。體日羸。心皇皇若無主。春野聞人說。山本忠孝博士能治此症。方由德國研究醫學歸。盍往訪之。

四月十九日。與春野同到舊刑部街山本醫院。驗小便見有紫血塊纍纍。大駭。謂如此重症何不早治。以經過情形告之。給止血藥。謂血止。我爲汝檢查膀胱。語時頻頻搖頭幷蹙額曰。『此症不輕。此症不輕。』

二十三日晨。再到山本醫院驗小便。血更多。仍給止血藥。並冰袋一。屬回家安臥置腎囊下。血自止。但不宜行動。明後天我來翊教寺。爲汝檢查身體。我慮病在膀胱。其癌乎。(癌卽瘤也。喻如山石之不易拔去。且易再生)。孫總理患癌在肝。梁啓超患癌在腰。雍和宮白喇嘛亦以此病死。他處可割治。惟在膀胱只有用拉笛姆(譯音或譯鐳。亦譯銧。山本說是鑛物中一種光線。謝醫生曰電也)燒去。日本及大連醫院備有拉笛姆。我爲檢查明白後。汝可到大連去看。勿遲誤。

是日午後二時。福開森先生知我病甚。經約協和醫院泌尿科主任謝醫生來診。所見與山本同。約定二十四日住院受全體檢查。必知病根所在。始有辦法。

二十四日午後三時。福先生以自動車來接余與春野到協和醫院。住E字二層樓上二一八號病室。謝醫生說明晨爲汝檢查膀胱。蓋於此證已了然矣。春野得醫生特許。明日用手術時可來看。六時春野與福先生先後別去。

二十五日晨七時浴。八時左右臂打一鍼驗血。卽進早餐。九時車至泌尿科。春野尚未到。謝醫生不能待。

卽動手用管子由尿道插入膀胱。一面用藥水冲洗。一面探視。（管端似有電燈與鏡子）約數分鐘。語余曰。『汝膀胱內有瘤（卽癌也）三個。其旁尚有小的。除電療外無治法。』余曰。『諾』謝與張醫生一侍者齊動手。取過似滌腸器下垂之皮帶一條。一端連在電器箱內。（式似保險箱）一端繫電療器。插人膀胱。著瘤卽燒。醫生目注瘤所在。瘤脫著肉。痛不可忍。膿血與冲洗之水同下。燒一小時。痛苦難堪。謝亦一身是汗。遂停手。車回病室。靜養三天再燒。春野在泌尿科室外待余。同回病室。余氣息僅屬。不能多言。扶我上床。旋別去。

午後二時。春野再來。福三小姐任協和打字職務。受父命來省視。聞所苦。囑看護照應余之飲食。中西兩便。謝醫生與福先生又來問安否。並去燒破之瘤。血尿及焦黑之物。由小便而下必多。汝勿害怕。周醫生爲余全體檢查。

院章二等病室。家族及親友等來看。規定時間。每日午後二時至六時。

二十六至二十八。靜養三天。福先生與春野每日來談。請醫生每日來病室兩次。問安否。及小便下血多少。一日三餐。頗適口。電療後未發寒熱。醫心快慰。惟夜睡不着。對面房間來一病客。關節酸痛。日夜呻吟。余因此遙憶硯華所患。或亦類此。憂懷不能釋也。三日夜小便下血。多帶血塊。並焦黑之物。

二十九晨九時。又車我到泌尿科。謝曰。『今日又要燒了』。余戲答曰。『人生造業。宜受極刑。開刀是凌遲。電燒其絞罪乎。』相與大笑。如前法燒一小時。機關一撥。箱內有轉輪。其聲嘸嘸然。如開電氣風扇。瘤燒敗著他處。痛如刀割。取出小粒。如燒過之煤渣。又如焦石。癌之命名以此夫。（東醫曰在內曰癌。在外曰瘤）余因不能忍痛。請再燒時用麻醉劑。如開刀。然謝不可。謂此與開刀不同。正取其有知覺。汝一呼痛。我知瘤已燒盡。移燒他處。若無知覺。恐誤著無瘤處也。

午後三時。春野來詢第二次電療情形。聞之心悸。福先生來。語春野曰。『此次廉先生轉危爲安。是上帝之賜。』福知春野亦基督教徒也。又曰。『梁啓超卽死於此樓之二〇四號。梁小便見血已一年半。初就診於山本。旋入德醫院。最後到此。已不治矣。廉先生所患。恐亦不知一年。瘤破下血始知之耳。若早治。何至受此痛苦。然今日得遇謝醫生。幸矣。』六時。春與福同去。三夜不睡。服安眠藥片一。睡兩小時。

三十日。浴罷早餐。謝醫生來視。謂此症愈後。須防再發。瘤以蔴菇。一有根蒂。容易產生。星期六再燒。燒四次可盡。回家靜養。要時刻注意、一兩星期必來院檢查一次。

午後。春野攜蘭媳書來。福先生到。見余氣色較好。又得謝醫生報告。知經過良好。欣欣然有喜色。拍余肩曰。『我之責任不輕。』蓋入院前受余之委託。余死。無余斷然執行火葬。埋骨潭柘山下。占地一穴。爲潭柘公墓之起點。不許家族親朋或持異議。（委託書共寫三份。福與辻聽花各執一份。因北平只有日本火葬場。須賴辻君盡力也。另一份存孫寒崖先生處。）今日福君喜極。念及前日事。故曰責任不輕。余聞言不覺涕下。然非稚暉先生介紹。故宮審查之役。無緣與福君相識。故余與寒崖書。謂今日得苟全性命。實拜稚公之賜。

此次決然入院。固由於福君之熱心介紹。先一日芝瑛託女壻胡潄岑。由興業匯到百元。爲余養病之用。余心稍寬。否則不敢遽到協和也。夜睡不着。病榻沉思。覺古人所謂九世同居。五代同堂。相傳以不分家爲美談者。不知其家庭之煩惱。當作何狀。願世人打破此觀念。勿殉美名。爲古人所欺。致受無窮之痛苦。

余未入院前。得玉印一。曰衣白山人。曾以鈐紅示福先生及馬君叔平。蓋鄒之麐遺物也。自來病室。卽換白衣。終日相對者。醫生也。看護也。皆白衣人。一日福先生過我。忽憶此事。曰君眞成衣白山人矣。

五月一日午後。李蘧廬來。爲言前數日曾偕程紹先來過一次。因不知規定時間。午前來被拒。悵惘而返。

黄夫人純悅方丈隨春野來此長談。

福先生招待某公使參觀故宮後。過我語春野曰。廉先生在此。如嫌寂寞。可回家靜養。依醫生所囑定期來看。春野之意。願余在此多住幾天。待三次電療後。看癌盡與否。再定去留。因此間飲食起居。比在家安適。福曰。如此亦好。

此院設備之完美。名醫之畢集。看護之周到。飲食之清潔。所謂不可無一。不能有二。北平人之幸福也。福先生說。如此完美之醫院。在美洲亦不過一二而已。至謝醫生之愛人如己。術高心細。在今日醫界中。殊不多見。夜十一時。服安眠藥一片而睡。

二日。浴罷早餐。謝醫生來。知余小便止血。提早一日。爲余檢查膀胱。云尚有殘瘤。今日再燒一次。明日汝可回家靜養。下星期五再來檢驗。遂施手術。如前法燒三十分鐘便止。謝大聲曰。好了。余聞好了一聲。驚魂始定。如待決之囚。蒙特赦也。

三日。浴后早餐。閱故宮十八年報告書一過。福先生送來鮮花一盆。床頭把玩。欣欣向榮。與病人同有生氣也。午後三時。春野來接。請醫院開賬。答曰。福先生有話。一切由伊照付矣。故人情重。感悚何如。E字二樓。病室十間現住病客十二人。余住院十日。爲余主醫者謝醫生元甫。佐手爲周醫生伯苓。張醫生同和。此樓主任。爲邵女士蓮英。游女士福清副之。日班看護。王先生振德周女士淑珍葉女士萃全。夜班則胡女士文雲。吳女士美英也。諸君忠於職務。日夜勞勞。無倦容。無疾言遽色。視病人所苦。若痛癢之在身。其得於教育者深矣。書以志感。

純悅和倘雇自動車來迎。遂於三時四十五分。與純悅及春野同車而歸。晚在方丈室吃素餃子。良祠海棠。去時香霏滿地。今則綠陰如幄矣。

古人曰。一命爲文人。便無足觀。余覺文人一開口。便酸得可憐。願有志者從事於科學工藝。打破中國數千年來偏重之文學哲想。他日促進大同。當自改良文字始。

夜闌不寐。在病榻檢閱旬日中親朋來扎不下四十餘通。徵題者居十之六。如生日也。婚嫁也。死喪也。必欲累人鼓吹一番。與音樂隊。喜娘哀喪婆等同其工作。不免多事。垂死之人。於此等文字酬應。從此謝絕。知我罪我。聽之而已。

四日在方丈室午飯。吃了西餐二十七頓。今日口味變。覺麵筋與新豌豆。齋廚製法特佳。福先生挈愛女同來存問。謂昨日午後出故宮。用電話問訊。知已出院矣。頗以不及來接爲憾。又謂謝醫生運氣真好。凡重證經伊診治輒愈。余答曰。是余之運氣好。若不得先生介紹。或謝醫生適不在平。恐早晚將與梁任公嘁嘁喳喳在豆棚下說『子房文若皆黃土』了。（任公爲題道衍畫）福氏父女鄭重而別。切囑星期五仍當到院檢驗。勿留病根在身。兩夜夢魂俱適。所欠者每日一浴。不如住院便耳。

五日。血仍未止。且帶焦黑片。意燒破之瘤餘血不能遽淨。或尚有未燒透處。謝醫生謂此證最難斷根。兩三年中。要時常到院檢驗。目前尚未脫險可知。

賀賜湖之夫人。與春野同鄉。爲言患子宮下血者三年。面黃唇白。諸醫束手。自分不起矣。本年住協和醫院一星期。用電療器診治而愈。醫言子宮生瘤將拉狄姆置子宮中經三十六小時始取出。而血從此止。至今三個月未發。足見電療發明後而此證之枉死者日少。然上海天津各醫院。尚未備有此物何也。

蔣亞遽劉仲文兩兄來談。謂病床日記稿。已於京報披露。以告同病。亦衆生不病則我痛滅之徽旨也。

漢法醫典

丁福保　一册　一元

日本醫學十野津君。在醫科大學傳染病研究所胃腸病院等。研究醫學十餘年。深知漢醫有特效之方。可補西藥之所不及。於是訪求漢醫專家井上先生。得其五十餘年之經驗良方編成一書名曰「漢法醫典」不啻爲中醫之祕訣。按方治病。每獲奇效。

中外醫通

丁福保　一册　二元

是書於每一種病。詳列中西經驗各醫方。俾閱者知某病用中國方則爲某藥。用外國方則爲某藥。將上下數千年東西數萬里。扞格不通之處。融會而貫通之。集衆腋以爲裘。穿明珠而作串。其微辭奥旨。多述舊聞。閱者如入山得徑。榛蕪豁然。又如掘井逢源溢然自出。蓋以吾國古方居全書十分之九。外國方僅居十分之一。學者易於觸類而旁通也。書凡一十二章。其第一章傳染病。第二章呼吸器病。第三章消化器病。第四章全身病，第五章神經系病。第六章循環器病。第七章排泄器病。第九章皮膚病。第十章婦人科病。第十一章小兒科病。第十二章外科諸病。

醫界之鐵椎

丁福保　一册　八角

日本和田啓十郎氏。近著一書。披瀝漢醫之眞髓。剝奪西醫之偽裝。歷舉漢醫之所長。比較西醫之所短。大聲疾呼於西醫最發達之日本。猶東海壯士。於天下懾伏之時。椎秦皇於博浪沙中也。故名曰「藥界之鐵椎」兹特譯成漢文。以餉研究中醫者。讀此可以知日本漢醫之學識。不在西醫之下。此爲日本醫學界中別開生面之第一奇書。亦漢醫界之第一奇書也。

附錄

國立中山大學第一醫院附屬護士學校章程（附護士服務條例）

第一條　宗旨　本校以造就高等護士人才。服務人羣。促進社會衛生事業爲宗旨。

第二條　名稱　國立中山大學醫科附屬護士學校。

第三條　地址　附設廣州市百子路中山大學醫科學院附屬第一醫院內。

第四條　修業期限　預科三個月。本科三年。

第五條　學科

預科　口授法。解剖學撮要。道德學。繃帶。病室實習。

本科

第一年　解剖學及生理學。外科學。內科學。實用護病學。細菌學。病室實習。外科手術室實習。三民主義德文。

第二年　解剖學。生理學。外科學。內科學。實用護病學。藥物學。飲食學。病室實習。外科手術傳染病理法。三民主義德文。

第三年　藥物學。產科學。婦科學。腦病學。揉捏法。光鏡理法。救急療法。尿具學。病室實習。眼耳鼻喉學。三民主義德文。

第六條　凡預科生照期內所授各科攷試及格。又經本校認爲有造就之才者。得升入本科。並隨時分派大學附屬之兩醫院學習。

第七條　試驗以六十分爲及格。升級試驗。以學期之終行之。畢業試驗。以第三年終授完所定各種科學後行之。在畢業試驗各科及格者。得發給本校呈請中山大學校長所發給之畢業證書。若考試不及格者。須留級補習一年。第二年再不及格者。得令其退學。至於中國護士會證書。則由該會命題試驗。及格後。由該會發給證書。在本校畢業得有證書者。即可自由投考中國護士會。

第八條　入學程度以品行端正身高強健年齡在十七歲以上。二十七歲以下。在高小畢業。或有相當程度。無家室牽累者。經本校考試及格方准入學。

（一）報名時間

（二）考試時間

（三）報名及考試地點。在廣州市百子路中山大學第一醫院。

（四）入學試驗科目（1）國文。（2）數學。（3）口試。（4）體格檢查。

（五）報名時須繳交本人四寸半身相片一張。並掛號費一元。（如有畢業文憑者亦須帶來查閱。）

（六）取錄後須自行塡寫志願書。並覓殷實舖店。出具保證書。及如數繳納本院所規定之按金後。方得入院。

第九條　費用

（一）各生取錄後入院時。須自備時表一個。自來水筆一支。

（二）書籍三年中每人約十八元。由本校代買轉給。（此費俟至需用書籍時徵集之）有餘或不足另給回或補繳。至其他各種參考書。則由各生自備。

（三）按金四十元。（在學年中如無損壞公物。畢業時核計發還。惟自由退學。或犯規革退者。不還。）

第十條　學費膳宿洗衣等費。一概豁免。學生之制服制帽。亦由本校供給。至床被褥蓆用具及面盆等物。則由學生自備。當在醫院服務時。醫院且月給以津貼。惟在預科期中則無。

第十一條　在學期內如中途退學。或犯規革退者。該生所用去本校各費。（校服費每年十五元。膳宿費每月七元五毫。洗衣費每月二元五毫。）須悉數核算繳還。或向担保人追繳。

第十二條　假期。每年各生（除星期日外。）應得休假時間。第一年級二星期。第二年級與第三年級各三星期。若因要事請假時期超過此數者。須於學年內星期日例假中扣除。

第十三條　義務。護士畢業後本院有選擇成績優良者留院服務之權。該護士亦應負在院盡義務之責。其服務期間至少一年。畢業後第一年爲正式護士。月薪三十元。若勤勞卓著。第二年仍在院服務者。得爲高級護士。月薪四十元。以後薪金照高級護士例類推。

第十四條　應守之規則如左。

（一）課堂。

（甲）上課時間均有定刻。各生須依時上課。不得逾五分鐘。否則以缺席論。

（乙）諸生進課堂後。或遇教員未到。各須靜候。不得喧嘩。

（丙）教員上課及下堂時。諸生均須起立致敬。

（二）寢室

（甲）每日上午六時起床。冬季晚十點鐘。夏季晚十一點鐘。就寢。須一律熄燈。

（乙）每晨起時。務須將床鋪衣物書架等物。整理清潔。不得任意亂放。

（丙）派定臥室。不得私自更調。并不得移宿他人臥室。及留外人歇宿。

（丁）臥室內牆壁。及院中置備一切器具。不得汚損。

（戊）臥室無人在內。及既經就寢時。門箱須常關閉。以防不虞。

（己）吐涕便溺。固有常處。食物殼屑及字紙等物。尤須安放定處。以便收檢。

（庚）各處遊戲。均有規定場所。不得在宿舍附近任意遊戲。致妨他人自修。至大聲疾呼。吸烟聚賭等事。尤應禁絕。

（辛）臥房騎樓。不得安置面盆水桶及一切雜物。

（三）膳堂

(甲)早餐每晨六鐘半全體同時用膳。午晚二餐分二組輪流。第一組在上午十一時半與下午五時半。第二組在上午十二時與下午六時。每餐以半小時爲率。遲到不得另開。如有公事須預前通知廚司。由廚司存備。

(乙)派定每棹六人。不得任意增減更換。如有平時忌食之物品。亦須預前通知廚司。凡外來之客。不得留膳。

(丙)凡因輕微疾病。仍可起床者。應到膳堂就食。否則必待護士長允許。方得送餐至臥室。

(丁)如遇食物汚穢。或烹飪不合。當告知護士長酌量更換。不得任意謾罵。並不得與廚司直接爭論。

第十五條　護士服務條例

(一)護士應當忠誠。和藹。仁慈。謙恭。

(二)護士須受護士長之監督與指揮。

(三)護士之裝束及衣履務須樸素潔淨。

(四)護士在服務時間。不得飲酒與吸烟。

(五)護士之言行。必須莊重。不得輕佻及戲謔。

(六)護士在院服務。須一律着護士服。及佩帶徽章。俾易識別。

(七)護士日間在院服務。不得從事私人工作。(如縫紉衣物等。)

(八)護士在院內服務。不得大聲談笑及大踏步往來。

(九)護士不得私自出外或回家住宿。若因事請假者。通常須每晨十一點鐘前報告護士長。領得假單。於午後出外。(特別情形例外。)當經過大門時。須將假單交與警察查驗。返院後將假單呈與護士長備查。

(十)凡親友到訪。只許在醫院會客室相見。不得引入宿舍。若在服務時間會客。須先告知高級護士。或護士長。

(十一)護士所着之鞋。以和軟者爲適宜。至夜間服務。尤不得着有聲之皮鞋。

（十二）護士不得毀損電鈴及將電燈上之燈胆取下。

（十三）每晚九時須將病房內電燈熄滅、如欲留燈者。須照章記下。

（十四）值夜護士自每日下午七時起。至翌晨上午七時止。務須時常逡巡。不得專住房內。並不得偷閒憩睡。

（十五）護士對於病人。萬不可因汚穢或危難。（如天花等症）而存畏懼之心。

（十六）護士對於貧富病人皆須一律待遇。不可存有酬報之心。若病人對於護士。樂意賞給者。須交與本院庶務。轉呈護士長辦理。

（十七）護士必須揣摩病人之意思。使病人之飲食起居皆得舒適。

（十八）護士須時時留意病房內整齊與否。每次出入。尤應注視病人如何。床鋪如何。見有未合之處。須立即料理清楚。至所用各物。一經用畢。即放回原處。以免淆亂。

（十九）治病宜清潔。凡量杯探熱表與外科器具等。每次用後。必須清潔。至藥杯藥瓶等亦宜時加洗濯。不得汚穢紊亂。

（二〇）病房中如有損壞傢私物件或牆壁塗汚。當記錄在册。交管理人員辦理。

（廿一）護士對於病人房內之傢私電燈及窗戶上之木格。每晨皆須親自拂拭或洗濯。

（廿二）病人身體頭髮不能自理者。護士宜親自代爲洗拭整理，

（廿三）凡病人應入外科手術室者，必先與之沐浴。如割某部。即將該部預先加意潔淨。不得疎忽。

（廿四）病房中以空氣清潔爲要。宜時加細察房內如有臭氣。須立即設法辟除。並常開窗戶以資空氣流通。

（廿五）遇有性情剛躁不服約束之病人。宜婉詞開導。不得與之爭執。

(廿六)病人如有要求之事件須向醫生陳明。不得擅自主張。

(廿七)各病房須時常有護士管理。如有緊要事情。應另覓護士代爲照料。方准他往。

(廿八)病人發生痛楚。均宜先行查閱隨時報告醫生。

(廿九)病人不能起床。替換糞盆。當親自料理。不得推諉。

(三十)護士未經醫生許可。不得擅取藥料與病人。及外來親友。洗換外科病症。

(三一)洗換外科病症時。所有舊料。均宜置入桶內。不得任意拋棄。

(三二)病人如有臨時發生危急病狀者。須立即報知醫生。不得遲誤。

(三三)凡病者親友到探。必須妥爲引導。并囑到探人行動宜靜。言語宜低。以免驚擾隣房。

(三四)凡留醫者之親友僕役。如有食物帶進。必須呈報醫生查驗後。方得留用。

(三五)外科手術室器具物件。必須留心整潔。若遇於外科手術之前。應將各物妥爲佈置。

(三六)病人入院時。須妥爲照料。及查有無隨從同住。

(三七)遇病人出院時。須將留醫掛號單。請醫生簽名。其餘照式塡妥。交會計處核算。

(三八)病人食品。由醫生指定。屬於某類。或普通食品。護士須開列淸楚。每日下午八時交廚司照辦。如有病人於上午出院者。則在一點鐘以前知照廚司。聲明某號房無庸再開膳。

(三九)如有來賓參觀醫院。必須起立致敬。或引導說明。不得兀坐自尊。致失觀瞻。

(四十)院內工役。如有過失。或不周之處。不可任意唾罵。須先教導。如不服從。可告知護士長。或院長懲戒。

(四一)護士對於病人或死者之衣物銀錢。須爲之盡力保存。

（四二）護士不得批評病人之病症。係由品行不好或犯罪得來。

（四三）護士若欲取物。須於每晨八至九之間告知護士長、書明物品及量數。由護士長簽明給單後。方得生效。

（四四）凡護士領用之注射管。探熱表。噴霧器。以及一切玻璃器具等。若有損壞。須斟酌賠償。

（四五）護士對於公物。如棉紗酒精等。須盡力節省。不可浪費。凡包棉紗之物。務須存着。交與護士長。留作第二次用。

（四六）病人之床被。須常清潔。通常夏季每星期換二次。冬季每星期換一次。倘窮病人入院時。衣物不潔。護士須用院中衣物以換除之。若病人大小便污穢床被。須爲之立卽更換。病人當入時。院須導之沐浴。如病重不能自動者。須親身爲之沐浴。通常夏季每星期二次。冬季每星期一次。

（四七）凡病人來院留醫時。須先秤其重量。記於病歷紙上。

（四八）凡派藥與病人。須親手灌藥。不得任由病人自便。關於外科者。亦要親手替病人擦藥及纏帶。

（四九）凡派藥與病人須小心。不得稍有混亂。並須將該藥號數記於藥單內。

（五〇）凡病人病重時。除派藥探熱外。仍須常到病房格外留意看護。並親自照料其飲食。

（五一）病人因割症後。護士須到病房陪護數小時。

（五二）如病人患嘔痾症者。須將嘔痾之物用器具儲住。並用紙條書明病者姓名。病房號數。及醫生姓名。留待醫生檢查。

（五三）護士如生病不能到院工作時。須報告護士長。由護士長親往探看後。轉請醫生診治。如須住院者。得住本院日值三元之房。醫藥等費一律豁免。

第十六條　待遇

（一）學習護士津貼

預科無津貼。

正科　第一年每月一元。

第二年每月三元。

第三年每月五元。

（二）高級護士薪金

第一年月薪四十元。

第二年月薪四十五元。

第三年月薪五十元。

第四年月薪五十五元。

第五年月薪六十元。

第十七條　賞罰

（甲）獎勵

（一）凡護士長護士遵守護士服務條例滿一年間。無有重大過失而服務勤慎者。得由院長呈請大學校長分別給與下列三等獎章。

第一等　金質獎章。

第二等　銀質獎章。

第三等　銅質獎章。

（二）凡護士長護士。遵守護士服務條例滿二年間。絕無過失。服務勤慎。且於條列所定諸原則。確能體貼盡致。身心如一者。得由院長呈請大學校長。分別給與前條獎章外。並附加下列三等年金。

第一等　三百元。

第二等　二百元。

第三等　一百元。

（三）凡服務本校附屬醫院之總士長護士。滿五年以上。已得有前兩條所規定之名譽。更有特殊功績。足爲全院表率。社會模範者。得由大學校長公佈其服務功績。呈請國民政府。給以國家之榮譽。及年金。並由本大學贈以感謝狀。

（四）得第一二條之獎勵者。如有重大過失。得取銷之。得第二條之全年獎勵者。以後服務繼續勤愼。經院長考核眞實。得呈請大學校長。依年功加奬之原則。第三等逐年遞加其年金全額二分之一。第二等逐遞加其年金全年額三分之一。第一等逐年遞加其年金全額四分之一。

（五）服務本大學醫院之護士長護士。滿十年後。自由退職者。由本大學給予其薪俸額三分之一之年金。均贈以大學名譽護士之稱號。

（乙）懲罰　分記過與開除二種

（一）記過　凡違犯以上規則者。分別輕重記大小過，

（二）開除

（甲）無正當之理由接續曠課在一個月以上者。

（乙）學期試驗不及格至二次以上。無成材之期望者。

（丙）記大過三次者。

（丁）品行乖忤。難期造就者。

第十八條　附則　本章程如有未盡事宜。得酌量修改。並呈報大學備案。一經宣佈。卽生效力。

（肺癆病學）發行單行本

沈乾一君所譯之肺癆病學一文、學說新穎、敍述周詳、已按期分載本報、茲又用上等道林紙印成單行本、每册僅售大洋六角、郵費在內、